Chinese Clinical Annual Book of Implant Dentistry

中国口腔种植临床精萃

（2023年卷）

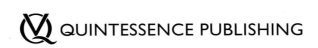

QUINTESSENCE PUBLISHING

Berlin | Chicago | Tokyo
Barcelona | London | Milan | Mexico City | Paris | Prague | Seoul | Warsaw
Beijing | Istanbul | Sao Paulo | Zagreb

Chinese Clinical Annual
Book of Implant Dentistry

（2023年卷）

中国口腔种植
临床精萃

名誉主编　邱蔚六

主　编　王　兴　刘宝林

执行主编　宿玉成

秘　书　云　杨　徐　畅

北方联合出版传媒（集团）股份有限公司
辽宁科学技术出版社
沈　阳

图文编辑

杨 帆 刘 娜 张 浩 刘玉卿 肖 艳 刘 菲 康 鹤 王静雅 纪凤薇 杨 洋

图书在版编目（CIP）数据

中国口腔种植临床精萃. 2023年卷 / 王兴，刘宝林主编. —沈阳：辽宁科学技术出版社，2023.6
ISBN 978-7-5591-2890-4

Ⅰ. ①中… Ⅱ. ①王… ②刘… Ⅲ. ①种植牙—口腔外科学 Ⅳ. ①R782.12②R783.6

中国国家版本馆CIP数据核字（2023）第027770号

出版发行：辽宁科学技术出版社
　　　　　（地址：沈阳市和平区十一纬路25号　邮编：110003）
印 刷 者：凸版艺彩（东莞）印刷有限公司
经 销 者：各地新华书店
幅面尺寸：240mm×320mm
印　　张：49
插　　页：4
字　　数：980千字
出版时间：2023年6月第1版
印刷时间：2023年6月第1次印刷
策划编辑：陈　刚
责任编辑：金　烁　殷　欣　苏　阳　杨晓宇　张丹婷
封面设计：何　萍
版式设计：何　萍
责任校对：李　霞

书　　号：ISBN 978-7-5591-2890-4
定　　价：498.00元

投稿热线：024-23280336
邮购热线：024-23280336
E-mail:cyclonechen@126.com　js307883143@qq.com
http://www.lnkj.com.cn

中国口腔种植临床精萃

（2023年卷）

名誉主编

邱蔚六

主　编

王　兴　刘宝林

执行主编

宿玉成

秘　书

云　杨　徐　畅

编委名单 （按姓名首字笔画为序）
Members of Editorial Board

前言
Preface

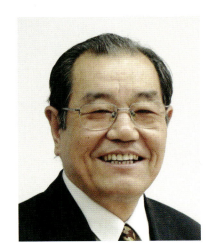

王 兴

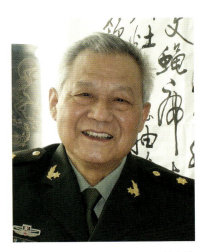

刘宝林

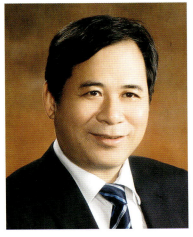

宿玉成

2012年，第一次"BITC口腔种植大奖赛"由北京口腔种植培训中心（BITC）主办，并作为中华口腔医学会在西安举办的第十四次学术会中的重要组成部分，投身于"中国口腔种植年"的学术洪流。自此"BITC口腔种植大奖赛"一直致力于推动口腔种植和相关骨再生临床事业的发展、促进口腔种植和相关骨再生临床技术的交流、鼓励临床医生收集和记录病例。

拾壹荣光，熠启新章，2022年，我们迎来了第十一次"BITC口腔种植大奖赛"。本次大奖赛根据病例类型分为骨增量主题分赛、牙列缺失种植治疗主题分赛、美学区种植治疗主题分赛、数字化种植治疗主题分赛，每个分赛的一等奖将进入总决赛。来自全国90名选手登台演讲，经近百名专家认真、公正地评审、评分后，产生一等奖8名、二等奖19名、三等奖27名，及优胜奖41名（含一人多主题参赛）。

在我国，口腔种植治疗起步较晚，但发展和普及的速度迅猛，口腔种植已经成为牙列缺损和牙列缺失的常规治疗方法之一，也成为当下口腔治疗项目中最为炙手可热的治疗方法。在各种门户网站、报刊、图书中均可看到相关的宣传，这使得口腔种植在民众中广泛普及，并已经形成了一个巨大的商业市场。

与传统修复方法相比，口腔种植治疗可分为种植治疗过程、种植治疗程序和种植治疗技术，包括种植治疗的诊断与设计、种植外科、种植修复、种植技工工艺、种植体周维护及种植并发症的处理等诸多方面。在我国口腔种植迅速发展与广泛普及的过程中，虽取得巨大成绩，但同时也存在一些问题，仍需不断提高，例如医生的临床水平、理论水平良莠不齐，临床资料收集及临床照片质量不高，难以拿出高水平病例报告等。

但令人欣慰的是，纵观BITC口腔种植大奖赛的11年，参赛病例数量不断增多、总体水平不断提高，内容涉及了口腔种植治疗的各个方面及颅颌面器官种植等很多先进的技术与方法，充分体现了近年来我国口腔种植技术的发展和口腔种植界的努力与成就。同时，我们欣慰地看到，参赛医生不仅有来自高等院校的知名专家、种植医生和在校研究生，也有来自民营口腔医疗机构的高水平种植医生，还得到了我国香港、澳门、台湾地区和海外医生的关注与积极参与。大奖赛的影响逐渐扩大，参与的医生数量逐年增加，其促进口腔种植临床水平提高的作用逐步显现。

为了促进口腔种植的健康发展，并广泛传播我国口腔种植的临床成果，BITC与辽宁科学技术出版社合作将入围大奖赛的病例和论文以年鉴形式出版《中国口腔种植临床精萃》（2012—2023年卷），引起了业界的广泛关注和读者的好评。同时感谢辽宁科学技术出版社对《中国口腔种植临床精萃（2023年卷）》的大力支持。

此外，第十一次BITC口腔种植大奖赛得到了业界朋友们的热心参与：士卓曼（北京）医疗器械贸易有限公司、盖思特利商贸（北京）有限公司、瑞士拓美/上海宇井贸易有限公司、北京瑞医博科技有限公司、雅客智慧（北京）科技有限公司、辽宁科学技术出版社有限责任公司、人民卫生出版社、今日口腔、中华口腔医学杂志、中国口腔种植学杂志，至此，一并表示衷心感谢！

我们相信，出版《中国口腔种植临床精萃》和举办第十一次BITC口腔种植大奖赛具有重要意义和价值，它将激励种植医生养成认真收集与整理病例的良好习惯，促进临床医生综合实力的提升，并展示我国口腔种植临床的发展水平。由于时间所限，本书难免出现争议和不妥之处，敬请读者指正。

我们希望，在明年《中国口腔种植临床精萃（2024年卷）》和BITC口腔种植大奖赛上看到更多的优秀医生参与，涌现出更多的优秀病例，中国口腔种植事业的发展一定会比今天更好！

最后，衷心感谢各位评委主席、各位评委专家不辞辛苦地付出，感谢各公司工作人员的日夜努力，感谢各位选手和导师的精心准备。在大家的共同努力下，中国口腔种植事业必将蓬勃发展！

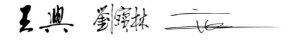

2023年1月

致谢
Acknowledgements

本书收录病例均为第十一次BITC口腔种植大奖赛4个分赛区中的获奖病例。在此，对各赛区的评委专家的辛苦付出表示感谢！同时对各位评委专家的精彩点评表示感谢！

评委专家名单（按姓氏拼音为序）

蔡潇潇　陈波　陈键　陈江　陈明　陈宁　陈卓凡　程志鹏　邓飞龙
董潇潇　范震　冯波　冯海兰　冯晓苏　付钢　高永波　葛林虎　耿威
宫苹　顾晓明　顾新华　顾亚军　何东宁　何家才　胡文杰　黄盛兴　黄元丁
黄远亮　季平　姜宝歧　赖红昌　兰晶　李德华　李小凤　廖红兵　林海燕
林雪峰　刘传通　刘峰　刘洪臣　刘静明　刘清辉　柳洪志　柳忠豪　路东升
马国武　马威　满毅　孟焕新　孟维艳　莫安春　倪杰　欧阳翔英　潘韶霞
邱立新　曲哲　单小峰　施斌　束蓉　宋应亮　谭包生　谭震　汤春波
唐志辉　童昕　万鹏　王慧明　王立军　王丽萍　王鹏来　王仁飞　王佐林
温波　吴东　吴豪阳　吴轶群　伍颖颖　夏海斌　谢志坚　徐世同　徐淑兰
徐欣　杨晓喻　姚江武　叶平　于海洋　余优成　余占海　袁泉　张健
张磊　张雪洋　张玉峰　张志勇　章锦才　赵宝红　赵保东　周磊　周延民
周永胜　邹德荣　邹立东

目录
Contents

第1章 骨增量
Bone Augmentation

3　前牙连续缺失合并骨缺损早期种植美学修复1例
　　王娜

8　下颌后牙连续缺失行水平向骨增量延期种植1例
　　顾客　李笑班　王庆福　张健

12　下颌后牙区垂直向骨缺损软硬组织增量种植修复1例
　　董昱靓　李笑班　马晓丽　张健

16　"里应外合"——"帐篷钉"技术联合唇挡运用于前牙骨增量1例
　　王斯玮　管晓燕　范芹

20　"以终为始，精准把控"——前牙区个性化钛网同期种植1例
　　王童　吴唯伊　于甜甜　周文娟

24　上颌前牙窄间隙下水平向骨增量同期种植修复1例
　　刘芸

28　下颌后牙区水平向骨量不足经软硬组织增量后修复1例
　　张旭　姜兆霞　张翔　曲哲

32　下颌前牙多颗牙连续缺失伴水平向骨缺损行Onlay植骨联合数字化导板延期种植1例
　　周和阳　汤春波

37　牙槽骨缺损合并牙列不齐的美学区种植、膜龈手术、美学修复联合治疗1例
　　郭秀全

41　上颌前牙区多颗牙缺失行"香肠"植骨技术及根向复位瓣术种植修复1例
　　王俐　潘永生

45　"软硬兼施"——前牙美学区种植1例
　　毕润宏　陈斌科

49　Onlay植骨结合GBR技术在上颌美学区种植修复中的应用
　　刘玉洁　孙岩　唐宇欣

54　重度牙周炎致双侧上颌前牙连续缺失伴软硬组织缺损的种植修复1例
　　黄喆逊　李少冰

58　下颌前牙种植失败的再种植治疗
　　董智伟

62　上颌重度骨萎缩All-on-6即刻种植即刻负重同期块骨移植1例
　　焦星琦　潘巨利

66　采用"香肠"植骨技术治疗上颌前牙牙列缺损伴骨量不足种植修复1例
　　薛丽丽　蔡巧玲

70　自体骨块在下颌后牙垂直牙槽嵴增量中的应用
　　王懿林

74　利用GBR技术实现颌骨重建
　　李宏明　孙荣　孙佰军

78　侧壁开窗上颌窦黏膜大穿孔同期窦底提升植骨延期种植1例
　　杨子楠

82　"香肠"植骨技术在垂直向骨增量种植修复中的应用1例
　　肖康　吴赟

87　前牙连续多颗牙缺失行分阶段GBR延期种植1例
　　吴旋　林孟杰

91　两种不同骨增量技术在水平向骨缺损中的应用1例
　　余季兰　王仁飞

95　上颌前牙美学区应用膜钉固定胶原膜进行水平向骨增量并种植修复1例
　　张维丹　贾洪宇　高馨

99　特殊上颌窦内提升术在后牙骨高度严重不足的应用：临床病例系列汇报
　　陈锬　毛英杰　闻佳颖

103　"就地取材，变废为宝"——后牙区水平向骨增量1例
　　罗凯

107　上颌前牙骨增量种植修复病例1例
　　姚倩倩

111　美学区骨缺损种植修复病例
　　徐东前　丁熙

114　上颌前牙区洞穿型骨缺损种植修复1例
　　涂业颖　于艳春　林海燕

118　3D打印模型制作个性化钛网用于后牙垂直向骨增量病例
　　崔保亮　徐世同

122　铒激光辅助下GBR在美学区慢性炎症期即刻种植中的应用
　　谢奇效　丘科栋　宪正

126 重度牙周炎患牙行保留反应性软组织的骨增量种植1例
　　靳夏莹　陈中坚

第2章　牙列缺失种植治疗
Implant Therapy for Edentulous Patients

131 3D打印钛金属骨支持式双套筒导板引导下双侧双穿颧种植修复1例
　　李晋蒙　毛玉璞　李笑班　王艳颖　张健

135 全口无牙颌数字化种植修复伴即刻负重1例
　　肖沛　江济民　郑惠青　陈聪　何福明

139 金属组合式导板在无牙颌种植固定修复的应用
　　薛雨菲　周毅

146 全口种植咬合重建1例——数字化技术辅助下的精准功能与美学重建
　　李小宇　王丽萍

154 终末期牙列延期种植即刻修复5年观察随访1例
　　张旭　姚梦婷　张翔　曲哲

161 终末牙列全口种植固定修复即刻负重1例
　　粟智　王文洁　王维丽

165 数字化技术辅助下截骨联合垂直距离升高的牙列缺失种植修复
　　李朝阳　张健　王艳颖

170 上颌牙列缺损伴安氏Ⅲ类错殆畸形种植固定修复1例
　　杨苗苗　王星宇　曲哲　赵佳明

174 全口种植即刻修复1例
　　费腾　陈中坚

第3章　美学区种植治疗
Implant Therapy in Esthetic Zone

181 美学区连续多颗牙缺失伴骨量不足种植修复疗效观察1例
　　黄宝鑫　孙玥　陈凯顿　李志鹏　陈泽涛　陈卓凡

185 "以轮廓为导向"的"蝴蝶结"技术应用于上颌前牙连续缺失1例

　　把丽根·伯拉提汉　伍颖颖　满毅

189 上颌中切牙邻近取骨垂直向骨增量延期种植1例
　　李笑班　王庆福

193 "筑基为始，向美而生"——上颌前牙重度骨缺损美学种植修复1例
　　张绮　杨国利

198 "根盾术"在前牙即刻种植中的应用——5年随访报告
　　陈斌科

201 "以终为始"——美学区个性化钛网骨增量后数字化引导种植修复1例
　　赵洪永　舒婷婷　张华丰　王园园

205 ASC基台一体冠应用于上颌前牙美学修复4年临床病例系列分析
　　闻佳颖　毛英杰　陈锬

209 个性化美学定制前牙种植修复1例报告
　　徐海洋　徐世同

214 美学区软硬组织缺损连续缺牙的种植修复
　　董豫　王丽萍

219 导航和导板联合应用于美学区连续缺牙的种植修复
　　王天琪　蔡新杰

224 上颌侧切牙即刻种植美学修复1例：随访3年
　　王娜

229 美学区多颗牙连续缺失的种植固定修复
　　白雪莹　周毅

240 上颌前牙即刻不翻瓣种植联合邻牙冠修复1例
　　刘辉　陈庆生

243 美学区前牙连续缺失的单端种植修复——水平向及垂直向骨增量病例1例
　　李朝阳　李笑班　张健

247 上颌右侧前牙早期种植常规修复1例
　　钱印杰　蔡搏搏　章杰苗　程志鹏　姒蜜思

251 牙颌畸形伴牙列缺损患者多学科综合治疗1例
　　唐子豪　金作林　赵晋龙　权晓刚　丁明超　田磊

256 "以终为始"——数字化助力前牙延期种植即刻修复1例
　　龚伶玲　冯波

260 美学区单颗牙微创种植与隧道软组织增量1例病例报告
　　庄娇玲　姚江武

264 上颌中切牙外伤根盾术即刻种植即刻修复1例
　　刘玉洁　孙岩

267 "变废为宝"——上颌中切牙冠折不翻瓣即刻种植即刻修复1例
　　刘润恒　陈卓凡

271 美学区连续缺牙种植病例1例
　　姚倩倩

274 ASC基台在前牙美学区即刻种植病例中的应用
　　徐东前　丁熙

279 保留根盾的前牙美学区即刻种植1例
　　毕润宏　傅旭城　陈斌科

282 多学科联合治疗上颌前牙种植美学修复2年随访1例
　　谢长富　吴为良　叶晓昂

第4章　数字化种植治疗
Digital Implant Therapy

289 数字化技术辅助下颌牙列缺损的种植修复及咬合重建
　　梁超　耿威

292 借助数字化手段"软硬兼施"修复上颌前牙多颗牙缺失病例1例
　　苗新海

295 数字化技术辅助穿颧种植治疗在外胚层发育不全患者中的临床应用
　　袁珊珊　汤春波

299 数字化技术在前牙美学区连续缺失即刻修复1例
　　王娜

305 数字化技术辅助全口种植固定修复1例
　　金佳杨　林海燕

309 面部美学为导向的半口无牙颌全数字化流程种植修复计划
　　黎曙光　王楠

314 全数字化机器人下颌All-on-4 1例
　　孙明旭　刘兴旺　高云飞

317 全程数字化种植修复1例
　　李永军

321 数字化微创种植上颌即刻修复病例1例
　　陈汉林

324 基于数字化力学分析的倾斜种植理念在上颌后牙区重度骨缺损病例中的应用
　　赵洪永　郑玲玲　舒婷婷　王超　王园园

328 ** 美学区全程数字化即刻种植即刻修复1例
　　严宇巍　耿威

331 数字化导板+预成临时修复体完成牙周病患者即刻种植即刻修复1例
　　王娜

336 应用coDiagnostiX软件+口腔手术机器人+预成临时修复体辅助下前牙种植并即刻修复1例
　　滕敏华　赵保东

340 360导板助力前牙美学区即刻修复1例
　　魏永祥

344 美学区全程数字化即刻种植即刻修复1例
　　丁子凌　邹波

348 数字化助力、精准化把控下颌无牙颌种植修复1例
　　李灵艳　任光辉　柳忠豪

352 前牙全程导板即刻种植即刻修复1例
　　林进进

356 后牙区数字化导板引导下的延期种植1例
　　王孝慈　孟培松

360 美学区数字化导板引导下种植即刻修复1例
　　计缘缘　孟培松

363 360盒子指导下美学区种植即刻修复病例1例
　　李江明　金智文　张巧玉

367 360全程导板引导上颌前牙即刻修复1例
　　李萌

370 数字化导板引导下后牙区延期种植修复1例
　　周小红　孟培松

374 针对美学区缺牙间隙过小的牙周炎患者应用数字化技术辅助种植修复的病例分享
　　黄嘉筑

第1章
骨增量
Bone Augmentation

前牙连续缺失合并骨缺损早期种植美学修复1例

王娜

摘要

目的：评估前牙连续缺失合并骨缺损早期种植的临床效果。**材料与方法**：28岁女性患者，上颌因车祸导致前牙缺失，通过数字化导板的精准预测和手术的精准实施，将种植体放置在正确的三维位置，创造一个有利型骨缺损。同期进行引导骨组织再生术（GBR），骨弓轮廓扩增，二期手术同期临时冠软组织塑形，腭侧半厚瓣唇侧卷入技术增加唇侧软组织的丰满度，临时义齿塑形龈缘曲线，个性化全瓷基台+氧化锆联桥修复。**结果**：在1年多的随访观察期内，本病例获得了理想的软硬组织美学效果。**结论**：前牙美学区连续缺失，经精准的种植体三维位置和合理的骨增量、临时冠调整，获得了一致的龈缘曲线、丰满的骨弓轮廓、大小比例协调一致的牙冠，最终有较好的红色美学、白色美学、轮廓美学。

关键词：美学修复；早期种植；骨缺损

一、材料与方法

1. **病例简介** 28岁女性患者。主诉：上颌前牙外伤缺失1个月。现病史：因车祸导致前牙缺失1个月，来诊要求修复。既往史：自述健康，不吸烟，否认系统性疾病及药物过敏史。口内检查：11、21缺失，缺牙区软组织愈合，牙龈中厚型，附着龈宽度5~6mm，22残冠，断面舌侧龈下3~4mm，Ⅱ度松动，龈缘少量的软垢，咬合关系正常。口外检查：患者为高位笑线，面部各部分比例协调，开口度正常，双侧颞下颌关节活动度对称，无压痛，无弹响，颞肌咬肌无压痛，面部有车祸导致的软组织瘢痕。CBCT示：22舌侧折裂至骨面，22牙根长度7mm，唇侧骨壁薄厚度不足1mm，可用骨宽度5.8mm、骨高度16.4mm，11拔牙窝低密度影像，可见唇侧骨板连续，唇侧骨板厚度约0.5mm，可用骨宽度6.2mm、骨高度16mm。术前美学风险评估见表1。

2. **诊断** 22牙体缺损；上颌牙列缺损。

3. **治疗计划**

（1）术前进行美学分析，目前存在的问题是：①22舌侧断面龈下较深，牙根不建议保留。②12龈缘高度略高于邻牙龈缘曲线约2mm。③美学区前牙连续缺失相邻种植体间龈乳头退缩的缝隙。

（2）最终治疗计划：①数字化导板+预成临时修复体。②一期手术即刻修复或者二期手术临时冠修复。③临时义齿牙龈塑形。④个性化正式修复。

表1 美学风险评估

美学风险因素	风险水平		
	低	中	高
健康状况	健康，免疫功能正常		免疫功能低下
吸烟习惯	不吸烟	少量吸烟，<10支/天	大量吸烟，>10支/天
患者美学期望值	低	中	高
唇线	低位	中位	高位
牙龈生物型	低弧线形 厚龈生物型	中弧线形 中龈生物型	高弧线形 薄龈生物型
牙冠形态	方圆形	卵圆形	尖圆形
位点感染情况	无	慢性	急性
邻面牙槽嵴高度	到接触点≤5mm	到接触点5.5~6.5mm	到接触点≥7mm
邻牙修复状态	无修复体		有修复体
缺牙间隙宽度	单颗牙（≥7mm）	单颗牙（≤7mm）	2颗牙或2颗牙以上
软组织解剖	软组织完整		软组织缺损
牙槽嵴解剖	无骨缺损	水平向骨缺损	垂直向骨缺损

4. **治疗过程（图1~图47）**

（1）术前复方氯己定漱口液含漱3次，每次3分钟。

（2）口周及口内消毒，22局部麻醉下分根，微创拔除22剩余残根，搔刮清理拔牙窝，放置外科导板，确认导板准确就位，在导板引导下进行种植窝预备，术中反复核对种植体三维位置。术中可以直视到骨缺损形态是11

作者单位：大连市口腔医院

Email: 79978204@qq.com

三壁骨缺损，22根尖有穿孔，颈部骨板连续，是一个有利型骨缺损，21桥体处大量骨缺损，骨缺损形态满足11、22种植体放置在理想的三维位置。骨增量效果可预期，拟采用种植体植入同期进行骨增量。术中检查核对种植体三维位置，跳跃间隙内植骨，种植体唇侧骨板外放置Bio-Oss小颗粒骨粉，覆盖Bio-Gide胶原膜，减张缝合。术后CBCT示：种植体三维位置良好，11、22位点植入BLT 3.3mm×14mm种植体，21桥体处进行骨增量。

（3）10天后拆线，牙龈愈合良好，局部消毒，拆线，冲洗。

（4）二期手术前患者口内卫生良好，牙龈健康。二期手术当天拟行临时修复，偏腭侧切口，腭侧半厚瓣唇侧卷入，安装临时基台，试戴预成临时修复体；顺利就位后，放置橡皮障隔离术区，口内直接法Pick-up，口外高度抛光，腭侧半厚瓣唇侧卷入，将嵴顶的软组织推向唇侧，缝合固定，增加

唇侧轮廓和桥体下方软组织的高度。临时修复1个月龈乳头部分充盈，唇侧骨弓轮廓丰满，临时冠挤压出明显的龈缘曲线、龈乳头形态，个性化复制穿龈形态，氧化锆个性化基台，氧化锆联桥修复。修复后牙冠颜色、形态较自然，龈缘高度与邻牙协调，牙龈颜色、质地健康，轮廓美学得到很好的维持。由于患者工作原因，塑形时间短，牙龈有待进一步调整，正式修复体预留了龈乳头生长的空间，部分牙龈的瘢痕会随着时间一点点淡化。

二、结果

本病例是前牙美学区连续缺失合并骨缺损的早期种植，经精准的种植体三维位置和合理的骨增量、临时冠调整，获得了一致的龈缘曲线、丰满的骨弓轮廓。患者完成修复1个月，在外地传给笔者照片，可见龈乳头充盈完全、牙冠的大小比例协调一致，获得了较好的红色美学、白色美学、轮廓美学。

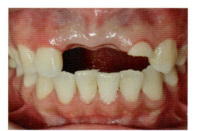
图1　术前口内正面像

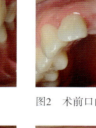
图2　术前口内𬌗面像

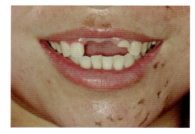
图3　术前微笑正面像

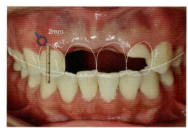
图4　术前美学分析

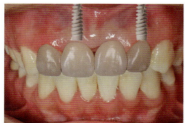
图5　术前设计11、22种植体

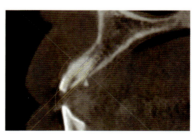
图6　术前以修复为导向设计种植体三维位置

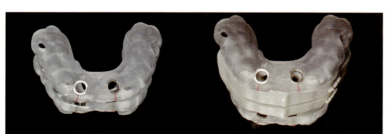
图7　生成数字化外科导板

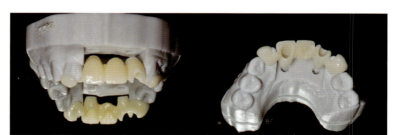
图8　术前预成临时修复体

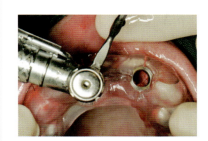

图9 确认导板准确就位稳定

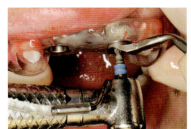

图10 逐级备孔

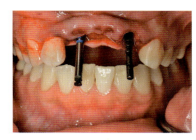

图11 三壁骨缺损，22根尖区穿孔

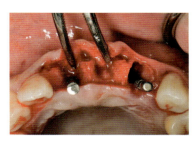

图12 种植定点的位置殆面像

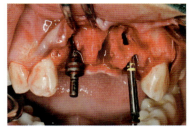

图13 术中反复核对种植体三维位置

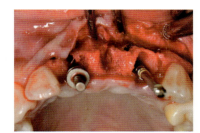

图14 桥体处可见大量骨缺损

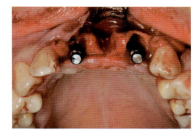

图15 跳跃间隙＞3mm

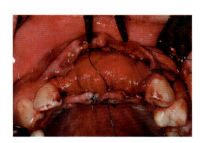

图16 放置Bio-Oss小颗粒骨粉，GBR

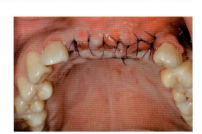

图17 减张缝合

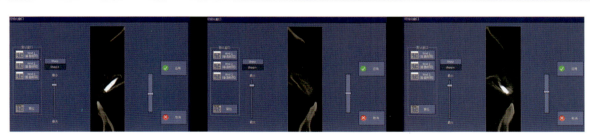

图18 显示种植体三维位置良好

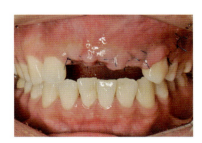

图19 术后10天复查

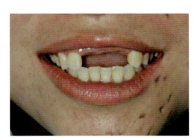

图20 愈合6个月

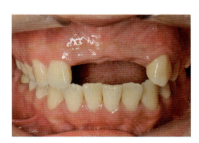

图21 二期术前口内情况

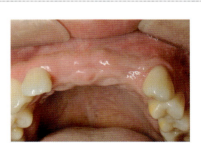

图22 牙龈健康

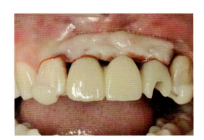

图23 偏腭侧切口

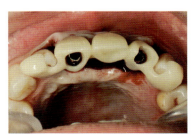

图24 口内试戴临时修复体

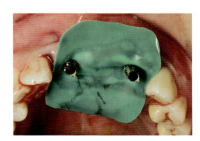

图25 安装临时基台

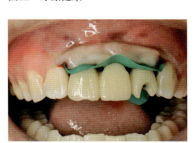

图26 口内直接法Pick-up

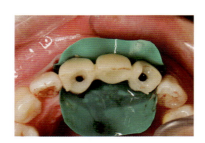
图27　橡皮障隔离

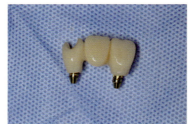
图28　树脂充填穿龈区缝隙

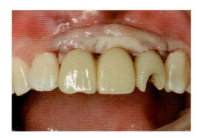
图29　腭侧半厚瓣唇侧卷入

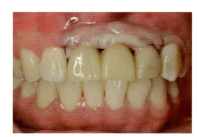
图30　缝合固定

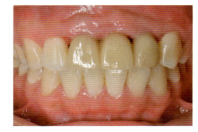
图31　临时修复1个月龈乳头部分充盈

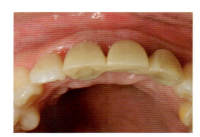
图32　骨弓轮廓丰满

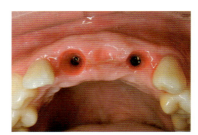
图33　唇侧骨弓轮廓丰满

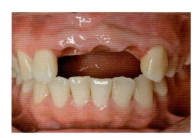
图34　临时冠挤压出的龈缘曲线

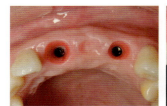
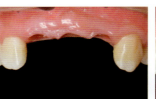
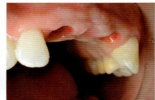
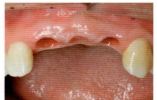
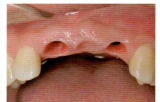
图35　戴牙前穿龈袖口细节

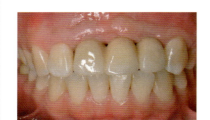
图36　氧化锆个性化基台就位

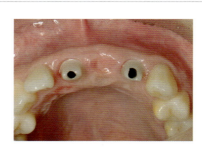
图37　基台肩台边缘位置

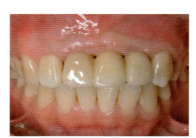
图38　完成修复

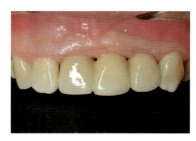
图39　塑形时间短，预留龈乳头生长空间

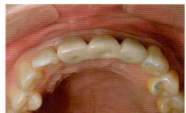
图40　1周后复查

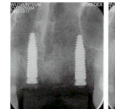
图41　骨弓轮廓𬌗面像

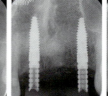
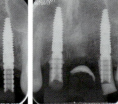
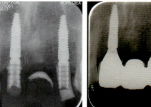
图42　不同时期的根尖片

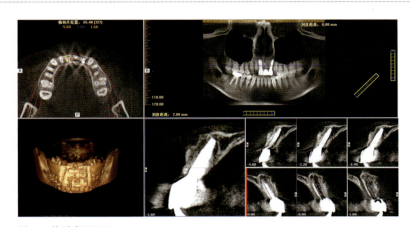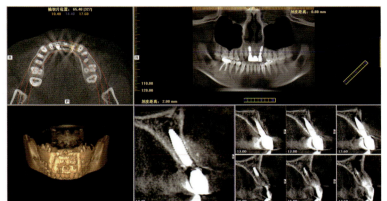

图43　戴牙当天CBCT

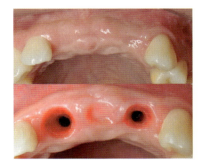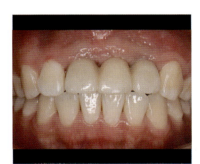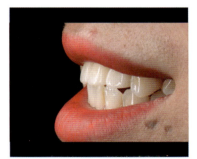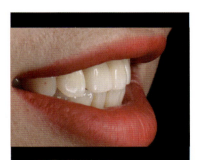

图44　治疗前后骨弓轮廓对比　　图45　修复后6个月　　图46　修复后左侧微笑像　　图47　修复后右侧微笑像

三、讨论

上颌前牙的美学种植治疗是一个复杂的程序，需要通过美学风险评估，基于以修复为导向的治疗方案，制订完善的术前治疗方案并实施精准的外科操作。回顾整个病例，患者因车祸导致前牙缺失，数字化精准的预测和手术的精准实施，可将种植体放置在正确的三维位置，创造一个有利型骨缺损，骨弓轮廓扩增。前牙连续缺失的软组织轮廓很难获得，软组织的维持和保留比重建更具有可预期性，本病例使用唇侧卷入技术增加软组织丰满度、临时冠塑形龈缘曲线，让患者在美学风险较大的前牙连续缺失区最终获得较佳的修复效果。

下颌后牙连续缺失行水平向骨增量延期种植1例

顾客　李笑班　王庆福　张健

摘要

目的：下颌后牙区游离端缺失的最佳修复方式是种植修复，本病例在下颌后牙区伴水平向骨缺损应用水平向骨增量延期种植的种植修复方式，并评价其临床效果。**材料与方法**：35-37缺失，伴有水平向骨缺损，根据软硬组织条件选择分阶段骨增量延期植入修复35、36。利用传统引导骨组织再生的术式进行水平向骨增量，选用自体骨和异种骨粉材料混合的骨材料，以及可吸收屏障膜和膜钉来稳定植骨区。6个月骨愈合后，延期植入种植体，35、36牙位各植入Straumann软组织水平4.1mm×10mm种植体，埋入式愈合。二期手术暴露时同期行根向复位瓣术及游离龈移植术以增加种植体周角化黏膜质量。软组织愈合后，夹板开窗式印模取模，修复设计为Variobase基台和全锆联冠修复。**结果**：在骨增量阶段，6个月后，CBCT示：35植入位点骨宽度约6mm，36植入位点骨宽度约8mm。延期种植时，翻瓣后可见35、36植骨区骨宽度良好，种植体植入后颊舌侧至少有1.5mm骨壁。二期同期行软组织增量，颊侧角化黏膜宽度增宽约5mm。修复后美观及功能良好。**结论**：下颌后牙连续缺失的有利型骨缺损中，选择分阶段GBR的手术方式是安全有效的。"香肠"植骨技术效果的可预期性更高。

关键词：水平向骨增量；引导骨组织再生；"香肠"植骨技术；游离龈移植

下颌后牙连续缺失伴水平向骨缺损在临床中常见，由于下颌后牙区缺牙时间长导致牙槽骨的颊侧水平向吸收尤为常见。如何进行骨增量手术的选择和骨增量的手术时机是手术成功的关键。引导骨组织再生的术式相对成熟，其成功的四要素为初期创口闭合、血管再生、空间的维持和稳定。"香肠"植骨技术术式是在引导骨组织再生基础上改良空间稳定的术式，在骨增量效果中更加具有优势。

种植体周角化黏膜的质和量是形成种植体周良好生物学封闭的关键，在种植修复病例中，如果角化黏膜的质量不佳，将导致更高的生物学并发症发生率。游离龈移植是将自体的角化黏膜移植到种植体周，维持良好的种植体周健康。

一、材料与方法

1. 病例简介　27岁女性患者。主诉：要求种植修复。现病史：患者5年前因龋齿所致下颌左侧后牙不能保留，于外院拔除。未行固定及可摘义齿修复，来我院种植中心欲行种植修复。全身情况良好。口内检查：35-37缺失，对颌牙伸长，37处殆龈距离不足2mm，35、36约5mm。覆殆、覆盖正常。CBCT示：35、36、37嵴顶颊侧水平向吸收，嵴顶宽度3~4mm，嵴顶

距下颌神经管高度约12mm。颏孔位于35植入位点处，高度约11mm。

2. 诊断　35、36、37缺失伴水平向骨缺损。

3. 治疗计划　由于17伸长，殆龈距离不足，考虑到患者年纪较轻，建议17行正畸压低或者17行根管治疗后截冠，恢复37咬合空间。与患者沟通后，患者最终选择放弃37种植修复。治疗方案设计如下：①一期行35、36水平向骨增量。②骨愈合6个月后，延期种植35、36。③二期手术同期软组织增量。④永久修复。

4. 治疗过程（图1~图39）

（1）"香肠"植骨技术行水平向骨增量。常规消毒，铺巾，局部麻醉下35、36、37嵴顶水平切口，34颊侧沟内切口，近远中附加垂直切口，全层翻瓣，暴露术区，可见35、36嵴顶呈刃状，35、36颊侧制备滋养孔，于37及远中嵴顶取3块环状骨块（D=5mm，H=7mm），骨磨成自体骨屑，与0.5g Bio-Oss小颗粒骨粉混合，待用。术区颊侧瓣剥离，34远中见颏孔，保护颏孔做颊侧瓣骨膜离断减张，舌侧瓣剥离做骨膜减张切口。将大部分混合好的骨移植材料植入35、36颊侧，覆盖Bio-Gide膜（25mm×25mm）1张，于近中嵴顶及颊侧前庭位置植入膜钉以稳定生物膜，利用胶原膜弹性继续填塞骨移植材料。骨块供区填塞明胶海绵。无张力缝合术区。

（2）延期植入。6个月后，CBCT示：35、36颊侧植骨区密度均匀，与原来颊侧轮廓间未见明显界限，3颗膜钉在位有效。常规消毒，铺巾后，局部麻醉下切开35、36嵴顶水平切口附加34远中沟内切口，全层翻瓣，翻瓣后可见成骨区血运良好。以修复为导向逐级备洞，35、36植入Straumann软组织水平4.1mm×10mm种植体，初始稳定性约45N·cm。旋入覆盖螺丝

作者单位：天津市口腔医院（南开大学口腔医院）

通讯作者：王庆福；wqfjwd@163.com

　　　　　张　健；zhangstoma@hotmail.com

后，缝合术区。

（3）二期暴露同期软组织增量。种植体植入后3个月，X线片示种植体骨结合良好。口内可见35颊侧少量覆盖螺丝暴露，嵴顶角化龈宽度约2mm、厚度约1mm。拟于二期同期行35、36根向复位瓣术+颊侧游离龈移植术。手术过程：常规消毒，铺巾，局部麻醉下沿颊侧膜龈联合处切开附加近远中垂直切口，半厚瓣剥离颊侧黏膜，将黏膜瓣冠方缝合固位于根方约5mm处。生理盐水纱布湿敷。供区选择同侧腭部。于24远中至27近中距腭侧龈缘3mm处水平切口，切入深度约2mm；双侧垂直切口，宽度约5mm，均匀切出带上皮结缔组织瓣，厚度约2mm；供区覆盖明胶海绵，交叉8字缝合加压固位。将游离软组织瓣利用8字交叉缝合于受区，牵拉口角，检查软组织瓣稳定。拆线时，软组织瓣血供良好，成活。

（4）修复。软组织术后1个月，检查颊侧角化龈宽度、厚度充足。穿龈袖口稳定。取夹板开窗式印模及对颌印模，取咬合记录。修复体设计选择Variobase基台+全锆联冠粘接固位。口内粘接后，取下35、36基台与冠，检查基台就位及粘接剂是否有溢出。重新戴入口内，调𬌗。

二、结果

本病例为下颌后牙区游离端缺失，且伴有有利型水平向骨缺损，选择分阶段GBR的手术方式，在种植体植入时获得了良好的骨量。骨增量选择"香肠"植骨技术的术式，在异种骨中等比例添加了足量的自体骨屑，使骨增量得以更好的空间维持和成骨。根向复位瓣术和游离龈移植术同期应用在二期手术，使种植体颊侧角化龈宽度＞4mm。穿龈袖口稳定。修复后咬合稳定。

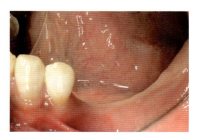

图1　下颌左侧后牙区颊面像

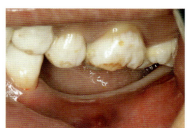

图2　下颌左侧后牙区咬合颊面像

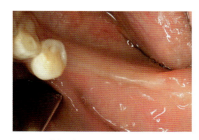

图3　下颌左侧后牙区𬌗面像

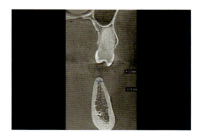

图4　35 CBCT矢状面

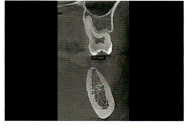

图5　36 CBCT矢状面

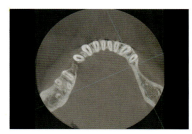

图6　CBCT下颌嵴顶横断面

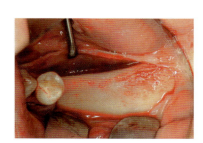

图7　35-37翻瓣后

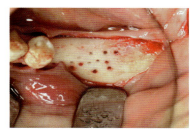

图8　35、36颊侧制备滋养孔

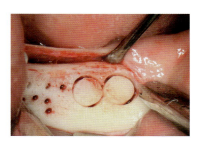

图9　36远中取环状骨块

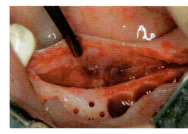

图10　舌侧骨膜减张

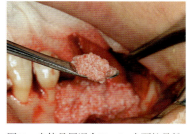

图11　自体骨屑混合Bio-Oss小颗粒骨粉

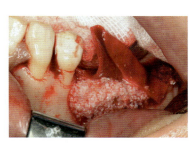

图12　术区覆盖Bio-Gide膜

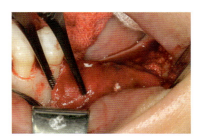

图13　利用胶原膜弹性，继续填塞骨粉

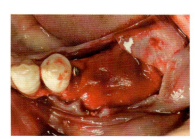

图14　膜钉固位

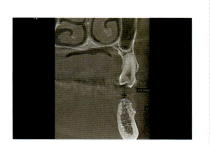

图15　术后35 CBCT矢状面

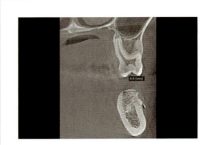

图16　术后36 CBCT矢状面

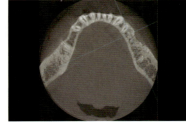

图17　术后下颌嵴顶横断面

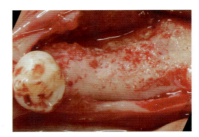

图18　种植体植入前翻瓣

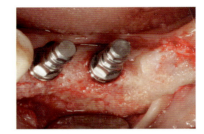

图19　种植体植入殆面像

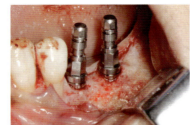

图20　种植体植入颊面像

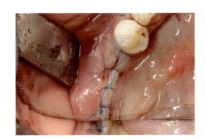

图21　缝合

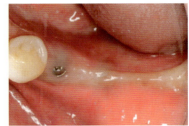

图22　二期术前殆面像

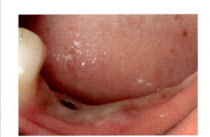

图23　二期术前颊面像

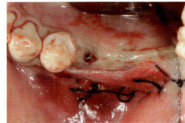

图24　35、36根向复位瓣

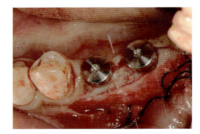

图25　35、36二期暴露

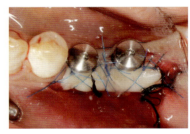

图26　游离龈移植

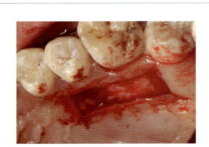

图27　供区

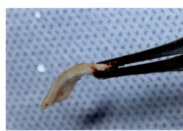

图28　游离带上皮结缔组织瓣

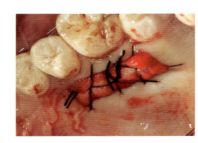

图29　供区明胶海绵压迫

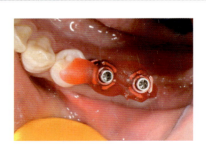

图30　口内开窗夹板

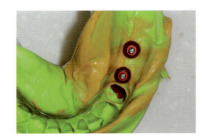

图31　取模

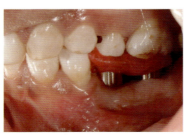

图32　取咬合记录

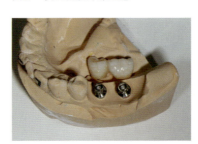

图33　Variobase+全锆联冠

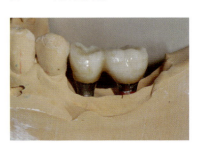

图34　模型就位

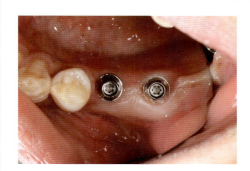

图35 Variobase基台就位

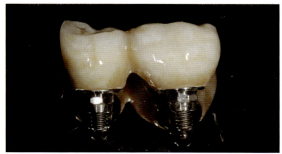

图36 口内粘接后取下修复体

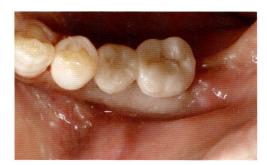

图37 修复体戴入殆面像

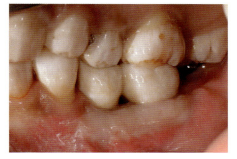

图38 修复体戴入颊面像

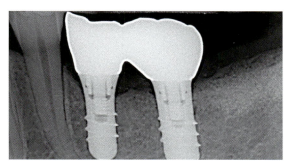

图39 修复后牙片

三、讨论

1. 自体骨被认为是最理想的骨移植材料，但是常常因需要开辟第二术区而作为许多骨增量手术骨材料选择的备选材料。本病例下颌后牙区游离端缺失，磨牙后及外斜线是自体骨的良好供区，可以在受区附近取骨，从一定程度上降低了手术的难度及患者术后反应。患者由于个人原因放弃了37种植修复，取骨区域变得更充足，最后得到了良好的骨增量效果。

2. 本病例借鉴了"香肠"植骨技术的方式，借助于膜钉使得整个引导骨组织再生的骨再生空间保持稳定。术区骨缺损形态呈1/4有利型，且水平向骨增量中也加入了等比例的自体骨屑，这也是最终骨增量效果良好的原因之一。

3. 近几年，种植体周软组织的质量越来越受到人们的关注。大量的临床研究文献指出，种植体周角化黏膜的宽度及厚度与种植体周炎的发生相关。由于该患者缺牙时间较长，良好的角化黏膜退缩，仅存在于嵴顶，且宽度不足2mm。为保证种植修复的长期稳定性，对该患者行软组织增量是必要的。患者的骨缺损量不大，且为有利型，不存在创口关闭的问题，因此将软组织增量的时机放在二期暴露同期。软组织增量的目的是为了增加种植体周角化黏膜的宽度，所以软组织增量的术式选择为颊侧根向复位瓣和游离带上皮结缔组织移植。由于术区刚好位于同侧颊系带后方，且前庭相对稳定的区域，最终软组织增量效果稳定良好。

4. 该手术选择的治疗流程是根据国际口腔种植学会（ITI）口腔种植临床指南，选择分阶段GBR的方式，保守且可预期性高。最终获得了良好的种植修复效果。

参考文献

[1] Daniel Buser. 30 Years of Guided Bone Regeneration:Third Edition[M]. Berlin: Quintessence Publishing, 2021.

[2] Cordaro L, Terheyden H, Chen S, et al. ITI Treatment Guide Volume 7– Ridge Augmentation Procedures in Implant Patients: A Staged Approach[M]. Berlin: Quintessence Publishing, 2013.

[3] Kadkhodazadeh M, Amid R, Kermani ME, et al. Timing of soft tissue management around dental implants: a suggested protocol[J]. Gen Dent, 2017, 65(3):50–56.

[4] Zucchelli G, Tavelli L, McGuire MK, et al. Autogenous soft tissue grafting for periodontal and peri–implant plastic surgical reconstruction[J]. J Periodontol, 2020, 91(1):9–16.

[5] Nabers JM. Free gingival grafts[J]. Periodontics, 1966, 4(5):243–245.

[6] Zuhr O, Baumer D, Hurzeler M. The addition of soft tissue replacement grafts in plastic periodontal and implant surgery: critical elements in design and execution[J]. J Clin Periodontol, 2014, 41(Suppl 15):S123–S142.

[7] 宿玉成译. 口腔种植学[M]. 2版. 北京: 人民卫生出版社, 2014.

下颌后牙区垂直向骨缺损软硬组织增量种植修复1例

董昱靓　李笑班　马晓丽　张健

摘 要

垂直向骨缺损是临床中十分棘手的一类问题。本病例为一名中年女性患者下颌左侧后牙区游离端缺失，伴严重垂直向骨缺损，角化龈不足。本团队使用改良骨片技术行垂直向骨增量，术后8个月获得了较为理想的效果。同时利用数字化导板，植入短种植体，避开关键解剖结构，实现精准植入。二期手术同期进行根向复位瓣结合游离龈移植（FGG），增宽种植体周角化龈，加深前庭沟，35–37采用联冠修复。改良骨片技术获得了较为理想的短期垂直向骨增量效果，本团队将进一步探索优化该术式，其长期效果也有待进一步观察。

关键词：垂直向骨增量；改良骨片技术；角化龈；数字化导板；短种植体

一、材料与方法

1. 病例简介　50岁女性患者。主诉：要求种植修复下颌左侧后牙。现病史：2020年5月因下颌左侧后牙缺失，至我院要求种植修复。患者15年前因松动拔除下颌左侧后牙，曾行可摘义齿修复。既往牙周病、牙体牙髓治疗史、种植修复史、拔牙史。体健，否认种植相关禁忌证。口内检查：全口牙列不齐，25种植修复体。35Ⅲ度松动。36–37角化龈宽度≤2mm。牙槽嵴低平，口底及前庭沟与牙槽嵴齐平（图1，图2）。CBCT示：35牙槽骨吸收至根尖1/3，牙周膜增宽影。颏孔位于35根尖，距牙槽嵴顶5.6mm。36位点管嵴距5.8mm，37位点管嵴距4.7mm，牙槽嵴宽度尚可（图3，图4）。经牙周科会诊，35无法保留，建议拔除。建议患者进行正畸治疗，改善咬合关系，排齐牙列。经反复沟通，患者因经济、时间原因放弃正畸治疗。

2. 诊断　36、37缺失伴垂直向骨缺损。

3. 治疗计划　①拔除35。②镇静麻醉下行35–37改良骨片技术垂直向骨增量（颏部供区）。③延期数字化导板引导下35、36、37位点植入短种植体。④二期手术同期行角化龈增宽。⑤35、36、37联冠修复。

4. 治疗过程

（1）改良骨片技术垂直向骨增量。①完善舒适门诊及种植术前检查，患者在2020年10月于舒适门诊精准镇静镇痛麻醉+局部浸润麻醉下，行改良骨片技术垂直向骨增量。②37–45牙槽嵴顶切口+龈沟内切口+近远中颊侧垂直附加切口，翻全厚瓣充分暴露术区，见35–37垂直向骨缺损。③颊舌侧骨膜松弛切口充分减张，小心分离保护颏神经。搔刮35拔牙窝（图5）。④

用超声骨刀在颏部获取约24mm×6mm大小矩形皮质骨块。两侧用环钻制备圆形骨块，用骨磨制备自体骨屑（图6，图7）。⑤35–37受区修整骨面，制备溢出孔，用2颗钛钉将骨块固定于距35–37牙槽嵴顶2～3mm高度（图8，图9）。自体骨屑与Bio–Oss小颗粒骨粉1∶1混合，充填于骨块周围间隙及骨块表面，覆盖Bio–Gide可吸收胶原膜，近中颊侧使用1颗膜钉固定。无张力严密缝合关闭创口（图10，图11）。

（2）数字化导板引导下植入种植体。①2021年6月，垂直向骨增量术后8个月，复查可见创口愈合良好，骨块、钛钉无暴露（图12，图13）。②CBCT示：移植物愈合良好。35、36、37位点管嵴距分别为6.8mm、8.3mm、8.2mm（图14，图15）。③为保护下牙槽神经精准植入，设计牙支持式先锋钻导板（图16）。④术中翻瓣可见移植物愈合良好，充分血管化（图17）。取出2颗钛钉、1颗膜钉。数字化导板口内就位良好（图18），先锋钻定点定方向，精准植入3颗Straumann软组织水平种植体：35和36牙位4.1mm×6mm RNSP、37牙位4.8mm×6mm RNSP，扭矩＞35N·cm，埋入式愈合（图19）。

（3）二期手术角化龈增宽。①2021年10月，种植体植入后4个月，复查术区愈合良好，角化龈宽度不足（图20）。②CBCT示：35–37种植体颊舌侧骨量充足，种植体与颏孔及下颌神经管间安全距离1～2mm（图21，图22）。③局部麻醉下35–37牙槽嵴顶切口，颊侧翻半厚瓣，颊侧软组织根向复位，固定于前庭沟底骨膜床。取下覆盖螺丝，旋入愈合基台。同侧腭部取游离角化黏膜移植物，供区覆盖胶原蛋白海绵缝合固定保护创口（图23）。修整游离龈移植物与受区紧密贴合，4–0尼龙线缝合固定于35–37颊侧（图24）。④术后3周复查角化龈愈合良好，色粉红，前庭沟较术前加深，穿龈袖口理想（图25）。

（4）修复。①种植体间平行度良好，夹板式连接制取开窗式印模，留咬合记录（图26）。②选择粘接基台制作35、36、37联冠（图27），修复

作者单位：天津市口腔医院（南开大学口腔医院）

通讯作者：张健；Email: zhangstoma@hotmail.com

体就位良好，保留清洁通道。殆面开溢出孔，口内粘接固位，去除多余粘接剂。完成终修复，指导患者口腔卫生维护，定期复查。

二、结果

患者治疗流程：下颌左侧后牙区改良骨片技术垂直向骨增量后8个月，35、36、37位点数字化导板引导下植入3颗短种植体，4个月后二期手术同期行角化龈增宽，2个月后完成粘接固位联冠修复体。

2022年5月，终修复后5个月，复查根尖片可见种植体骨结合良好，边缘骨水平稳定（图28）。

对比术前术后CBCT，垂直向骨增量3～4mm，水平向骨量也得到了恢复，植入种植体及修复后骨量未见明显吸收（图29）。

术前角化龈≤2mm，术后增宽至8～10mm，穿龈袖口健康，种植体周角化龈充足（图30）。

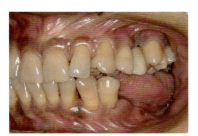
图1 术前口内像

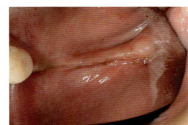
图2 术前口内殆面像

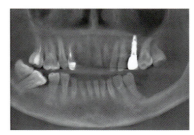
图3 术前CBCT

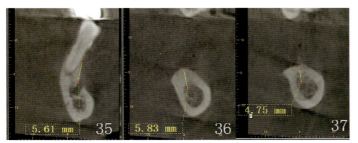
图4 术前CBCT矢状面

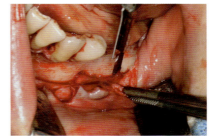
图5 暴露颏孔、颊舌侧减张

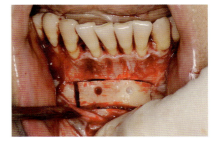
图6 超声骨刀截骨

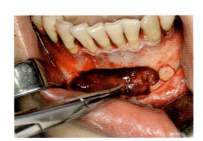
图7 颏部取骨

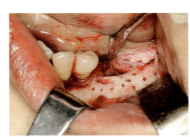
图8 受区预备

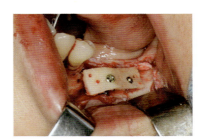
图9 固定骨块

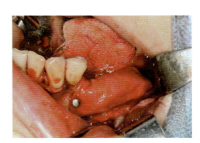
图10 膜钉固定胶原膜

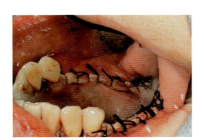
图11 严密缝合

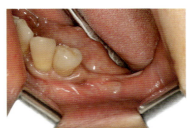
图12 植入前口内像

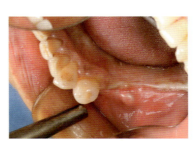
图13 植入前口内殆面像

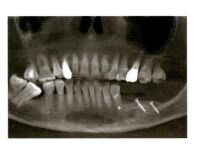
图14 植入术前CBCT

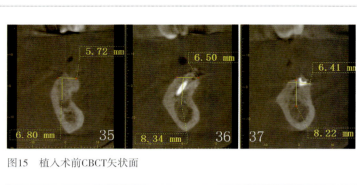

图15 植入术前CBCT矢状面

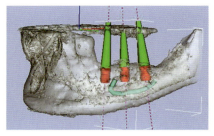

图16 数字化导板设计

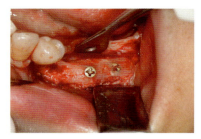

图17 骨增量效果

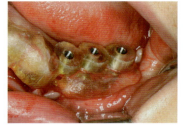

图18 数字化导版

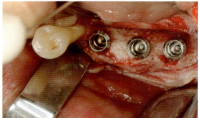

图19 植入种植体

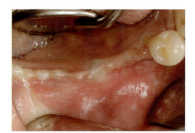

图20 角化龈不足

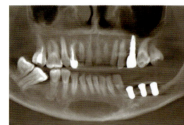

图21 二期术前CBCT

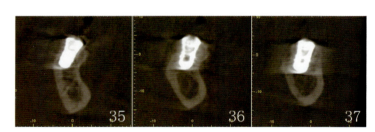

图22 二期术前CBCT矢状面

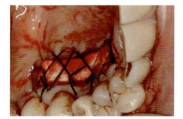

图23 上颌供区

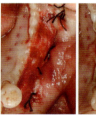

图24 二期手术同期角化龈移植

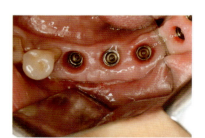

图25 愈合3周后

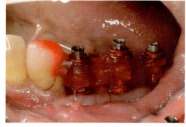

图26 夹板开窗式印模

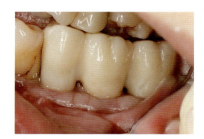

图27 戴入修复体

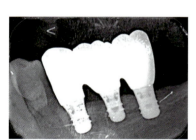

图28 复查

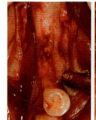
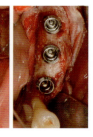
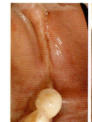

图29 骨量变化

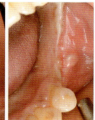
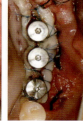
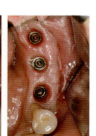

图30 角化龈变化

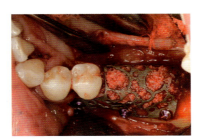

图31 个性化钛网设计 　　图32 个性化钛网

三、讨论

1. 垂直向骨增量术式的选择

垂直向骨缺损是临床中十分棘手的一类问题，2021年Misch教授和王鸿烈教授发表了新版的垂直向骨增量决策树。对于5mm以下的垂直向骨增量，可以选择GBR、骨块移植、钛网等方式，在骨增量＞3mm时建议分阶段植入种植体，同时也可以考虑使用短种植体简化治疗。Urban教授多数采用钛加强的聚四氟乙烯不可吸收膜加膜钉维持空间，充填低替代率的骨粉混合大量自体骨屑。在秋天的国际软硬组织再生论坛上Urban教授为我们展示了非常大量且稳定的垂直向骨增量效果。但目前国内暂时无法使用聚四氟乙烯膜，可吸收胶原膜空间维持的能力较低，因此本病例我们没有选择GBR。

个性化钛网也是维持成骨空间的可靠方式之一，本团队近期在下颌后牙区应用钛网进行了水平向＋垂直向骨增量，获得了理想的短期效果（图31，图32）。

另外由Khoury教授提出的骨片技术，也称为"贝壳（Shell）"技术，使用微型锯（Microsaw）将从下颌磨牙区取得的皮质骨块分割、修整为约1mm厚的皮质骨片，同时获得大量自体骨屑。用钛钉固定骨片重建缺损区域外形，间隙内充填纯自体骨屑，可以在短期内获得快速成骨。

为了克服没有微型锯带来的操作不便，并缩短相对于不可吸收膜GBR的愈合时间，本团队调整了技术细节，尝试使用从颏部取取的包含部分松质骨的骨块固定于缺损处，本病例充填的是自体骨屑与骨替代材料的混合物。之后，我们进一步调整了术式，采用纯自体骨屑，完全摒弃异种骨颗粒的使用，覆盖胶原膜并通过膜钉固定，也收获了成骨速度快、短期吸收率低的骨增量效果。关于这部分复杂牙槽骨缺损临床解决方案的探索与思考已发表于《中国口腔种植学杂志》。

关于拔除35的决策依据，我们都知道邻牙牙槽嵴高度对垂直向骨增量

的效果非常重要。患者初诊时35远中牙根暴露，无牙槽骨覆盖，经牙周科会诊无法保留。

Buser教授在《30 Years of Guided Bone Regeneration》一书中也提出，有时我们需要"弃卒保车"，拔除远中的天然牙，借助前一颗邻牙相对较健康的牙槽嵴高度，以获得理想的骨增量效果。

2. 角化龈的考量

Renvert等的研究表明，角化龈宽度不足不利于牙菌斑控制。Pranskunas等的研究表明，牙菌斑控制不佳时，极度缺乏角化龈的位置可能会导致更严重的组织炎症。另外，Monje等研究发现，当种植体周角化龈宽度＜2mm时，刷牙舒适度的视觉模拟量表评分显著下降。因此，虽然种植体周的角化龈宽度与种植体周炎的直接关系还存在争议，但充足的角化龈有利于降低患者刷牙不适感和牙菌斑控制。

3. 短种植体的应用

短种植体单冠修复应用于下颌后牙区，可以获得97%以上的5年生存率，与8mm长度种植体的生存率相当，无统计学差异。宽直径的短种植体比窄直径的长种植体拥有更有利于骨结合的接触面积，在减小种植体颈部周围应力上，增加直径比增加长度更有效。本病例将3颗短种植体进行联冠修复，可以减少每颗种植体的受力，集体对抗侧向力，有利于进一步提高远期成功率。

四、结论

本病例使用改良骨片技术，行下颌后牙区垂直向骨增量。延期在数字化导板引导下植入3颗短种植体，二期手术同期行角化龈增宽术，进行联冠修复。通过"软硬兼施"的方法，患者在短期复查中取得了较为理想且稳定的修复效果。

改良骨片技术的长期效果有待进一步观察，皮质骨与松质骨的比例、自体骨屑与骨替代材料的使用仍需继续探索。

参考文献

[1] Misch CM, Basma H, Misch-Haring MA, et al. An updated decision tree for vertical bone augmentation[J]. Int J Periodontics Restorative Dent, 2021, 41(1):11-21.

[2] Khoury F, Hanser T. Three-dimensional vertical alveolar ridge augmentation in the posterior maxilla: a 10-year clinical study[J]. Int J Oral Maxillofac Implants, 2019, 34(2):471-480.

[3] Renvert S, Polyzois I. Risk indicators for peri-implant mucositis: a systematic literature review[J]. J Clin Periodontol, 2015, 42(Suppl 16):S172-S186.

[4] Pranskunas M, Poskevicius L, Juodzbalys G, et al. Influence of peri-implant soft tissue condition and plaque accumulation on peri-implantitis: a systematic review[J]. J Oral Maxillofac Res, 2016, 7(3):e2.

[5] Monje A, Blasi G. Significance of keratinized mucosa/gingiva on peri-implant and adjacent periodontal conditions in erratic maintenance compliers[J]. J Periodontol, 2019, 90(5):445-453.

[6] Urdaneta RA, Daher S, Leary J, et al. The survival of ultrashort locking-taper implants[J]. Int J Oral Maxillofac Implants, 2012, 27(3):644-654.

"里应外合"——"帐篷钉"技术联合唇挡运用于前牙骨增量1例

王斯玮　管晓燕　范芹

摘要

目的：对水平向较大范围骨缺损进行骨增量，为种植修复提供理想三维位置方向。**材料与方法**：上颌前牙区连续水平向骨缺损患者1例，于水平向植入2颗1.5mm×5mm钛钉，垂直向植入2颗1.5mm×8mm支抗钉，植入Bio-Oss骨粉1.5g，双层膜覆盖，口外佩戴唇挡装置至戴牙完成，随访观察25个月比较牙槽骨改变情况。**结果**：GBR术后与术前牙槽骨水平向宽度对比，获得5.8～7.1mm的水平向骨增量。**结论**：利用"帐篷钉"作为骨内支架联合唇挡作为骨外支架对前牙水平向骨缺损患者进行骨增量手术，可获得较为理想的骨增量效果。

关键词：骨缺损；骨增量；"帐篷钉"技术；唇挡

对于前牙缺失的患者，由于解剖生理特点常常伴随不同程度的骨质吸收，而种植位点存在充足、健康的骨量是保证种植体长期稳定的必要保障。针对不同程度牙槽嵴缺损重建的手术方式有引导骨组织再生、骨劈开、Onlay植骨、牵张成骨等，影响植骨效果的因素包括血供因素、材料的稳定性、空间维持。本文主要介绍利用"帐篷钉"技术联合唇挡运用于前牙牙槽骨缺损患者的骨增量手术1例。

一、材料与方法

1. 病例简介　40岁女性患者。主诉：要求种植修复。11天前外伤，当天于外院行清创缝合术（具体不详），伤后第二天就诊我院颌面外科行上颌前牙区松动牙拔除术，现就诊我科要求种植修复。口内检查：11、21、22、23缺失，唇侧平坦，局部凹陷，牙槽嵴近远中径约29mm，附着龈丧失1～1.5mm，颌龈距离尚可，厚龈生物型，低位笑线；12、24松动（－）、无倾斜，31、32、41、42松动Ⅰ度，全口牙龈红肿，软垢（＋），牙结石（＋），余无特殊。口外检查：患者面型基本对称，开口度正常，开口型"↓"，双侧颞下颌关节无弹性及杂音（图1，图2）。CBCT示：11、12、21、22、23唇侧骨板连续性中断，见骨折碎片，11、21、22牙槽窝空虚，23完全脱位并移位于唇侧，可利用骨宽度为2～3.3mm，骨高度为15.4～16.7mm（图3，图4）。

2. 诊断　上颌牙列缺损；上颌前牙区牙槽骨骨折；31、32、41、42牙震荡；慢性牙龈炎。

3. 治疗计划　龈上洁治；12、31、32、41、42调𬌗，复查；11、21、22、23骨增量（GBR+钛钉骨内支架+唇挡骨外支架）+延期种植方案。

4. 治疗过程

（1）骨增量。常规消毒，铺巾，阿替卡因肾上腺素局部麻醉下沿12、11、21、22、23牙槽嵴顶切开黏骨膜瓣，翻瓣，见上颌牙槽嵴唇侧骨壁缺损严重，呈刃状，彻底刮净炎性肉芽组织，于骨缺损皮质处钻孔，见血运良好，于22、23牙槽嵴缺损明显处水平向植入2颗1.5mm×5mm固位钛钉，垂直向植入2颗1.5mm×8mm种植支抗钉，于11、21、22、23骨缺损处植入Bio-Oss骨粉1.5g，覆盖双层生物膜，减张对位严密缝合。术后CBCT示：上颌牙槽嵴连续，11、21、22、23骨缺损处丰满，牙槽骨宽度为8.7～10.5mm，术后常规医嘱，10～14天复诊拆线。拆线后佩戴唇挡支架，每个月复诊观察使用情况（图5）。

（2）延期种植体植入6个月后，患者复查，口内正面像、𬌗面像及影像学检查显示缺牙区牙槽骨弓轮廓丰满稳定（图6，图7）。该阶段取出钛钉及支抗钉分别于11、21、23植入Ankylos 3.3mm×11mm种植体，再次行GBR（图8）。术后CBCT示：种植体植入位点良好，牙槽骨弓轮廓丰满（图9）。

（3）延期上部结构修复。第二阶段种植体植入及骨增量术后6个月行上部结构修复，采用临时冠牙龈塑形后行永久冠修复（图10）。

（4）随访。分别于患者戴牙后18个月及25个月复诊，记录口内情况及影像学变化（图11，图12）。

二、结果

第一阶段GBR术后即刻11、21、22、23牙槽骨宽度、高度分别为：10.5mm×17.8mm、10.2mm×17mm、9.7mm×16.3mm、

作者单位：遵义医科大学附属口腔医院

通讯作者：范芹；Email: fanqin0767@zmu.edu.cn

8.7mm×17.6mm。6个月后复诊修复，11、21、22、23牙槽骨宽度、高度分别为：10.3mm×17mm、9mm×16.3mm、9.4mm×16.1mm、8.6mm×17.6mm。第二阶段种植体植入及再次GBR术后即刻11、21、22、23牙槽骨宽度、高度分别为：10.5mm×16.4mm、10.5mm×16mm、

9.3mm×16.3mm、8.4mm×15.6mm。戴牙后18个月随访复查11、21、22、23牙槽骨宽度、高度分别为：7.1mm×15.8mm、8mm×15.5mm、6.7mm×16mm、6.5mm×15.4mm。戴牙后25个月，口内见种植体及周围牙龈组织稳定。

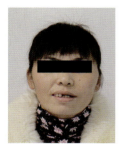
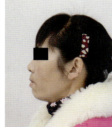
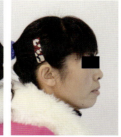

图1 术前正面像及侧面像　　　　图2 术前口内正面像　　　　图3 术前影像片及断层CBCT

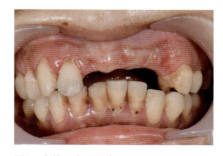
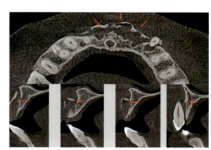

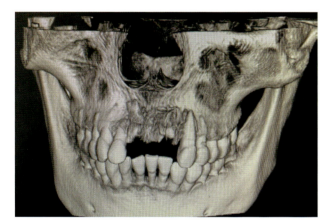
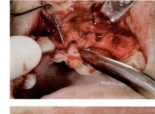
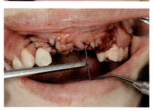
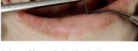
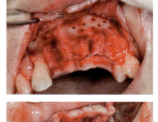
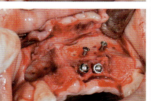
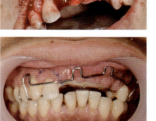

图4 术前三维重建CBCT　　　　图5 第一阶段骨增量

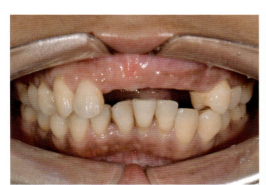
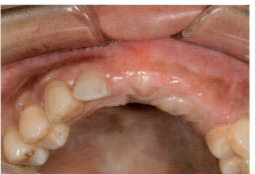
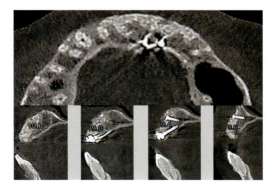

图6 术后6个月口内正面及上颌𬌗面像　　　　图7 术后6个月影像片及断层CBCT

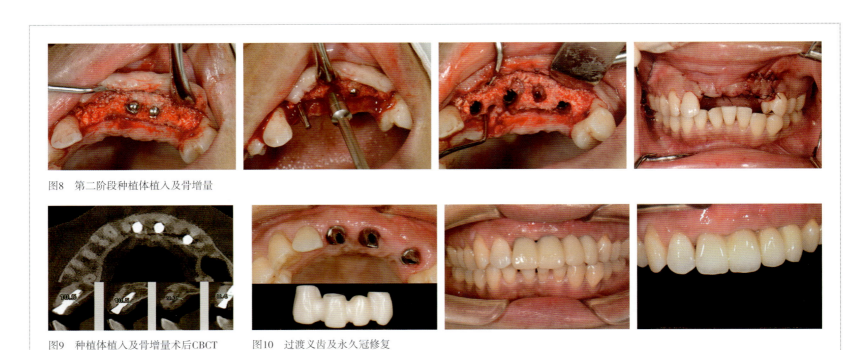

图8 第二阶段种植体植入及骨增量

图9 种植体植入及骨增量术后CBCT 图10 过渡义齿及永久冠修复

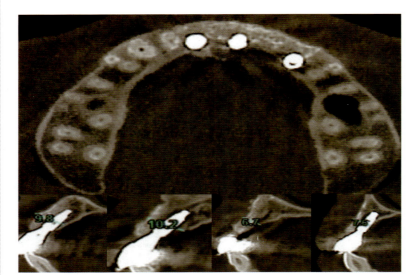

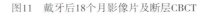

图11 戴牙后18个月影像片及断层CBCT

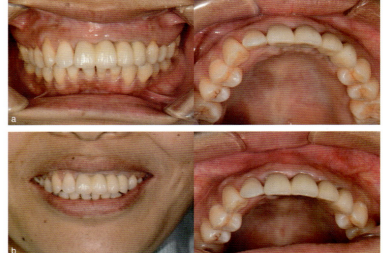

图12 戴牙后18个月（a）、25个月（b）对比

三、讨论

牙列缺损或缺失已成为人类的常见病、多发病，不仅影响患者的咀嚼功能，还影响其美观及发音，已严重影响到患者的生活质量。近年来，种植修复技术逐渐成为修复缺失牙的首选方式。牙槽骨缺损成为影响种植体植入和软组织形成的重要因素，尤其在美学区是广大临床医生所面临的极大挑战。

Seibert将牙槽嵴缺损分为3类：Ⅰ类为水平向缺损，Ⅱ类为垂直向缺损，Ⅲ类为水平向及软组织缺损均存在，高度、宽度均不足。根据ITI口腔种植临床指南，又将骨缺损程度进行了分类且推荐了标准治疗程序。本病例患者因外伤导致上颌前牙区唇侧骨板折裂，造成水平向牙槽骨缺损，分级为1/4型骨缺损，采用分阶段治疗程序。

在进行骨增量手术方案制订时，外置法自体骨移植（Onlay植骨）作为"金标准"能获得可预期的治疗效果被纳入到方案中，但由于需开辟第二术区创伤较大，患者拒绝该方案。

随着引导骨组织再生术的不断发展，基于以"稳定为核心"的牙槽骨修复理念——"帐篷钉"技术的骨增量方案得到推广和开展。George R Deeb等通过回顾性研究对比了35例采用"帐篷钉"技术联合GBR（同种异体骨与羟基磷灰石颗粒1：1混合+可吸收胶原膜）与21例采用隧道技术和35例采用不可吸收聚四氟乙烯（PTFE）膜的病例，认为3种技术都能获得较高的成功率，但PTFE组术后并发症较另外两组高，帐篷钉相比较更适合于平坦的骨缺损病例。Bach Le等认为"帐篷钉"技术在较大范围的垂直向骨缺损中提供了可预期的骨增量效果，从而避免了采用自体骨移植这类风险较高的骨移植技术。

骨增量的效果受多方面因素的影响，其中术后的空间维持与稳定是影响其远期效果的关键，上颌前牙区由于唇肌的压迫作用，常导致该区域植骨效果不佳。唇挡可以将唇撑开，使前牙不与唇接触，从而改变了前牙区内外的肌动力平衡。采用唇挡装置于前牙骨增量区域，可达到减轻该区域受力的目的，从而有利于骨的形成与稳定。

综上所述，我们为患者制订了利用"帐篷钉"技术联合唇挡进行骨增量方案。参照邹多宏等推荐的"帐篷钉"技术临床操作规范进行手术，术中水平向植入2颗钛钉搭建水平向支架，考虑骨在受外伤后会发生改建，于垂直向分别植入2颗种植支抗钉作为垂直向支架，Bio-Oss骨粉充填于骨缺损区，覆盖可吸收膜，减张无张力关闭创口，构建稳定的受植区域。术后佩戴唇挡，调改合适后为患者佩戴，术后6个月观察植骨效果分别获得5.8～7.1mm的水平向骨量，垂直向骨量未见明显吸收，说明该方法获得了较为有利的水平向骨量，维持垂直向骨量，为后期种植体植入位点提供更加合适的三维位置方向，从而为后期修复和美学效果提供保障。患者术后6个月行种植体植入术同期二次GBR，最终获得了较为理想的骨弓轮廓，戴牙后18个月、25个月随访，垂直向基本稳定无明显吸收，水平向略有吸收，但种植体唇侧仍然维持＞2mm的骨量，推测与患者未继续佩戴唇挡、在长期唇肌作用力下发生一定程度骨质吸收及改建有关。

从本病例我们可以得出，利用帐篷钉作为骨内支架联合唇挡作为骨外支架对前牙骨缺损患者进行骨增量手术可获得较好的骨增量效果，并减少并发症的发生，是一种可推广的治疗方案，但需更多的临床数据及其长期的随访观察证实。

参考文献

[1] 宿玉成译. 牙种植学的引导骨再生: 20年的进展[M]. 北京:人民军医出版社, 2011.

[2] Elani HW, Star JR, Da Silva JD, et al. Trends in dental implant use in the U.S., 1999–2016, and projections to 2026[J].J Dent Res, 2018, 97(13):1424–1430.

[3] Seibert JS. Reconstruction of deformed, partially edentulous ridges, using full thickness onlay grafts. Part I. Technique and wound healing[J]. Compend Cotin Educ Dent, 1983, 4(5):437–453.

[4] 宿玉成译. 国际口腔种植学会（ITI）口腔种植临床指南第七卷：口腔种植的牙槽嵴骨增量程序：分阶段方案[M]. 沈阳:辽宁科学技术出版社, 2016.

[5] Deeb GR, Tran D, Carrico CK, et al. How Effective Is the Tent Screw Pole Technique Compared to Other Forms of Horizontal Ridge Augmentation?[J]. Journal of Oral & Maxillofacial Surgery, 2017, 75(10):2093–2098.

[6] Dds BL, Ms MDRD, Hari SPT. Screw "Tent–Pole" Grafting Technique for Reconstruction of Large Vertical Alveolar Ridge Defects Using Human Mineralized Allograft for Implant Site Preparation[J]. Journal of Oral and Maxillofacial Surgery, 2010, 68(2):428–435.

[7] Wang HL, Bouapati L. "PASS" principles for predictable bone regeneration[J]. Implant Dent, 2006, 15(1):8–17.

[8] 赵美英, 罗颂椒, 陈扬熙. 牙颌面畸形功能矫形[M]. 北京:科学技术文献出版社, 2010.

[9] 邹多宏, 刘昌奎, 薛洋, 等. 帐篷钉技术在牙槽骨修复与再生中的临床应用及操作规范[J]. 中国口腔颌面外科杂志, 2021, 19(1):1–5.

"以终为始，精准把控"——前牙区个性化钛网同期种植1例

王童 吴唯伊 于甜甜 周文娟

摘 要

目的：研究在前牙区应用个性化钛网结合GBR同期种植恢复牙槽骨混合型骨缺损的临床效果。**材料与方法**：患者上颌前牙缺失于我院就诊，对患者口内情况及CBCT进行评估，其缺牙区唇侧轮廓塌陷伴有混合型骨缺损。在种植术前首先利用Exocad软件进行数字化微笑设计（Digital Smile Design，DSD），其次使用Implant Studio系统（3Shape，丹麦）以DSD设计为指导，按照其龈缘位置虚拟摆放种植体以确定种植体与骨量的关系及骨缺损的范围，预测未来骨增量的高度及宽度，最终进行个性化钛网设计，实现精准骨增量，恢复患者唇侧轮廓及丰满度。在保证种植体初始稳定性的前提下，个性化钛网植骨术中同期植入种植体。种植术后8个月术区牙龈愈合良好，骨结合稳定，行二期手术。由于患者缺牙位点位于前牙美学区，二期术后对患者进行临时修复，诱导软组织塑形，4个月后行个性化取模完成永久修复。**结果**：种植术后2年随访过程中，患者牙龈色形质及唇侧丰满度维持良好。CBCT示：种植体骨结合稳定，种植体周边缘骨水平无明显变化，最终实现美学修复效果与种植体长期稳定双丰收。**结论**：个性化钛网能够实现精准骨增量从而获得令人满意的红白美学效果。

关键词：前牙区；种植修复；个性化钛网；GBR

一、材料与方法

1. 病例简介 20岁男性患者。主诉：上颌前牙外伤拔除2个月。现病史：患者自述2个月前因骑车不慎与汽车相撞导致上颌前牙脱落，曾于当地医院就诊处理拔除清创缝合，今来诊。平素体健，无药物过敏史。口内检查：11-22缺失，缺牙区唇侧轮廓凹陷（图1）；中厚龈生物型，邻牙牙冠呈方圆形（图2）；下颌牙列拥挤，前牙呈对刃，口腔卫生状况欠佳，牙龈红肿（图3）。口外检查：颌面部对称，无颌面部畸形，上唇较短（图4）；凹面型（图5）；中位笑线，前牙暴露量适中（图6）。双侧颞下颌关节无弹响，开口度、开口型正常。CBCT示：11牙槽骨水平向骨缺损，21、22水平向及垂直向混合型骨缺损（图7）。

2. 诊断 上颌牙列缺损；慢性牙周炎；错𬌗畸形。

3. 治疗计划 牙周基础治疗；建议正畸治疗，患者拒绝；术前数字化设计；种植手术同期个性化钛网植骨；二期手术；临时修复；永久修复。

4. 治疗过程

（1）术前数字化设计。术前信息采集，包括患者口内像、CBCT数据和口内扫描数据，首先进行DSD设计（图8，图9），而后将数据导入导板

设计软件，根据现有的骨及软组织，虚拟摆放种植体（图10，图11），最后按照种植体与骨量的关系进行个性化钛网的设计（图12）。

（2）一期手术。于13-24区阿替卡因肾上腺素局部浸润麻醉，于11-22牙槽嵴顶做横行切口，12、23远中行垂直附加切口，翻瓣见11、22唇侧倒凹明显，21、22颊侧及嵴顶垂直向骨缺损（图13）。在外科导板引导下，扩孔钻逐级预备种植窝（图14），导向杆反复查探种植体植入方向，最终于11、22植入WEGO 3.8mm×11mm种植体，植入扭矩为25N·cm，查种植体方向和间隙良好，旋入覆盖螺丝。在11-22唇侧骨板使用球钻预备滋养孔，血供丰富（图15）。个性化钛网就位良好，2颗钛钉固定（图16），将Bio-Oss骨粉与自体血混匀，植入11、21、22唇侧及嵴顶，覆盖Bio-Gide膜，根方1颗钛钉固定（图17），创口充分减张，严密缝合创口（图18）。术后CBCT示：11、22种植体方向及位置良好，种植体唇侧均有2mm以上的骨量（图19）。

（3）二期手术。种植术后8个月复查，术区牙龈愈合良好，垂直向骨缺损明显改善，牙槽骨唇侧轮廓良好（图20）。术后CBCT示：种植体骨结合良好，种植体唇侧骨量仍＞2mm（图21）。阿替卡因肾上腺素注射液局部麻醉下行种植体二期手术，于11-22牙槽嵴顶切开（图22），取下钛网，生理盐水冲洗（图23），旋下原覆盖螺丝。测量11位点ISQ值：近远中79；颊舌侧70。测量22位点ISQ值：近远中81；颊侧81；舌侧80。更换愈合基台，缝合（图24）。术后X线片示愈合基台完全就位（图25）。

（4）临时修复。二期术后1个月取模制作种植体支持式临时冠，进行

作者单位：滨州医学院附属烟台口腔医院

通讯作者：周文娟；Email: zhouwenjuan1004@163.com

牙龈塑形（图26，图27），随访中不断调整临时冠的穿龈形态及龈外展隙。

（5）永久修复。临时修复4个月后复查，唇侧轮廓丰满度及穿龈袖口形态良好（图28，图29）。制取个性化印模，复制穿龈轮廓（图30，图31），制作永久修复体。2周后戴入永久修复体，患者满意（图32～图34）。

（6）永久修复后复查。永久修复后2周（图35，图36）、8个月（图37，图38）复查见龈乳头逐渐充满了邻间隙，龈缘与邻牙协调，牙槽嵴丰满度维持良好。随访平行投照根尖片示：种植体周骨水平无明显变化（图39，图40）。

二、结果

本病例通过个性化钛网植骨同期植入种植体，制作临时冠对牙龈软组织塑形，完成了11-22缺失牙的种植修复治疗。术后CBCT示：前牙骨缺损区实现了精准的骨增量，恢复了良好的唇侧丰满度，种植体唇侧骨量均在2mm以上。最终的修复体颜色、龈缘、唇侧骨弓轮廓与邻牙协调一致，种植体周边缘骨水平保持稳定，实现了良好的美学及功能效果。

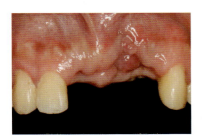

图1 术前口内唇面像

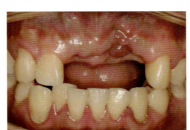

图2 术前咬合唇面像

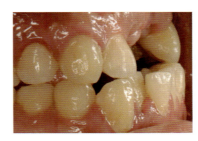

图3 术前咬合侧面像

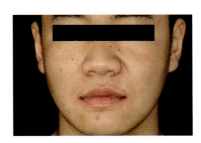

图4 术前正面像

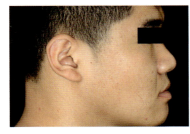

图5 术前侧面像

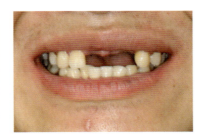

图6 术前口唇像

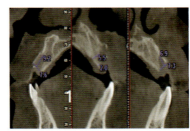

图7 术前11-22位点CBCT

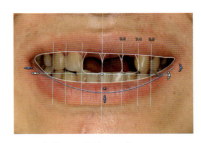

图8 术前DSD设计正面像

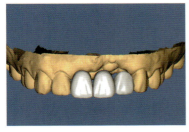

图9 术前DSD设计口内唇面像

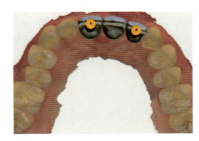

图10 术前种植体规划𬌗面像

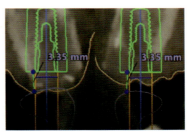

图11 术前种植体规划矢状面

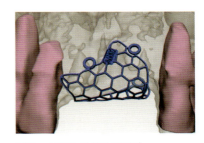

图12 术前个性化钛网设计

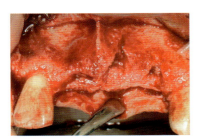

图13 一期手术翻瓣后11-22骨量

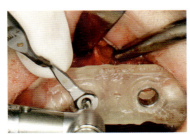

图14 外科导板引导下预备种植窝

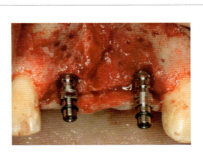

图15 唇侧骨板预备滋养孔

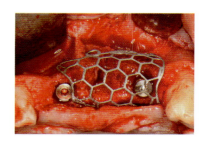

图16　个性化钛网就位钛钉固定

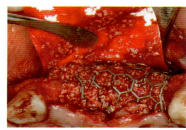

图17　植入骨粉覆盖胶原膜并以钛钉固定

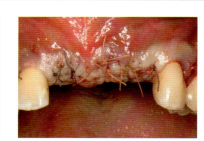

图18　严密缝合创口

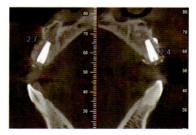

图19　种植术后即刻11、22位点CBCT

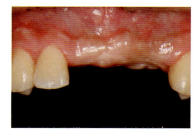

图20　种植术后8个月口内唇面像

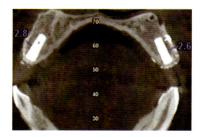

图21　种植术后8个月11、22位点CBCT

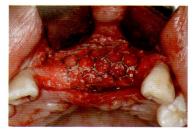

图22　二期手术翻瓣后殆面像

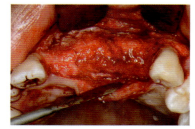

图23　二期手术取下钛网后殆面像

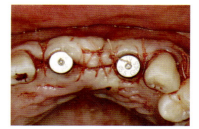

图24　二期手术缝合后殆面像

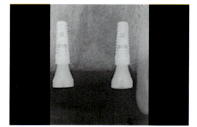

图25　二期术后X线片

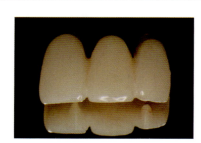

图26　临时修复体形态

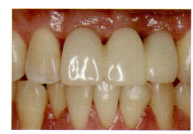

图27　临时修复即刻唇面像

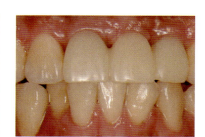

图28　临时修复4个月唇面像

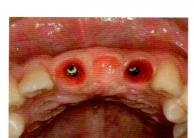

图29　临时修复4个月殆面像

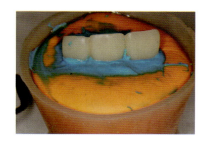

图30　复制穿龈轮廓

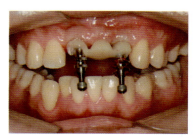

图31　个性化取模唇面像

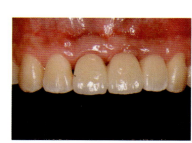

图32　永久修复即刻唇面像

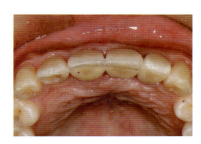
图33　永久修复即刻45°　殆面像

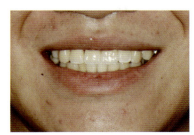
图34　永久修复即刻口唇像

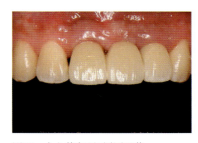
图35　永久修复后2周唇面像

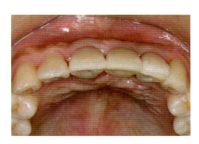
图36　永久修复后2周45°　殆面像

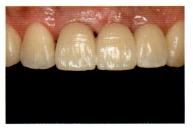
图37　永久修复后8个月唇面像

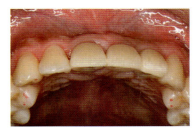
图38　永久修复后8个月45°　殆面像

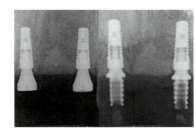
图39　种植术后8个月、10个月平行投照根尖片

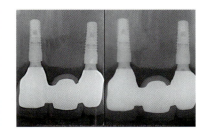
图40　种植术后16个月、24个月平行投照根尖片

三、讨论

前牙种植修复的美学目标为实现轮廓美学、红色美学与白色美学"三合一"，本病例为因外伤导致的上颌前牙连续缺失，在临床上往往伴有唇侧骨板在水平向和垂直向的混合型骨缺损，因此较难获得理想的红白美学效果，美学风险系数较高，在外科及修复操作上难度较大。针对此种骨缺损骨增量术式的选择，有以下3种：①Onlay块状骨移植，需要开辟第二术区增加患者痛苦，术后并发症发生率高。②牵张成骨，费用贵、周期长、不适感重，患者难以接受该术式。③引导骨组织再生术（GBR）是现阶段最为常用的骨增量技术，成功率较高。而对于本病例，精准恢复其唇侧轮廓是至关重要的，但常规使用可吸收膜或不可吸收膜都无法达到这一点。而若应用个性化钛网，则可以对再生骨外形轮廓进行控制引导，从而实现良好的美学效果。

与传统成品钛网相比，个性化钛网具有适用于不同缺牙区牙槽嵴形态及钛网结构、孔径、厚度可以根据患者需求进行个性化调整等优点，更适用于本病例。钛网应用中最常见的并发症即为术后愈合时黏膜开裂引起的钛网暴露，发生率为20%～30%。钛网暴露可根据发生时间分为早期暴露（植骨术后4周内）与晚期暴露（植骨术后4周后）。早期暴露常导致不良结果，主要表现为纤维组织增多与骨质形成减少，并可影响残余的异种骨移植颗粒与周围骨的融合。晚期暴露虽然可能导致暴露区15%～25%的移植物吸收，使暴露区骨再生轻度不足。但通常情况下，晚期暴露不引起明显的并发症，对缺损区骨再生总体影响不大。关键在于预防，首先，是切口的设计与缝合：黏膜瓣应完全覆盖钛网，即切口应在钛网边缘线以外；牙槽嵴顶切口可略微偏向腭侧，以降低切口裂开概率；将附加切口稍偏向健康区域，可充分利用软组织瓣的弹性；缝合前要充分地减张，无张力缝合。其次，本病例中选择的个性化钛网发生钛网暴露的概率明显少于传统钛网。最后，有文献还提出钛网结合浓缩生长因子（CGF）膜可以促进软组织愈合，从而减少钛网暴露的发生率。

参考文献

[1] Belser UC, Linda Grütter, Vailati F, et al. Outcome evaluation of early placed maxillary anterior single-tooth implants using objective esthetic criteria: a cross-sectional, retrospective study in 45 patients with a 2- to 4-year follow-up using pink and white esthetic scores [J]. Journal of Periodontology, 2009, 80(1):140-151.

[2] 徐欣. 浅谈口腔美学区种植修复的临床策略[J]. 中华口腔医学杂志, 2019(6):373-377.

[3] Tolstunov L, Hamrick JFE, Broumand V, et al. Bone augmentation techniques for horizontal and vertical alveolar ridge deficiency in oral implantology[J]. Oral and Maxillofacial Surgery Clinics of North America, 2019, 31(2):163-191.

[4] Hasegawa H, Masui S, Ishihata H, et al. Evaluation of a newly designed microperforated pure titanium membrane for guided bone regeneration[J]. The International journal of oral & maxillofacial implants, 2019, 34(2):411-422.

[5] Pier Paolo Poli, Mario Beretta, Carlo Maiorana, et al. Therapeutic strategies in the management of nonresorbable membrane and titanium mesh exposures following alveolar bone augmentation: a systematic scoping review[J]. The International journal of oral & maxillofacial implants, 2022, 37(2):250-269.

[6] 谢雨, 蔡潇潇. 钛网在口腔种植骨增量中的应用研究进展[J]. 中华口腔医学杂志, 2021, 56(04):390-395.

[7] Sumida Tomoki, Otawa Naruto, Kamata YU, et al. Custom-made titanium devices as membranes for bone augmentation in implant treatment: Clinical application and the comparison with conventional titanium mesh[J]. Journal of cranio-maxillo-facial surgery : official publication of the European Association for Cranio-Maxillo-Facial Surgery, 2015, 43(10):2183-2188.

[8] Xianli Wang, Guoqing Wang, Xibo Zhao, et al. Short-Term Evaluation of Guided Bone Reconstruction with Titanium Mesh Membranes and CGF Membranes in Immediate Implantation of Anterior Maxillary Tooth[J]. BioMed research international, 2021, 24.

上颌前牙窄间隙下水平向骨增量同期种植修复1例

刘芸

摘 要

目的：兼顾外科导向和修复导向，于窄间隙的前牙美学区行水平向骨增量同期种植修复，以获得理想的红白美学效果。**材料与方法**：25岁女性患者，主诉上颌乳尖牙数个月前因松动拔除，13一直未萌出，现咨询种植修复。临床检查发现患者13间隙窄，影像学未见13牙胚，骨宽度不足，修复方向与外科方向不一致。在严格把握种植体三维位置的前提下，植入ITI BLT 3.3mm×10mm种植体，同期行水平向骨增量，6个月后个性化全瓷基台及全瓷冠修复。**结果**：戴牙4个月后复查，13种植体周软硬组织健康、稳定，患者对红白美学均表示满意。**结论**：美学区种植修复要兼顾外科导向和修复导向，种植体的三维位置是功能和美学稳定的中心，在此基础上需保证种植体周具有健康而充足的软硬组织。

关键词：种植体；美学区；窄间隙；GBR

一、材料与方法

1. 病例简介　25岁女性患者。主诉：要求种植修复。上颌乳尖牙滞留，后因松动于数个月前拔除，之后未有恒牙萌出，现来我院就诊，咨询该上颌前牙的种植修复。患者对美观要求高，既往体健，无吸烟史，无食物药物过敏史。口内检查：中位笑线（图1）；13缺失，间隙窄，近远中向距离约6.5mm（图2），骨弓轮廓较为丰满，邻牙12近中龈乳头稍红（图3）。全景片和CBCT示：无13牙胚，13修复方向与骨方向不一致，颊侧根方倒凹，舌侧中段倒凹，此处皮质骨之间松质骨很少，颊舌径约2.8mm，骨高度约17.4mm，冠方骨宽度2.8～5.1mm（图4，图5）。术前美学风险评估见表1。

2. 诊断　13缺失。

3. 治疗计划

（1）术前分别以修复为导向（图6）和以外科为导向（图7）模拟种植体植入。

（2）对骨缺损类型进行评估，属于Benic骨缺损分类的Class 2，即种植体周存在骨缺损，相邻骨壁能为缺牙区骨移植材料的稳定提供支持，为有利型骨缺损。

（3）制订种植方案：①种植时机的选择：患者初诊时乳尖牙已因松动拔除数个月，故而被迫选择延期种植，根据骨缺损类型，计划选择骨增量同期植入种植体。②种植体的选择：近远中距窄，选择锥形种植体更加安全；前牙美学区，为长期的软硬组织稳定，计划选择平台转换的种植体；种植体

作者单位：中山大学附属口腔医院
Email: liuy49@mail2.sysu.edu.cn

表1　美学风险评估

美学风险因素	风险水平		
	低	中	高
健康状况	健康，免疫功能正常		免疫功能低下
吸烟习惯	不吸烟	少量吸烟，<10支/天	大量吸烟，>10支/天
患者美学期望值	低	中	高
唇线	低位	中位	高位
牙龈生物型	低弧线形 厚龈生物型	中弧线形 中龈生物型	高弧线形 薄龈生物型
牙冠形态	方圆形	卵圆形	尖圆形
位点感染情况	无	慢性	急性
邻面牙槽嵴高度	到接触点≤5mm	到接触点5.5～6.5mm	到接触点≥7mm
邻牙修复状态	无修复体		有修复体
缺牙间隙宽度	单颗牙（≥7mm）	单颗牙（≤7mm）	2颗牙或2颗牙以上
软组织解剖	软组织完整		软组织缺损
牙槽嵴解剖	无骨缺损	水平向骨缺损	垂直向骨缺损

最大直径：6.5mm−1.5mm×2=3.5mm。③数字化或自由手植入种植体：选择了自由手。理由如下：选择直径3.3mm的种植体，为种植体植入位置提供约0.2mm的宽容度；邻牙14牙根向远中倾斜，为种植体根方提供宽容度；选择锥形种植体，更安全；条件允许的情况下，手术越简单越好。

4. 治疗过程

（1）种植体植入手术。切开翻瓣，可见13根方存在较大倒凹，12根形明显（图8）；参考邻牙牙冠方向，植入ITI BLT 3.3mm×10mm种植体，植

入深度参考及邻牙釉牙骨质界（3A），植入扭矩35N·cm，种植体冠方颊侧骨板有一定厚度（2B），舌侧保证约1mm厚度（1P），以保证长期美观和稳定；种植体中段及根方暴露，基本位于凹陷内，成骨环境佳（图9）。

（2）根据骨缺损类型选择骨增量方式。有利型骨缺损：常规GBR；非有利型骨缺损：需要使用一定强度的材料维持轮廓，可选择Onlay植骨、骨片、钛网、帐篷钉等。本病例为有利型骨缺损，故选择常规GBR。

（3）同期行GBR。瓣减张，并测试是否减张成功，满足手术需求；预备滋养孔，植入Bio-Oss小颗粒骨粉，双层覆盖Bio-Gide膜，缝合固定，无张力缝合（图10，图11）；整个过程遵从PASS原则。

（4）术后CBCT（轴向观）示：种植体位于骨弓轮廓内较为中心的位置（图12）；术后CBCT（矢状面）示：种植体颈部颊侧骨板厚度约2.71mm（几乎均为自体骨）（图13）；术后平行投照根尖片示：种植体距离两邻牙均超过1.5mm（图14）。

（5）修复导向与外科导向兼顾，6个月后粘接固位方式修复（图15，图16）：①制作个性化全瓷基台+全瓷冠。②粘接面颊侧龈下1mm、舌侧齐龈。③口外预粘接去除多余的粘接剂。④拍片记录螺丝通道位置，为后续维护做准备。

（6）戴牙当天口内像（图18，图19）：龈乳头丰满、龈缘位置对称、骨弓轮廓丰满；X线确认完全就位，无粘接剂残留（图17）。

二、结果

戴牙4个月后复查（图20，图21），可见13种植体周软组织健康、稳定；患者对红白美学均表示满意；邻牙12近中龈乳头稍红，予以龈下清洁。

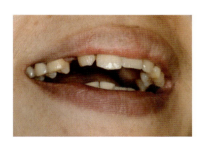

图1 微笑像

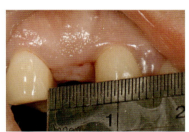

图2 口内像，可见13缺失，近远中距离约6.5mm

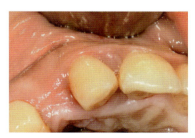

图3 口内像，可见13骨弓轮廓较为丰满

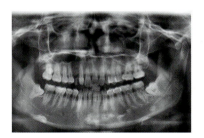

图4 53拔除前全景片，可见颌骨内无13牙胚

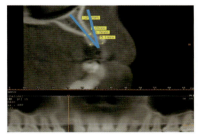

图5 术前CBCT

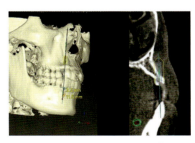

图6 术前以修复为导向模拟种植体植入

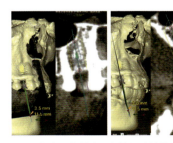

图7 术前以外科为导向模拟种植体植入

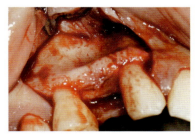
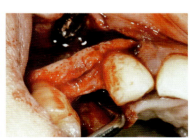

图8 翻瓣后

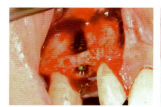 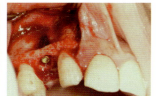 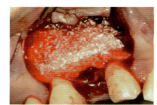 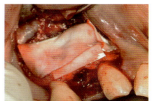 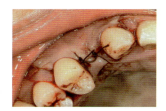

图9　种植体植入后　　　　　　　　　图10　植入Bio-Oss小颗粒骨粉，双层覆盖Bio-Gide膜　　　　图11　无张力关闭创口

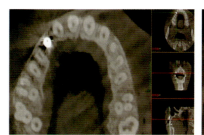 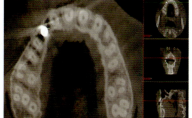 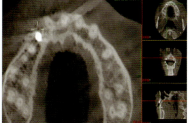 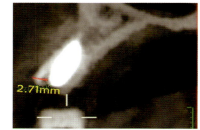

图12　术后CBCT（轴向观）　　　　　　　　　　　　　　　　　　　　　　　　图13　术后CBCT（矢状面）

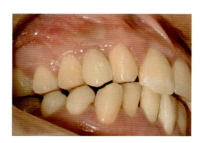 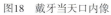 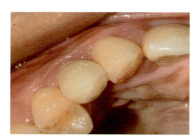 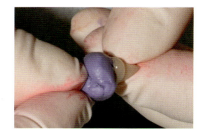 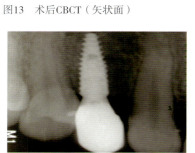

图14　术后平行投照根尖片　　图15　制作个性化全瓷基台+全瓷冠　　图16　口外预粘接去除多余的粘接剂　　图17　戴牙当天X线片

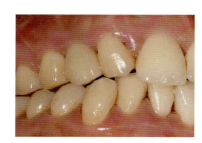 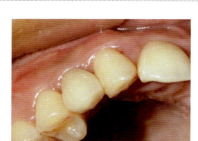

图18　戴牙当天口内像　　图19　戴牙当天口内𬌗面像　　图20　戴牙4个月后口内侧面像　　图21　戴牙4个月后口内𬌗面像

三、讨论

1. 美学区种植修复要兼顾外科导向和修复导向：口腔种植学的发展经历了从以外科为导向到以修复为导向，再到兼顾外科导向和修复导向。本病例中，若单纯以修复为导向，则种植体将位于骨弓轮廓以外，其周围将形成一个不利的成骨空间，致使GBR的成骨效果难以获得保证；因此我们选择了兼顾外科导向和修复导向的种植体植入方向，充分利用患者的自体骨，并使种植体周成为有利型骨缺损，以通过简单的GBR即可获得长久的软硬组织稳定。

2. PASS原则是骨增量的核心，包括：创口初期无张力关闭；空间维持；充足的血供；稳定的成骨空间。除此之外，还需要足够的成骨时间，以获得更加成熟的新生骨。

3. 种植体三维位置是重中之重，包括：①3A：理想龈缘下3~4mm。②2B：颊侧骨板厚度≥2mm。③1P：腭侧骨板厚度≥1mm。④与邻牙距离≥1.5mm。除此之外，本病例中还需注意颊侧根方及舌侧上中段的骨倒凹，并充分利用颊侧颈部的自体骨。

参考文献

[1] Benic GI, Hämmerle CH. Horizontal bone augmentation by means of guided bone regeneration[J]. Periodontol 2000, 2014, 66(1):13–40.
[2] Chappuis V, Rahman L, Buser R, et al. Effectiveness of contour augmentation with guided bone regeneration: 10–year results[J]. J Dent Res, 2018, 97(3):266–274.

下颌后牙区水平向骨量不足经软硬组织增量后修复1例

张旭　姜兆霞　张翔　曲哲

摘　要

目的： 通过对种植修复后骨增量拟合及牙周指数、龈沟液免疫因子等定量监测评价"香肠"植骨和角化龈移植后的临床种植修复效果。**材料与方法：** 下颌后牙区牙槽嵴水平向重度吸收致牙槽嵴顶和角化龈宽度严重不足患者1例，将从自体血液中提取的注射型富血小板纤维蛋白（Injectable-Platelet-rich Fibrin，I-PRF）与Bio-Oss骨粉和自体骨等比例的混合物混合。应用Bio-Gide胶原膜和膜钉固定的"香肠"植骨技术，将混合物固定于下颌后牙区骨量不足区域，行水平向骨增量。待骨形成稳定后行35、36、37种植体植入术，并同期取上颌腭侧黏膜瓣，行自体角化龈移植术。后期骨结合良好后进行种植体支持式单冠修复。对骨形成前后骨增量进行拟合数据处理，并测量修复前后患者种植体周指数，对种植体周龈沟液免疫因子及固有菌群定量检测。**结果：** 自体骨与骨粉1：1混合的"香肠"植骨技术在本病例中取得了良好的牙槽嵴顶水平向成骨效果。自体角化龈移植后缺牙区附着龈宽度明显增加。修复后功能及美学效果良好，且种植体周炎症因子与固有菌群保持稳定。

关键词： "香肠"植骨；水平向骨增量；角化龈移植

口腔种植成为临床牙列缺损修复方式以来，足够的硬组织水平以及软组织外形是保证种植成功并维持种植体长期稳定的关键共识。但是伴随缺牙时间的推移，种植区软硬组织量不足是困扰种植体植入的常见问题。目前常见的硬组织增量方式有：Onlay植骨术、引导骨组织再生术（GBR）等，其中Urban教授提出的"香肠"植骨技术，因其相对其他方式具有更多的成骨因素及患者受创较小、术后效果良好、并发症较低、术后舒适度佳等优势，在临床越来越得到广泛应用。此外，针对角化龈宽度不足，如何选择软组织植入时机能够兼顾软组织形态效果以及患者心理负担，同样是值得探讨的临床问题。本病例针对下颌后牙区水平向骨量不足的情况，通过"香肠"植骨+种植同期软组织移植，进行组织增量后种植对修复效果的评估，以期对临床组织增量的方式、时机进行临床探讨有所助益。

一、材料与方法

1. 病例简介　55岁女性患者。主诉：要求种植修复。现病史：多年前行35-38金属固定桥修复，6个月前修复体脱落，35拔除。现来我院要求种植修复治疗缺损牙列。口内检查：35、36、37缺失，缺牙区牙槽嵴宽度不足，角化龈宽度不足2mm，颌间距离8mm，邻牙34无异常，38近中倾斜，金属冠修复，叩（-），不松动。牙周生物型为薄龈型，口腔卫生尚可。CBCT示：35、36、37位点骨组织宽度均不足4mm，其余未见明显异常（图1~图5）。

2. 诊断　下颌左侧牙列缺损。

3. 治疗计划

（1）先行下颌左侧后牙区牙槽嵴水平向"香肠"植骨。

（2）成骨后行35、36、37种植体植入术，同期行角化龈移植术。

（3）种植体骨结合后行种植体支持式单冠修复治疗。

4. 治疗过程（图6~图29）

（1）35-37"香肠"植骨技术。常规消毒，铺巾，局部麻醉，切开翻瓣，牙槽嵴呈刃状，清理骨面，使骨面平整。磨牙后区颊侧用取骨钻取2mm×3mm柱形皮质骨块，研磨成屑，与Bio-Oss骨粉1：1混合。取患者静脉血，于离心机中低速离心。取其中一离心后试管中上清液层的I-PRF与骨粉-骨屑混合。35-37牙槽嵴颊侧植骨区预备滋养孔。将Bio-Gide胶原膜置于植骨区，用膜钉固定后，填入足量骨粉-骨屑混合物，压实，膜钉固定，使胶原膜完全覆盖骨粉且稳定不移位。

（2）颊舌侧减张黏膜瓣，拉拢于牙槽嵴顶，无张力严密缝合。

（3）术后即刻CBCT示：35-37牙槽嵴宽度明显增加。

（4）术后8个月复诊。术区软组织健康，无红肿溢脓等症状，角化龈宽度不足。CBCT示：35-37牙槽嵴宽度明显增加，膜钉在位。

（5）35、36、37种植术同期自体角化龈移植：术前消毒麻醉同前，35-37牙槽嵴顶切开翻瓣，可见牙槽嵴顶明显增宽。定点35、36、37位置，逐级预备种植窝。平行植入ITI系统RN SP种植体（4.1mm×10mm、4.1mm×10mm、4.1mm×8mm），上愈合基台。上颌左侧腭部切取大小25mm×6mm、厚1.5mm角化黏膜瓣，无张力严密缝合于35-37固定的半厚瓣上方。术后X线片示：35-37种植体位置尚可。

（6）术后10天拆线。术区愈合良好，移植黏膜瓣存活良好。

作者单位：大连市口腔医院

通讯作者：曲哲；Email: quzhekq@outlook.com

（7）术后2个月复查。35-37颊侧角化龈宽度明显增加。

（8）术后5个月35、36、37闭窗式印模，拟制作永久修复体。

（9）戴牙。多功能基台+螺丝固位单冠。X线片示：基台已就位，牙冠咬合及邻接关系尚可。

二、结果

1. 运用"香肠"植骨技术在本病例中水平向骨增量明显增加。我们测得骨水平宽度平均值增加5.85mm。三维测量，平均吸收率仅约0.31%。

2. 角化龈移植之后边缘形成良好的软组织封闭，修复后6个月复查，种植体边缘骨高度变化不超过0.5mm，且出血指数、牙菌斑指数均为0。

3. ELISA龈沟液免疫因子定量检测及对照牙细菌定量检测，未发现明显改变，种植修复体周无明显炎症改变、固有菌群稳定。

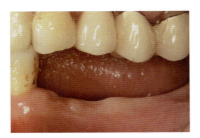

图1 术前缺牙区咬合像

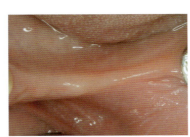

图2 术前缺牙区殆面像

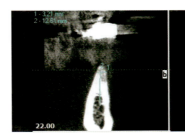

图3 35位点骨量

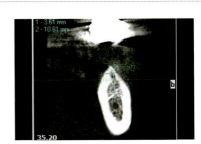

图4 36位点骨量

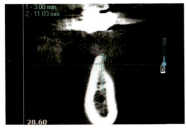

图5 37位点骨量

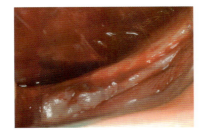

图6 牙槽嵴殆面像

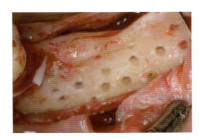

图7 颊侧植骨区预备滋养孔

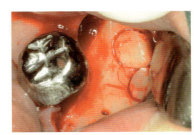

图8 取骨钻于磨牙后区取骨块

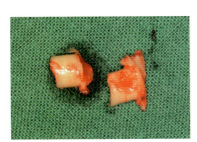

图9 取出骨块预备研磨

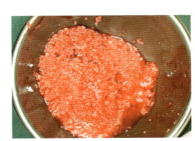

图10 自体骨屑与Bio-Oss骨粉1：1混合，加入I-PRF

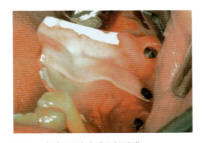

图11 钛钉固定颊侧胶原膜

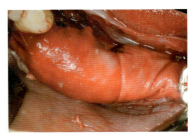

图12 植入骨屑-骨粉混合物，固定舌侧胶原膜

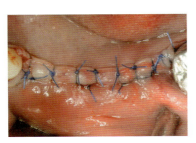

图13 无张力严密缝合创口

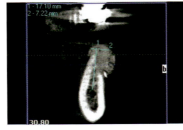

图14 植骨术当天CBCT影像

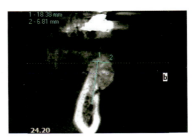

图15 骨形成稳定后（8个月）CBCT影像

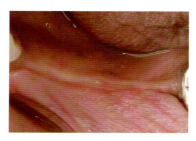

图16 "香肠"植骨技术后8个月缺牙区殆面像

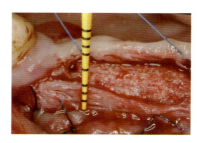

图17 颊侧半厚瓣根向复位缝合，暴露牙槽嵴顶

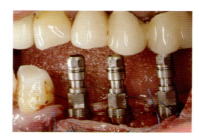

图18 平行植入35、36、37种植体

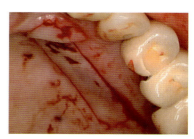

图19 腭侧取游离角化黏膜瓣

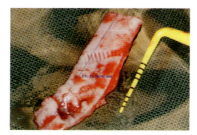

图20 测量并修整游离瓣

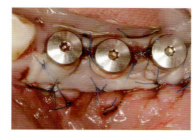

图21 角化龈无张力缝合于颊侧

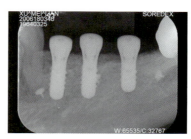

图22 种植体植入后RVG影像

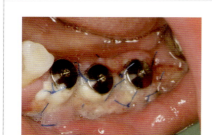

图23 角化龈移植术后1周

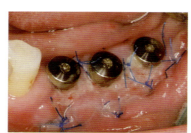

图24 术区10天拆线

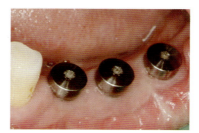

图25 术后2个月复查

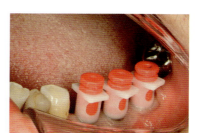

图26 种植体闭窗式取模

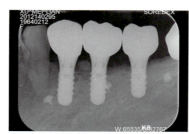

图27 修复当天X线片

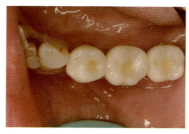

图28 修复6个月后复查殆面像

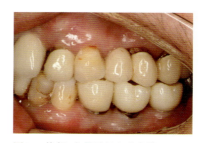

图29 修复6个月后复查咬合像

三、讨论

Urban教授已经证明与Bio-Oss混合的颗粒状自体骨的1∶1组合以增加更多的成骨因素，减少了对自体骨的大量需要，增强植骨效果的同时降低发病率，因此也增加了患者的术后舒适度。本病例数据显示成骨效果好，骨增量足够，为种植体的植入提供充足的骨骼空间。

为了保护和防止非成骨细胞对血凝块的侵袭，为骨组织的再生提供足够的生物空间，使用不可吸收或可吸收膜。与不可吸收膜相比，短期可吸收的胶原膜具有更好的软组织相容性。使用钛钉在舌/腭和前庭侧精确固定胶原膜，可以很好地固定植入骨材料，使愈合过程得到保护。避免了不可吸收膜存在软组织暴露以及需要手术去除膜的问题。有临床研究已经证明，"香肠"植骨技术联合角化龈移植术有利于形成一个更广泛的角化组织区域，进而可能有利于维持种植体周软硬组织健康及美观效果。下颌后牙区使用软组织水平种植体，更有利于种植体周软硬组织长期健康稳定。

参考文献

[1] Bouri A, Bissada N, Al-Zahrani MS, et al. Width of keratinized gingiva and the health status of the supporting tissues around dental implants[J]. International Journal of Oral & Maxillofacial Implants, 2008, 23(2):323-326.

[2] Kim BS, Kim YK, Yun PY, et al. Evaluation of peri-implant tissue response according to the presence of keratinized mucosa[J]. Oral Surg Oral Med Oral Pathol Oral Radiol Endod, 2009, 107(3):e24-e28.

[3] Schrott AR, Jimenez M, Hwang JW, et al. Five-year evaluation of the influence of keratinized mucosa on peri-implant soft-tissue health and stability around implants supporting fullarch mandibular fixed prostheses[J]. Clin Oral Implants Res, 2009, 20(10):1170-1177.

[4] Silvio Mario Meloni, Sascha Alexander Jovanovic, Istvan Urban, et al. Horizontal ridge augmentation using GBR with a native collagen membrane and 1:1 ratio of particulate xenograft and autologous bone: A 3-year after final loading prospective clinical study[J]. Clinical Implant Dentistry and Related Research, 2019, 21(4):669-677.

[5] Urban Istvan A, Nagursky Heiner, Lozada Jaime L, et al. Horizontal ridge augmentation with a collagen membrane and a combination of particulated autogenous bone and anorganic bovine bone-derived mineral: a prospective case series in 25 patients[J]. The International journal of periodontics & restorative dentistry, 2013, 33(3):298-307.

下颌前牙多颗牙连续缺失伴水平向骨缺损行Onlay植骨联合数字化导板延期种植1例

周和阳　汤春波

摘要

本病例为重度牙周炎导致的多颗下颌前牙连续缺失且伴有严重水平向骨缺损的患者，在进行牙周基础治疗后，计划进行分阶段的种植治疗。首先采用Onlay植骨，使用取自下颌升支的骨块与Bio-Oss骨粉进行水平向骨增量，增加牙槽嵴宽度。6个月后使用数字化导板技术引导植入2颗种植体，进行即刻修复并利用未完全骨愈合的骨块磨制骨粉后对牙槽嵴再次进行骨增量。在进行终修复后，种植体唇侧骨板的厚度与高度较为稳定，修复体具有较好的美观与功能，取得了令患者满意的临床效果。

关键词：Onlay植骨；数字化导板；水平向骨缺损

一、材料与方法

1. 病例简介　53岁女性患者。主诉：下颌前牙缺失3个月。现病史：3个月前因重度牙周炎拔除多颗下颌前牙。口内检查：患者32-41缺失，邻牙牙龈萎缩明显，42 I~Ⅱ度松动，其他余留牙不松动。CBCT示：全口牙槽骨吸收至根中1/2，42吸收达根尖，32-41剩余牙槽嵴顶高度约13mm，剩余牙槽嵴顶宽度不足3mm，水平向骨量严重不足（图1~图3）。

2. 诊断　重度牙周炎；牙列缺损。

3. 治疗计划

（1）术前对患者进行风险评估及治疗规划，根据SAC风险评级标准，本病例存在水平向骨量严重不足、唇侧骨壁厚度＜1mm等外科风险因素，因此评定为高外科风险（表1）。而根据Terheyden骨缺损分类归为Ⅱ类骨缺损，此类缺损需要在现有的骨壁外侧进行骨增量。根据国际口腔种植学会（ITI）口腔种植临床指南第七卷《口腔种植的牙槽嵴骨增量程序：分阶段方案》，可用牙槽嵴宽度＜4mm，优选分阶段自体骨移植的方案进行治疗。

（2）综上所述，我们制订了如下的治疗流程：首先进行牙周基础治疗，然后待其牙周状态较好时再进一步进行骨增量配合数字化种植，最后修复戴牙。我们征求患者意见之后，选择外斜线骨块移植进行水平向骨增量，外斜线骨块移植具有操作方便、术后并发症少、可重建牙槽嵴轮廓，并能提供长期稳定的种植效果等优点。而应用数字化导板可以减少创伤并节约手术时间。

作者单位：南京医科大学附属口腔医院

通讯作者：汤春波；Email：cbtang@njmu.edu.cn

表1　外科风险评估

外科风险因素		风险水平和困难程度		
		低	中	高
骨量	水平向	充足	不足，但允许同期骨增量	严重不足，需提前骨增量
	垂直向	充足	牙槽嵴顶少量不足需要略深的冠根向种植体植入位置；邻近特殊解剖结构的根方少量不足，需用短种植体	严重不足，需提前骨增量
解剖风险	邻近重要解剖结构	低风险	中风险	高风险
美学风险	美学区	非美学区		美学区
	生物型	厚龈生物型	中厚龈生物型	薄龈生物型
	唇侧骨壁厚度	充足，≥1mm		不足，＜1mm
治疗复杂性		前序/同期治疗程序	种植体植入，同期辅助性增量程序	种植体植入，分阶段的辅助性增量程序
		种植体植入，无辅助性治疗程序		
并发症	并发症风险	低	中	高
	并发症后果	无不良影响	治疗效果欠佳	治疗效果严重受损

4. 治疗过程

（1）首先进行水平向骨增量：我们在患者外斜线取骨，并在下颌前牙区域受区预备滋养孔，使用2颗钛自攻螺钉将移植骨片固定在受体部位，在移植物和受区之间的间隙放置骨粉颗粒，表面覆盖可吸收屏障膜，最后进行软组织减张缝合（图4）。

（2）患者术后3个月复查，见牙龈愈合良好，牙槽嵴宽度增加明显。CBCT示：下颌前牙移植骨片在位，牙槽嵴宽度增至6～7mm，但可见骨片与牙槽嵴间存在间隙（图5）。使用CBCT+口内扫描数据，进行种植设计（图6）并打印种植外科导板及制作带翼的树脂临时修复体（图7）。

（3）骨增量术后6个月进行种植手术，拔除42松动牙后切开翻瓣，就位种植导板并在导板引导下进行定位定深，在拆除唇侧钛钉的过程中发现移植的骨块松动，于是取下松动骨块，发现骨块与唇侧骨板间形成了一层坚硬的骨痂（图8）；此时再就位种植导板，并进行窝洞预备，探查窝洞后进行搔刮，放入种植体后修整上方骨平面，种植体的初始稳定性均达到了35N·cm。在旋入临时基台后在口内与带翼临时修复体连接，取下后椅旁改制作临时修复体（图9）。在种植体上旋入愈合基台，进行唇侧皮质骨的滋养孔预备，使用骨磨将松动的骨块研磨成自体骨粉，混合备洞中收集的骨屑及Bio-Oss骨粉，使自体骨粉与Bio-Oss骨粉以1：1比例混合并放置在受区唇侧骨板外，覆盖双层胶原屏障膜后减张缝合（图10）。其后患者当天进行即刻修复。

（4）术后6个月复查，患者口内临时冠在位，牙龈愈合良好。CBCT示：32、42种植体周骨量充足，唇侧骨厚度＞3mm（图11）。取下患者口内临时冠，制作个性化转移杆并进行夹板式个性化印模制取（图12）。随后，我们为患者制作了个性化基台+粘接固位的全瓷联冠，患者戴入修复体后取得了良好的功能与美学效果（图13）。

二、结果

在进行终修复后患者口内的32-42全瓷修复体取得了令人满意的美学效果，虽然临床牙冠较长，但因患者下颌前牙暴露量较少，所以不会存在美观缺陷。患者1年后复查显示修复体在位，种植体无松动，口腔卫生维护良好，牙龈未见红肿等异常（图14）。

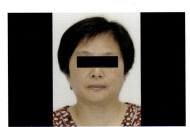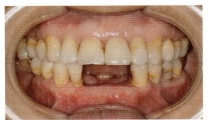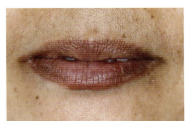

图1　术前面像与口内像

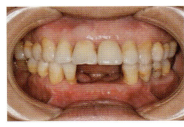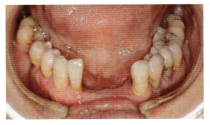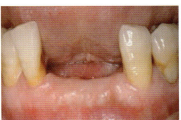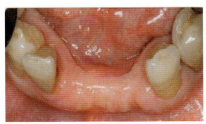

图2　缺牙区情况

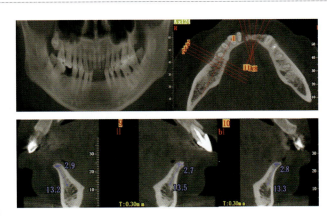

图3　术前影像学数据

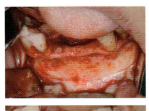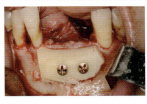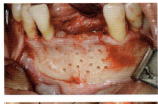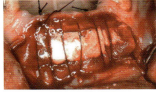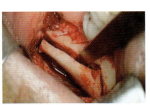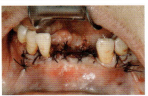

图4　水平向骨增量的外科过程

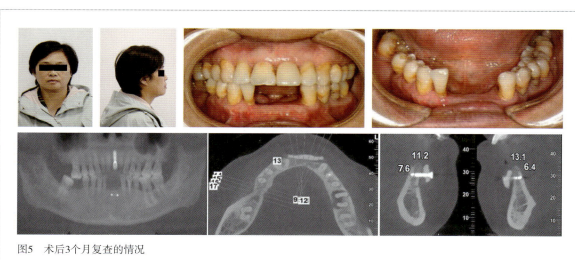

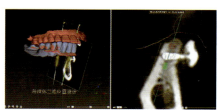

图6 种植方案的数字化设计

图5 术后3个月复查的情况

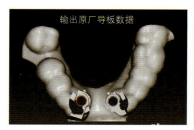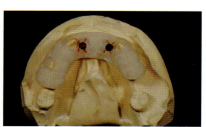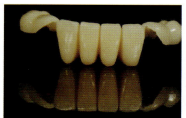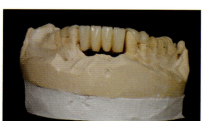

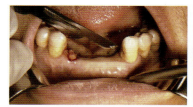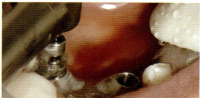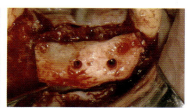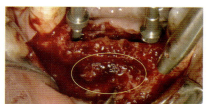

图7 种植外科导板与带翼的树脂临时修复体

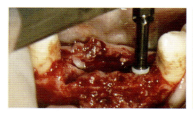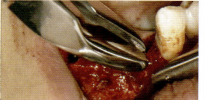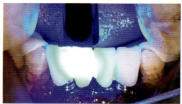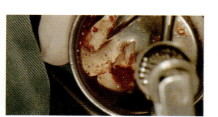

图8 翻瓣与备洞

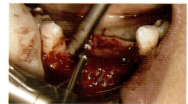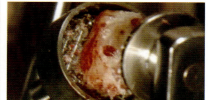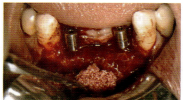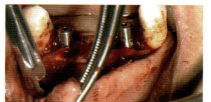

图9 种植体植入并连接修复体与临时基台

图10 骨增量与缝合

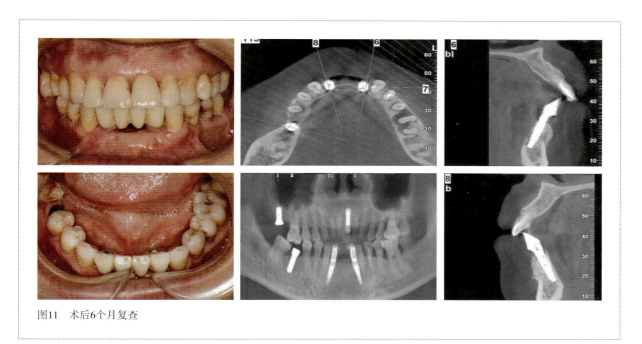

图11 术后6个月复查

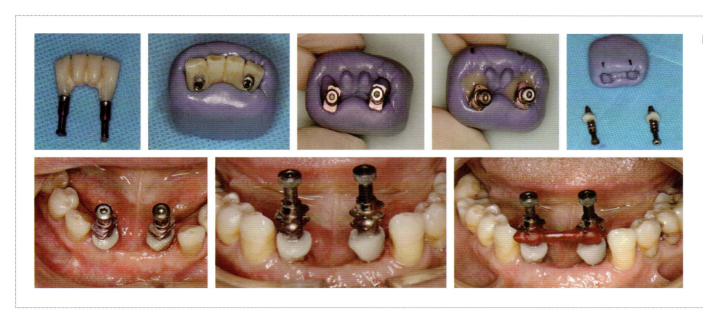

图12 个性化印模制取

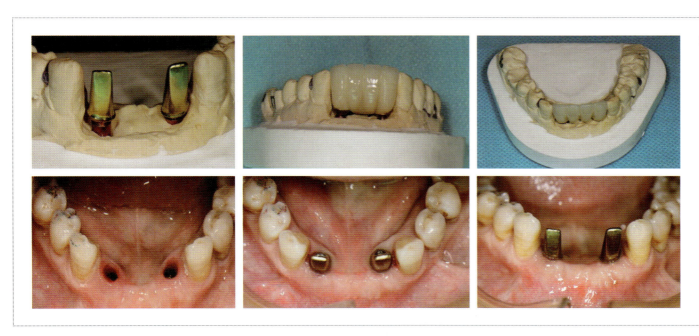

图13 戴入终修复体

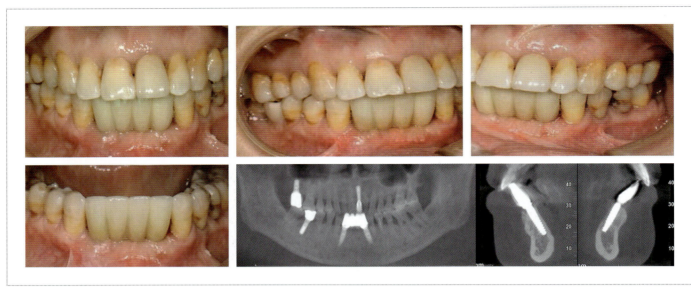

图14　1年后复查

三、讨论

本病例对于下颌前牙水平向骨量严重不足的患者采用了Onlay植骨+分期种植的方法，取得了良好的临床效果。本病例主要具有以下难点：①患者有重度牙周炎，感染风险较高，我们需要在治疗的始终做好口腔卫生宣教和牙周维护。②下颌前牙牙槽骨吸收，术区软硬组织条件差，本病例采用Onlay植骨+数字化导板引导种植的方法，增加骨厚度，减少种植的误差，最大化利用患者剩余骨量。③二期种植术中发现骨块未结合，灵活变通，将自体骨块研磨成骨粉。将自体骨粉与异种骨混合后进行种植体唇侧骨增量。

牙槽骨缺损合并牙列不齐的美学区种植、膜龈手术、美学修复联合治疗1例

郭秀全

摘要

目的：为保证美学区种植的最终效果，探讨如何建立一个从术前设计到完成修复的整个治疗流程的规范，以保证美学区种植的最终效果。**材料与方法**：患者21缺失并伴有前牙区散在间隙，使用DSD设计，将美学目标可视化，根据此目标制订治疗计划并制作手术先锋钻导板，术中完成"香肠"植骨技术及同期种植体植入，延期进行种植体支持式临时冠的前牙区牙龈塑形，使用隧道法结缔组织移植（CTG）增进软组织美学效果，最终联合邻牙瓷贴面修复，完成口外粘接的螺丝固位氧化锆种植修复。**结果**：种植体骨结合良好，骨增量的厚度以及轮廓满意，整体软组织管理完成后的最终修复效果良好，患者满意度较高。**结论**：①通过DSD建立美学目标，可以让术前制订的治疗计划更加直观。②"香肠"植骨技术骨增量效果确切，有利于GBR植骨的体量以及轮廓的改善。③通过软组织管理，可以增进软硬组织美学效果。④优秀的修复体设计和制作是最终保证满意的种植修复的关键。

关键词：DSD；"香肠"植骨技术；CTG

一、材料与方法

1. 病例简介 31岁男性患者。来院时因外伤导致21缺失1个月余。口内检查：21缺失，缺牙区软组织愈合，拔牙窝不平整，可见呈窝洞状，殆面像可见牙槽嵴有水平向厚度不足，附着龈质地良好，宽度较充足。口外检查：患者微笑时为低位笑线，大笑时为高位笑线，11位于面部中线右侧，中切牙外形以及比例与患者面型不符，下颌牙列拥挤，31唇倾，深覆殆Ⅱ度，牙色未见异常（图1）。CBCT示：21唇腭侧骨板都有垂直向缺损，唇侧缺损至天然牙槽窝根尖区，根尖区及偏腭侧骨量充足，骨质介于Ⅱ类、Ⅲ类之间（图2）。

2. 诊断 21缺失伴骨量不足。

3. 治疗计划

（1）确定最终的治疗计划之前，首先给予患者3个治疗思路的选择：①先进行矫正治疗排齐上颌中线，调整21间隙至与11宽度协调再行骨增量以及种植修复。②骨增量及种植体植入，最终修复由种植修复以及12、11、22瓷贴面联合修复来恢复对称性，修复之前有可能需要软组织移植以及种植体支持式临时冠的牙龈塑形。③12、11、21、22固定桥修复，21缺牙区牙槽嵴缺损通过软组织移植来改善。最终，患者考虑时间的因素选择种植联合瓷贴面修复的方案。

（2）制订治疗计划。①初步DSD美学设计，Wax-up，制作简易先锋钻导板。②缺牙区骨增量，同期按照DSD设计位点植入 Straumann SLA BL 3.3mm×12mm种植体。③6个月后二期手术＋个性化种植体支持式临时冠牙龈塑形（视情况再决定是否需要软组织增量）。④最终评估及DSD设计。⑤按照最终的DSD设计目标，行12、11、22瓷贴面修复＋21个性化全瓷基台＋种植冠/贴面修复。

4. 治疗过程

（1）使用Keynote软件，进行二维的DSD设计（图3）。将设计结果提交给技师，技师根据DSD设计制作美学蜡型，获得蜡型后，制作硅橡胶Mock-up导板（图4），在导板上21舌隆突上方位置开洞，以获得建议先锋钻导板，消毒，用于术中辅助种植窝洞的近远中及唇舌向的定位。

（2）一期手术。①局部浸润麻醉下，做牙槽嵴顶水平切口及双侧远中垂直切口，翻全厚瓣暴露骨面，唇侧黏骨膜瓣全层切开，并用边缘锐利的剥离子，用"梳"的手法，冠根向拉伸黏骨膜下纤维，使唇侧瓣近中、中部及远中的减张度均达到10mm以上（图5）。清理术区软组织，先锋钻导板辅助下备洞，植入Straumann SLA BL 3.3mm×12mm种植体，初始稳定性＞25N·cm，连接封闭螺丝。②使用Bio-Oss小牛骨混合术中收集的自体骨泥以及唇侧骨板表面刮取的皮质骨屑，使用Bio-Gide胶原膜以及创英骨膜钉，以"香肠"植骨技术的方式放置骨粉（图6）。③使用"推上去"的手法将骨粉向种植体颈部以及牙槽嵴顶推，以利于塑形（图7）。④采用PGA缝线，以间断缝合及水平褥式缝合的方式，实现无张力的创口关闭（图8）。

（3）术后1周拆线，实现一期创口愈合。

作者单位：西安诺贝尔口腔高新分院

Email: guoxiuquan@163.com

（4）术后6个月复查，可见21牙槽嵴丰满度得到了改善，与11比略显不足，附着龈质地良好，点彩清晰，但是附着龈宽度与11相比也略显不足。CBCT示：骨增量的效果理想，种植体颈部唇侧仍留有3.4mm以上的骨量（图9）。

（5）按计划进行二期手术，局部麻醉下，在牙槽嵴顶偏腭侧采用半厚瓣的方式制取带蒂的腭侧CTG瓣，于牙槽嵴顶向唇侧翻全厚瓣，暴露骨面，可见骨移植物的形态比较接近天然牙槽嵴的牙根凸起的特征，并且质地坚实。将术中暴露的骨膜钉一并取出，取出封闭螺丝，连接愈合基台，同时将腭侧CTG瓣以水平褥式缝合的方式固定于唇侧瓣的组织面，间断缝合关闭创口（图10，图11）。

（6）1周后复查拆线，可见21唇侧软组织丰满度改善明显，但唇侧切口处出现瘢痕，考虑为唇侧瓣增厚之后导致切口两侧瓣的缝合端无法完全对位形成，曾有学者提出该瘢痕会在1年之后自行消失，但是本病例拟采取更积极的方式（图12）。

（7）取21种植体水平印模，使用临时基台，以术前DSD设计的Mock-up导板制作种植体支持式临时冠，确保种植体穿龈半部分高度抛光，唇侧穿龈轮廓呈凹形；戴入种植体支持式临时冠，调𬌗，确保牙尖交错位、前伸颌位及侧方颌位均无咬合接触，以20N·cm扭矩上紧临时冠，特氟隆胶带及流体树脂封闭舌隆突上方的螺丝通道（图13）。

（8）再次整体评估患者的软硬组织美学现状，考虑改善软组织美学特征，目标及计划如下：①希望增加21唇侧软组织厚度以及近远中龈乳头高度，并通过软组织增量后唇侧附着龈组织的自我表达减少瘢痕。②腭侧区制取CTG瓣。③以隧道法移植CTG瓣至21唇侧及近远中龈乳头。

（9）①在23、24、25、26腭侧，以一字形切口制取CTG瓣（图14～图16）。②供区切口内塞入胶原蛋白海绵，以交叉8字缝合压迫固定胶原蛋白海绵于切口内（图17）。③刮去CTG瓣表面的脂肪及腺体，在受区比对CTG瓣并修整（图18，图19），置于生理盐水液面下待用。④11、21、22唇侧及近远中龈沟内切口制作隧道，使用悬吊缝合的方式固定CTG瓣（图20）。⑤12、11、21、22之间制作树脂突配合悬吊缝合固定软组织瓣（图21）。

（10）术后2周拆线，可见区软组织厚度进一步增加，龈乳头高度增加，供区有部分创口裂开。使用生理盐水冲洗并给予氯己定漱口液含漱，以

保护供区（图22，图23）。

（11）术后8周复查，可见附着龈趋于稳定，点彩形成，21、11附着龈宽度及轮廓基本对称（图24），以术前的Mock-up导板为参照，进行12、11、21、22的牙体预备以及制作临时贴面（图25，图26），并使用半导体激光修整龈缘以及去除瘢痕，可见临时贴面戴入后初步实现了术前的设计效果（图27）。

（12）1周后复查，正面微笑像以及大笑像均显示，种植牙及天然牙都具有良好的对称性，龈缘、龈乳头的显露程度以及对称性也比较理想，较之前有很大的改观（图28，图29）。

（13）6周后复查，可见12、11、21、22附着龈质地及龈缘外形进一步改善，21、22之间龈乳头稍有退缩，其余留牙未见明显变化，拟进行最终牙体预备及印模制取（图30）。

（14）以最终的龈缘进行牙体预备，12、11、22排龈，制作个性化转移杆记录21穿龈轮廓，制取最终硅橡胶印模（图31～图33）。

（15）最终修复体为：12、11、21 E.max蓝瓷基底+E.max饰瓷贴面（Ivoclar Vivadent）；21 Straumann Variobase基台、氧化锆全瓷冠+E.max饰瓷以口外粘接、口内螺丝固位方式修复，以确保21龈缘以下无粘接剂残留，预防种植体周炎（图34，图35）。

（16）最终戴牙，E.max贴面使用氢氟酸酸蚀及硅烷偶联，牙面使用35%磷酸酸蚀，使用VarioLink粘接剂套装（Ivoclar Vivadent）进行粘接，21种植冠口内螺丝以35N·cm扭矩上紧，特氟隆胶带及流体树脂封闭螺丝口，调𬌗，牙尖交错位21轻咬合，侧方颌位为尖牙保护𬌗，前伸颌位为天然牙接触，21无接触。

二、结果

铸瓷贴面以及种植冠呈现出良好的对称性及高度一致的通透性，天然牙和种植体周的牙龈也呈现出非常理想的对称性与颜色，使用偏振光镜拍摄，滤过数码相机的闪光灯反光斑后，牙齿和牙龈依然保持了相当好的对称性以及和谐的状态。CBCT示：种植体骨结合良好，种植体唇侧骨量＞2mm，并且具有接近天然牙槽嵴的轮廓；患者对最终效果比较满意（图36～图40）。

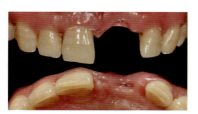
图1　术前口内正面像及𬌗面像

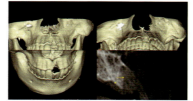
图2　术前CBCT

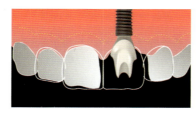
图3　术前DSD设计

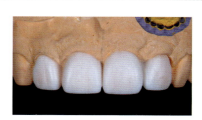
图4　美学蜡型及Mock-up导板

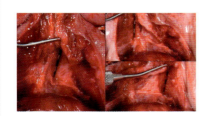

图5 唇侧瓣减张度测量

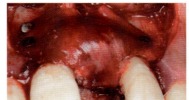

图6 "香肠"植骨技术

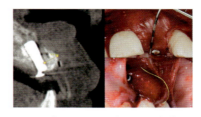

图7 "推上去"后唇侧植骨的轮廓

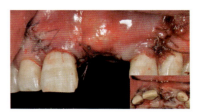

图8 术后缝合

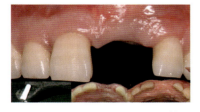

图9 术后6个月CBCT、口内正面像、
殆面像以及术前对比

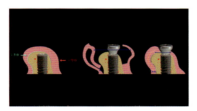

图10 腭侧CTG瓣示意图

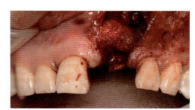

图11 二期手术唇侧翻瓣

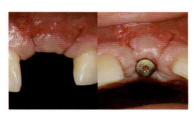

图12 二期手术后1周拆线，可见瘢痕

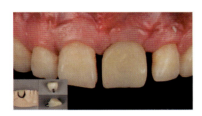

图13 制作21种植体支持式临时冠及
戴入口内正面像

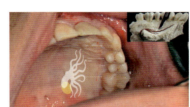

图14 腭侧CTG瓣供区切口设计

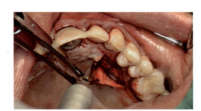

图15 腭侧CTG瓣供区切口

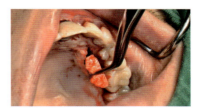

图16 取出CTG瓣

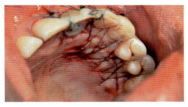

图17 腭侧供区缝合完成

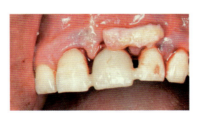

图18 受区CTG瓣比对

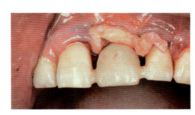

图19 修整CTG瓣外形

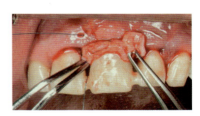

图20 CTG瓣的缝合固定

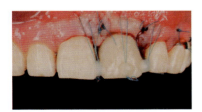

图21 受区的悬吊缝合完成

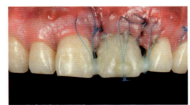

图22 术后2周口内正面像

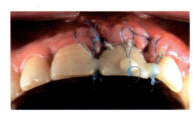

图23 术后2周口内殆面像

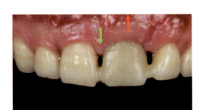

图24 术后8周口内正面像

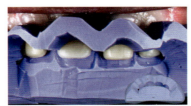

图25 12、11、21、22导板下贴面预备

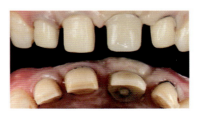

图26 牙体预备后口内正面像、殆面像

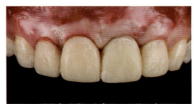

图27 临时贴面戴入及激光修整牙龈后
口内正面像

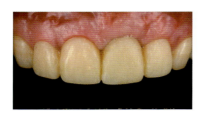

图28　临时贴面戴入1周后口内正面像

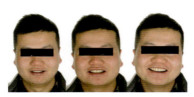

图29　临时贴面戴入1周后正面微笑像、中笑像、大笑像

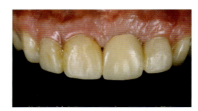

图30　临时贴面戴入6周后口内正面像

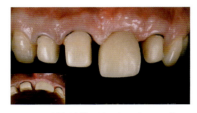

图31　最终牙体预备后口内正面像、骀面像

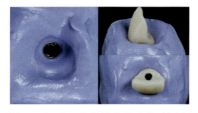

图32　记录21种植体支持式临时冠穿龈形态

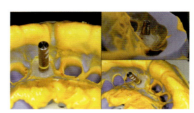

图33　最终印模制取

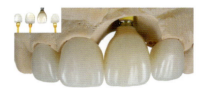

图34　最终修复体

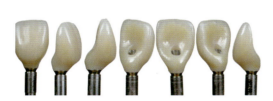

图35　口外粘接的氧化锆种植修复体

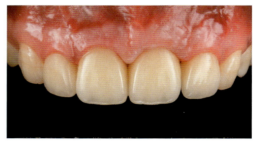

图36　戴牙后口内正面像

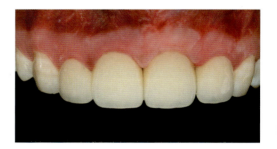

图37　戴牙后偏振光镜口内正面像

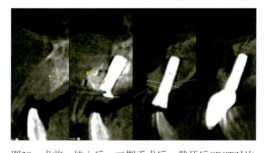

图38　术前、植入后、二期手术后、戴牙后CBCT对比

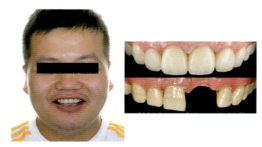

图39　戴牙后正面像、口内正面像及术前对比

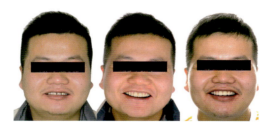

图40　第一次种植临时冠戴入后、临时贴面戴入后、最终戴牙完成后正面像对比

三、结论

1. 通过DSD建立美学目标，可以让术前制订的治疗计划更加直观。

2. "香肠"植骨技术骨增量效果确切，有利于GBR植骨的体量以及轮廓的改善。

3. 通过软组织管理，可以增进软硬组织美学效果。

4. 优秀的修复体设计和制作是最终保证满意的种植修复的关键。

上颌前牙区多颗牙缺失行"香肠"植骨技术及根向复位瓣术种植修复1例

王俐　潘永生

摘要

目的：本病例针对上颌前牙区多颗牙缺失行"香肠"植骨技术和根向复位瓣术（APF），来达到软硬组织增量的目的，恢复软组织的轮廓和形态，从而获得良好长期稳定的功能和美学的效果。**材料与方法**：患者上颌前牙缺失，5年前行烤瓷固定桥修复，现自觉牙缝变大，牙齿松动伴牙龈红肿出血，影响咀嚼和美观。临床检查见11Ⅲ度松动，CBCT可见11严重骨吸收，11、21、13均有较重的骨缺损。本病例采用拔除11行早期种植。对缺失的11、21行"香肠"植骨同期种植、13 GBR同期种植。二期手术时采用前牙11、21区行根向复位瓣术以增加种植体颊侧的角化龈宽度和厚度，并用种植临时冠进行牙龈轮廓和形态的诱导。**结果**：戴牙后2年（种植术后5年）复查，缺损的骨组织的宽度明显增加，种植体颊侧角化龈宽度和厚度增加，颊侧丰满度增加，穿龈轮廓良好，牙龈曲线美观对称协调、"黑三角"消失，达到较好的功能和美学效果。**结论**：对于上颌前牙区多颗牙缺失进行"香肠"植骨技术和根向复位瓣术，可以较好地恢复缺失的骨组织，并改善软组织质和量，较好地恢复患者的轮廓美学和红色美学，达到功能和美学的统一。

关键词：早期种植；引导骨组织再生；"香肠"植骨技术；根向复位瓣术

临床上很多患者由于长期缺牙，往往造成缺牙区骨质大量萎缩，这给种植带来很大困难。前牙区多颗牙连续缺失的美学风险更高、外科和修复难度更大。单纯GBR术很难获得良好稳定的骨再生空间，"香肠"植骨技术有更好的体积稳定性，采用Bio-Oss和自体骨混合，具有更好的成骨活性，在成骨的量和稳定性方面更有优势。同时，长期缺牙不仅导致硬组织的大量萎缩，还往往会伴随软组织的大量萎缩，尤其是角化组织的缺失。这也给种植体周的清洁带来困难，导致牙菌斑堆积、炎症发生，进而导致造成种植体周黏膜炎甚至种植体周炎等并发症，给患者带来了很大的困扰。因此，重建软硬组织对种植功能和美学的恢复以及长期稳定性有很重要的意义。

一、材料与方法

1. 病例简介　57岁女性患者。主诉：上颌右侧前牙松动2～3年。现病史：上颌右侧前牙松动2～3年，伴有牙缝变大、牙龈红肿出血，影响咀嚼和美观。既往史：体检、否认系统性疾病史、否认传染病史及过敏史、否认糖尿病。否认吸烟。口内检查：13缺失，12～14烤瓷固定桥。21缺失、颊侧轮廓明显凹陷。11～22烤瓷固定桥，Ⅲ度松动。11牙龈红肿明显，探诊出血，附着丧失，可探及深牙周袋（PD＞8mm）。前牙有散在间隙，呈扇形

展开。全口牙龈轻度红肿，BOP（＋）、AL（＋），可探及不同程度的牙周袋。CBCT示：11、12、14、22牙槽骨分别吸收至根尖1/3、根中1/3、根上1/3、根上1/3；11、22有根充影像（图1～图3）。

2. 诊断　13、21缺失；11重度牙周炎；Ⅲ期A型牙周炎。

3. 治疗计划　①拆除12～14、11～22固定桥；11拔除；用临时桥做过渡修复体14～22。②牙周基础治疗。③GBR同期种植11、13、21：11拔除后早期种植，11、21种植＋同期"香肠"植骨技术，13种植同期种植＋GBR。④二期行根向复位瓣术。⑤14、22冠修复。

4. 治疗过程

（1）11拔除。因重度牙周炎无保留价值，予以拔除。

（2）过渡修复。以22、12、14为基牙，行14－22树脂临时桥修复（图4～图6）。

（3）水平向骨增量同期种植。1.5个月后行11、13、21区种植手术，种植体型号为：Astra Tech 3.5mm×13mm，同期行GBR进行骨增量手术。其中11、21采用"香肠"植骨技术行水平向骨增量术，采用自体骨和Bio-Oss骨粉1∶1混合（唇侧骨壁处及前鼻棘处取骨），外侧覆盖Bio-Gide胶原膜，并在颊舌侧用膜钉固定，减张缝合。13采用GBR术同期种植。术后CBCT示：骨厚度增加（图7～图16）。

（4）二期手术。术后7个月CBCT示：骨宽度明显增加（图17），但11、21颊侧轮廓凹陷，角化龈宽度不足（图18～图20），行11、21颊侧根向复位瓣术（APF），增加种植牙颊侧角化龈宽度和厚度（图21～图25）。

作者单位：杭州口腔医院城西院区

通讯作者：王俐；Email：46493517@qq.com

（5）临时修复。采用种植临时冠进行美学区牙龈形态塑形（图26，图27）。

（6）永久修复。由于患者工作忙，直到APF术后2.5年才进行永久修复。可见前牙颊侧角化龈丰满健康，穿龈轮廓形态良好（图28，图29）。采用临时修复体进行开窗取模，并连同穿龈轮廓部分均灌注石膏模型，可以最大限度地复制临时冠的穿龈轮廓。11、13、21全瓷基台（图30）、14-22全瓷单冠修复。戴牙，调𬌗，达到ICP均匀接触、前伸𬌗时前牙引导、侧方𬌗时尖牙引导（图31~图34）。

（7）随访。戴牙后2年进行随访。颊侧丰满度和角化龈宽度良好，穿龈轮廓和龈曲线美观对称协调、"黑三角"消失（图35，图36）。种植术

后5年CBCT示：颊侧骨量厚度充分并稳定（图37）。

（8）使用材料：Astra Tech 3.5mm × 13mm种植体；Bio-Oss骨粉；Bio-Gide胶原膜；膜钉。

二、结果

对于前牙多颗牙连续缺失区采用GBR"香肠"植骨技术可以对水平向骨缺损达到良好和稳定的恢复效果。并且，采用APF技术可以增加颊侧丰满度和角化龈宽度，再辅以种植临时冠的塑形调整，在种植术后5年复查，穿龈轮廓和牙龈曲线美观对称协调、"黑三角"消失，最终达到较好的轮廓美学和红色美学。

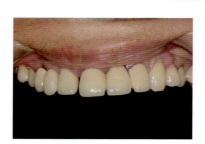
图1　术前唇面像

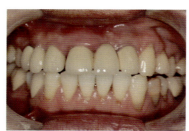
图2　术前全口咬合像

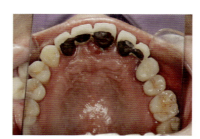
图3　术前上颌前牙𬌗面像

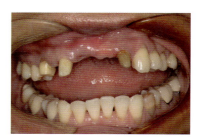
图4　上颌前牙拆冠后唇面像

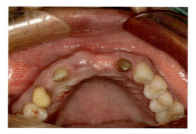
图5　上颌前牙拆冠后𬌗面像

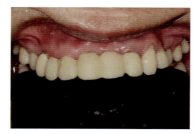
图6　上颌前牙拆冠临时桥修复

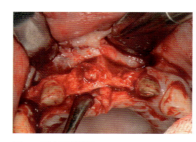
图7　种植翻瓣后

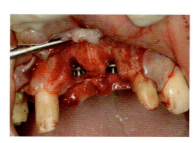
图8　植入种植体唇面像

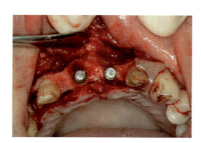
图9　植入种植体𬌗面像

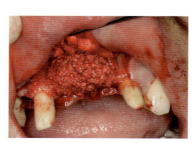
图10　植入Bio-Oss和自体骨混合

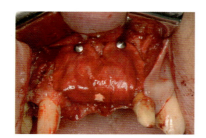
图11　Bio-Gide胶原膜和膜钉唇面像

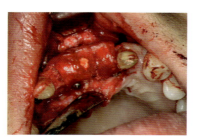
图12　Bio-Gide胶原膜和膜钉𬌗面像

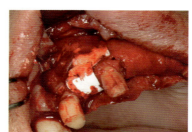
图13　13行GBR术

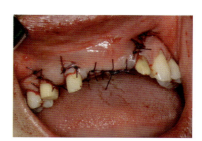
图14　减张缝合

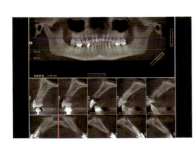

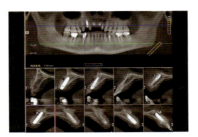

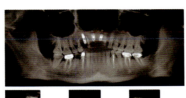

图15 术前CBCT

图16 术后即刻CBCT

图17 种植术后7个月CBCT

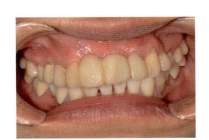

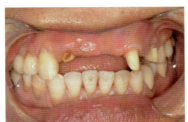

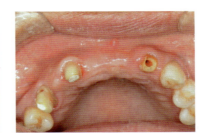

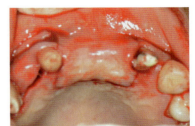

图18 二期术前临时桥

图19 二期术前咬合像

图20 二期术前临时桥殆面像

图21 二期根向复位瓣术切口

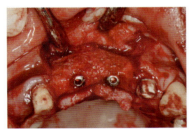

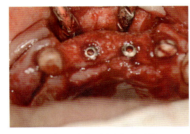

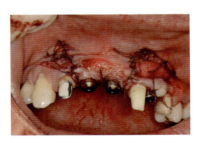

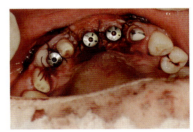

图22 二期根向复位瓣术唇面像

图23 二期根向复位瓣术殆面像

图24 二期根向复位瓣术缝合唇面像

图25 二期根向复位瓣术缝合殆面像

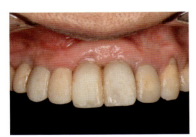

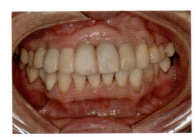

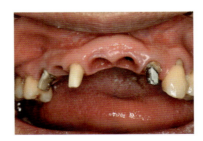

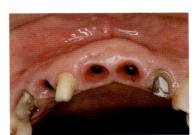

图26 上颌前牙种植临时冠

图27 上颌前牙种植临时冠咬合像

图28 穿龈轮廓唇面像

图29 穿龈轮廓殆面像

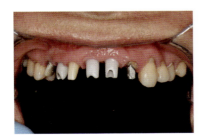

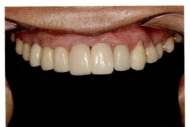

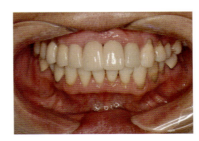

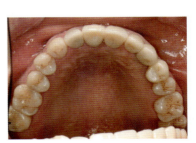

图30 戴牙基台照片

图31 戴牙上颌像

图32 戴牙咬合像

图33 戴牙殆面像

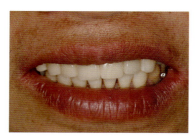

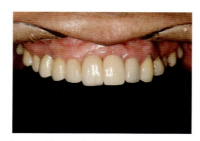

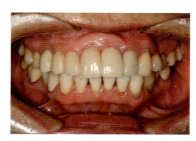

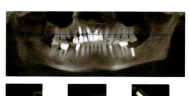

图34　戴牙微笑像　　　　　　　　图35　戴牙后2年复诊上颌像　　　　　图36　戴牙后2年复诊咬合像　　　　图37　种植术后5年CBCT

三、讨论

1. 关于种植时机的选择

本病例采用早期种植。由于11有重度牙周炎，唇侧骨壁薄，牙槽窝根方有足够的骨组织能保证种植体良好的三维位置，所以采用早期种植，一方面消除软组织的炎症，另一方面也减少前牙唇侧骨板的吸收，降低前牙唇侧骨板吸收带来的种植难度的提升。

2. 关于"香肠"植骨技术

"香肠"植骨技术对于水平向骨缺损的病例有很好的治疗效果。首先它是一个GBR，需要满足GBR的所有要求，需要遵循骨增量的PASS原则。在颊侧钻孔，形成滋养孔，以保证术区的血供。植入Bio-Oss骨粉，可以很好地维持空间稳定性。为防止软组织的长入，保证骨组织的生长，维持骨组织生长所需的空间，使用可吸收胶原膜进行覆盖。要进行充分的减张，达到无张力的愈合，采用水平褥式＋间断缝合方法最大限度地关闭创口，防止创口裂开。同时，它具有"香肠"植骨技术的特点，即采用膜钉固定的形式，最大限度地保证骨移植材料的稳定性，提供更好的空间稳定性。而且，通过就近采集同源性更好的自体骨，提供极佳的成骨活性，与Bio-Oss1∶1混合，以达到最好的水平向骨增量的效果。

3. 关于根向复位瓣术

APF创伤相对较小，带蒂瓣血运较好，组织瓣成活率高，体积收缩小。APF可以使颊侧丰满度增加，角化龈宽度和厚度增加，达到较好的轮廓美学，同时也由于软组织厚度的增加，达到牙龈高度的增加，增加牙槽嵴顶到邻面接触点的距离，从而减小2个连续缺失上颌前牙的"黑三角"。

4. 关于采用临时冠提供过渡修复体

这能更好地对牙龈起到诱导作用，形成健康、美观、对称、协调的牙龈轮廓和牙龈曲线，对种植体达到功能和美学的统一有至关重要的作用。

参考文献

[1] Chappuis V, Rahman L, Buser R, et al. Effectiveness of contour augmentation with guided bone regeneration: 10-year results[J]. J Dent Res, 2018, 97(3):266-274.

[2] Elgali I, Omar O, Dahlin C, et al. Guided bone regeneration: materials and biological mechanisms revisited[J]. Eur J Oral Sci, 2017, 125(5):315-337.

[3] Retzepi M, Donos N. Guided bone regeneration: biological principle and therapeutic applications[J]. Clin Oral Implants Res, 2010, 21(6):567-576.

[4] Urban IA, Monje A. Guided bone regeneration in alveolar bone reconstruction[J]. Oral Maxillofac Surg Clin North Am, 2019, 31(2):331-338.

[5] Benic GI, Hämmerle CH. Horizontal bone augmentation by means of guided bone regeneration[J]. Periodontol 2000, 2014, 66(1):13-40.

[6] Sheikh Z, Qureshi J, Alshahrani AM, et al. Collagen based barrier membranes for periodontal guided bone regeneration applications[J]. Odontology, 2017, 105(1):1-12.

[7] Wang HL, Carroll MJ. Guided bone regeneration using bone grafts and collagen membranes[J]. Quintessence Int, 2001, 32(7):504-515.

[8] Stoecklin-Wasmer C, Rutjes AW, da Costa BR, et al. Absorbable collagen membranes for periodontal regeneration: a systematic review[J]. J Dent Res, 2013, 92(9):773-781.

"软硬兼施"——前牙美学区种植1例

毕润宏　陈斌科

摘要

美学区牙齿缺失的种植治疗，往往面对着软硬组织萎缩带来的美学风险。美学区拔牙后，牙槽骨将发生不可逆的萎缩，使该位置难以获得理想的美学效果。由于造成美学区种植体周组织稳定性的因素多。因此，临床上已经提出多种方式来弥补美学区的软硬组织损失，例如骨替代材料的使用引导骨组织再生、生物学友好性的新型种植体、软组织的移植增量以及整塑等。通过软硬组织分次增量，能更好地解决美学区的牙槽骨牙弓轮廓塌陷、软组织形态不丰满及不协调的问题，并且有利于长期的种植体周组织的维持。本文为1例美学区单颗牙缺失后延期种植的病例，同时涉及了软硬组织增量手术操作，追踪4年后依旧保持种植体周组织稳定的报告。

关键词：美学区；延期种植；软硬组织增量

一、材料与方法

1. 病例简介　22岁女性患者。主诉：上颌左侧前牙缺失2个月。现病史：患者2个月前该患牙外伤无法保留，于外院拔除，期间未行任何修复方式，现因美观要求种植修复。口内检查：21缺失，牙龈愈合良好，颜色正常，无炎症、红肿、溢脓等其他症状，唇侧软组织水平向、垂直向上均有萎缩，该位置牙弓轮廓塌陷（图1）。CBCT示：21牙位唇侧骨板完全吸收，腭侧部分骨板存留，原根尖区未见异常病理性影像学改变，剩余的可用于种植的牙槽骨高度为16mm。骨缺损类型为有利型骨缺损，适合进行GBR手术（图2）。

2. 诊断　上颌牙列缺损（21缺失）。

3. 治疗计划　21种植修复，一期手术GBR同期种植，二期手术视情况软组织增量。

4. 治疗过程

（1）一期手术骨增量手术同期种植。①局部麻醉下，做11、12、21-23的美学切口，翻瓣（图3）。②清洁骨面增生的炎性组织，种植窝预备，先锋钻定位定深，确定理想的种植体植入三维位置，腭侧骨板及种植体根尖区牙槽骨提供种植体的初始稳定性，期间生理盐水及时冷却种植窝，避免骨灼伤。③在21位点植入Nobel CC NP 3.5mm×13mm种植体（图4）。④修整牙槽骨形态，在颊侧预备3~4个滋养孔，收集自体骨颗粒，置于颊侧骨凹陷处（图5）。⑤将人工骨粉（Bio-Oss Geistlich，瑞士，0.25g）覆盖于上层表面（图6）。⑥修剪人工膜（Bio-Gide Geistlich，瑞士，

25mm×25mm），其中1/2置于植骨区上方。⑦分别于根方、腭侧固定钛钉3颗。剩余1/2人工膜双层覆盖于表面（图7）。⑧颊侧瓣减张，无张力严密缝合创口（图8）。⑨术后CBCT影像学检查及牙槽骨形态三维重建示：种植体位置、方向良好，颊侧骨粉位于所需的位置（图9）。⑩2周后拆线，牙龈愈合良好，颜色正常，未出现创口破裂、牙周溢脓感染等并发症。3周后因患者美观需要粘接临时牙片（图10）。

（2）二期软组织塑形及软组织增量手术。①6个月后复查，21牙弓轮廓线基本与对侧牙平齐，稍有凹陷。影像学检查示：种植体骨结合良好（图11）。②进行第一次取模，体外模型上制作临时冠（图12）。③21佩戴临时冠，对龈乳头进行挤压塑形、袖口成形（图13）。影像学检查示：临时冠就位良好（图14）。④8周后复查，可见21龈缘高点与对侧相比轻微不协调（图15），遂进行软组织增量手术。⑤取左侧腭部结缔组织瓣，置于21颊侧上皮下，缝合固位（图16）。⑥软组织增量术后8周复查，形成与对侧协调的穿龈袖口轮廓、牙弓丰满度以及健康的龈乳头（图17）。

（3）最终修复。进行个性化取模制作最终修复体。采用原产基台、氧化锆全瓷冠，完成最终修复（图18）。

二、结果

最终修复后1个月（图19）、3个月（图20）、6个月（图21）、9个月（图22）、12个月（图23）、15个月（图24）以及4年后复查（图25），种植修复体的牙龈健康丰满程度与对侧同名牙协调，红白美学效果维持良好，龈乳头充盈饱满，未出现牙龈萎缩及"黑三角"。种植体稳定性良好，未出现松动、折断脱落等并发症。

作者单位：宁波口腔医院

通讯作者：陈斌科；Email: chenbinke@163.com

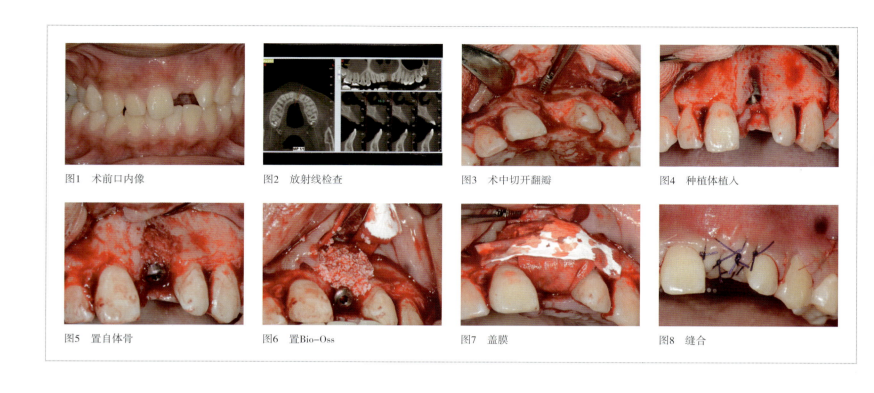

图1　术前口内像　　　　　　图2　放射线检查　　　　　　图3　术中切开翻瓣　　　　　图4　种植体植入

图5　置自体骨　　　　　　　图6　置Bio-Oss　　　　　　　图7　盖膜　　　　　　　　　图8　缝合

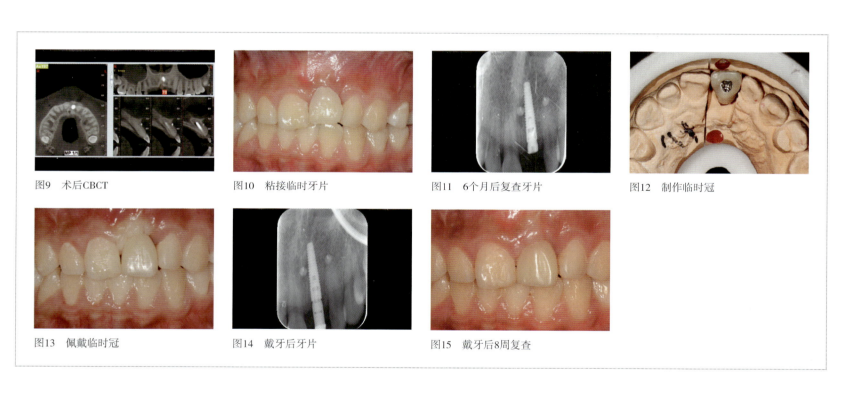

图9　术后CBCT　　　　　　　图10　粘接临时牙片　　　　　图11　6个月后复查牙片　　　　图12　制作临时冠

图13　佩戴临时冠　　　　　　图14　戴牙后牙片　　　　　　图15　戴牙后8周复查

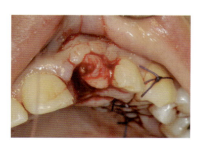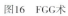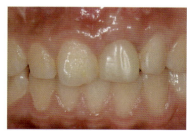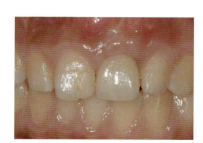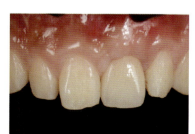

图16　FGG术　　　　　　　　图17　软组织增量手术后8周复查　图18　最终修复　　　　　　　图19　修复后1个月

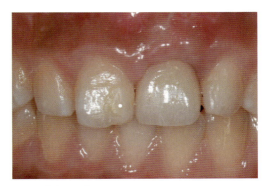

图20 修复后3个月

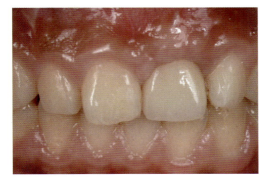

图21 修复后6个月

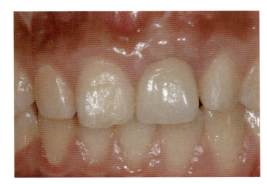

图22 修复后9个月

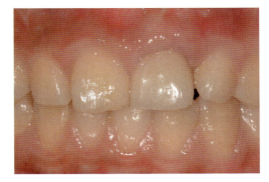

图23 修复后12个月

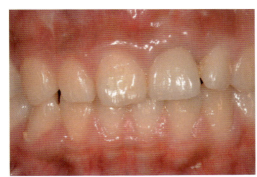

图24 修复后15个月

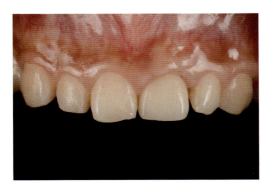

图25 修复后4年

三、讨论

美学区单颗牙种植修复是一项具有挑战性的治疗，除了种植三维位置的精确，长期的美学效果与软硬组织的质量、数量有很大的关系。美学区牙齿拔除将触发牙槽骨的萎缩机制，使该位置难以获得良好的美学效果。牙齿拔除后，将导致近50%牙槽骨宽度的丧失，引起膜龈联合冠方移动。且外伤牙的拔牙窝中产生多种炎性因子，刺激颊侧骨板的病理性萎缩，在延期种植中更不可避免出现种植位置颊侧骨弓轮廓塌陷的可能性，使美学风险大大增加。为了改善美学区的软硬组织条件，临床上提出了多种方式来弥补美学区软硬组织的缺损，例如骨替代材料的使用引导骨组织再生、生物学友好性的新型种植体、软组织的移植增量以及整塑等。

在美学区即使一期手术进行了完善的引导骨组织再生手术，然而由于种植体周软组织缺乏韧带和丰富的血供，极易出现角化龈退缩的情况，因此二期手术进行游离结缔组织移植来维持软组织的稳定性仍非常必要。本病例是通过结合骨增量以及游离结缔组织移植手术，更好解决了患者美学区缺牙位点软硬组织同时萎缩的情况，并且在4年后随访中观察到该种植体周组织依旧稳定。

我们对本文中展示病例进行美学风险评估，该患者存在前牙为中厚龈生物型、邻接点到牙槽嵴顶距离为5.5~6.5mm、水平向骨缺损等中等风险

因素，以及软组织也缺损、患者美学期望值高等高风险因素。外科风险程度为复杂，修复风险为简单。

21为外伤导致的牙缺失，未有拔牙前影像学资料，我们推测颊侧骨板几乎完全吸收是由于外伤后颊侧骨板的骨折或继发性的病理性骨吸收导致的。根据ITI口腔种植临床指南牙槽骨缺损类型划分，该位点形成的缺损为1/4型骨缺损，为两侧邻牙位置骨隆起、中间部位裂开形态的有利型骨缺损，骨粉可以固定在稳定的环境下，适合在同期植骨手术和植入种植体。术中通过双层人工膜覆盖，三角形方位的钛钉固定进一步稳定成骨环境。

自体骨为骨替代材料的"金标准"，其中富含成骨相关细胞以及生长因子，然而自体骨来源稀少。有研究表明，自体骨与异种骨混合后也能达到较好的成骨效果。因此，在手术过程中，我们收集了自体骨屑，与常用的小牛骨粉混合，置于骨缺损部位，在6个月后达到了较好的牙槽骨丰满度。

临时义齿在治疗过程中除了满足患者日常生活、发音、美观等需要，同时对龈乳头整塑、穿龈袖口的恢复具有重要作用。有文献表明，当接触点距离牙槽嵴顶高度≤5mm时，形成龈乳头充盈间隙状态的可能性为98%以上。临时义齿也可以作为后期永久修复的参考。

在进行临时义齿软组织塑形2个月后，可见11的龈缘最高点比对侧同名牙高，形态不协调，因此我们决定进行二期的游离结缔组织移植手术。结缔组织的供区为同侧腭部，为23牙位近中与26牙位近中区域，龈缘腭侧3mm

处水平入刀，取下上皮下结缔组织10mm×5mm左右、厚度2mm，对取下的结缔组织进行去上皮化，折叠后置于21受区，间断缝合。术后2个月，我们获得了良好的软组织形态以及红白美学效果，龈乳头丰满，点彩健康。因此，在美学区即使一期手术进行了完善的引导骨组织再生术后，二期手术进行游离结缔组织移植来维持软组织的稳定性仍非常必要。

四、结论

在美学区种植体周组织缺损的情况下，硬组织增量与软组织增量结合，能更好地解决美学区的牙槽骨牙弓轮廓塌陷、软组织形态不丰满不协调的问题，并且有利于长期的种植体周组织的维持。

参考文献

[1] Farmer M, Darby I. Ridge dimensional changes following single-tooth extraction in the aesthetic zone[J]. Clinical Oral Implants Research. 2014, 25(2):272-277.

[2] Schropp L, Wenzel A, Kostopoulos L, et al. Bone healing and soft tissue contour changes following single-tooth extraction:a clinical and radiographic 12-month prospective study[J]. Int J Periodontics Restorative Dent, 2003, 23(4):313-323.

[3] Chen S, Buser D. Esthetic outcomes following immediate and early implant placement in the anterior maxilla: a systematic review[J].The International Journal of Oral & Maxillofacial Implants, 2014, 29 Suppl:186-215.

[4] Scarano A, Assenza B, Inchingolo F, et al. New implant design with midcrestal and apical wing thread for increased implant stability in single postextraction maxillary implant[J]. Case Reports in Dentistry , 2019, 8:1-4.

[5] Bassetti RG, Stähli A, Bassetti M A, et al. Soft tissue augmentation procedures at second-stage surgery: a systematic review[J].Clinical Oral Investigations, 2016, 20(7):1369-1387.

[6] Chen S, Dawson A. The SAC Classification in Implant Dentistry[M].Berlin: Quintessence Publishing, 2009.

[7] Sakkas A, Wilde F, Heufelder M, et al. Autogenous bone grafts in oral implantology-is it still a "gold standard"？A consecutive review of 279 patients with 456 clinical procedures[J]. International Journal of Implant Dentistry, 2017, 3(1):23.

[8] Aludden HC, Mordenfeld A, Hallman M, et al. Lateral ridge augmentation with Bio-Oss alone or Bio-Oss mixed with particulate autogenous bone graft: a systematic review[J]. International Journal of Oral and Maxillofacial Surgery, 2017, 46(8):1030-1038.

[9] Tarnow DP, Magner AW, Fletcher P. The Effect of the Distance From the Contact Point to the Crest of Bone on the Presence or Absence of the Interproximal Dental Papilla[J]. Journal of Periodontology, 1992, 63(12):995-996.

[10] Kan J, Rungcharassaeng K, Morimoto T, et al. Facial gingival tissue stability after connective tissue graft with single immediate tooth replacement in the esthetic zone: consecutive case report[J]. Journal of Oral and Maxillofacial Surgery, 2009, 67(11): 40-48.

Onlay植骨结合GBR技术在上颌美学区种植修复中的应用

刘玉洁　孙岩　唐宇欣

摘要

美学区种植修复兼顾功能和美学，但其种植位点常常存在骨量不足的问题，自体骨移植被认为是骨缺损重建的"金标准"，它具有骨引导和骨诱导的特性，无免疫排斥反应，无传播疾病的危险。本病例利用Onlay植骨结合GBR技术有效恢复了上颌牙槽嵴缺损的骨量，获得了良好的牙槽嵴轮廓，取得了较为满意的红白美学效果。

关键词：Onlay植骨；引导骨组织再生术；美学区种植

一、材料与方法

1. 病例简介　19岁女性患者。主诉：上颌前牙缺失数年余，未修复，影响美观。现病史：数年前上颌前牙因外伤撞断拔除后正畸治疗，现正畸治疗结束，要求种植修复缺失牙。既往史：否认疾病史及系统性疾病史。口内检查：咬合正常，低位笑线；牙体形态为方圆形，中厚龈生物型；口腔卫生状况较好，无牙结石；21、22缺失，缺牙空间为21单颗牙宽度，黏膜未见红肿瘘，21缺牙区牙槽骨菲薄，唇侧凹陷，牙槽嵴高度尚可，邻牙对颌牙未见异常（图1，图2）。CBCT示：21、22缺失，21种植可用骨量不足，唇舌向厚度约3mm，高度约16mm（图3）。

2. 诊断　21牙列缺损。

3. 治疗计划　①颏部取自体骨块，移植至21处，结合GBR术行水平向骨增量。②6个月后进行21种植体植入术+GBR术视情况而定。③4个月后行二期手术，术后进行种植体支持式临时义齿修复，进行软组织塑形。④3~6个月后个性化取模制作最终修复体。

4. 治疗过程

（1）21处行牙槽嵴顶水平切口，23远中垂直切口，11、12行沟内切口；翻全厚瓣至膜龈联合处，充分暴露植骨区，探查21水平向骨缺损大小（图4，图5）。局部麻醉下在31、32、41、42膜龈联合下方做水平切口，翻全厚瓣，充分显露颏部骨面后取骨，胶原塞填塞，关闭创口。骨块于0.9%生理盐水中备用（图6~图8）。

（2）制备滋养孔，骨块与缺损区骨面严密贴合，钛钉固定；球钻打磨

骨块边缘去除尖嵴，骨块与基骨之间植入Bio-Oss骨粉，双层Bio-Gide骨膜覆盖，无张力严密缝合黏骨膜瓣（图9~图14）。术后当天CBCT示：自体骨块就位良好（图15）。术后2周21种植术区创口无渗出，无开裂，黏膜未见红肿瘘，缝线无明显松解（图16，图17）。骨术后8个月口内见21缺牙区黏膜未见红肿瘘，修复空间充足，牙槽骨唇侧丰满，无明显骨吸收。CBCT示：各植骨块与固有牙槽骨结合紧密，牙槽骨宽度为7mm左右，未见明显的骨吸收影像（图18~图20）。

（3）种植体植入同期GBR：骨块与骨床结合紧密，取出钛钉，备洞，植入Straumann SLActive BLT 3.3mm×12mm种植体，扭矩35N·cm，上封闭螺丝。唇侧骨板覆盖Bio-Oss骨粉，盖Bio-Gide骨膜，无张力关闭创口（图21~图26）。术后CBCT示：种植体三维位置理想（图27）。种植体植入术后2周21种植术区创口无渗出，无开裂，黏膜未见红肿瘘，缝线无明显松解（图28）。种植术后4个月CBCT示：21种植体骨结合良好，未见暗影，种植体周骨量充足，邻面牙槽嵴骨高度稳定（图29）。

（4）种植术后4个月口内可见21牙龈色形质正常，唇侧骨弓轮廓维持良好（图30，图31）。二期去覆盖螺丝，取模，安放愈合基台（图32，图33）。2周后，试戴螺丝固位临时一体冠牙龈塑形（图34，图35）。牙龈塑形后1个月，调整临时修复体穿龈轮廓（图36，图37）。牙龈塑形2个月，牙龈形态良好，唇侧软组织稳定，个性化穿龈轮廓取模，比色（图38）。戴入最终修复体，根尖片显示修复体就位良好（图39~图41）。戴入永久修复体3个月（图42，图43）。

（5）使用材料：Straumann SLActive BLT 3.3mm×12mm种植体；Bio-Oss骨粉；Bio-Gide骨膜。

作者单位：杭州口腔医院

通讯作者：刘玉洁；Email: 1219535713@qq.com

二、结果

种植体三维位置理想，骨结合良好，未见明显暗影，种植体周骨量充足，邻面牙槽嵴骨高度稳定。最终修复体戴入后可见牙龈色形质正常，龈缘高度较对称合适，龈乳头丰满，唇侧骨弓轮廓维持良好，牙齿长宽比、轴向对称美观，红白美学、轮廓美学得到较良好的恢复。

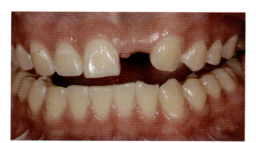

图1　术前口内正面像

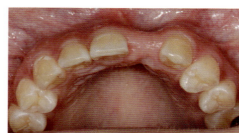

图2　术前口内𬌗面像

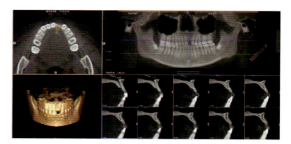

图3　术前CBCT

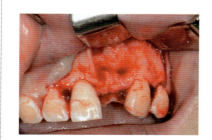

图4　自体骨移植1

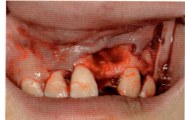

图5　自体骨移植2

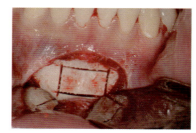

图6　自体骨移植3

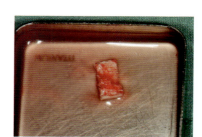

图7　自体骨移植4

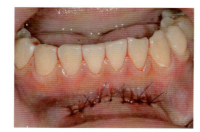

图8　自体骨移植5

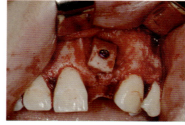

图9　自体骨移植6

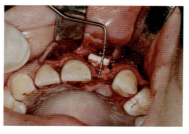

图10　自体骨移植7

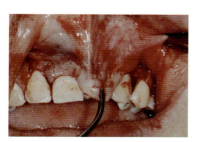

图11　GBR 1

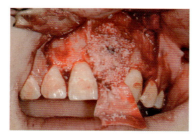

图12　GBR 2

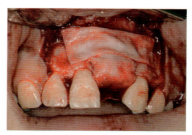

图13　GBR 3

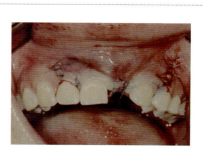

图14　GBR 4

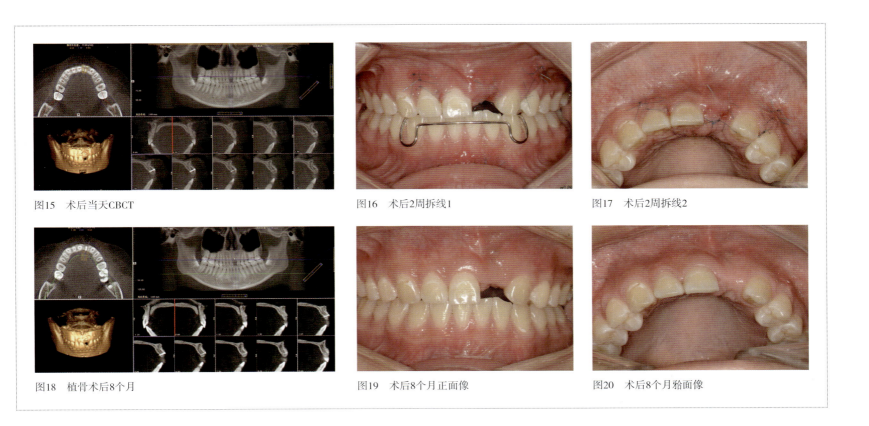

图15 术后当天CBCT

图16 术后2周拆线1

图17 术后2周拆线2

图18 植骨术后8个月

图19 术后8个月正面像

图20 术后8个月殆面像

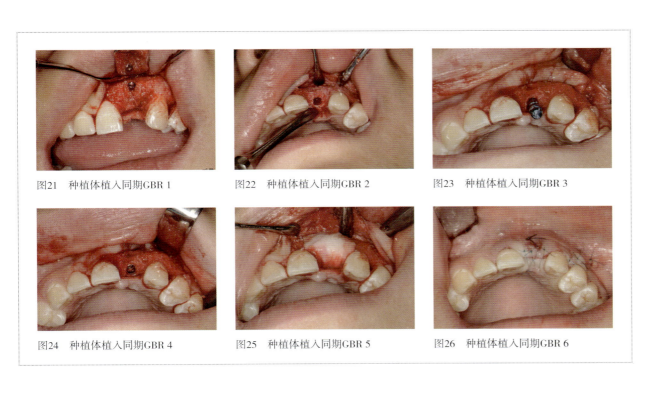

图21 种植体植入同期GBR 1

图22 种植体植入同期GBR 2

图23 种植体植入同期GBR 3

图24 种植体植入同期GBR 4

图25 种植体植入同期GBR 5

图26 种植体植入同期GBR 6

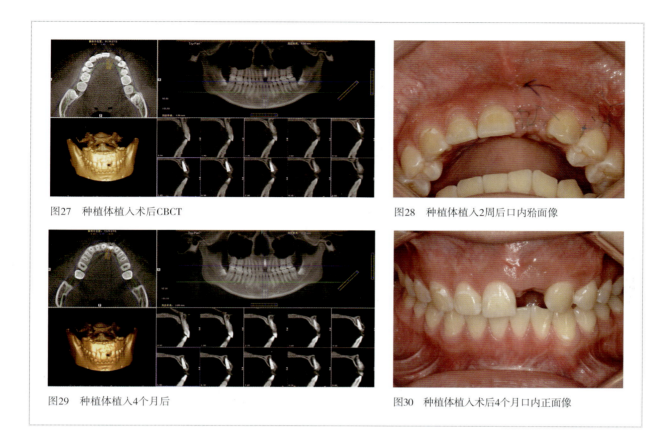

图27　种植体植入术后CBCT

图28　种植体植入2周后口内殆面像

图29　种植体植入4个月后

图30　种植体植入术后4个月口内正面像

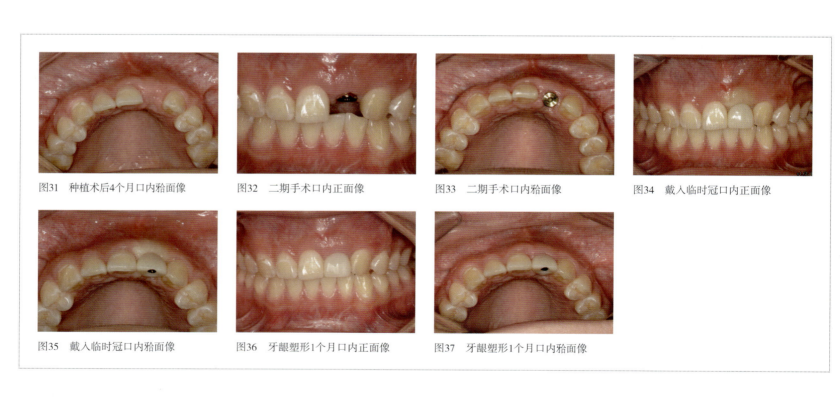

图31　种植术后4个月口内殆面像

图32　二期手术口内正面像

图33　二期手术口内殆面像

图34　戴入临时冠口内正面像

图35　戴入临时冠口内殆面像

图36　牙龈塑形1个月口内正面像

图37　牙龈塑形1个月口内殆面像

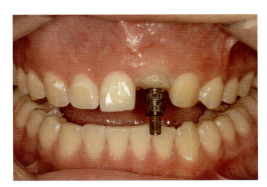
图38　个性化取模

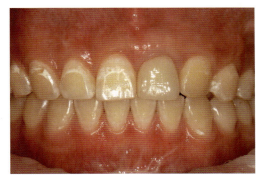
图39　永久修复正面像

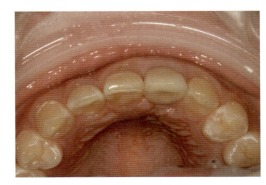
图40　永久修复𬌗面像

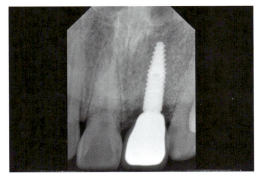
图41　永久修复根尖片

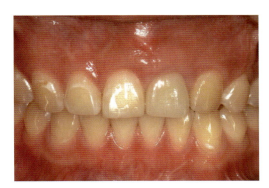
图42　永久修复后3个月正面像

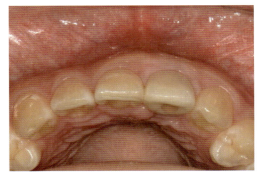
图43　永久修复后3个月𬌗面像

三、讨论

1. 供骨区的选择主要依据所需要的植骨量、受骨区的位置、术后的并发症以及患者供骨区实际解剖特点、患者接受度等因素综合而定。本病例所需骨量不大，选择口内位点，而颏部骨胚层来源与受区相同，为膜内成骨骨组织，含有大量骨形成蛋白和生长因子，具有很强的成骨诱导能力，再血管化快，含有更多的松质骨，抗感染能力强，移植后骨吸收少，同时手术入路简单，手术时间短，获取骨量多。但可能会造成局部骨缺损、破坏颏肌连续性、损伤颏神经等后果。因此，操作中要格外注意以上几点。

2. 术中应遵循GBR中的PASS原则：创口初期关闭、血管化、空间维持及稳定性，骨增量效果可预测。

3. 自体骨移植术中将人工骨粉补充自体骨移植的空隙，增加了骨增量的效果，国内外文献报道自体骨移植辅助GBR技术骨增量效果明显优于单纯的自体骨移植。

参考文献

[1] Tatum H. Maxillary and sinus implant reconstructions[J]. Dental clinics of North America, 1986, 30(2): 207-229.

[2] Seibert JS. Reconstruction of deformed, partially edentulous ridges, using full thickness onlay grafts. Part I. Technique and wound healing[J]. The Compendium of continuing education in dentistry,1983,4(5): 549-562.

[3] Cawood JI, Howell RA. A classification of the edentulous jaws[J]. Int J Oral Maxillofac Surg, 1988, 17(4):232-236.

[4] Aalam AA，Nowzari H. Mandibular cortical bone grafts part 1: anatomy，healing process，and influencing factors[J]. Compend Contin Educ Dent, 2007, 28(4):206-213.

[5] Weibull L, Widmark G, Ivanoff CJ, et al. Morbidity after chin bone harvesting--a retrospective long-term follow-up study[J]. Clin Implant Dent Relat Res, 2009, 11(2):149-157.

[6] Wang HL, Boyapati L. "PASS" Principles for Predictable Bone[J]. RegenerationImplant Dent, 2006, 15(1):8-17.

重度牙周炎致双侧上颌前牙连续缺失伴软硬组织缺损的种植修复1例

黄喆逊　李少冰

摘 要

目的：探讨重点牙周炎导致牙列缺失患者采用固定式种植义齿修复方式以及临床应用效果，为牙列缺失患者的临床治疗提供一些有意义的参考。**材料与方法**：患者上颌前牙因牙周炎导致多颗牙齿松动，在拔除患牙后以修复为导向，在功能和美学适宜的位点完成上颌前牙种植体的植入，同期进行骨增量处理。二期手术同期行附着龈增宽和唇颊沟加深术。经过软组织增量后，采用临时义齿进行牙龈塑形。最后通过个性化转移制作全瓷修复体。**结果**：上颌前牙区种植体骨结合良好，种植体位于理想三维位置，软组织塑形后穿龈轮廓自然，修复外形理想，取得了良好的红白美学效果，患者满意度较高。术后6个月复诊，所有种植体周骨结合稳定，美学区修复效果的长期稳定。**结论**：通过本病例可以总结出：①原位骨块移植可以有效地搭建骨增量的空间。②"香肠"植骨技术可以有效增加骨量。③条带技术是增加前庭沟深度及附着龈宽度的良好方法。④临时冠的个性化序列塑形是实现红色美学的重要技术。⑤螺丝固位基台有助于在美学区获得螺丝固位修复体。

关键词：重度牙周炎；牙列缺损；种植修复；软硬组织增量；红白美学

一、材料与方法

1. 病例简介　40岁女性患者。主诉：双侧上颌前牙松动不适数周求治。现病史：数年前双侧上颌前牙于外院行冠修复，数周来松动不适，现来我院要求进一步诊治。既往史：否认高血压、心脏病等重大疾病，否认结核、肝炎等传染病史，否认手术、输血史等，未发现药物过敏。无吸烟习惯。全身情况良好。口内检查：口腔卫生一般。11、21缺失，12-22树脂桥修复，Ⅱ度松动，牙龈薄，附着龈宽度6～7mm，唇系带附着可。21位点牙槽骨萎缩吸收（图1，图2）。口外检查：未见异常，高位笑线。CBCT示：11、21牙槽骨严重吸收。12、22牙槽骨吸收至根中下1/3（图3）。

2. 诊断　患者的诊断为慢性牙周炎和牙列缺损。

3. 治疗计划　首先拔除患牙并行全口牙周治疗，行早期种植并行骨增量，然后择期软组织增量，接着过渡到牙龈塑形，最终完成修复。

4. 治疗过程

（1）首先通过微创拔除患牙，并佩戴压膜临时义齿（图4）。

（2）拔牙6周后复诊，可见软组织已基本愈合，手术翻瓣后可见12-22的牙槽骨具有水平向和垂直向的骨缺损，其中21位点的牙槽骨缺损最为严重，12和22的牙槽骨宽度相对较好（图5）。因此，我们选择在12、22的

位点进行种植，经过逐级窝洞预备，使2颗种植体的方向尽可能地平行，在正确的三维位置植入Straumann BLT 3.3mm×10mm种植体，初始稳定性良好，置入封闭螺丝（图6）。使用环形取骨钻，从11位点根方取出环形自体骨块（图7）。然后，使用钛钉将骨块固定在21位点的骨缺损区域，以恢复牙槽骨高度和宽度（图8）。将Bio-Gide胶原膜与腭侧瓣膜缝合固定然后将Bio-Oss骨粉与自体骨充分混合后植入骨缺损区域。使用Bio-Gide胶原膜进行覆盖，进行完善的骨增量处理，充分减张后，严密缝合（图9）。

（3）术后6个月复诊，可以看到上颌前牙区软组织愈合良好，轮廓基本恢复，影像学检查显示骨增量效果理想（图10，图11）。但是，唇侧牙龈因减张缝合导致附着龈变窄，前庭沟变浅，于是采用条带技术进行前庭沟加深和附着龈增宽（图12，图13）。首先将唇侧游离龈进行根向复位并固定。然后将腭部制取的条带状角化龈缝合固定于根方，在唇侧放置胶原膜进行创面覆盖并缝合。术后3周之后，可见唇侧创面愈合良好，上颌前牙唇侧附着龈显著增宽，戴入临时过渡义齿进行牙龈塑形（图14～图16）。

（4）牙龈塑形后2个月，发现11唇侧牙龈丰满度仍欠佳，于是在同侧腭部制取结缔组织瓣，在11位点唇侧制作信封瓣切口，植入结缔组织进行软组织增量，然后继续使用临时修复体进行牙龈塑形（图17～图19）。通过序列牙龈塑形获得自然对称的穿龈轮廓，采用个性化取模进行转移，制作12-22全瓷桥修复，并采用桥用Variobase基台进行固位（图20）。

（5）戴入最终修复体前，可以看到12-22的唇侧的丰满度得到了明显的提升，牙齿前的龈乳头轮廓也得到良好的重塑，龈乳头自然对称，充盈良好，唇侧轮廓恢复理想，修复体最终就位后理想的龈缘曲线得以恢复。X线

作者单位：南方医科大学口腔医院（广东省口腔医院）

通讯作者：李少冰；Email: 810092997@qq.com

片示：种植体颈部牙槽骨稳定无吸收，修复体就位良好（图21～图25）。

二、结果

通过对术前与术后的对比我们可以看到，患者的红白美学的整体改善（图26，图27）。患者戴牙后6个月随访的照片中，我们可以看到龈缘稳定，龈乳头充盈良好，唇侧轮廓丰满，修复体稳定（图28）。我们对本病例的最终效果进行了美学评分，红色美学11分，白色美学评分为8分，患者对治疗的美学效果满意。

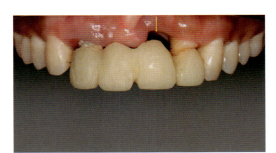

图1　术前口内正面像

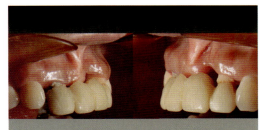

图2　术前口内侧面像

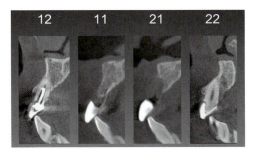

图3　术前CBCT影像断层片

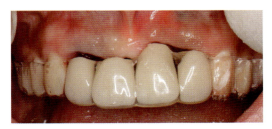

图4　拔牙后佩戴压膜临时义齿口内正面像

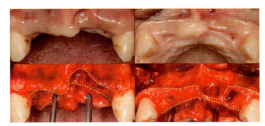

图5　术中牙龈切开翻瓣

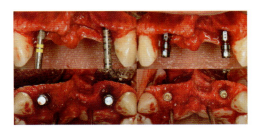

图6　术中种植体定位及植入

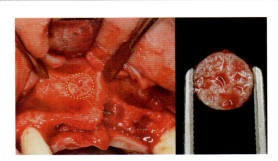

图7　术中制备环形骨块

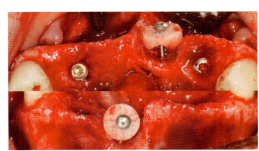

图8　术中固定环形骨块

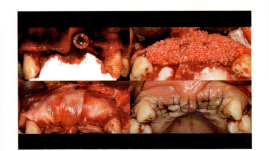

图9　术中行骨增量处理，减张缝合

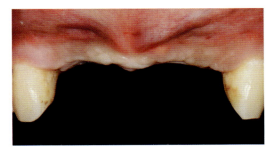

图10　术后6个月后复诊口内像

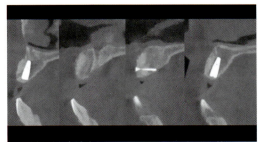

图11　术后6个月后复诊CBCT影像图

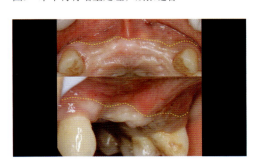

图12　12-22种植区唇侧附着龈宽度及前庭沟深度

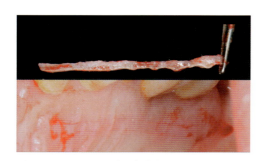

图13　12–22种植区采用条带技术进行前庭沟加深和附着龈增宽

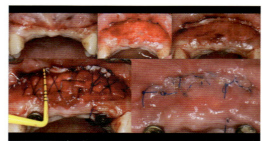

图14　12–22种植区在二期手术同期行前庭沟加深和附着龈增宽

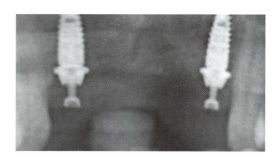

图15　12、22种植体X线片

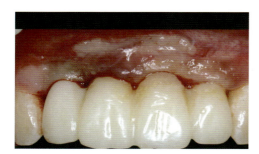

图16　12–22戴入临时过渡义齿进行牙龈塑形

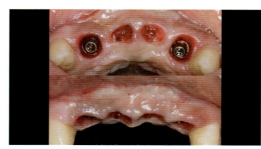

图17　12–22唇侧牙龈丰满度

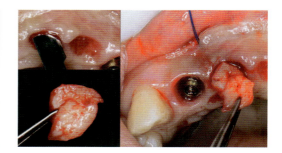

图18　11位点唇侧植入结缔组织瓣行软组织增量

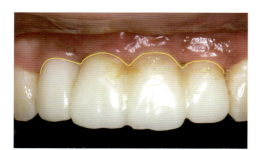

图19　12–22位点软组织增量后继续采用临时修复体行牙龈塑形

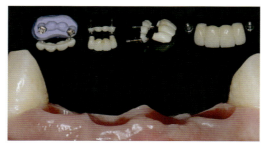

图20　通过序列牙龈塑形后的穿龈轮廓，同时采用个性化取模进行转移制备最终修复体

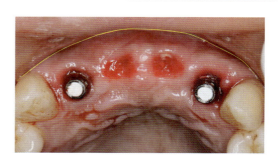

图21　戴牙前袖口形态𬌗面像

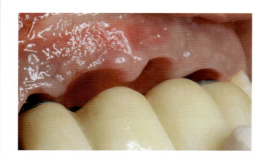

图22　戴牙前袖口形态唇面像

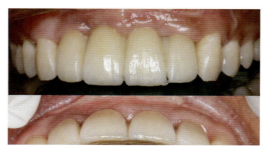

图23　戴牙后修复体形态及牙龈轮廓

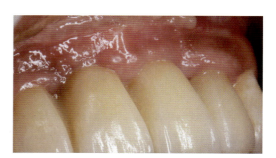

图24　最终修复就位

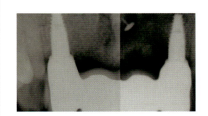
图25　戴牙后X线片

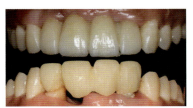
图26　术前与术后的对比

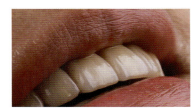
图27　戴牙后露齿像

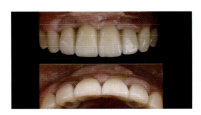
图28　戴牙后6个月随访

三、结论

通过本病例可以总结出：①原位骨块移植可以有效地搭建骨增量的空间。②"香肠"植骨技术是可以有效增加骨量。③条带技术是增加前庭沟深度及附着龈宽度的良好方法。④临时冠的个性化序列塑形是实现红色美学的重要技术。⑤螺丝固位基台有助于在美学区获得螺丝固位修复体。

参考文献

[1] Tarnow DP, Cho SC, Wallace SS. The effect of inter–implant distance on the height of inter–implant bone crest[J]. J Periodontol, 2000, 71(4):546–549.

[2] Tarnow D, Elian N, Fletcher P, et al. Vertical distance from the crest of bone to the height of the interproximal papilla between adjacent implants[J]. J Periodontol, 2003, 74(12):1785–1788.

[3] Arnal HM, Angioni CD, Gaultier F, et al. Horizontal guided bone regeneration on knife–edge ridges: A retrospective case–control pilot study comparing two surgical techniques[J]. Clin Implant Dent Relat Res, 2022, 24(2):211–221.

[4] Han TJ, Takei HH, Carranza FA. The strip gingival autograft technique[J]. Int J Periodontics Restorative Dent, 1993, 13(2):180–187.

[5] Tolstunov L, Hamrick JFE, Broumand V, et al. Bone Augmentation Techniques for Horizontal and Vertical Alveolar Ridge Deficiency in Oral Implantology[J]. Oral Maxillofac Surg Clin North Am, 2019, 31(2):163–191.

[6] Cherel Fabrice, Etienne Daniel. Papilla preservation between two implants: a modified socket–shield technique to maintain the scalloped anatomy? A case report[J]. Quintessence International, 2014, 45(1): 23–30.

[7] 宿玉成译. 国际口腔种植学会（ITI）口腔种植临床指南第三卷: 拔牙位点种植——各种治疗方案[M]. 北京: 人民军医出版社, 2009.

[8] Fürhauser R, Florescu D, Benesch T, et al. Evaluation of soft tissue around single–tooth implant crowns: the pink esthetic score[J]. Clin Oral Implants Res, 2005, 16(6):639–644.

[9] Belser UC, Grütter L, Vailati F, et al. Outcome evaluation of early placed maxillary anterior single–tooth implants using objective esthetic criteria: a cross–sectional, retrospective study in 45 patients with a 2– to 4–year follow–up using pink and white esthetic scores[J]. J Periodontol, 2009, 80(1):140–151.

下颌前牙种植失败的再种植治疗

董智伟

摘要

目的：为外院下颌前牙种植感染失败病例（种植1颗种植体感染失败，造成相邻2颗天然牙感染脱落）进行再次种植治疗。**材料与方法**：利用升支前缘骨块对下颌前牙骨缺损区行垂直向骨增量；7个月后，利用数字化导板技术植入2颗种植体，同期行引导骨组织再生术及水平向骨增量；4个月后，利用腭部游离龈行软组织增量；2个月后，对下颌前牙缺损行临时修复；7个月后，对下颌前牙缺损行永久修复。**结果**：经过将近2年的序列治疗，患者得到了满意的治疗效果。患者的牙槽骨、角化龈、牙列较术前均得到了最大限度的改善，同时种植失败造成的浅前庭沟加深明显。**结论**：下颌前牙种植感染失败对患者造成的破坏力较大，需要进行骨增量–软组织增量–前庭沟加深等长时间、多次、复杂的治疗过程，才能得到令医患满意的结果。

关键词：下颌前牙；种植失败；垂直向骨缺损；块状骨移植；Onlay植骨；引导骨组织再生术（GBR）；游离龈移植（FGG）

一、材料与方法

1. 病例简介　33岁男性患者。主诉：下颌前牙种植体植入术后流脓4年，拔除种植体、植骨后1个月余。现病史：4年前于"诊所"行单颗下颌前牙种植体植入术（种植体品牌不详），术后一直感觉术区不适、闷胀感，偶有咸味液体流出，下颌前牙种植体松动，邻近2颗天然牙也逐渐出现松动。间断冲洗4年，疗效欠佳。1个月前，于该"诊所"行种植体拔除术、邻近2颗天然牙拔除术。术中同期行GBR手术。疗效尚可。目前要求修复下颌前牙（图1~图3）。CBCT示：下颌前牙区牙槽骨呈凹坑样骨缺损，散在高密度影。矢状面可见垂直向骨缺损高约11mm，宽约7mm（图4，图5）。

2. 诊断　31-42缺失；下颌牙列缺损。

3. 治疗计划　根据Terheyden教授在2010年报道的种植体与骨缺损的关系分类中（图6），本病例属于4/4骨缺损，需要进行Onlay植骨来恢复骨高度后延期种植体植入。因此，我们制订相应治疗计划：①首先，利用块状骨移植行轮廓骨增量手术，7个月后，在骨重建后利用数字化导板行种植体植入术。②4个月后，利用游离龈移植技术行软组织增量手术。③2个月后，利用临时修复获得满意效果。④7个月后，再进行永久修复（图7）。

4. 治疗过程

（1）第一次手术：利用升支前缘骨块对下颌前牙骨缺损区行垂直向骨增量。翻开安全组织瓣，测量垂直向骨缺损大小约13mm×13mm×8mm（图8~图10）。利用超声骨刀从左侧升支前缘截取18mm×13mm×6mm

作者单位：小白兔口腔医疗科技集团
Email：15880322@qq.com

大小不规则骨块（图11~图13）。对舌侧瓣减张，减张范围>10mm（图14），将骨块塑形，与受区严丝合缝（图15），利用钛板和钛钉将骨块固定于受区（图16），胶原膜覆盖骨块及骨粉，并用膜钉固定（图17）。术后7个月CBCT示：骨块愈合良好（图18）。

（2）第二次手术：数字化种植导板引导下精准种植。口内试戴种植导板（图19），翻开安全组织瓣，发现骨块与受区严丝合缝，愈合良好，钛板表面大量新骨覆盖，表明其生物相容性良好（图20），导板引导下用先锋钻定位（图21）。种植体植入后，发现唇侧皮质骨薄，部分螺纹暴露（图22），进行常规GBR（图23）。术后可见种植体植入位置良好，唇舌侧均有>1mm骨质（图24，图25）。

（3）第三次手术：游离龈移植术。4个月后，我们发现口腔内软组织有以下5个问题：①大量的角化龈缺失。②大量瘢痕。③前庭沟变浅。④口底变浅。⑤颌下腺导管前移位（图26，图27）。术中采用根向复位瓣技术行前庭沟加深及导管后移位（图28），切取腭部游离龈行游离龈移植术（图29）。2个月后，FGG术后口内效果（图30，图31）。

（4）第四次治疗：临时修复下颌牙列缺损。二期手术后2周，常规取模，制作螺丝固位三单位临时修复桥（图32，图33）。

（5）第五次治疗：永久修复下颌牙列缺损。

（6）7个月后，患者对临时治疗效果满意，检查见：口内牙龈无红肿、角化龈无退缩、种植修复体无松动。对下颌牙列缺损行永久修复（图34，图35）。

二、结果

经过将近2年的序列治疗，通过对术前术后口内变化的比较，患者口内发生了以下5个方面的改变：①牙列完整。②牙槽骨明显增加。③角化龈得到恢复。④种植失败造成的浅前庭沟加深明显。⑤由于多次手术瘢痕造成的颌下腺导管口前移，在角化龈移植手术同期，颌下腺导管口也纠正到正常的位置。患者对整体治疗效果非常满意。X线片记录了从种植体植入到二期

手术，从临时修复到永久修复的整个过程，种植体周的骨质非常稳定（图36）。

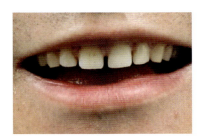
图1 术前微笑像

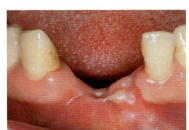
图2 术前口内正面像

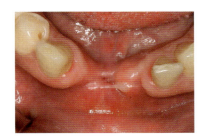
图3 术前口内殆面像

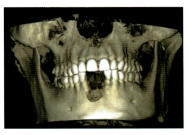
图4 术前CBCT三维重建影像

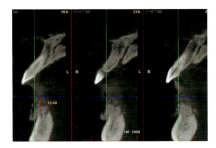
图5 术前CBCT（矢状面）示：垂直向骨缺损约11mm×7mm

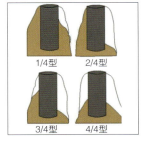
图6 Terheyden骨缺损分类

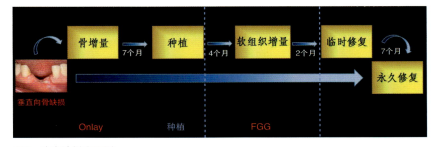
图7 治疗计划流程图

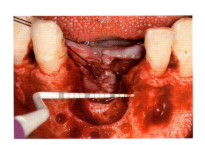
图8 植骨术中测量骨缺损近远中长度约13mm

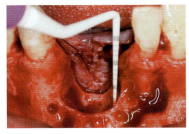
图9 植骨术中测量骨缺损高度约13mm

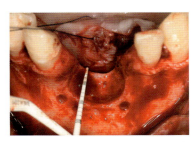
图10 植骨术中测量骨缺损唇舌向宽度约8mm

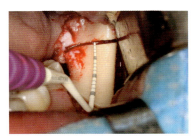
图11 植骨术中测量升支前缘骨块近远中长度约18mm

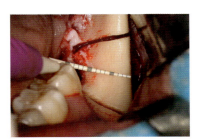
图12 植骨术中测量升支前缘骨块颊舌侧宽度约13mm

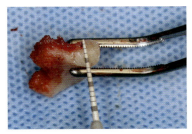
图13 植骨术中测量升支前缘骨块厚度约6mm

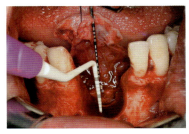
图14 植骨术中舌侧瓣减张范围>10mm

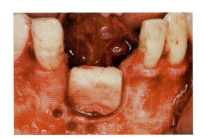
图15 植骨术中骨块塑形，与受区严丝合缝

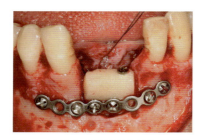

图16　植骨术中用钛板和钛钉将骨块固定于受区

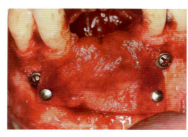

图17　植骨术中胶原膜覆盖骨块及骨粉，并用膜钉固定

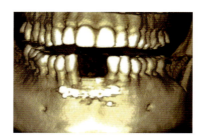

图18　术后7个月CBCT三维重建可见骨块愈合良好

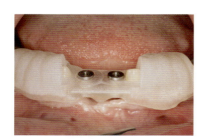

图19　种植术前口内试戴种植导板

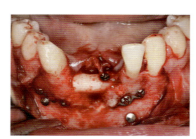

图20　种植术中发现骨块与受区严丝合缝，愈合良好，钛板表面大量新骨覆盖，表明其生物相容性良好

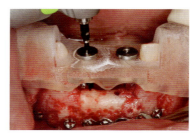

图21　种植术中导板引导下先锋钻定位

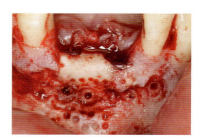

图22　种植术中发现种植体植入后，唇侧皮质骨薄，部分螺纹暴露

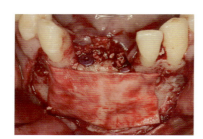

图23　种植术中行常规GBR手术

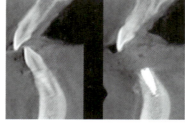

图24　种植术后CBCT矢状面示：42种植体植入位置良好，唇舌侧均有>1mm骨质

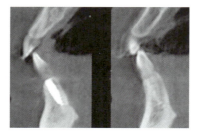

图25　种植术后CBCT矢状面示：31种植体植入位置良好，唇舌侧均有>1mm骨质

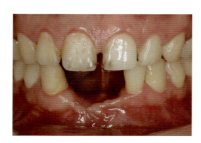

图26　游离龈移植术前口内正面像

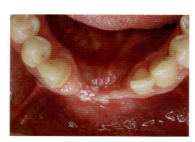

图27　游离龈移植术前口内𬌗面像

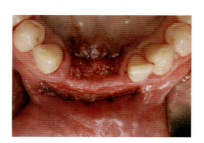

图28　游离龈移植术中，采用根向复位瓣技术行前庭沟加深及导管后移位

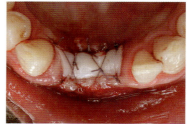

图29　切取腭部游离龈行游离龈移植术

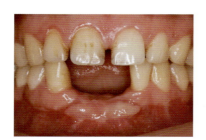

图30　游离龈移植术后口内正面像

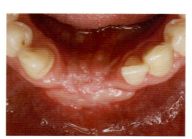

图31　游离龈移植术后口内𬌗面像

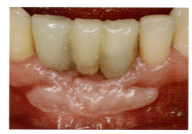

图32　临时修复后口内正面像

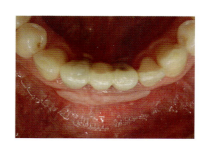

图33　临时修复后口内𬌗面像

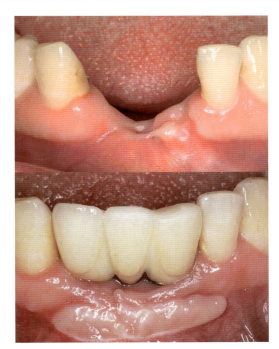
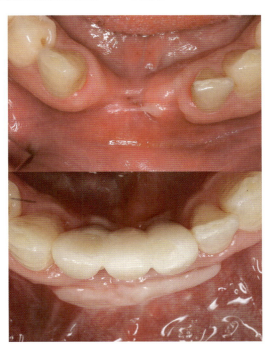
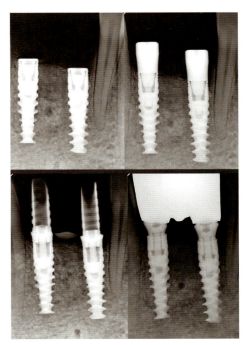

图34 术前、永久修复后口内正面像

图35 术前、永久修复后口内殆面像

图36 X线片：记录从种植体植入到二期手术，从临时修复到永久修复的整个过程，种植体周骨稳定性良好

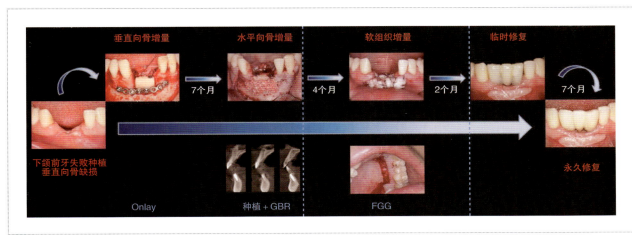

图37 病例复盘流程图

三、结论

下颌前牙种植感染失败对患者造成的破坏力较大，不仅需要拔除种植体，而且要拔除被感染波及且不能保留的天然牙齿。给患者身体和心理造成了很多伤害。

为了重新进行种植修复，需要进行骨增量手术、种植体植入手术、软组织增量手术、牙龈塑形、永久修复等长时间、多次、复杂的治疗过程（图37），才能得到令医患满意的结果。

参考文献

[1] Le B, Burstein J, Sedghizadeh PP. Cortical tenting grafting technique in the severely atrophic alveolar ridge for implant site preparation[J]. Implant Dent, 2008, 17(1):40–50.

[2] Khojasteh A, Hassani A, Motamedian SR, et al. Cortical bone augmentation versus nerve lateralization for treatment of atrophic posterior mandible: a retrospective study and review of literature[J]. Clin Implant Dent Relat Res, 2016, 18(2):342–359.

[3] Pourdanesh F, Esmaeelinejad M, Aghdashi F. Clinical outcomes of dental implants after use of tenting for bony augmentation: a systematic review[J]. British Journal of Oral and Maxillofacial Surgery, 2017, 55(10):999–1007.

[4] Chiapasco M, Casentini P, Zaniboni M. Bone augmentation procedures in implant dentistry[J]. Int J Oral Maxillofac Implants, 2009, 24 (Suppl):237–259.

上颌重度骨萎缩All-on-6即刻种植即刻负重同期块骨移植1例

焦星琦　潘巨利

摘要

目的：应用块骨移植结合引导骨组织再生术（GBR）即刻种植即刻负重修复上颌重度骨萎缩。**材料与方法**：患者为中年男性，上下颌牙列缺损，上颌前部牙槽嵴重度萎缩，宽度约3mm，影响种植体植入的远期稳定性及美学效果。考虑到骨粉植入后没有良好的成骨空间，因此采用了块状骨移植联合GBR进行骨增量手术。常规切开翻瓣，拔除余留牙，逐级备洞植入6颗种植体。利用超声骨刀在术区基骨制取骨块，并用钛钉固定于颊侧骨凹陷处，同时植入骨替代材料，表面覆盖可吸收胶原膜。术后即刻戴过渡义齿，术后9个月更换为永久义齿。**结果**：骨增量术后2年复诊，成骨区骨质骨量满意。植骨区骨宽度增加至7mm，颊侧骨弓轮廓外形好，种植体与骨结合良好，患者恢复了满意的咬合功能，临床效果良好。

关键词：块骨移植；水平向骨量不足；上颌重度骨萎缩

一、材料与方法

1. 病例简介　55岁男性患者。主诉：口内多数牙缺失多年，要求种植修复。现病史：患者口内多数牙缺失多年，未曾行治疗，现影响进食，遂来我院要求修复。全身情况良好。吸烟30年，10～40支/天。口内检查：口腔卫生差。上下颌多颗牙缺失，余留牙齿均Ⅲ度松动，重度牙周炎（图1）。CBCT示：上颌前牙区牙槽嵴重度水平向骨缺损，骨厚度＜3.5mm（图2～图5）。

2. 诊断　上下颌牙列缺损；上颌重度骨萎缩（上颌前牙区牙槽嵴骨缺损Hämmerle Ⅲ级）；慢性牙周炎。

3. 治疗计划　①牙周系统治疗。②下颌余留牙拔除，All-on-4即刻种植即刻修复。③上颌余留牙拔除，All-on-6即刻种植即刻负重，同期行块状骨移植手术结合引导骨组织再生术（GBR）。治疗顺序：根据患者要求，先行下颌手术再行上颌手术。供骨区选择：利用骨支架修整需切除的牙槽骨组织（图6）。

4. 治疗过程

（1）术前准备：分析CBCT，计算机模拟上颌种植手术植入3.75mm直径种植体，唇侧部分种植体外露。牙周系统治疗，口腔卫生宣教。

（2）手术过程：①局部麻醉下行上颌术区切开翻瓣，拔除余留牙，清除炎性肉芽组织，显露菲薄前牙牙槽嵴顶及14、25种植位点牙槽嵴骨缺

损区，缺损区呈显著的凹坑状（图7，图8）。②用1mL注射器取少量自体血，并用骨刮器从颊侧骨壁刮取少量骨屑（图9），将自体血与骨屑充分混合制作骨调节基质（Bone-Conditioned Medium，BCM），静置一旁待用。③向鼻底方向继续剥离，使用超声骨刀切割上颌前牙区骨块，骨块大小约25mm×5mm×3mm（长×宽×厚），将其固定于颊黏膜瓣备用（图10，图11）。④使用Nobel工具盒逐级备洞，植入6颗Nobel Speedy种植体，各种植体初始稳定性均＞35N·cm，并分别安装复合基台6颗。⑤如术前预测，11、21、22位点种植体唇侧可见露出灰色种植体，部分区域颊侧骨壁厚度＜1mm（图12）。⑥在移植创面用小球钻钻取多个小孔以暴露骨髓腔，然后将塑形后的块状骨放在唇侧凹陷处，使其尽量与受植区骨壁贴合，并用直径1.5mm的钛固定螺丝坚固固定（图13，图14）。⑦在块状骨周围间隙处植入Bio-Oss骨粉，覆盖胶原膜Bio-Gide，表面加入骨调节基质（图15）。充分减张后缝合，关闭创面。⑧术后即刻CBCT示：上颌骨弓轮廓恢复正常（图16，图17）。

（3）即刻负重：外科手术结束后，制作个性化托盘，开窗式转移杆取模，确定颌位关系，椅旁技术加工生产临时修复体，3小时后试戴临时修复体（图18，图19）。

（4）永久修复：经过9个月后，植骨区域骨愈合可，软组织趋于稳定，美学效果理想。拆除临时修复体，检查袖口及种植体（图20）。口内连接转移杆，个性化树脂托盘制取印模，面弓转移颌位关系，采用纯钛桥架-烤瓷制作永久修复体。口内试戴桥架，调整咬合后完成最终修复体制作（图21～图23）。

作者单位：瑞尔齿科

通讯作者：潘巨利；Email: panjuli@163.com

（5）术后随访：上颌永久修复4个月后，拍摄CBCT复查，上颌两侧远中斜行种植体冠状位示：种植体紧贴上颌窦前壁穿行（图24～图26）。块状骨移植部位唇侧新生骨＞3mm，远期效果可期（图27）。上颌骨增量术后2年，永久修复后13个月，口内检查牙弓轮廓外形好（图28，图29）。复查CBCT示：唇侧骨量充足，未见明显吸收，远期效果较好（图30，图31）。

二、结果

上颌骨增量术后2年复诊，成骨区骨质、骨量满意。植骨区骨宽度增加至7mm，满足了种植体植入的美学及稳定性要求。颊侧骨弓轮廓外形好，种植体与骨结合良好，患者恢复了满意的咬合功能，临床效果好。通过块状骨移植联合GBR骨增量手术可以修复上颌重度水平向骨萎缩并获得良好的远期效果。

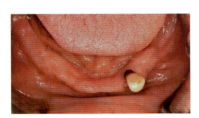

图1　下颌术前口内像

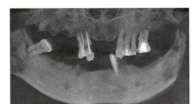

图2　术前CBCT（全景片位）

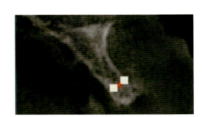

图3　上颌前部11位点牙槽嵴重度萎缩

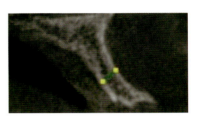

图4　上颌前部21位点牙槽嵴重度萎缩

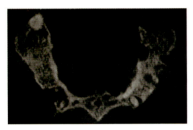

图5　上颌术前骨弓轮廓

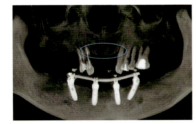

图6　上颌供骨区的选择

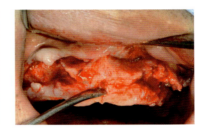

图7　术中切开翻瓣后牙槽嵴情况1

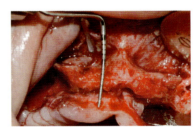

图8　术中切开翻瓣后牙槽嵴情况2

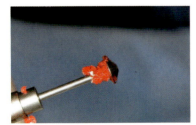

图9　获取自体骨屑

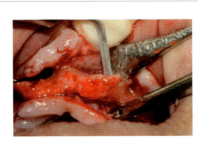

图10　获取上颌前牙区骨块

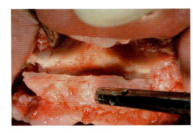

图11　完成骨支架制作

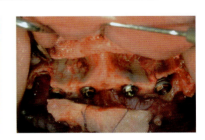

图12　种植体植入后，颊侧可见灰色露出

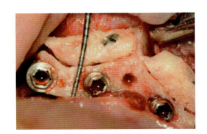

图13　骨块固定后上颌前部牙槽嵴宽度1

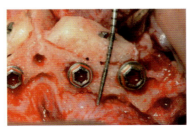

图14　骨块固定后上颌前部牙槽嵴宽度2

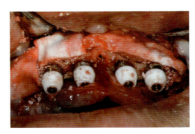

图15　GBR植骨盖膜后

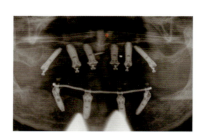
图16 术后即刻CBCT（全景片位）

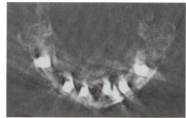
图17 术后即刻CBCT（水平位）

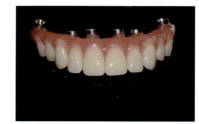
图18 上颌过渡义齿

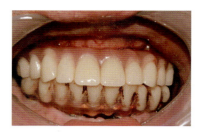
图19 术后即刻戴牙口内像

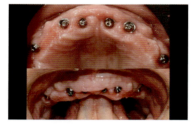
图20 上颌术后9个月，穿龈袖口形态

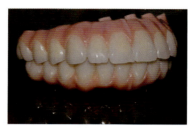
图21 永久修复体

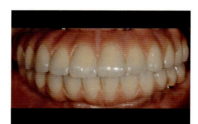
图22 永久修复后口内像

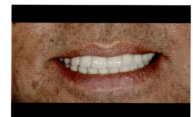
图23 永久修复后正面像

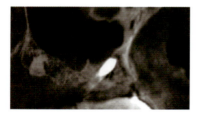
图24 永久修复后4个月右侧远中斜行种植体CBCT（冠状位）

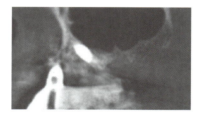
图25 永久修复后4个月左侧远中斜行种植体CBCT（冠状位）

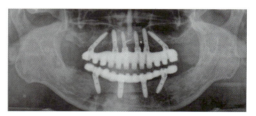
图26 永久修复后4个月CBCT（全景片位）

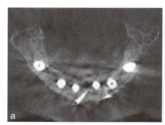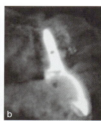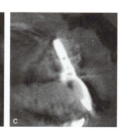
图27 永久修复后4个月：（a）CBCT（水平位）。（b）11位点CBCT（冠状位）。（c）21位点CBCT（冠状位）

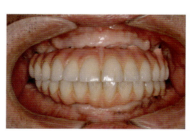
图28 上颌术后2年口内像

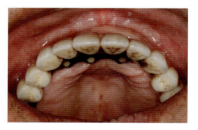
图29 上颌术后2年上颌颊侧骨外形轮廓好

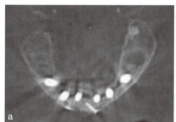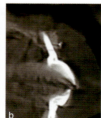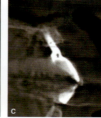
图30 上颌术后2年：（a）CBCT（水平位）。（b）11位点CBCT（冠状位）。（c）21位点CBCT（冠状位）

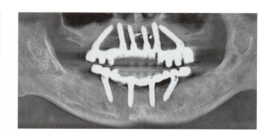
图31 上颌术后2年CBCT（全景片位）

三、讨论

本病例患者上颌前部重度骨缺损（骨厚度＜3.5mm），即刻种植可以获得初始稳定性，但种植体颊侧外露且颊侧骨壁厚度＜0.5mm，将影响前牙区美学及种植牙的远期效果。且患者吸烟量较大，口腔卫生维护意识较差，均对骨愈合有不利影响。根据Hämmerle分类，本病例上颌前牙区牙槽嵴骨缺损属于Ⅲ级，种植体颊侧骨缺损，相邻的骨壁不能提供待增大区域体积的稳定性，需要使用不可吸收膜的GBR或块状骨。方案一：使用不可吸收膜GBR手术：颊侧骨量恢复有限。方案二：块状骨移植术＋GBR：可充分恢复颊侧骨厚度，即刻种植后获得理想的初始稳定性后，同时即刻负重，患者获得舒适美观的修复效果，且远期修复效果可观。综上所述，手术团队为患者选择方案二。

种植区合适的骨质、骨量是获得长期良好种植效果的重要保证。自体骨本身具有良好的骨引导性、骨诱导性和骨生成性，目前自体骨移植仍然是重度骨缺损重建的"金标准"。自体块状骨移植结合GBR操作几乎可以适用于各种类型的骨增量，且预期效果较好。尤其是在美学区严重骨缺损时可采用自体块状骨移植术加种植体分期植入的方法，以减少骨丧失并增加美学效果。本病例中块状骨的获取主要来源于术区周围，尽可能减少了手术带来的创伤，且并未出现术后供区的严重并发症及感觉异常，这与术中精细操作和恰当的术后维护有关。

同时根据Asparuhova等的研究，来自自体骨的骨调节基质可在10分钟内快速释放转化生长因子－β1（TGF－β1），从40分钟起延迟释放骨形态生成蛋白－2（BMP-2），二者均可以对骨引导再生起到正向的分子调控机制。所以，本病例采用了自体血混合骨屑制取BCM的方法，更进一步促进骨增量的效果。同时，将GBR的理念应用在自体骨移植中，在自体骨外侧及四周均覆盖骨粉或骨胶原，并使用胶原膜固定覆盖术区，可减少由于软组织压力及骨块改建引起的外层密质骨吸收。最终，使患者获得了满意的临床效果。

参考文献

[1] Benic GI, Hämmerle CH. Horizontal bone augmentation by means of guided bone regeneration[J]. Periodontol 2000, 2014, 66(1):13–40.

[2] Khoury F, Hanser T. Mandibular bone block harvesting from the retromolar region: a 10-year prospective clinical study[J]. Int J Oral Maxillofac Implants, 2015, 30(3):688–697.

[3] Proussaefs P, Lozada J. The use of intraorally harvested autogenous block grafts for vertical alveolar ridge augmentation: a human study[J]. Int J Periodont Rest Dent, 2005, 25(4): 351–363.

[4] Ersanli S, Arisan V, Bedeloglu E. Evaluation of the autogenous bone block transfer for dental implant placement: symphysal or ramus harvesting[J]. BMC Oral Health, 2016, 16: 4.

[5] Asparuhova MB, J Caballé-Serrano, Buser D, et al. Bone-conditioned medium contributes to initiation and progression of osteogenesis by exhibiting synergistic TGF-β1/BMP-2 activity[J]. International Journal of Oral Science, 2018, 10(2):20.

采用"香肠"植骨技术治疗上颌前牙牙列缺损伴骨量不足种植修复1例

薛丽丽 蔡巧玲

摘 要

目的：采用"香肠"植骨技术实现上颌前牙区骨增量及种植修复疗效观察。**材料与方法**：男性患者，上颌前牙外伤牙列缺损3个月，采用"香肠"植骨技术行上颌前牙骨增量；6个月后，根据修复体信息进行种植体三维位置设计，数字化导板引导下进行种植体植入，术后6个月进行角化龈移植，二期手术。角化龈移植稳定后取模，临时固定桥行牙龈塑形。3个月后，个性化取模，制作最终固定桥。戴牙后6个月复诊，牙龈健康，咬合稳定。**结果**：本病例采用"香肠"植骨技术进行骨增量，效果稳定，为后续种植手术及稳定的修复效果提供了良好的保证。

关键词："香肠"植骨技术；前牙；种植修复

近年来，随着种植修复的普及，越来越多牙列缺损的患者选择种植修复。对于骨量严重不足，选择种植修复的患者，先采用"香肠"植骨技术进行良好的骨增量，为后续种植手术及稳定的修复效果提供良好的保证。"香肠"植骨技术由Urban教授首次提出，在操作过程中使用小型膜钉来支撑并固定胶原膜，确保骨移植材料能稳定在植骨区域，使之不发生移动和塌陷，从而稳定血凝块，维持成骨空间，达到良好的水平向骨增量效果。因手术完成后外观上像"香肠"，故称为"香肠"植骨技术。本病例通过前期采用"香肠"植骨技术行上颌前牙区骨增量，获得良好的骨增量效果，把原先复杂前牙种植修复病例变成较为简单的前牙种植手术，充足的骨量为后续种植手术及稳定的修复效果提供了坚实的基础。

一、材料与方法

1. 病例简介 30岁男性患者。主诉：上颌前牙缺失3个月，要求种植修复。现病史：3个月前，患者外伤至上唇裂伤，上颌牙槽突骨折、上颌前牙缺失。现外伤术后3个月要求种植修复。既往史：无特殊。口内检查：11-22缺失，牙龈无明显红肿，唇侧牙龈见瘢痕组织，系带附着过低，唇侧丰满度不足。12唇倾，牙龈无红肿，牙体无缺损，叩（-）。

2. 诊断 牙列缺损。

3. 治疗计划 11-22牙种植固定修复。

4. 治疗过程

（1）行面部资料采集（图1），上下颌取模，转面弓，上𬌗架后行诊

断蜡型制作（图2）。诊断蜡型复制到口内后，患者对整体面型，牙齿外观满意，咬合确认合适（图3）。进行口内扫描结合患者颌骨CBCT，以修复为导向进行种植体设计，部分种植体设计区域牙槽嵴呈刃状，水平向骨宽度严重不足，即使同期植入较小直径（3.3mm）的种植体，11唇侧都需要实现植骨厚度约4.6mm、高度约7.8mm的要求（图4）。根据术前分析结果，操作者明确骨量严重不足，确定治疗方案：先进行骨增量手术，术后6个月再行种植手术，最后完成种植二期手术及修复。

（2）采用"香肠"植骨技术行前牙骨增量。11-22缺失，13-24缺牙区局部浸润麻醉，牙槽嵴顶部水平向切口及13、24远中唇侧垂直向切口；骨移植材料制备：抽血离心制取浓缩生长因子（CGF）膜剪碎后与Bio-Oss骨粉混合备用（图5）。Bio-Gide胶原膜修剪到覆盖移植骨区域外2~3mm。舌侧放置3颗膜钉固定胶原膜，植入骨移植材料，固定颊侧膜钉，牵拉胶原膜测试其弹性，预留1~2颗膜钉的位置，填塞骨移植材料并推挤至牙槽嵴顶，最后膜钉进行固定（图6）。完全固定后，唇侧系带附着过低处行系带松解，唇侧组织瓣充分减张，保证无张力一期关闭，采用水平褥式联合单纯间断缝合严密关闭创口（图7）。

（3）数字化种植外科。术后6个月，利用最先设计好的患者满意的诊断蜡型，再次复制到口内后，口内扫描同时结合患者植骨术后6个月的CBCT，进行种植体三维位置设计（图8）。全程导板引导下行11、22种植体的植入，初始稳定性良好（图9）。术后2周佩戴有11-22塑料牙的压膜保持器。

（4）前牙软组织及二期手术。术后6个月，影像学检查示种植体骨结合良好（图10），行腭侧半厚瓣唇侧插入技术＋游离结缔组织移植术，增加嵴顶宽度及唇侧丰满度，同期行种植体二期手术，2周后拆线（图11）。

（5）临时固定义齿修复。二期术后1个月，取模，根据诊断蜡型外形

作者单位：厦门大学附属第一医院

通讯作者：蔡巧玲；Email: xuelili0596@163.com

制作临时固定桥，行种植体周软组织塑形（图12，图13）。

（6）最终修复。临时塑形后3个月，行个性化转移体制作（图14），最终取模。根据临时冠外形，完成修复体制作，完成戴牙（图15）。

（7）修复后6个月复查。口腔卫生维护良好，软组织健康，无红肿，探诊BOP（−），牙片检查牙槽骨无明显吸收改变。邻面触点合适，咬合检查无早接触干扰点（图16）。

二、结果

采用"香肠"植骨技术行上颌前牙区骨增量，获得了良好的骨增量效果，把原先复杂前牙种植修复变成较为简单的前牙种植手术，"以修复为导向"的设计理念，在数字化辅助下完成种植修复，获得了满意的修复效果。

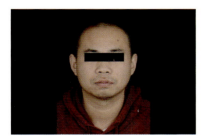

图1 术前面像

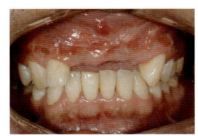

图2 取上下颌模型、转面弓、上𬴊架、制作诊断蜡型

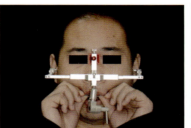

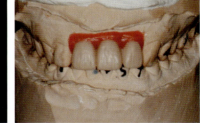

图4 （a）11种植体唇侧预留2mm骨壁情况下，唇侧需要植骨约4.6mm宽，植体舌侧骨壁约1.5mm。（b）11种植体型号：3.3mm×12mm种植体平台在龈下约4mm，舌侧在骨下约1.2mm，唇侧需要植骨约7.8mm高

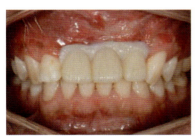

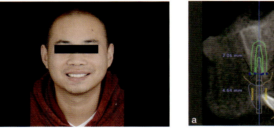

图3 诊断蜡型口内Mock-up，术前微笑像

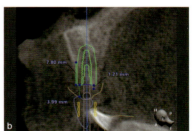

图5 抽血离心制取CGF与骨粉混合

图6 采用"香肠"植骨技术行上颌前牙骨增量术

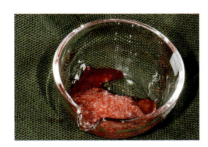

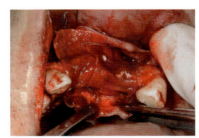

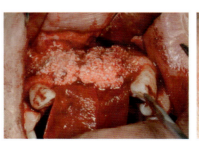

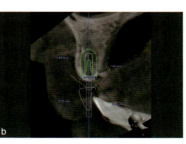

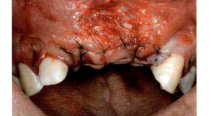

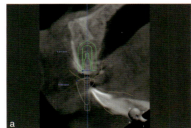

图7 水平褥式联合单纯间断缝合关闭创口

图8 植骨术后6个月，行种植三维位置设计，（a）11种植体平台在龈在约4mm，骨下约1.7mm。（b）22种植体颊侧距外形高点约2mm，舌侧距外形高点约1mm

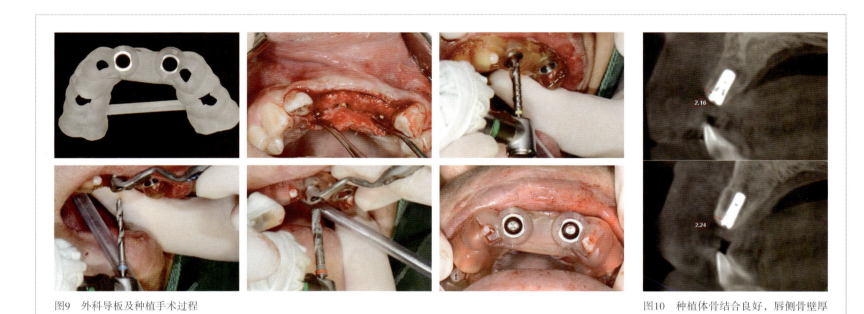

图9　外科导板及种植手术过程

图10　种植体骨结合良好，唇侧骨壁厚度>2mm

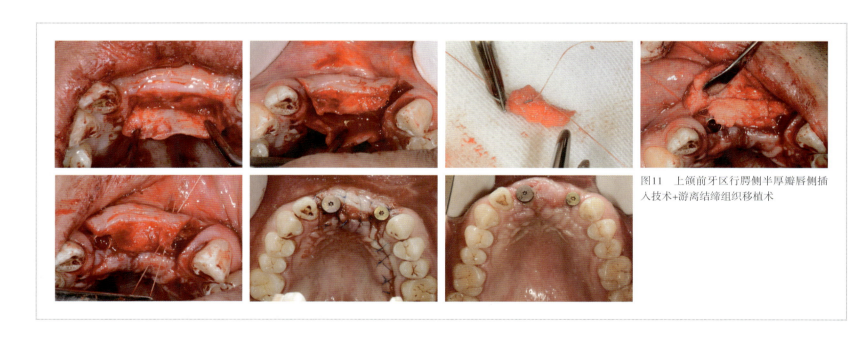

图11　上颌前牙区行腭侧半厚瓣唇侧插入技术+游离结缔组织移植术

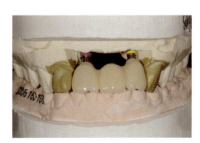

图12　临时固定桥模型

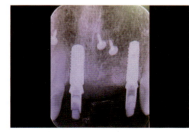

图13　临时固定桥戴牙后3个月X线检查

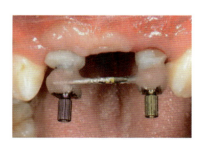

图14　制作个性化转移杆，取模

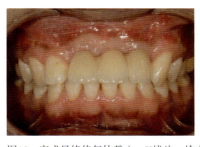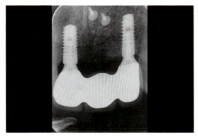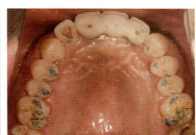

图15 完成最终修复体戴入、X线片、检查咬合

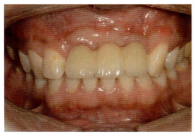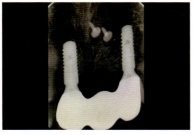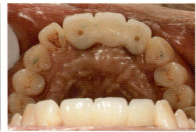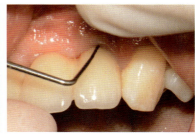

图16 戴牙后6个月后复查：X线片、咬合状况、牙龈状况

三、讨论

1."香肠"植骨技术

"香肠"植骨技术适用于刃状牙槽嵴，较传统GBR技术可以获得更好的水平向骨增量。其临床操作过程中，需要特别注意的是，膜钉的位置以及植入顺序，后牙区游离端缺失第1颗膜钉要放在最后1颗天然牙的远中；舌侧放2颗膜钉；然后固定远中和近中颊侧，在将骨移植材料推挤至牙槽嵴顶后，用1颗或2颗以上的膜钉进行固定。前牙区及后牙区非游离端缺失，先用膜钉固定舌侧，再固定颊侧，预留1~2颗膜钉的位置，在将骨移植材料推上牙槽嵴顶后，最后进行固定。成骨空间的维持和骨移植材料的稳定对于"香肠"植骨技术的成功至关重要。

2. 软组织手术

种植体周角化黏膜宽度对种植体长期稳定性具有重要性，角化黏膜不足会导致软组织开裂风险增高、牙菌斑附着增加、种植体周炎症易感性增加、种植体周骨吸收增加以及附着丧失增加。腭侧半厚瓣唇侧卷入技术属于带蒂结缔组织瓣移植，移植瓣成活率高。上皮下游离结缔组织移植，可以增加角化龈厚度，二者均可以明显提高种植位点的红色美学效果，且具有较好的稳定性，适合在临床上加以推广应用。

参考文献

[1] Arnal HM, Angioni CD, Gaultier F, et al. Horizontal guided bone regeneration on knife–edge ridges: A retrospective case–control pilot study comparing two surgical techniques[J]. Clin Implant Dent Relat Res, 2022, 24(2):211–221.

[2] Aryan Eghbali, Lorenz Seyssens, Thomas De Bruyckere, et al. A 5–year prospective study on the clinical and aesthetic outcomes of alveolar ridge preservation and connective tissue graft at the buccal aspect of single implants[J]. J Clin Periodontol, 2018, 45(12):1475–1484.

自体骨块在下颌后牙垂直牙槽嵴增量中的应用

王懿林

摘 要

目的：实现在种植术区牙槽骨高度不足的情况下，利用自体骨块移植至种植术区以达到种植条件，为垂直向骨高度不足的种植患者的临床治疗提供有意义的参考，同时实现种植术后患者对种植体美观及功能的要求。**材料与方法**：患者下颌左侧后牙牙列缺损伴有骨高度不足，应用自体骨块移植技术，利用左侧下颌升支外侧的自体骨块，同时将自体骨粉与Bio-Oss骨粉以1∶1比例混合，实现下颌左侧后牙种植区的垂直向骨增量，植骨术中应用PLA可吸收膜，植骨6个月后植入Osstem种植体，种植术后3个月辅以计算机设计美学修复。**结果**：本病例采用下颌升支的自体骨块，辅以自体骨屑混合Bio-Oss骨粉，覆盖PLA可吸收膜，完成了下颌左侧后牙区的VRA，牙槽嵴增高效果明显，并分期种植35和37，完美地实现了二氧化锆全瓷桥修复35-37，1年后的随访全景X线片显示，牙槽嵴未见明显吸收。自体骨块VRA的临床效果有待长期观察。

关键词：自体骨块；骨高度不足；垂直向骨增量

一、材料与方法

1. 病例简介　42岁女性患者。主诉：下颌左侧后牙缺失1年余，要求种植修复。现病史：下颌左侧后牙缺失1年余，未曾修复，咀嚼不便。既往史：2年前，曾经于外院做过多颗牙齿治疗。家族史：无类似情况。全身情况：健康。口内检查：11和21近中、远中龋，已充填治疗；12和13金瓷联冠修复。35、36和37缺失，33、34金瓷冠修复，44-46金瓷桥修复，26和27伸长，金瓷冠修复，咬合间隙狭窄。全口龈上牙结石（＋）；牙周探诊：24-27和32-42探诊出血。CBCT示：全口牙槽嵴轻度水平吸收；TMJ未见异常；35和37距离下颌神经管分别为8.1mm和5.1mm。

2. 诊断　慢性牙周炎；38松动牙；下颌牙列缺损；下颌左侧后牙区垂直向骨缺损。

3. 治疗计划　①全口龈上洁治和龈下刮治。②自体骨块移植，辅以GBR，垂直向骨增量35-37区域的牙槽骨。③择期拆除26和27冠修复体，RCT后行截冠术，再行冠修复。④6个月后行35-37种植全瓷固定桥修复。

4. 治疗过程（图1～图34）

（1）行下颌左侧后牙区阻滞麻醉，待麻药起效，翻瓣，充分暴露术区，用探针测量所需骨增量的范围。

（2）拔除38，测量受区以及供区数据。

（3）在超声骨刀下于左侧下颌升支外侧取自体骨块，测量所获得的自体骨块的尺寸。收集自体骨屑，以1∶1的比例将自体骨屑混合Bio-Oss骨粉

备用。将切下的骨块置于受区，利用骨钉来固定，同时填充混合骨粉。用PLA可吸收膜覆盖植骨术区，在颊侧瓣做松弛切口，舌侧瓣剥离至口底的下颌舌骨肌，采用水平褥式和间断缝合关闭创口。

（4）术后6个月，翻瓣暴露植骨区时，取出骨钉。于35和37区分别植入Osstem 4.2mm×11.5mm和5mm×8.5mm的种植体。关闭创口，术后拍摄全景片。

（5）种植术后3个月拍摄的CBCT确认种植体与骨结合非常好。行种植二期手术，安装愈合基台。

（6）1个月后行种植修复，进行数字化口内扫描，制作固定桥。患者口内戴入种植固定桥，患者对该修复体的形态、颜色以及咬合满意。

（7）1年后，随访患者，拍摄全景片，确认种植体植入的骨增量位置没有发生肉眼可见的形态变化。

（8）使用材料：自体骨块；自体骨屑；Bio-Oss骨粉；骨钉；PLA可吸收膜；Osstem种植体。

二、结果

本病例采用下颌升支的自体骨块，辅以自体骨屑混合小牛骨粉，覆盖PLA可吸收膜，完成了下颌左侧后牙区的VRA，牙槽嵴增高效果明显，并分期种植35和37种植体，完美地实现了二氧化锆全瓷桥修复35-37。1年后的随访全景X线片示：牙槽嵴未见明显吸收。自体骨块VRA的临床效果有待长期观察。

作者单位：厦门麦芽口腔医院
Email: 1023216241@qq.com

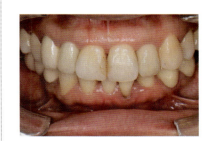
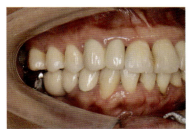
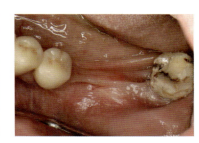
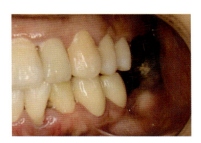

图1　术前口内正面像　　　　图2　术前口内右侧像　　　　图3　术前口内术区像　　　　图4　术前口内左侧像

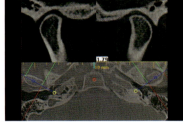
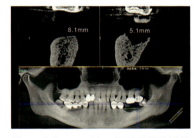
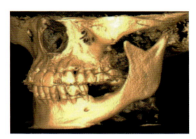

图5　术前CBCT示：颞下颌关节影像　　图6　术前CBCT示：术区牙槽骨影像　　图7　术前头颅影像
　　　　　　　　　　　　　　　　　　　　　　及全景影像

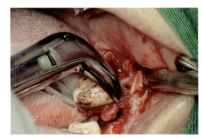
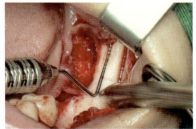
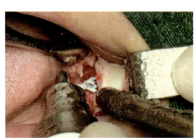

图8　术中拔除38，测量植骨受区与供区数据及超声骨刀下切骨

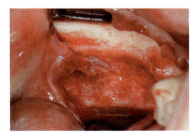
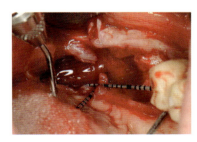
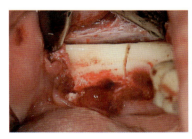
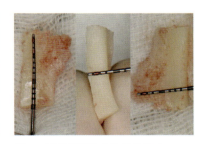

图9　术中翻瓣暴露术区　　图10　术中测量垂直向骨增量范围　　图11　术中用超声骨刀在左侧下颌升　　图12　测量获得的自体骨块尺寸
　　　　　　　　　　　　　　　　　　　　　　　　　　　　　　　支外侧取自体骨块

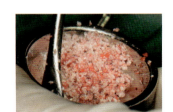
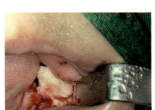
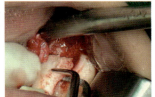
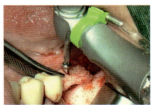
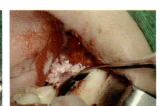

图13　将部分自体骨屑与Bio-　　图14　将切下骨块置于受区，然后利用骨钉来固定，同时填充混合骨粉
oss骨粉混合

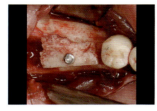 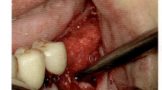 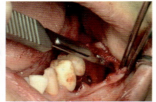 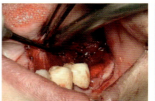 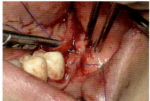

图15　骨钉固定骨块的情况　　图16　覆盖PLA可吸收膜，颊侧瓣做松弛切口，舌侧瓣剥离至口底的下颌舌骨肌，水平褥式和间断缝合关闭创口

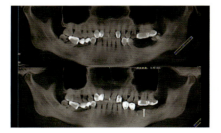 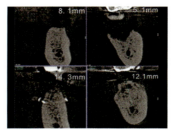 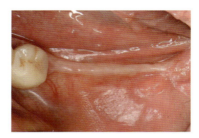

图17　术后6个月与术前的全景片影像对比　　图18　术后6个月与术前的术区牙槽骨影像对比　　图19　术后6个月口内像

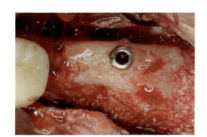 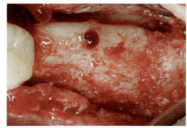 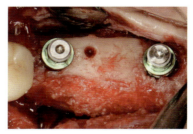 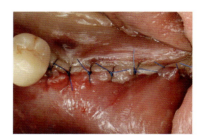

图20　翻瓣暴露植骨区口内像　　图21　取出骨钉后口内像　　图22　Osstem种植体植入后口内像　　图23　关闭创口

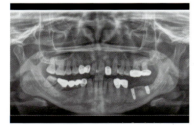 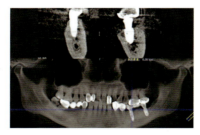 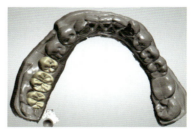 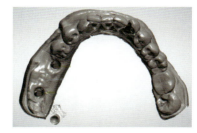

图24　种植术后拍摄全景片　　图25　种植术后3个月拍摄的CBCT所示种植区　　图26　种植修复的数字化口内扫描设计1　　图27　种植修复的数字化口内扫描设计2

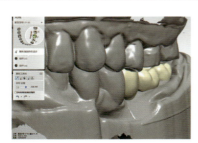 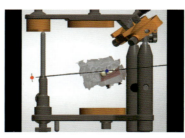 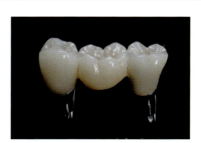

图28　在虚拟殆架上设计全瓷固定桥　　图29　在虚拟殆架上设计全瓷固定桥　　图30　设计完成的固定桥的口外像

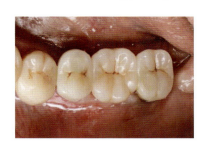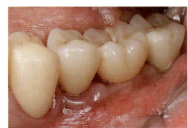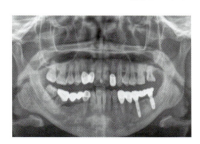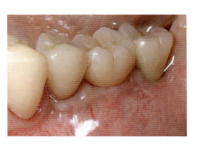

图31 口内戴入种植固定桥1　　图32 口内戴入种植固定桥2　　图33 1年后全景片影像　　图34 2年后口内影像

三、讨论

1. 垂直牙槽骨增量方法及优缺点：①块状骨移植术：垂直向骨增量的高度超过4mm，不易造成软组织开裂的并发症，自体骨移植是"金标准"。②混合自体骨粉的GBR：需要获得自体骨屑，并与小牛骨混合，应用不可吸收的膨胀聚四氟乙烯（e-PTFE）膜覆盖移植物，垂直牙槽骨增量高度不会超过4mm。③牵张成骨术：手术难度大，不易操作，时间长，易导致感染发生，临床上少用。

2. 本病例VRA的高度超过4mm，同期手术难度大，不安全。考虑到本病例增骨范围广，同时骨增量后第1年骨吸收率最高，因此选择骨增量与种植分期，在种植负重前给再生骨更多的成熟时间。

3. PLA可吸收膜的优点：①具有骨传导性有利于骨再生。②组织相容性好。③很小的炎症反应。④外露的PLA膜表面不易附着细菌。⑤吸引、诱导、固定成纤维细胞和上皮细胞。⑥维持新骨和牙周组织再生所需要的空间达2个月之久。

利用GBR技术实现颌骨重建

李宏明　孙荣　孙佰军

摘要

目的：患者因牙体牙周疾病导致双侧牙槽骨缺损，通过种植体植入同期完成GBR技术实现颌骨重建并辅助软组织移植术后完成修复。**材料与方法**：23位点植入Thommen 4mm×11mm种植体后颊侧有利型骨缺损填充Bio-Oss骨粉使用双层Bio-Gide胶原膜覆盖。25位点植入Thommen 4.5mm×9.5mm种植体，因窦底距＜4mm采用超声骨刀经上颌窦侧壁开窗外提窦底黏膜，先用Bio-Gide胶原膜覆盖窦底黏膜并填充Bio-Oss骨粉，46位点植入Thommen 4.5mm×11mm种植体，47位点植入Thommen 5mm×9.5mm种植体，植入区可见垂直向和水平向骨缺损，采用加强型密型聚四氟乙烯（d-PTFE）膜覆盖并以膜钉固定。下颌种植位点可见颊侧附着龈宽度不足，腭部处取游离龈移植物并将其移植到受区。待附着龈稳定后最终完成种植修复。**结果**：重建后在有良好的骨量和稳定的软组织保障下，患者种植修复后4.5年的临床使用效果仍然稳定。**结论**：上额窦外提植术和常规GBR经典术式是安全的、可预测的。生物材料的选择、愈合时间、膜龈联合的考量将决定长期的临床结果是否成功。

关键词：GBR；Bio-Oss骨粉；Bio-Gide胶原膜；d-PTFE膜；上颌窦外提升术；游离龈移植（FGG）；Thommen种植体

在后牙区种植修复的过程中，经常会面临骨量垂直向或水平向不足的问题，目前可用于解决骨量不足的术式有多种，对不同程度的骨缺损应选择合适的骨增量技术，配合可吸收膜或不可吸收膜及膜钉固定等辅助方式，以获得最优化的治疗程序和良好的临床效果。

一、材料与方法

1. 病例简介　49岁男性患者。主诉：因牙齿缺失影响进食，要求种植修复，求诊。体健，长期吸烟史，否认系统性疾病，否认药物过敏史。口内检查：下颌前牙区舌侧牙结石、牙菌斑、色素较多；23-26烤瓷冠桥修复边缘不密贴冠边缘可探入，微松动；46殆面大面积银汞充填物，牙齿变色，松动Ⅰ度；17、18、28牙体对向伸长。曲面断层检示：24、25、47牙体缺失，46髓腔可见充填物根管内无充填影像，根尖区阴影，远中牙槽骨吸收；23基牙折断，牙根残留至骨平面；18、28近中龋坏及髓（图1）。

2. 诊断　23、26牙体缺损；24、25、47牙体缺失；46慢性根尖炎；18、28深龋。

3. 治疗计划　先行牙周、牙体、牙髓、基础治疗；23、25、46、47位点设计Thommen种植＋氧化锆冠上修复；23、46、47位点需行GBR；25位点需行上额窦外提升术；46、47位点颊侧黏膜需行附着龈增宽术。

4. 治疗过程

（1）第一阶段——牙周、牙体、牙髓、基础治疗。

（2）第二阶段——种植手术。①术前常规消毒，铺巾，术中23-25区局部麻醉后，牙槽嵴顶偏腭侧切口+近远中双垂直切口，翻开黏骨膜瓣。②清理23拔牙创，25位点处利用超声骨刀进行颊侧骨开窗，颊侧开窗后分离窦底黏膜，23、25位点逐级备洞，窦底覆盖Bio-Gide膜。③23先行植入Thommen 4mm×11mm种植体，上额窦窦底外提处填充Bio-Oss骨粉同时25位点植入Thommen 4.5mm×9.5mm种植体，23位点颊侧裂开式骨缺损处填充Bio-Oss骨粉填充骨材料处覆盖双层Bio-Gide膜，黏膜充分减张，无张力关闭并缝合创口。④46、47区域局部麻醉后，牙槽嵴顶切口+近中垂直切口，翻瓣清创。⑤逐级备洞46位点植入Thommen 4.5mm×11mm种植体，47位点植入Thommen 5mm×9.5mm种植体，种植体颈部垂直向与水平向均可见骨缺损，骨量缺损区填充Bio-Oss骨粉后覆盖加强型d-PTFE膜维持骨弓轮廓，利用膜钉固位d-PTFE膜，颊舌侧黏膜充分减张关闭创口，缝线严密缝合（图2～图13）。

（3）术后0.5个月拆线时复查，创口愈合良好（图14，图15）。

（4）术后6个月曲面断层片、CBCT检查（图16～图18）。

（5）一期术后9个月，46、47种植位点经牙槽嵴顶切开，殆面像可见在整个愈合期d-PTFE膜固位良好，无暴露，取出d-PTFE膜以及固位膜钉可见植骨区骨成形良好，关闭创口，严密缝合（图19～图23）。同期23、25位点取模氧化锆冠桥修复（图24，图25）。

（6）下颌种植区可见附着龈宽度不足，黏膜半厚瓣切开，腭部处取游离龈移植物7mm×15mm移植到受区，供区、受区缝合（图26～图29）。

作者单位：哈尔滨市刘雨萍口腔科诊所

通讯作者：孙佰军；Email: ypck84671315@163.com

术后2个月，软组织愈合良好，附着龈明显增宽，经牙槽嵴顶切开，暴露种植体，可见少量骨组织覆盖封闭螺丝，安放愈合基台，牙龈转瓣关闭并缝合创口。曲面断层检查愈合基台就位（图30～图34）。待1个月后，最终修复（图35）。

（7）负重4.5年后，口内复查与X线片检查（图36～图38）。X线片示：牙槽嵴顶骨高度稳定。

二、结果

该患者经过软硬组织增量术后，成功完成种植固定修复，并定期复查，在负重修复后4.5年复查时，可见口内牙冠完整、牙龈健康、咬合稳定。平行投照根尖片示：种植体周骨量稳定。获得了良好的临床效果。

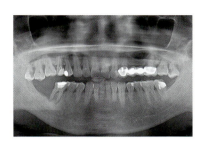
图1　术前曲面断层检查

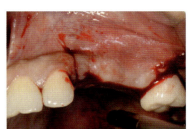
图2　23、25位点切口

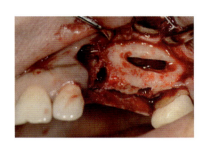
图3　23位点清创备洞，25位点利用超声骨刀经侧壁开窗

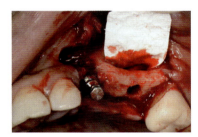
图4　23位点种植体植入，25位点分离窦底黏膜，覆盖Bio-Gide胶原膜保护

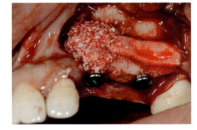
图5　25种植体植入同时上颌窦和颊侧填充Bio-Oss骨粉

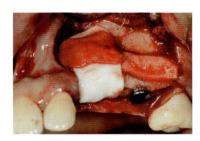
图6　覆盖双层Bio-Gide胶原膜

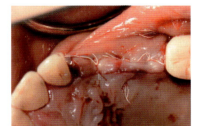
图7　黏膜减张并严密缝合创口

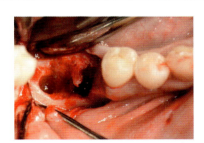
图8　46、47位点翻瓣清创

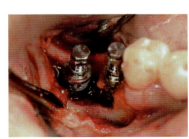
图9　46、47位点植入种植体，种植体周可见垂直向与水平向均有骨缺损

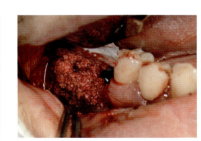
图10　填充Bio-Oss骨粉

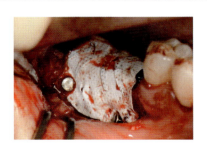
图11　采用加强型d-PTFE膜覆盖并以膜钉固定

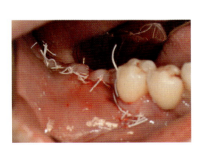
图12　黏膜减张并严密缝合创口

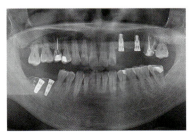
图13　术后即刻曲面断层检查

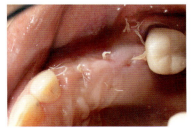
图14　0.5个月复查可见上颌创口愈合良好

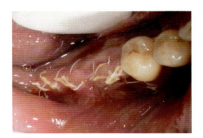
图15　0.5个月复查可见下颌创口愈合良好

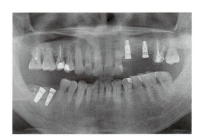

图16 术后6个月曲面断层检查

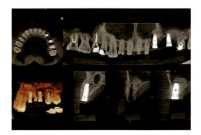

图17 术后6个月上颌CBCT检查

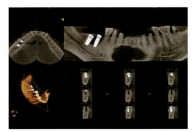

图18 术后6个月下颌CBCT检查

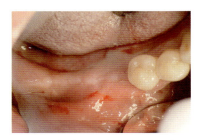

图19 下颌种植区域黏膜愈合良好，不可吸收膜无暴露

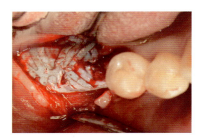

图20 46、47种植位点经牙槽嵴顶切开后殆面像，在整个愈合期d-PTFE膜固位良好，无塌陷、移位

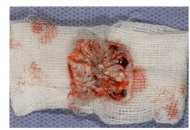

图21 取出不可吸收膜以及膜钉

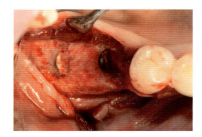

图22 可见骨成形良好

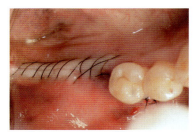

图23 严密缝合创口

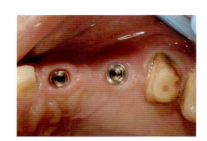

图24 23、25种植位点取模修复

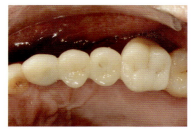

图25 23-25戴牙后口内像

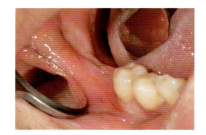

图26 46、47位点颊侧黏膜附着龈宽度明显不足

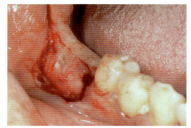

图27 46、47位点颊侧黏膜半厚瓣切开分离

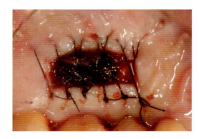

图28 腭部处制取游离龈移植到受区，缝合创口

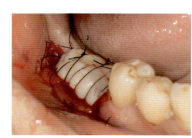

图29 受区严密缝合游离龈

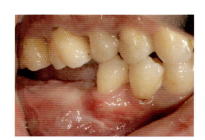

图30 2个月后可见受区黏膜愈合良好，附着龈明显增宽

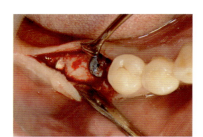

图31 切开黏膜暴露种植体，可见种植体表面部分骨组织覆盖

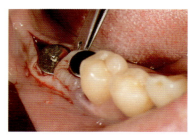

图32 去掉封闭螺丝，安放愈合基台，牙龈转瓣关闭创口

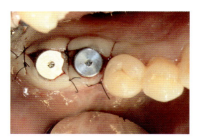

图33 缝线缝合创口

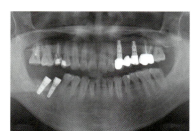

图34 下颌二期术后曲面断层检查

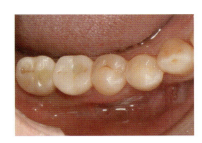

图35　下颌最终修复口内像

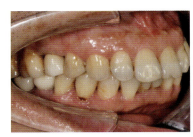

图36　下颌负重4.5年后复查口内像

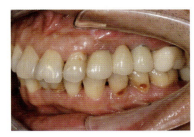

图37　上颌负重4.5年后复查口内像

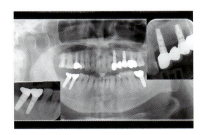

图38　负重4.5年后复查曲面断层和平行投照根尖片检查

三、讨论

1. GBR程序的首要目标是，在高预期性和低并发症风险的基础上，缺损区获得成功的骨再生。次要目标是，在最少的手术次数、减少术后发病率和缩短愈合期的情况下，获得成功的治疗效果。GBR技术的改进目标是提高GBR的成功治疗效果的可预期性，降低膜暴露和膜感染等并发症的发生率，更加方便医生在术中的操作，更有利于患者，减少手术次数和尽量缩短愈合期。

2. 本病例在上颌有利型骨缺损区做GBR，填充Bio-Oss骨粉时选择可吸收膜覆盖，符合GBR程序的主、次要目标。但是，在下颌种植区出现水平向、垂直向骨缺损时，选择Bio-Oss骨粉填充同时覆不可吸收膜并使用膜钉固定，做垂直向GBR时，使用定型膜是必要的。

3. 利用超声骨刀经上额窦侧壁开小窗提升窦底黏膜，先在窦底黏膜覆盖Bio-Gide胶原膜保护，然后填充Bio-Oss骨粉。上颌窦底提升的侧开窗技术最早见于Boyne和James，后续大量相关文献证实这项技术是开展较多，可预期的，有既定的方法，并发症也较少。

4. 磨牙区种植体周附着龈质量不佳或缺如，修复体就位后容易因咀嚼食物时的机械性刺激和摩擦产生疼痛及炎症反应，因此良好的附着龈宽度、有利于减少负重后的生物学并发症。

四、结论

上额窦外提植骨和常规GBR经典术式是安全的、可预测的。生物材料的选择、愈合时间、膜龈联合的考量将决定长期的临床结果是否成功。

参考文献

[1] Buser D, Brägger U, Lang NP, et al. Regeneration and enlargement of jaw bone using guided tissue regeneration[J]. Clin Oral Implants Res, 1990, 1(1):22–32.

[2] Ronda M, Rebaudi A, Torelli L, et al. Expanded vs. dense polytetrafluoroethylene membranes in vertical ridge augmentation around dental implants:a prospective randomized controlled clinical trial[J]. Clin Oral Implants Res, 2014, 25(7):859–866.

[3] Boyne PJ, James RA. Grafting of the maxillary sinus floor with autogenous marrow and bone[J]. J Oral Surg, 1980, 38(3):613–616.

[4] 范震, 王方, 王佐林. 超声骨刀在上颌窦内提升术中的应用[J]. 口腔颌面外科杂志, 2010, 20(1):24–27.

[5] 林野, 邱立新, 胡秀莲, 等. 硬腭游离黏膜移植在种植体周软组织结构重建中的应用[J]. 北京大学学报(医学版), 2007,39(1):21–25.

侧壁开窗上颌窦黏膜大穿孔同期窦底提升植骨延期种植1例

杨子楠

摘 要

目的：探讨侧壁开窗上颌窦底提升术中发生上颌窦黏膜大穿孔处理的新理念、新方法。**材料与方法**：患者术中发现上颌窦黏膜穿孔，直径超过10mm。术中充分剥离抬高上颌窦底黏骨膜后，植入骨增量材料，并使用Bio-Gide胶原膜包裹骨增量材料。患者8个月后复查，见窦底新生骨质良好，遂植入种植体。**结果**：6个月后见种植体骨结合良好，予全瓷冠修复，取得了满意的修复效果。**结论**：侧壁开窗窦膜大穿孔同期窦底提升植骨延期种植，在临床上是可行的，在严格把握适应证小心操作的前提下，可以获得良好的窦底植骨效果。

关键词：上颌窦侧壁开窗；上颌窦底提升；上颌窦黏膜穿孔

一、材料与方法

1. 病例简介　44岁女性患者。主诉：上颌左侧后牙缺失影响咀嚼1年余。现病史：患者1年前因上颌左侧后牙大面积龋坏拔除患牙，现自觉缺失牙影响咀嚼和进食，今来就诊。既往史：否认系统性疾病史及药物过敏史，否认吸烟史。否认鼻炎、鼻窦炎病史。口内检查：26缺失，咬合关系基本正常，邻牙及对颌牙无明显移位（图1）。口腔卫生较差，牙龈轻微红肿，牙结石（+++）；PD：2～5mm，CAL：1～3mm。CBCT示：左侧上颌窦黏膜未见明显增厚，26缺牙区窦底骨高度约2mm（图2）。

2. 诊断　牙列缺损；慢性牙周炎。

3. 治疗计划　完善牙周治疗；左侧上颌窦经外侧壁开窗窦底提升术后，延期行26牙种植术。

4. 治疗过程

（1）必兰行局部浸润麻醉，于25颊侧近中做垂直切口，全层翻开黏骨膜瓣，暴露左侧上颌窦外侧壁，骨刨刮取自体骨屑。3mm金刚砂球钻磨除部分骨壁形成一约8mm×5mm骨岛并摘除，开窗口上缘窦膜出现一直径约1mm小穿孔。在剥离窦膜的过程中，穿孔随呼吸运动不断扩大，最终＞10mm。大量生理盐水冲洗上颌窦腔。

（2）完全剥离抬高窦膜，插入骨膜分离器，前端抵到上颌窦腭侧骨壁，沿下缘插入1块Bio-Gide 25mm×13mm胶原膜直至腭侧。1g天博骨粉与自体骨屑混合后，填入胶原膜下方。小心抽出骨膜分离器，开窗口覆盖1

片倍菱胶原蛋白片，对位严密缝合术创（图3）。

（3）术后CBCT示：左侧上颌窦底骨增量材料在位，无明显散落痕迹，窦内见液平面（图4）。术后予患者口服头孢呋辛酯（0.25g，每天2次）及替硝唑片（1.0g，每天1次）5天，复方氯己定漱口液含漱（每天3次）2周，呋麻滴鼻液滴鼻（每天3次）1周，必要时口服复方对乙酰氨基酚片。嘱患者2周内避免用力擤鼻涕或闭口打喷嚏。

（4）患者8个月后复查，检查见术创愈合良好，牙龈黏膜未见明显异常。CBCT检查见26区上颌窦底骨增量材料在位，窦底高度充足，上颌窦黏膜形态厚度无明显异常（图5）。

（5）在26区牙槽嵴顶做正中切口，翻开黏骨膜瓣暴露牙槽嵴顶。3mm钨钢球钻平整骨面，逐级预备种植窝洞。植入Straumann软组织水平美学4.1mm×10mm种植体，植入扭矩＞25N·cm，放置愈合基台（RN，3mm），缝合术创（图6）。

（6）术后CBCT示：种植体位点良好，周围骨质均超过2mm（图7）。

（7）患者6个月后复查，见26术区牙龈愈合良好，种植体稳固。根尖放射线片检查，种植体周骨结合良好，未见异常透射影，上颌窦底植骨区域骨质形成良好。常规予转移印模并修复（图8）。

二、结果

本病例中，上颌窦侧壁开窗后窦膜穿孔＞10mm，没有修补窦膜穿孔，而是直接在窦底植入骨增量材料并覆盖胶原膜。患者8个月后复查时发现植骨效果良好，顺利植入种植体并最终获得良好的骨结合。

作者单位：南方医科大学口腔医院（广东省口腔医院）

Email: dryzn1988@outlook.com

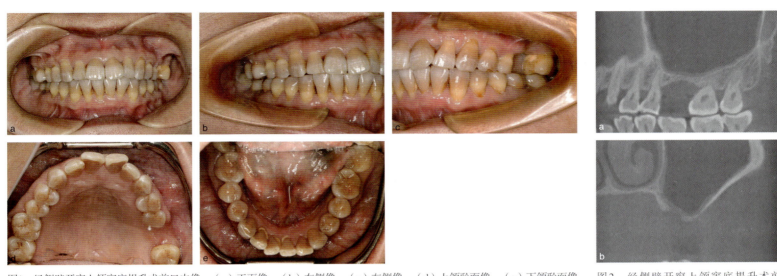

图1 经侧壁开窗上颌窦底提升术前口内像。（a）正面像。（b）右侧像。（c）左侧像。（d）上颌骀面像。（e）下颌骀面像。

图2 经侧壁开窗上颌窦底提升术前26缺牙区及左侧上颌窦的CBCT影像。（a）矢状面。（b）冠状面

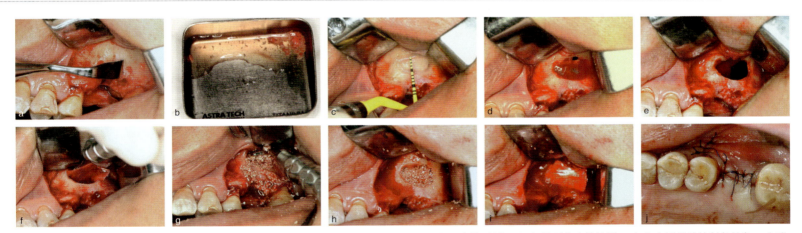

图3 经侧壁开窗上颌窦底提升手术过程。（a）切开翻瓣暴露左侧上颌窦外侧壁后，骨刨刮取自体骨屑。（b）得到的自体骨屑。（c）金刚砂球钻制备骨岛。（d）摘除骨岛后，开窗口上缘出现窦膜穿孔，直径约1mm。（e）上颌窦黏膜剥离过程中，随着患者的呼吸运动，窦膜穿孔逐渐扩大至>10mm。（f）将Kohler骨膜分离器沿开窗口上缘插入窦腔，抵至腭侧骨壁，然后将Bio-Gide胶原膜沿骨膜分离器下缘插入窦腔。（g）将自体骨屑与天博骨粉的混合物填入上颌窦腔，用骨膜分离器轻轻压实。（h）小心抽出骨膜分离器，用胶原膜覆盖骨粉，在开窗口处再填入适量骨粉。（i）开窗口覆盖倍菱胶原蛋白片。（j）复位黏骨膜瓣，严密缝合术创

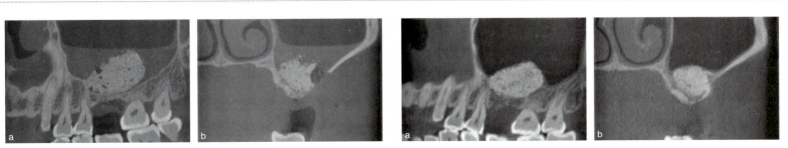

图4 经侧壁开窗上颌窦底提升术后26缺牙区及左侧上颌窦的CBCT影像。（a）矢状面。（b）冠状面

图5 上颌窦底提升术后8个月复查的CBCT影像。（a）矢状面。（b）冠状面

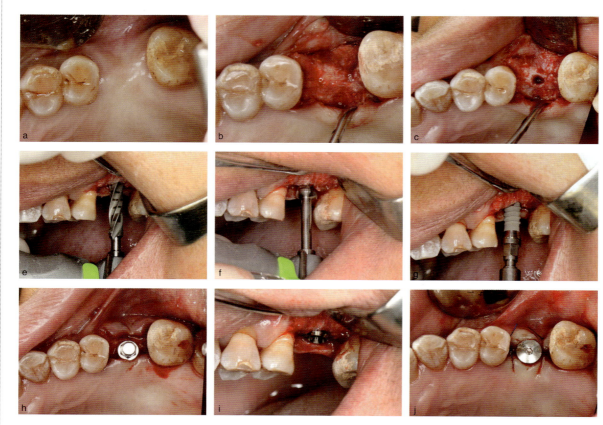

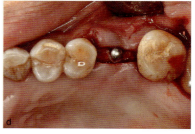

图6 26种植手术过程。（a）26区牙龈黏膜愈合良好。（b）切开翻瓣，暴露26牙槽嵴顶。（c，d）定点，先锋钻预备窝洞，指示杆确认轴向。（e）扩孔钻逐级预备窝洞。（f）肩台成型钻预备窝洞。（g）植入Straumann软组织水平美学种植体。（h，i）检查种植体位置。（j）就位愈合基台，缝合术创

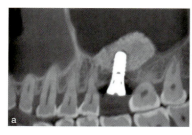

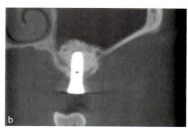

图7 26种植术后CBCT。（a）矢状面。（b）冠状面

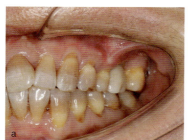

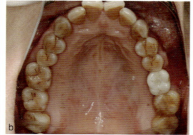

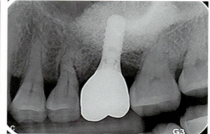

图8 26种植冠修复后。（a）左侧口内像。（b）口内像（上颌）。（c）RVG

三、讨论

上颌窦黏膜穿孔有着不同的分类方式，如Vlassis和Fugazzotto提出基于位置和修补难度的五分类法，Hernandez-Alfaro等提出了单纯基于穿孔大小的分类法等。常见的上颌窦黏膜穿孔处理方法包括：小穿孔不予处理，利用血凝块和黏膜被提升后自身的反折即可封闭穿孔；胶原膜或纤维蛋白粘着剂修补穿孔；缝合穿孔；自体骨块覆盖穿孔等。这些方法单独或联合使用，可以在很多情况下完成窦膜穿孔后的上颌窦底提升术。

当窦膜穿孔 > 10mm时，情况将变得更为棘手。Aimetti等认为，窦膜穿孔 > 10mm时，绝对不应该继续进行上颌窦底提升术，应当放弃手术待3个月后上颌窦黏膜愈合，再二次侧壁开窗上颌窦底提升。笔者认为，这种处理方法较为稳妥，但也面临着二次侧壁开窗手术难度较高，延长治疗过程，增加患者费用等一系列问题。

Park等在其2019年的文章中提出一个全新的观点，上颌窦黏膜穿孔后无论其大小，均不需要修补窦膜，直接植入骨增量材料即可获得良好的窦底提升和植骨效果。该文章中报道了24例上颌窦黏膜穿孔病例，其中包括多例穿孔 > 10mm的病例，所有病例均同期植入种植体且没有种植体失败。值得注意的是，这些窦膜穿孔的病例中包括了上颌窦黏膜严重增厚的病例，而上颌窦黏膜增厚可能与上颌窦的炎症状况有关。

本病例中，笔者参考Park等的方法对上颌窦黏膜穿孔进行处理。有差异的地方在于，笔者在窦腔内植入骨增量材料前，首先放入了1块Bio-Gide胶原膜，以覆盖骨增量材料，帮助形成稳定的血凝块，减小材料向窦腔内散落的可能。本病例中，笔者并未在上颌窦底提升术中同期植入种植体，主要考虑植入种植体的过程可能导致骨增量材料散落，且由于材料的异质性，不利于术后骨增量材料的稳定。

2021年的一篇系统评价显示，经侧壁开窗上颌窦底提升术中窦膜穿孔并不影响种植体存留率，并推荐使用胶原膜修补窦膜穿孔。该系统评价中，也纳入了Park等的研究。需要注意，Park等的研究中随访时间最长不超过5年，这一方法的长期预后尚有待观察。

四、结论

基于近期文献证据支持，可以在健康上颌窦黏膜穿孔 > 10mm时，尝试不修补穿孔直接行窦底提升并植骨。对于存在上颌窦炎的上颌窦黏膜穿孔 > 10mm时，应按传统观点放弃手术，待3个月后行二次侧壁开窗手术。笔者对上颌窦黏膜穿孔 > 10mm不修补直接行上颌窦底提升术中同期植入种植体持十分谨慎的态度。

参考文献

[1] Park WB, Han JY, Kang P, et al. The clinical and radiographic outcomes of Schneiderian membrane perforation without repair in sinus elevation surgery[J]. Clin Implant Dent Relat Res, 2019, 21(5): 931–937.

[2] Vlassis JM, Fugazzotto PA. A classification system for sinus membrane perforations during augmentation procedures with options for repair[J]. J Periodontol, 1999, 70(6): 692–699.

[3] Hernandez-Alfaro F, Torradeflotmm, Marti C. Prevalence and management of Schneiderian membrane perforations during sinus-lift procedures[J]. Clin Oral Implants Res, 2008, 19(1): 91–98.

[4] Betts NJ, Miloro M. Modification of the sinus lift procedure for septa in the maxillary antrum[J]. J Oral Maxillofac Surg, 1994, 52(3): 332–333.

[5] Chanavaz M. Maxillary sinus: anatomy, physiology, surgery, and bone grafting related to implantology——eleven years of surgical experience (1979–1990)[J]. J Oral Implantol, 1990, 16(3): 199–209.

[6] Khoury F. Augmentation of the sinus floor with mandibular bone block and simultaneous implantation: a 6-year clinical investigation[J]. Int J Oral Maxillofac Implants, 1999, 14(4): 557–564.

[7] Aimetti M, Romagnoli R, Ricci G, et al. Maxillary sinus elevation: the effect of macrolacerations and microlacerations of the sinus membrane as determined by endoscopy[J]. Int J Periodontics Restorative Dent, 2001, 21(6): 581–589.

[8] Insua A, Monje A, Chan HL, et al. Association of inflammatory status and maxillary sinus schneiderian membrane thickness[J]. Clin Oral Investig, 2018, 22(1): 245–254.

[9] Diaz-Olivares LA, Cortes-Breton Brinkmann J, Martinez-Rodriguez N, et al. Management of Schneiderian membrane perforations during maxillary sinus floor augmentation with lateral approach in relation to subsequent implant survival rates: a systematic review and meta-analysis[J]. Int J Implant Dent, 2021, 7(1): 91.

"香肠"植骨技术在垂直向骨增量种植修复中的应用1例

肖康[1]　吴赟[2]

摘要

目的：探讨 "香肠"植骨技术应用于垂直向骨增量的临床疗效。**材料与方法**：本文报道了1例因重度牙周炎导致上颌后牙骨量严重不足的种植修复病例。先在拔牙同期使用"香肠"植骨技术进行骨增量，再结合经牙槽嵴顶的上颌窦底提升术植骨，采用避免开辟第二术区和减轻单次术后反应的形式来满足患者微创手术和修复缺牙的需求。**结果**："香肠"植骨技术成功地提升了牙槽骨垂直向高度，植入种植体，恢复了患者的咀嚼功能，疗效稳定。

关键词：重度牙周炎；"香肠"植骨技术；上颌窦底提升；角化龈宽度

一、材料与方法

1. 病例简介　46岁男性患者。主诉：上颌右侧后牙咬合不适数个月。现病史：6个月前行全口牙周基础治疗，现牙周状况好转，上颌右侧后牙仍有咬合不适，要求进一步治疗并修复上颌右侧缺失牙。无系统性疾病史。无吸烟史。口内检查：全口口腔卫生良好；14、15牙龈退缩，探及5mm牙周袋，探诊出血阳性，松动Ⅰ～Ⅱ度，叩诊无不适，无咬合创伤，牙髓活力正常；16缺失，缺牙区牙槽嵴低平，邻牙未见明显倾斜，缺牙区牙龈无溃疡红肿（图1，图2）。口外检查：面部外形基本对称，开口度、开口型正常，双侧颞下颌关节区无压痛无弹响。影像检查（2018年10月）示：14远中牙槽骨吸收至根尖1/3，15、16牙槽骨重度吸收至根尖，17近中牙槽骨吸收至根1/2（图3）。

2. 诊断　牙周炎（Ⅳ期C级）；牙列缺损（16）。

3. 治疗计划　14、15探及5mm牙周袋，探诊出血阳性，牙槽骨吸收明显，14有行牙周翻瓣术的必要，15无法保留，建议拔除，拔除后骨量不足风险大；16缺牙区牙槽嵴低平，高度＜2mm，需行骨增量术后种植修复。患者疼痛敏感，要求制订术后反应尽可能小的治疗方案。块状骨移植需开辟第二术区，患者明确拒绝；经前外侧壁开窗的上颌窦底提升术创伤相较块状骨移植小，但术后的肿胀反应仍十分明显，患者拒绝。经与患者充分沟通，手术计划是：15牙拔除术+15、16"香肠"植骨后延期种植+14牙周手术。

作者单位：1. 福建医科大学口腔医学院
　　　　　2. 福建医科大学附属第一医院口腔医学中心
通讯作者：吴赟；Email: 1574316628@qq.com

4. 治疗过程

（1）2019年3月：15牙拔除术+15、16"香肠"植骨后延期种植+14牙周手术。术中翻瓣后见14远中、17近中有骨袋，15仅存近中、颊侧骨壁，16垂直向和水平向骨量严重不足（图4～图6）。刮取缺牙区颊侧自体牙槽骨与Bio-Oss骨粉（Geistlich，瑞士）混合；将混合的骨移植材料填入14远中、17近中骨下袋和15拔牙窝及上方、16牙槽嵴上方；在骨移植材料上方覆盖Bio-Gide膜（Geistlich，瑞士），再次填塞骨粉+膜钉固定，使"香肠"饱满坚实，充分减张缝合（图7～图9）。

（2）2019年10月：术后复查。术后3个月、6个月复查，术区牙槽嵴形态轮廓良好（图10，图11）；X线片示术区成骨良好（图12）。

（3）2020年8月：15、16种植治疗。患者因工作、疫情未按时复诊，术后15个月就诊我科继续治疗。种植术前CBCT示：16牙槽嵴顶距上颌窦底4～5mm，颊舌向骨宽度6～7mm，上颌窦内未见炎症（图13）；15-16植骨区域成骨良好，15牙槽嵴顶距上颌窦底8～9mm，颊舌向骨宽度7～8mm（图14）。手术计划行15种植手术+16经牙槽嵴顶上颌窦底提升术并同期种植。应用数字化导板设计，3D打印制作种植导板（图15，图16）。种植术中翻瓣后见植骨区域成骨良好，膜钉在位，紧贴骨壁，去除膜钉（图17～图19）；种植导板定位下种植，15逐级备洞，植入BL 4.1mm×8mm种植体（Straumann，瑞士）1颗，扭矩＞35N·cm；16经牙槽嵴顶行上颌窦底提升，窦底置入Bio-Oss骨粉（Geistlich，瑞士），植入1颗SP WN 4.8mm×8mm种植体（Straumann，瑞士），扭矩＜15N·cm，减张对位缝合（图20～图23）。术后即刻CBCT示：16上颌窦底提升高度5～6mm，种植体周骨粉连续包绕，窦底黏膜完整，15直接植入，三维位置良好（图24～图26）。

（4）2021年1月：游离龈移植术。种植术后6个月，牙槽嵴角化龈宽度不足（图27）。在15-16牙槽嵴膜龈联合处做切口，颊侧翻半厚瓣，向根向移位，缝合固定（图28）；取术区邻近区域腭侧角化黏膜瓣（图29）；腭侧创口放置明胶海绵打包缝合，游离龈瓣严密缝合固定（图30～图32）。

（5）2021年3月：种植二期手术、牙冠修复。术区牙槽嵴角化黏膜愈合良好，宽度增加（图33，图34）。15-16骨结合良好，行种植二期手术（图35，图36）。1个月后完成15、16全瓷联冠修复（图37）。

（6）2022年6月：定期复查。CBCT示：16种植体周骨质连续，颊侧近远中骨板未见明显吸收（图38）。15、16牙冠无松动，功能行使良好；15颊侧角化黏膜宽约5.5mm，16宽约3mm（图39）。

二、结果

14的重度牙周炎经过牙周翻瓣术后，深牙周袋消失，牙周情况稳定。15和16行"香肠"植骨技术植骨后垂直向骨量有效增加，之后16在种植同期再次行上颌窦内提升进一步增加垂直向骨高度。15和16种植术后我们又进行了角化龈增量手术，并完成牙冠修复。随访1年多以来，种植修复体功能行使良好，牙周情况和软硬组织稳定。

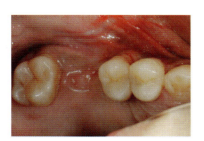

图1 上颌右侧缺牙区殆面像

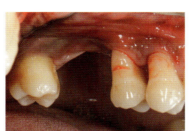

图2 上颌右侧缺牙区颊侧像

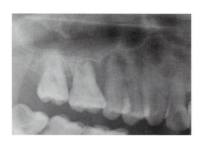

图3 2018年10月X线片

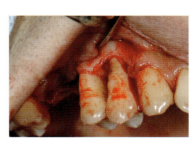

图4 骨增量术中颊侧像

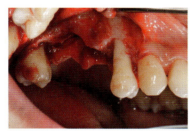

图5 骨增量术中拔牙后颊侧像

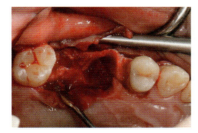

图6 骨增量术中拔牙后殆面像

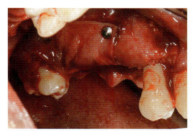

图7 "香肠"颊侧像

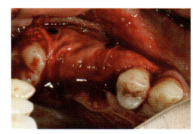

图8 "香肠"殆面像

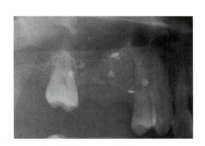

图9 骨增量术后3天X线片

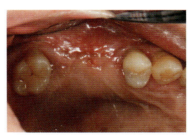

图10 骨增量术后3个月殆面像

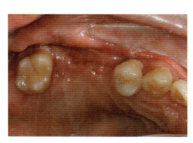

图11 骨增量术后6个月殆面像

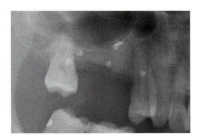

图12 骨增量术后6个月X线片

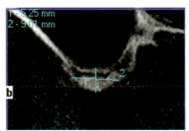

图13 16种植术前CBCT

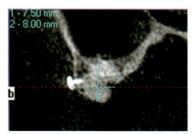

图14 15种植术前CBCT

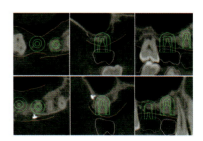

图15 数字化导板设计

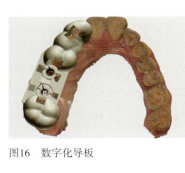

图16　数字化导板

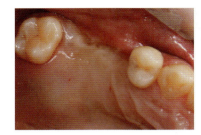

图17　种植术前𬌗面像

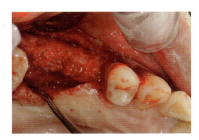

图18　种植术中𬌗面像

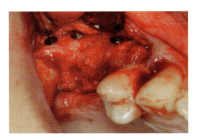

图19　种植术中颊侧像

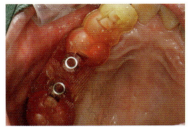

图20　导板就位

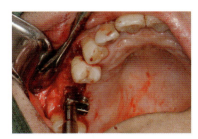

图21　上颌窦内提升术

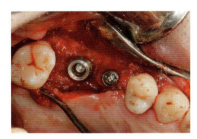

图22　种植体植入后𬌗面像

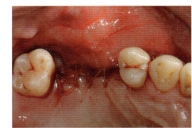

图23　关闭创口即刻

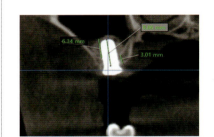

图24　16术后即刻CBCT（冠状面）

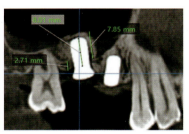

图25　15、16术后即刻CBCT（矢状面）

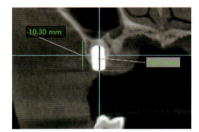

图26　15术后即刻CBCT（冠状面）

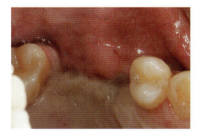

图27　游离龈移植术前

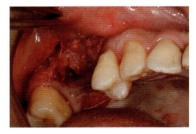

图28　游离龈移植术中

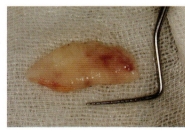

图29　供体：游离龈瓣

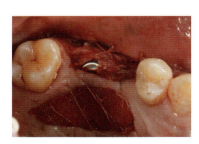

图30　游离龈移植受区、供区

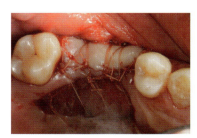

图31　游离龈移植术后即刻𬌗面像

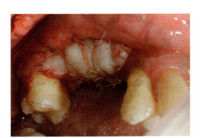

图32　游离龈移植术后即刻颊侧像

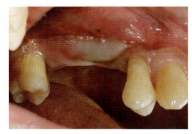

图33　游离龈移植术后2个月颊侧像

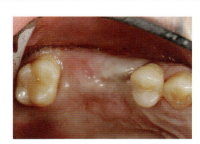

图34　游离龈移植术后2个月𬌗面像

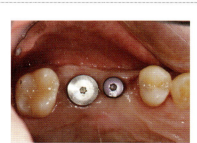

图35　种植二期术后𬌗面像

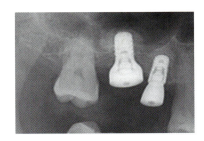
图36　种植二期后X线片

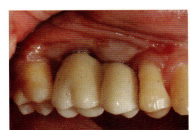
图37　牙冠修复后

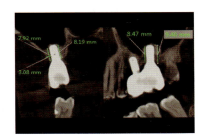
图38　牙冠修复后1年CBCT

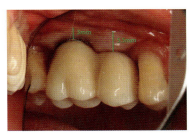
图39　牙冠修复后1年

三、讨论

上颌后牙区剩余骨高度（Residual Bone Height，RBH）不足，限制了种植修复的应用。针对上颌后牙区垂直向骨量不足近年来国内外主要采用的几种技术，大致可以分为两类：骨增量方案，包括经牙槽嵴顶的上颌窦底提升术（Osteotome Sinus Floor Elevation，OSFE）、经前外侧壁开窗的上颌窦底提升术（Lateral Approach of Sinus Floor Elevation，LASFE）、引导骨组织再生术（Guided Bone Regeneration，GBR）和块状骨移植术等；非骨增量方案，包括单纯经牙槽嵴顶的上颌窦底提升术以及短种植体、倾斜种植体应用等。

GBR是临床上最为常见的骨增量手术，是指利用生物屏障膜阻挡上皮细胞和成纤维细胞的长入，优先成骨细胞和血管生长，保证新骨的生成。传统GBR植入骨移植物的三维空间易受口腔软组织影响移位、塌陷，进而影响骨增量效果。成功的GBR应遵循PASS原则，包括：①初期闭合（Primary Closure），即创口的无张力闭合且屏障膜上有完整的软组织覆盖。②血管生成（Angiogenesis），即骨增量区需要充足的血供。③空间维持（Space Maintenance），即创造并维持成骨细胞增殖和骨组织再生所需的空间，同时隔绝不需要的上皮和结缔组织细胞。④稳定性（Stability），即确保血凝块及骨移植材料的稳定，其中空间的维持和稳定尤为重要。"香肠"植骨技术由Urban教授首次提出，起初应用钛加强的不可吸收性膜做大面积的骨增量，后为解决不可吸收性膜暴露感染问题和需二次手术取出的弊端，采用可吸收性胶原膜替代。"香肠"植骨技术在操作过程中使用小型膜钉来支撑并固定可吸收性胶原膜，确保骨移植材料能稳定在植骨区域，使之不发生移动和塌陷，从而稳定血凝块，维持成骨空间，达到良好的水平向骨增量效果。

不可吸收性膜虽然空间维持能力较好，但存在易暴露、技术敏感性高等缺点。可吸收性膜支撑能力不足，容易塌陷，难以维持稳定的空间，会影响骨增量的效果。为了克服这种不足，学者们进行了各种尝试。Urban

教授等将自体骨颗粒与无机牛骨基质（Anorganic Bovine Bone-derived Mineral，ABBM）以1∶1混合，通过膜钉在舌腭和前庭侧牢固固定可吸收胶原膜，来达到将填充在胶原膜下方的骨移植物被牢牢固定在所需位置，并达到空间维持和稳定的作用，最终有效地形成所需数量的骨组织。因此，膜钉是一种可靠的GBR手术的辅助工具，配合可吸收性膜的使用可以有效提升成骨的效果。

关于上颌后牙区的垂直向骨增量的术式推荐，2018年国际口腔种植学会（ITI）共识研讨会上统一认为RBH＞5mm，牙槽骨宽度充分，窦底形态相对平坦时，推荐采用OSFE；而当需要提升的高度＞5mm时，上颌窦黏膜穿孔的概率会大大增加，建议行LASFE。但有研究表明RBH＜4mm时行OSFE同期种植体植入的长期临床效果良好；还有学者提出RBH＜3mm时，进行OSFE的临床效果依然良好，OSFE和LASFE两种术式在种植体存留率对比上没有统计学差异。研究表明，OSFE的提升骨高度可达3～9mm。本病例中16种植前的RBH为3～5mm，符合OSFE的适应证，加之患者对LASFE术式的抗拒情绪，笔者设计了OSFE的术式，手术最终结果提升了RBH约6mm，达到了预期结果，临床效果良好，长期疗效有待随访观察。

种植体周≥2mm的角化龈宽度对维持种植体的长期稳定性和种植体周组织的健康极有重要意义。牙周炎失牙、骨增量手术，尤其是复杂的骨增量术后往往伴有前庭沟深度过浅、牙槽黏膜过薄的情况和角化黏膜＜2mm的风险上升，使用自体移植物增加角化黏膜厚度，可以减少种植体周的牙槽骨丧失。角化龈增宽术的供体移植物是取自上颌腭部带上皮的游离龈瓣，可以有效增加角化龈宽度。虽然随着材料的发展，越来越多商用产品可以用来替代自体游离龈瓣，但迄今为止选用自体上颌腭部的游离龈瓣依然是角化龈增宽手术的"金标准"。

本病例中，由于重度牙周炎失牙而伴随的软硬组织缺损，在缺牙区牙槽嵴顶角化龈宽度严重不足。为保证种植体周有足够的角化黏膜，笔者切取了位于受区邻近的同侧腭部角化黏膜，来尽可能减少术区范围，术后移植物生长良好，为后期的种植修复提供了良好的软组织条件。在二期手术以及牙冠修复后1年余仍保持颊侧角化龈宽度平均3mm以上，为后期降低种植体周并发症提供保证。重度牙周炎患者发生种植体周疾病的风险比牙周健康者更高。牙周维护治疗期间，依从性较差的重度牙周炎患者更容易出现种植体周疾病。除了种植相关治疗外，在种植前后，患者定期对牙周情况复查复治，这也是牙周炎以及种植体在未来保持长期稳定的重要措施。

鉴于"香肠"植骨技术在维持成骨空间稳定上的巨大优势，笔者对本病例骨量严重不足的患者采用该技术行垂直向骨增量手术，在更小的创伤下为患者创造了良好的骨量条件。本病例说明，"香肠"植骨技术应用于在上颌后牙区可以达到一定的有效垂直向骨增量。我们通过一系列微创的治疗，很好地恢复了缺失牙的功能，达到了医患双方的预期。

参考文献

[1] 高绮曼, 郑凌艳, 钱文涛. 上颌后牙区骨量不足种植修复的研究进展[J]. 口腔材料器械杂志, 2017, 26(1): 39–43.

[2] Wang H L, Boyapati L. "PASS" principles for predictable bone regeneration[J]. Implant dentistry, 2006, 15(1): 8–17.

[3] 金佳杨, 汪婷, 周健, 等. 香肠技术在刃状牙槽嵴中的水平骨增量效果研究[J]. 口腔医学, 2021, 41(12): 1088–1093.

[4] Urban IA, Nagursky H, Lozada JL. Horizontal ridge augmentation with a resorbable membrane and particulated autogenous bone with or without anorganic bovine bone–derived mineral: a prospective case series in 22 patients[J]. The International journal of oral & maxillofacial implants, 2011, 26(2): 404–414.

[5] Urban IA, Nagursky H, Lozada JL, et al. Horizontal ridge augmentation with a collagen membrane and a combination of particulated autogenous bone and anorganic bovine bone–derived mineral: a prospective case series in 25 patients[J]. The International journal of periodontics & restorative dentistry, 2013, 33(3): 299–307.

[6] 宿玉成译. 国际口腔种植学会（ITI）口腔种植临床指南第一卷：美学区种植治疗[M]. 北京: 人民军医出版社, 2008.

[7] Gonzalez S, Tuan MC, Ahn KM, et al. Crestal approach for maxillary sinus augmentation in patients with ≤ 4mm of residual alveolar bone[J]. Clinical implant dentistry and related research, 2014, 16(6): 827–835.

[8] Nedir R, Nurdin N, Vazquez L, et al. Osteotome sinus floor elevation without grafting: a 10–year prospective study[J]. Clinical implant dentistry and related research, 2016, 18(3): 609–617.

[9] Tetsch J, Tetsch P, Lysek DA. Long–term results after lateral and osteotome technique sinus floor elevation: a retrospective analysis of 2190 implants over a time period of 15 years[J]. Clinical oral implants research, 2010, 21(5): 497–503.

[10] Al–Dajani M. Recent Trends in Sinus Lift Surgery and Their Clinical Implications[J]. Clinical implant dentistry and related research, 2016, 18(1): 204–212.

[11] 杨雨虹, 李欹, 邓永强. 种植体周围软组织临床意义及软组织不足的防治[J]. 中华口腔医学研究杂志（电子版）, 2021, 15(5): 272–277.

[12] Wang Q, Tang Z, Han J, et al. The width of keratinized mucosa around dental implants and its influencing factors[J]. Clinical implant dentistry and related research, 2020, 22(3): 359–665.

[13] Cevallos CAR, De Resende DRB, Damante CA, et al. Free gingival graft and acellular dermal matrix for gingival augmentation: a 15–year clinical study[J]. Clinical oral investigations, 2020, 24(3): 1197–1203.

[14] Xie Y, Meng H, Han J, et al. A retrospective cohort study of peri–implant condition in Chinese patients with different periodontal condition and maintenance frequency[J]. Clinical oral implants research, 2018, 29(11): 1135–1142.

前牙连续多颗牙缺失行分阶段GBR延期种植1例

吴旋　林孟杰

摘要

目的：本文主要介绍前牙美学区多颗牙连续缺失的位点保存及延期种植。**材料与方法**：患者外伤导致上颌前牙缺失，因影响美观和咀嚼，要求修复。一般检查患者身体状况良好，无系统性疾病。在CBCT以及口内检查的指导下，设计方案为：前牙行分阶段骨增量及延期种植的治疗方案。**结果**：上颌前牙连续多颗牙拔除后，早期行位点保存术；6个月后，行种植修复；获得了良好的植体三维位置以及良好的美学效果。**结论**：前牙区连续多颗牙拔牙后及时行位点保存术后行延期种植，可以大大减少即刻种植的风险，以及更好地维持唇侧丰满度和更好地美学效果。

关键词：美学区；位点保存；延期种植；多颗牙缺失

在口腔种植学领域，尽管各种先进技术以及材料的发展，但是种植位点充足的骨量仍是种植体能够植入理想三维位置的保证，同时更是前牙美学区长期稳定骨结合以及美学效果的重要前提。但是前牙区因为慢性牙周炎和创伤等原因容易出现连续多颗牙缺失的现象，同时伴有上颌牙槽骨不同程度的骨缺损。上颌前牙区拔牙后3个月出现水平骨吸收，宽度丧失量达2.7mm。当牙槽骨水平向骨量不足时，需要外科的手段进行重建。

拔牙位点保存技术是为了预防及减少牙槽嵴的失用性萎缩吸收及龈乳头的退缩，使牙槽嵴骨量的高度、宽度及密度满足后期种植的需要，并使龈乳头恢复正常高度以满足美学要求的一种方法。拔牙位点保存在种植体植入之前保存拔牙后的牙槽嵴和软组织、预防拔牙后的牙槽嵴吸收，并改善骨和软组织质量的效果。

因此，针对本病例中的前牙连续多颗牙因外伤拔除后的种植修复，需要先行位点保存再延期行种植修复。

一、材料与方法

1. 病例简介　30岁女性患者。主诉：上颌前牙因外伤拔除1周余，今来就诊。口内检查：12、11、21、22缺失，患区唇侧牙槽骨丰满度尚可。附着龈色形质正常。龈乳头高度可，龈曲线流畅，牙龈色泽正常。牙龈组织类型为厚龈生物型。邻牙未见明显倾斜，下颌牙列不齐，下颌前牙基本咬于上颌牙龈。口外检查：开口度、开口型正常，咬合正常。患者高笑线。CBCT示：11、12、22拔牙创空虚，唇侧牙槽骨缺失；21牙存，腭侧骨板断裂。

2. 诊断　牙列部分缺失。

3. 治疗计划　上颌前牙位点保存后延期种植。

4. 治疗过程（图1~图40）

（1）手术过程。①位点保存过程：局部麻醉下行13-23翻瓣，完全暴露拔牙创，清理拔牙创内肉芽组织；颊侧放置膜后，用膜钉固定，放置大颗粒骨粉，将膜严密置于腭侧，在唇侧行充分减张。术前静脉抽血，制作CGF，置于唇侧膜上，盖于腭侧，缝合。②拍摄CBCT确认各拔牙创口植骨量充足。③1周后，拆线，牙龈愈合良好，未见明显炎症。④取模，制作临时可摘义齿。

（2）正畸过程。转至正畸科，先行影像学及口内检查，进行方案设计；初戴。

（3）种植过程。①位点保存术后6个月，行口内检查，牙龈正常，唇侧丰满度可。②数字化口内扫描，制作种植导板。③CBCT示：植骨效果良好，植骨位点骨量充足。④放置导板，逐级备洞，放置种植体，翻瓣，于小部分骨量不足处植骨，置封闭螺丝，缝合。⑤拍摄CBCT确认种植体位置良好。⑥1周后，拆线，牙龈愈合良好，未见明显炎症。⑦术后6个月，行二期手术，取模，制作临时冠，进行牙龈塑形。⑧3个月后，行个性化取模，制作最终修复体。戴入全瓷基台，拍片显示就位，全瓷冠粘接。

（4）使用材料：Bio-Oss 0.5g 骨粉；Bio-Gide膜；CGF；Strauman ITI BLT 3.3mm×14mm种植体。

二、结果

上颌前牙连续多颗牙齿拔除后，早期行位点保存术；6个月后，行种植修复；获得了良好的种植体三维位置以及良好的美学效果。

作者单位：宁波口腔医院月湖分院

通讯作者：吴旋；Email: 792796829@qq.cpm

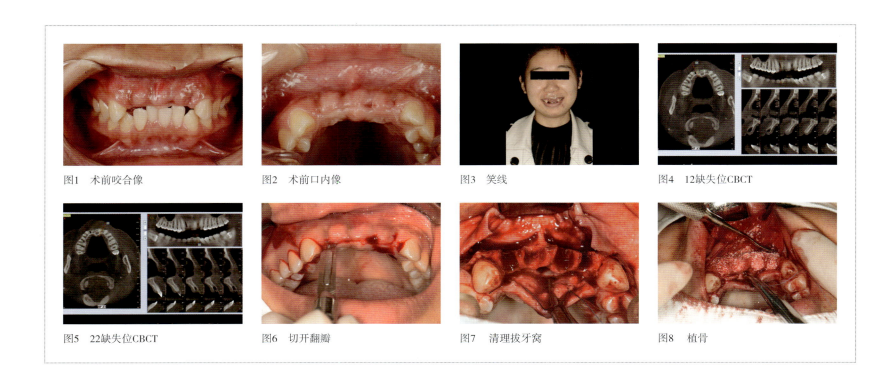

图1　术前咬合像　　　　图2　术前口内像　　　　图3　笑线　　　　图4　12缺失位CBCT

图5　22缺失位CBCT　　　图6　切开翻瓣　　　　图7　清理拔牙窝　　　图8　植骨

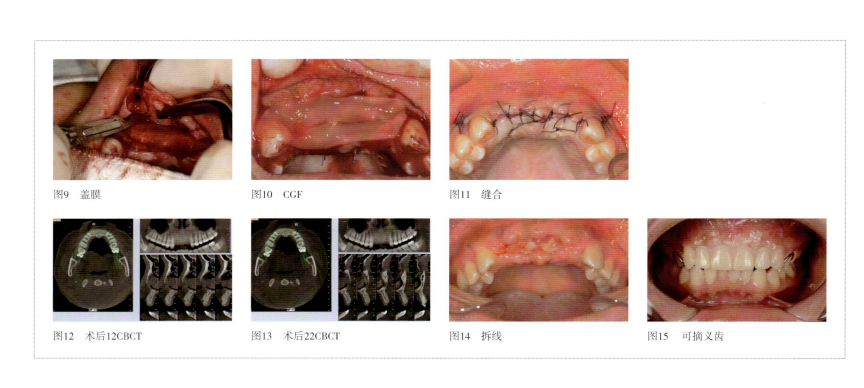

图9　盖膜　　　　图10　CGF　　　　图11　缝合

图12　术后12CBCT　　　图13　术后22CBCT　　　图14　拆线　　　　图15　可摘义齿

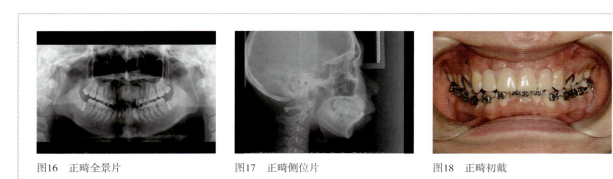

图16　正畸全景片　　　　图17　正畸侧位片　　　　图18　正畸初戴

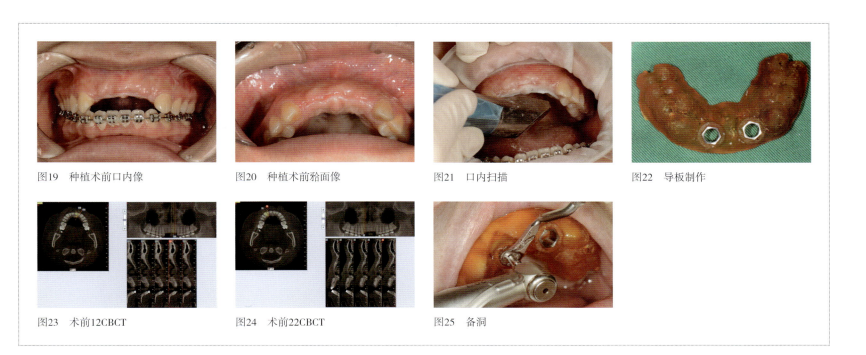

图19 种植术前口内像　　图20 种植术前殆面像　　图21 口内扫描　　图22 导板制作

图23 术前12CBCT　　图24 术前22CBCT　　图25 备洞

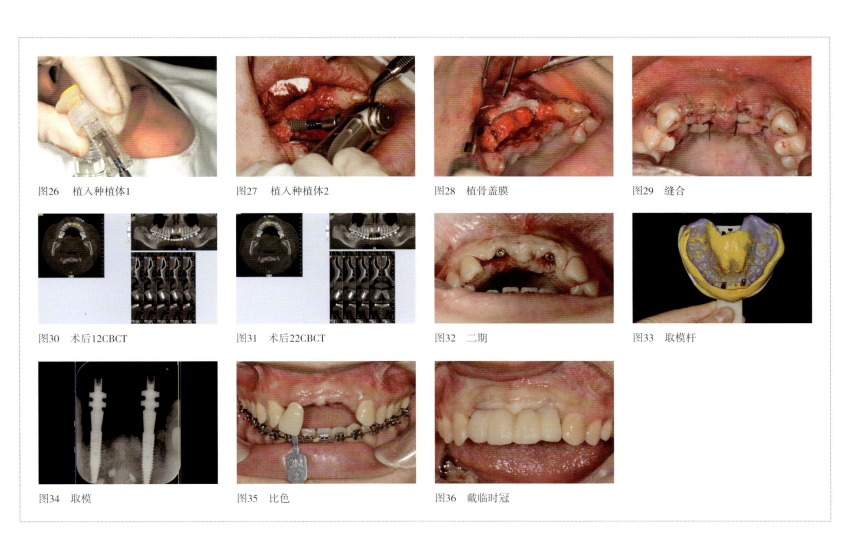

图26 植入种植体1　　图27 植入种植体2　　图28 植骨盖膜　　图29 缝合

图30 术后12CBCT　　图31 术后22CBCT　　图32 二期　　图33 取模杆

图34 取模　　图35 比色　　图36 戴临时冠

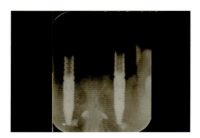
图37　临时基台

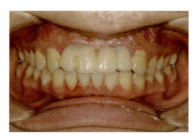
图38　正畸结束口内像

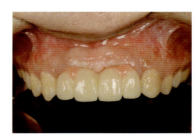
图39　全瓷冠

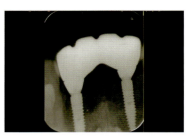
图40　基台就位

三、结论

前牙区连续多颗牙拔牙后及时行位点保存术，再行延期种植，可以大大减少即刻种植的风险，以及更好地维持唇侧丰满度和更好地美学效果。

参考文献

[1] Evans CDJ , Chen ST. Esthetic outcomes of immediate implant placements[J]. Clinical Oral Implants Research, 2010, 19(1):73–80.

[2] Daniel Bäumer, Zuhr O, Rebele S, et al. The socket–shield technique: first histological, clinical, and volumetrical observations after separation of the buccal tooth segment–a pilot study[J]. Clinical Implant Dentistry and Related Research, 2015,17(1):71–82.

[3] Roe P, Kan JY, Rungcharassaeng K, Caruso JM, et al. Horizontal and vertical dimensional changes of peri–implant facial bone following immediate placement and provisionalization of maxillary anterior single implants: a 1–year cone beam computed tomography study[J]. Int J Oral Maxillofac Implants, 2012, 27(2):393–400.

[4] 李芳芳, 高巍. 拔牙位点保存在种植修复中的应用[J]. 中华口腔医学杂志, 2013, 48(7):444–446.

[5] 邸萍, 林野, 罗佳, 等. 上颌前牙单牙种植修复中过渡义齿对软组织成型作用的临床研究[J]. 北京大学学报（医学版）, 2012, 44(1):59–64.

[6] 王驾, 林野, 陈波, 等. 前牙区即刻种植和延迟种植软硬组织的保存比较: 临床研究[J]. 中国口腔种植学杂志, 2011, 16(1):2.

两种不同骨增量技术在水平向骨缺损中的应用1例

余季兰[1]　王仁飞[2]

摘要

目的：报道两种不同骨增量技术在水平向骨缺损中的应用1例。**材料与方法**：45岁女性患者，因龋坏拔牙致下颌牙列缺损数年。口内检查：34、44缺失，缺牙区黏膜未见红肿瘘，颊侧软组织明显凹陷。CBCT示：34、44局部骨缺损，水平向骨宽度严重不足，为2～3mm。治疗方案：34、44处分别采用"香肠"植骨技术与"骨片"技术进行骨增量，待获得良好成骨效果后植入种植体，种植体骨结合稳定后取终印模，完成最终修复。**结果**：34、44获得显著的骨增量效果以及理想的软组织轮廓，最终修复效果令人满意。**结论**：文章完整展示了"香肠"植骨技术与"骨片"技术在水平向骨缺损中的应用，说明了利用"香肠"植骨技术和"骨片"技术均能在水平向骨缺损中取得良好的临床效果，为临床医生解决此类问题提供了一定的思路。

关键词：引导骨组织再生术；"香肠"植骨技术；"骨片"技术

随着种植技术的飞速发展，越来越多的患者利用种植技术修复了缺失的牙齿，重塑了牙列的完整与美观。然而，各种外伤、牙周病或牙体牙髓病所造成的牙列缺损往往伴随着缺牙区骨量的严重不足，需要临床医生根据患者的实际情况选用不同的骨增量技术来解决这一问题。本病例中我们采用"香肠"植骨技术与"骨片"技术两种不同的骨增量术式对同一患者的同类型骨缺损进行骨增量，均获得了良好的成骨效果，现报道如下。

一、材料与方法

1. **病例简介**　45岁女性患者。主诉：因双侧下颌后牙缺失数年来我处就诊。现病史：患者数年前因双侧下颌后牙严重龋坏无法保留予以拔除，未行修复，现来我科就诊要求种植修复。既往史：否认传染性疾病、药物过敏史及先天性疾病史。口内检查：口腔卫生欠佳，牙结石（++），全口PD普遍2～3mm（图1，图2）。34、44缺失，缺牙区黏膜正常，颊侧软组织明显凹陷，近远中距足，颌间距离约7mm（图3，图4）。CBCT示：34、44颊侧骨组织缺损较为严重（图5），可用骨量明显不足，矢状面测量骨宽度2～3mm，骨质尚可（图6，图7）。

2. **诊断**　牙列缺损；慢性牙龈炎。

3. **治疗计划**　①全口超声洁治，口腔卫生宣教。②34、44植骨术。③6个月骨增量期后行种植手术。④2个月后待种植体骨结合及软组织状态稳定后制备终印模，完成最终修复。⑤种植术后定期复查。

作者单位：1. 杭州市富阳区第一人民医院
　　　　　2. 杭州众意口腔门诊部
通讯作者：王仁飞；Email: hzwrf@163.com

4. **治疗过程**

（1）34、44植骨术。术前常规口服消炎药（头孢拉定胶囊）、消肿药（醋酸地塞米松片）、止痛药（复方对乙酰氨基酚片），并用氯己定漱口液口腔含漱5分钟、2次。常规消毒，麻醉后，于患者右侧下颌骨颏部超声骨刀预备大小为5mm×10mm的皮质骨块，修整骨片边缘锐利部分，同时利用取骨屑钻于患者颏部术区制备少量自体骨屑备用（图8）。制备完毕后颏部置入胶原塞，4-0可吸收线分层缝合。33近中至35近中切开翻瓣，见34颊侧骨缺损明显（图9）。预备滋养孔（图10）。舌侧正中植入钛钉固定Bio-Gide骨膜，然后于34颊侧偏远中位点同样植入1颗膜钉固定Bio-Gide骨膜，之后将0.5g Bio-oss骨粉与自体骨屑混合物均匀堆放于34骨缺损区（图11）。在33近中利用膜钉固定，充分减张瓣膜（图12）。4-0可吸收线缝合（图13）。于32-44远中附着龈处切开翻瓣，见44颊侧骨凹陷，大球钻调磨颊侧外形，预备滋养孔，开放骨髓腔，将皮质骨块移植于44颊侧，上端8mm×1.5mm钛钉固定，下端7mm×1.5mm钛钉固定（图14）。骨片与牙槽骨缺损区间隙内利用0.5g Bio-Oss骨粉与自体骨混合物充填，于骨片外侧覆盖Bio-Gide骨膜（图15）。4-0可吸收线缝合（图16）。术后CBCT示：34、44颊侧骨质增加约4mm（图17）。术后常规护理及医嘱，予以消炎药（头孢拉定胶囊，24粒，口服1～2粒/次，每天3次）、消肿药（醋酸地塞米松片，9片，口服1片/次，每天3次），必要时口服止痛药（复方对乙酰氨基酚片），氯己定漱口液含漱（200mL，10mL/次，每天3次）。口腔卫生宣教。

（2）种植体植入手术。骨增量6个月后就诊，34、44唇侧骨增量区外形轮廓丰满（图18，图19）。CBCT示：34、44骨增量区获得了良好的骨增量效果（图20）。拟植入2颗种植体。术前常规口服消炎药（头孢拉定胶囊）、消肿药（醋酸地塞米松片）、止痛药（复方对乙酰氨基酚片），并用氯己定漱口液口腔含漱3～5分钟、2次。常规消毒，麻醉，翻瓣，34

牙槽嵴顶丰满，植入Thommen亲水4mm×9.5mm种植体（图21）。扭矩35N·cm，安放愈合基台（图22）。44位点翻瓣（图23）。取出44颊侧2颗钛钉，预备种植窝后行44种植体植入术，同样植入Thommen亲水4mm×9.5mm种植体，扭矩35N·cm，安放愈合基台，4-0可吸收线严密缝合创口（图24）。术后即刻X线片示：种植体植入位置可。术后常规护理及医嘱。

（3）制取最终模型。种植体植入术后2个月，34、44种植体骨结合良好（图25），无松动、叩痛，种植体袖口外形良好（图26，图27），于是在种植体植入2个月后制取终印模，制作最终修复体。

（4）试戴最终修复体（图28）。戴牙后拍片显示到位（图29）。用咬合纸调𬌗至无𬌗干扰，螺丝固位，扭矩增至25N·cm，完成种植修复治疗。

（5）种植复查。修复完成后2年复查，种植体周软硬组织仍旧保持稳定（图30），利用平行投照技术拍摄X线片，34、44种植体周未见明显边缘骨丧失（图31）。

二、结果

考虑到本病例中的患者水平向骨宽度严重不足而垂直向骨高度充足，属2/4型骨缺损，GBR同期植入种植体不但无法获得足够的种植体初始稳定性，反而会使种植体失败风险大大提高。因此，本病例的种植修复过程必须分阶段进行。综合考虑患者的情况后，本病例选择采用"香肠"植骨技术与"骨片"技术分别对34、44骨量不足区域进行骨增量，在获得显著的骨增量效果的同时，也收获了理想的软组织轮廓，为种植体植入手术提供了打下了坚实的基础，最终取得了令人满意的修复效果。

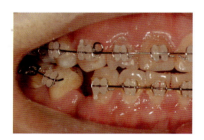

图1　术前右侧口内像显示口腔卫生情况欠佳

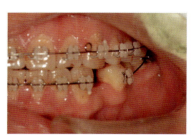

图2　术前左侧口内像显示口腔卫生情况欠佳

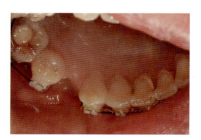

图3　缺牙区颊侧软组织明显凹陷，提示存在水平向骨缺损1

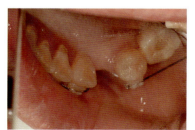

图4　缺牙区颊侧软组织明显凹陷，提示存在水平向骨缺损2

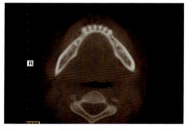

图5　CBCT横断面图可见34、44颊侧骨组织吸收严重

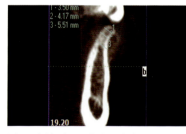

图6　术前测量34位点骨宽度

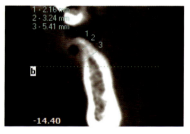

图7　术前测量44位点骨宽度

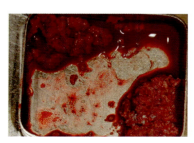

图8　自体骨屑与Bio-Oss骨粉1：1混合

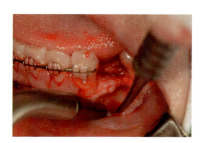

图9　34骨缺损区呈"凹坑状"

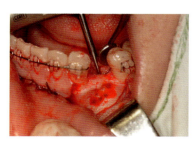

图10　于34处皮质骨制备滋养孔

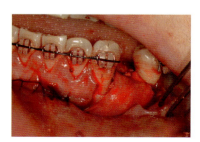

图11　钛钉固定Bio-Gide胶原膜，填塞骨粉

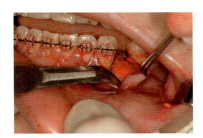

图12 瓣膜充分减张

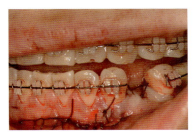

图13 34位点缝合

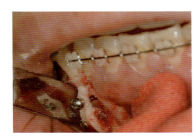

图14 将制备的颏部骨片安放于44颊侧骨缺损处，并用2颗钛钉固定

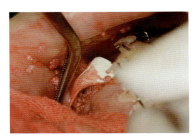

图15 于自体骨片与基骨间隙内填塞人工骨粉，覆盖Bio-Gide胶原膜

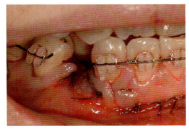

图16 4-0可吸收缝线严密缝合术区

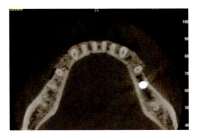

图17 骨增量术后即刻CBCT截面图

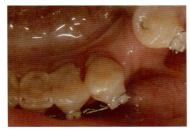

图18 骨增量6个月后复诊，34、44软组织轮廓饱满1

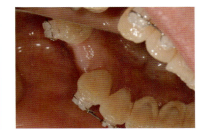

图19 骨增量6个月后复诊，34、44软组织轮廓饱满2

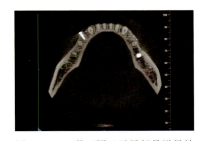

图20 CBCT截面图显示局部骨增量效果良好

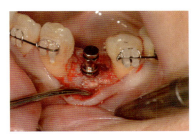

图21 34处牙槽嵴丰满，行种植体植入术

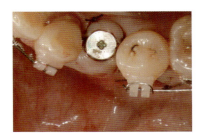

图22 34位点严密缝合，安放愈合基台

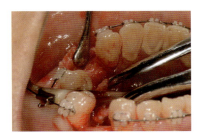

图23 翻瓣后见44处骨宽度较术前明显改善

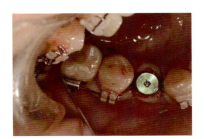

图24 44处植入种植体，缝合

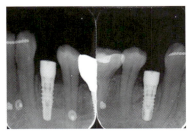

图25 34、44种植体骨结合良好，种植体周未见明显低密度影

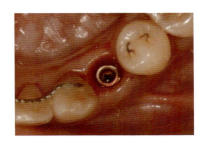

图26 取模时见34、44处袖口形态良好1

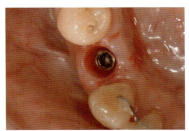

图27 取模时见34、44处袖口形态良好2

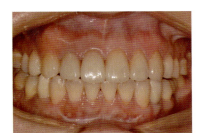

图28 完成最终修复

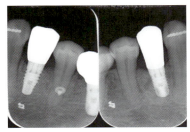

图29 戴牙时34、44根尖片

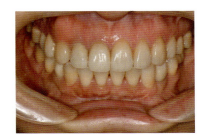

图30 术后2年复查拍摄口内正面像，见34、44种植体周软组织稳定

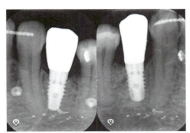

图31 根尖片显示34、44种植体边缘骨水平稳定

三、讨论

自体骨具备与人体相同的组织结构、机械性能和生物学特点，是恢复牙槽骨缺损的理想材料，具有优异的成骨效果，是业内公认的骨移植"金标准"。目前常用的自体骨取骨区域包括颏部、下颌外斜线、上颌结节等处。由于颏部骨组织为膜性成骨组织，主要由皮质骨构成，还含有少量松质骨，抗感染能力强，移植后骨吸收少，因此常被作为取骨首选区域。Khoury提出的"骨片"技术是将块状自体骨片依据骨缺损区的形态制备成厚1～2mm的骨片，然后将皮质骨片固定于骨缺损区唇颊侧，骨片与牙槽骨间的水平间隙内填充骨移植材料，恢复唇颊侧或舌腭侧缺损的骨壁，重塑理想的牙槽嵴形态。皮质骨可以作为天然屏障防止软组织的长入并维持牙弓轮廓，提供稳定的成骨空间。通过开放骨髓腔，使牙槽骨基骨能够释放具有血管生成和成骨潜能的生长因子和细胞，确保了骨片的生存。本病例中将骨片技术与GBR联合应用，能够有效地减少自体骨的吸收。值得一提的是，固定植骨块的钛钉的头部应进行必要的调磨，修整过凸、过锐边缘，以免覆盖于其表面的黏膜被其刺破穿通，造成感染的风险。除此之外，在缝合创面前，必须对术区周围做广泛的骨膜切开，使软组织瓣得到充分减张后再行无张力缝合。

Urban发明的"香肠"植骨技术，主要是对刃状牙槽嵴或Cawood-Howell分类Ⅳ类——缺牙区骨高度充足而宽度严重不足的牙槽嵴水平向骨缺损进行骨增量。"香肠"植骨技术的要点是利用膜钉固定可吸收屏障膜，注意第1颗膜钉放置于最后一颗天然牙的远中，舌侧需要放置2颗膜钉，然后将自体骨与骨替代材料混合置入屏障膜形成的空间中，上推骨移植材料，将骨移植材料定位于牙槽嵴顶，确保骨移植材料填满、填实后再用1颗及以上的膜钉固定胶原膜。同时，颊舌侧黏骨膜瓣需要进行充分减张后方可严密关闭术区。目前，临床中运用"香肠"植骨技术未能取得良好临床效果的主要原因是骨移植材料与胶原膜的稳定性处理不当。

综上所述，临床医生在运用"香肠"植骨技术与"骨片"技术治疗刃状牙槽嵴的患者时，必须严格遵守PASS原则，即术区的无张力缝合、良好的空间维持、足够的血供、创面及种植体的稳定，否则大范围植骨后往往会面临术区暴露的风险，引发种植修复的失败。本病例说明利用"香肠"植骨技术和"骨片"技术均能在刃状水平向骨缺损中取得良好的临床效果。但相对而言，"骨片"技术的敏感性更高，操作不当容易出现骨片折裂、术区暴露等不良后果，进而引发骨增量的失败。

参考文献

[1] Kim YK, Kim SG, Byeon JH, et al. Development of a novel bone grafting material using autogenous teeth[J]. Oral Surg Oral Med Oral Pathol Oral Radiol Endod, 2010, 109(4):496–503.

[2] 田柳, 周巧珍, 郑瑞斌, 等. 自体颏部块状骨移植二期种植修复上颌前牙区骨量不足的临床研究[J]. 中国口腔种植学杂志, 2014, 19(2):69–73.

[3] 尉华杰, 朱一博, 邱立新. 双层皮质骨片夹层植骨技术对上前牙重度骨缺损患者成骨效果的长期临床观察[J]. 中华口腔医学杂志, 2020, 55(11):838–844.

[4] Khoury F, Hanser T. Mandibular bone block harvesting from the retromolar region: a 10-year prospective clinical study[J]. Int J Oral Maxillofac Implants, 2015, 30(3):688–697.

[5] Stimmelmayr M, Güth JF, Schlee M, et al. Use of a modified shell technique for three-dimensional bone grafting: description of a technique[J]. Aust Dent J, 2012, 57(1):93–97.

[6] 宿玉成. 口腔种植外科技术的新进展[J]. 中华口腔医学杂志, 2020, 55(11):803–808.

[7] Wang HL, Boyapati L. "PASS" principles for predictable bone regeneration[J]. Implant Dent, 2006, 15(1):8–17.

上颌前牙美学区应用膜钉固定胶原膜进行水平向骨增量并种植修复1例

张维丹　贾洪宇　高馨

摘要

目的：在上颌前牙美学区，应用膜钉固定Bio-Gide胶原膜，并在其中植入Bio-Oss骨颗粒进行水平向骨增量，同期进行种植体植入术，观察其最终修复临床效果。**材料与方法**：选取上颌前牙美学区多颗牙缺失，并伴有严重水平向骨缺损的患者1例，将Bio-Oss骨颗粒植入于骨缺损区，在其表面覆盖Bio-Gide胶原膜，并用膜钉固定后进行水平向骨增量，同期进行种植体植入术，待种植体骨结合形成后，行临时冠牙龈成形后完成永久修复。**结果**：应用膜钉固定胶原膜，在上颌前牙美学区进行水平向骨增量，缺牙区牙槽骨骨量得到了有效增加并维持稳定，种植体获得了良好的稳定性，种植上部永久修复获得了较好的功能和美学效果。**结论**：应用膜钉固定胶原膜进行GBR是一种可行的、有效的方法来重建缺损的上颌前牙美学区牙槽骨，但是该技术需要大量的专业技术知识。

关键词：引导骨组织再生；骨缺损；种植修复

上颌前牙区由于在功能和美学上的特殊性，在种植修复中占据着重要地位。而上颌前牙区牙槽骨严重骨量不足的情况在临床上并不少见，种植修复后很难取得令人满意的效果。应用膜钉固定胶原膜进行GBR，能有效增加缺牙区牙槽骨骨量并使新生骨维持稳定，对重度牙槽骨缺损有很大的临床实用价值。本研究以Bio-Oss骨颗粒，联合Bio-Gide胶原膜，用膜钉固定，同期进行种植体植入，待种植体骨结合形成后，行临时冠牙龈成形后完成种植修复，评估其临床效果。

一、材料与方法

1. **病例简介**　53岁女性患者。2020年6月2日初诊。主诉：上颌前牙拔除2个月，因影响美观，要求行种植修复。口内检查：12、11、21缺失（图1～图3），缺牙区黏膜未见红肿瘘，修复空间充足，邻牙对颌牙未见缺损龋齿，无松动，无深牙周袋，无明显移位。口腔卫生尚可。口外检查：开口度3指，双侧颞下颌关节区无扣痛，未闻及弹响。CBCT示：12、11、21植牙区骨未见空腔，可用骨高度可，骨宽度不足（图4）。

2. **诊断**　12-21牙列缺损。

3. **治疗计划**　12-21水平向骨增量，同期植入种植体，延期修复。

4. **治疗过程**

（1）12-21区局部麻醉后切开翻瓣，可见缺牙区牙槽骨菲薄（图

5）。进一步扩大翻瓣，充分减张唇侧黏膜（图6），同时分离骨膜下弹性纤维。在缺牙区鼻嵴处骨创刮取自体骨屑，备用（图7）。在骨缺损区制备滋养孔，促进血管生成，增加成骨细胞，加速骨改建。12、21位点逐级备洞，植入Straumann SLActive BLT NC 3.3mm×10mm种植体（图8），扭矩35N·cm，上封闭螺丝。将前述刮取的自体骨屑覆盖于暴露的种植体唇侧，将骨颗粒0.5g+0.25g植入于骨缺损区，表面覆盖Bio-Gide胶原膜25mm×25mm，并在颊舌侧用膜钉固定后，于近远中继续植入骨替代材料，直至植入区胶原膜饱满似"香肠"，在近远中分别用Bio-Gide胶原膜覆盖（图9～图13）。水平褥式缝合+间断缝合无张力关闭创口软组织瓣，修整唇系带并减张缝合（图14，图15）。

（2）术后即刻CBCT示：（图16）：12、21种植体植入位置可，缺牙区唇颊侧骨量得到明显增宽。

（3）术后10天，拆线，创口愈合可，未见明显红肿溢脓。

（4）6个月后复诊，见缺牙区软组织健康，无红肿、溢脓及骨创暴露（图17，图18）。CBCT示：12，21种植体周未见明显暗影，周围有充足的骨覆盖，牙槽嵴顶影未见明显降低（图19）。

（5）二期手术：常规消毒、麻醉、翻瓣后，暴露封闭螺丝，更换为愈合基台（图20）。

（6）术后1周，拆线，创口愈合可，取模，拟制作临时修复体，以塑形12-21缺牙区软组织。

（7）试戴12-21螺丝固位树脂临时桥（图21，图22），被动就位良好，调整修复体组织面形态，调𬌗，精细抛光后封口。多次调整临时修复体组织面形态，并充分抛光。

作者单位：杭州口腔医院平海院区

通讯作者：贾洪宇；Email: jyh323@126.com

（8）5个月后，龈缘曲线可，龈乳头丰满（图23～图25），取模，拟行永久修复体制作。

（9）试戴个性化钛基台+粘接固位进口氧化锆固定桥，被动就位可，修复体形态色泽佳，邻接及咬合可，边缘密合，软组织健康、丰满，周围角化龈充足（图26，图28）。X线片示：修复体基台已就位（图27）。

（10）永久修复后3个月复查，修复体邻接及咬合可，边缘密合，软组织健康，周围角化龈充足（图29，图30）。

二、结果

应用膜钉固定胶原膜，并以骨颗粒进行骨增量后，在观察期内，缺牙区牙槽骨骨量得到了有效增加并维持稳定，种植体稳定性佳，骨结合良好，上部修复获得了良好的软硬组织稳定性和美学效果。患者对治疗效果满意。

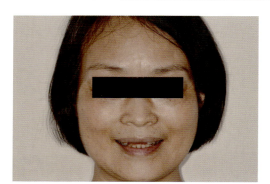

图1 术前面像

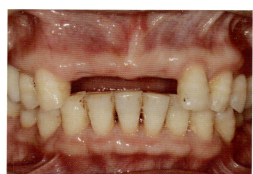

图2 术前口内咬合像

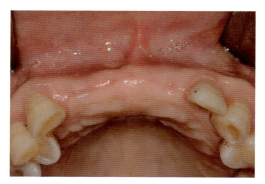

图3 术前口内𬌗面像

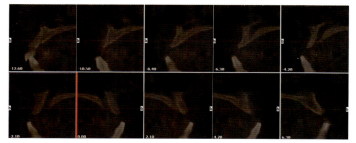

图4 术前CBCT

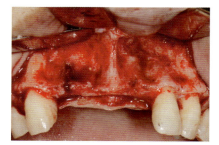

图5 翻瓣后骨面

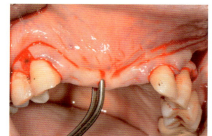

图6 减张后黏膜瓣

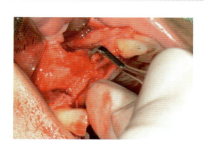

图7 刮取自体骨屑

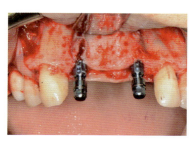

图8 植入种植体

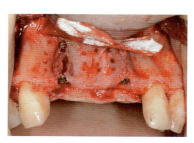

图9 唇侧用钛钉固定胶原膜

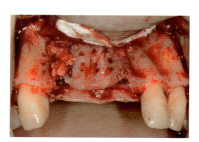

图10 自体骨屑覆盖种植体表面

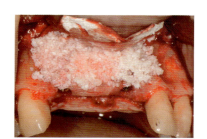

图11 植入Bio-Oss骨颗粒

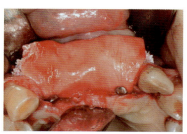

图12 腭侧用钛钉固定胶原膜

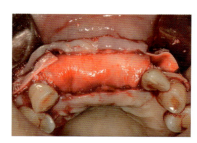

图13 缝合前𬌗面像

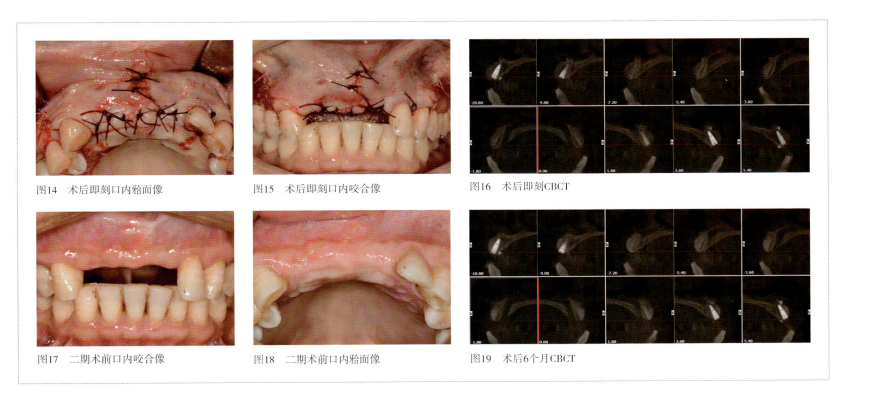

图14　术后即刻口内𬌗面像　　图15　术后即刻口内咬合像　　图16　术后即刻CBCT

图17　二期术前口内咬合像　　图18　二期术前口内𬌗面像　　图19　术后6个月CBCT

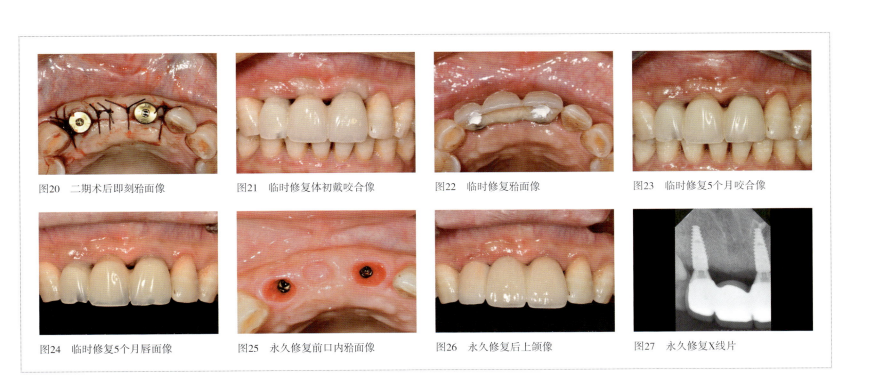

图20　二期术后即刻𬌗面像　　图21　临时修复体初戴咬合像　　图22　临时修复𬌗面像　　图23　临时修复5个月咬合像

图24　临时修复5个月唇面像　　图25　永久修复前口内𬌗面像　　图26　永久修复后上颌像　　图27　永久修复X线片

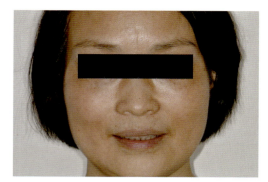 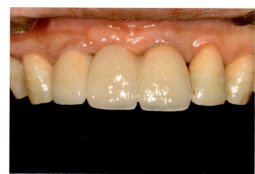 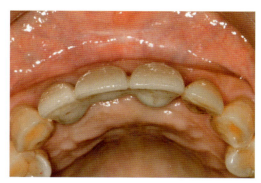

图28　永久修复后面像　　　　　　　图29　戴牙后3个月复查上颌像　　　　　图30　戴牙后3个月复查殆面像

三、讨论

牙齿因牙体牙周疾病或者肿瘤、外伤等缺失后经常会导致缺牙区的骨质缺损，包括水平向和垂直向的，这在临床非常常见。以前，我们通常通过自体骨块移植来修复骨质缺损，一直以来，被认为是水平向或垂直向骨重建的"金标准"。但是，由于需要开辟第二术区，给患者带来痛苦，而且移植骨块不可预期性的骨吸收常常影响骨增量效果。1976年，Melcher提出可以通过引导骨组织再生（GBR）来修复骨质的缺损，它主要依据各类组织细胞迁移速度不同的特点，将带微孔的人工生物膜或自体骨膜固定在软组织与骨缺损之间，形成生物屏障，阻止迁移速度较快的结缔组织细胞和上皮细胞进入骨缺损区，从而创造出骨组织优势生长的环境，使成骨细胞优先进入骨缺损区，无竞争生长，同时保护血凝块，实现缺损区骨修复性再生。

要实现成功的GBR有4个基本条件（也叫PASS原则）：①创口的初期关闭（Primary wound closure）。②血管的再生（Angiogenesis）。③成骨空间的创造和维持（Space creation and maintenance）。④血凝块的稳定（Stability of the wound clot）。但是，在上颌前牙美学区，由于解剖条件的限制，移植的骨材料由于唇肌的牵拉，在最需要进行骨增量的牙槽嵴上部，成骨空间难以维持、血凝块难以稳定，因此，在大范围骨增量时，常规的GBR手术并不能取得令人满意的效果。

膜钉作为一种新的外科材料，已经被开发出来克服这些挑战。这种小型的钛钉，用来支撑并固定在屏障膜上，目的是确保骨移植材料能稳定在植骨区域，使移植材料不发生移动和塌陷，从而稳定血凝块，维持成骨空间。本病例即采用了这种改良技术进行GBR，我们准备植骨床：用先锋钻或者球钻穿透皮质骨，以获得松质骨的血供，为血管的再生提供空间。搜集患者口内的自体骨碎屑备用，修整屏障膜，用膜钉先固定唇侧，植入骨颗粒，并在腭侧继续用膜钉固定屏障膜，同时近远中继续植入骨颗粒，直至植骨区域饱满似"香肠"。无张力缝合、关闭创面。经这种方法进行植骨后，在6~10个月时，就能获得稳定可靠的再生骨组织。

该患者在5个月复诊时，即可看到骨量较术前已有明显增加。但是，连续多颗牙缺失，软组织形态不佳，我们通过临时树脂冠桥塑形软组织，诱导龈乳头形成，并通过多次调整穿龈轮廓，达到较好的软组织形态，使种植体周形成更可靠的软组织封闭，获得长期稳定的效果。

四、结论

应用膜钉固定胶原膜进行GBR是一种可行的、有效的方法来重建缺损的上颌前牙美学区骨质。但是，软组织的减张、创口的无张力关闭，骨移植材料和屏障膜的稳定是确保该项技术成功的关键，该手术需要大量的专业技术知识，并适用于低风险患者（例如，适当的个人口腔卫生措施和非吸烟者）。

参考文献

[1] Melcher AH. On the repair potential of periodontal tissues[J]. J Periodontol, 1976, 47(5):256-260.

[2] Schenk RK, Buser D, Hardwick WR, et al. Healing pattern of bone regeneration in membrane-protected defects: a histologic study in the canine mandible[J]. Int J Oral Maxillofac Implants, 1994, 9(1):13-29.

[3] Wang HL, Boyapati L. "PASS" principles for predictable bone regeneration[J]. Implant Dent, 2006, 15(1):8-17.

[4] Urban IA, Nagursky H, Lozada JL. Horizontal ridge augmentation with a resorbable membrane and particulated autogenous bone with or without an organic bovine bone-derived mineral: a prospective case series in 22 patients[J]. Int J Oral Maxillofac Implants, 2011, 26(2):404-414.

[5] Urban IA, Monje A, Lozada J, et al. Principles for vertical ridge augmentation in the atrophic posterior mandible: a technical review[J]. Int J Periodontics Restorative Dent, 2017, 37(5):639-645.

特殊上颌窦内提升术在后牙骨高度严重不足的应用：临床病例系列汇报

陈锬　毛英杰　闻佳颖

摘要

目的： 创新性采用了一种特殊上颌窦内提升术并将其应用于一系列上颌后牙骨高度严重不足的病例，以扩大传统上颌窦内提升术的适应证的范围。**材料与方法：** 选取32例符合条件的上颌后牙剩余骨高度在2～4mm的病例共36颗后牙进行特殊内提升术，主要技术要点是应用Straumann 3.1mm球钻磨除牙槽嵴顶入路剩余牙槽骨，再利用反转的球钻将足量骨粉送入上颌窦底。**结果：** 应用Straumann、Nobel、Astra 3种种植系统，采用毛氏上颌窦内提升术的上颌后牙剩余骨高度（RBH）2～4mm同期植入种植体的病例在6个月至3年内都取得了显著的骨增量效果，并且未出现并发症，患者满意。说明该术式具有可行性。

关键词： 上颌窦内提升；骨增量；剩余骨高度

牙列缺损是中老年人群常见的一类口腔问题，上颌后牙缺失后往往会伴随上颌窦气化和牙槽骨吸收引起剩余骨高度不足，此时若采取种植方案需结合上颌窦底提升程序。通常对于上颌后牙缺失的种植病例，当种植位点的牙槽嵴宽度充分、初始骨高度＞5mm，并且上颌窦底形态相对平坦时推荐应用穿牙槽嵴技术进行上颌窦底提升，否则应选择上颌窦侧壁开窗窦底提升术。我们创新性采用了一种特殊的上颌窦内提升方法（毛氏上颌窦内提升术），以扩大上颌窦内提升术的适应范围，为临床上颌后牙骨缺损严重不足的病例提供一种新的尝试和新的思路。选取了我院近3年内32例上颌后牙剩余骨高度严重不足的病例共36颗后牙行毛氏上颌窦内提升术，以探究该术式的效果及可行性。现报道如下。

一、材料与方法

1. 典型病例报告：病例1

（1）病例简介。39岁男性患者。主诉：上颌左侧后牙缺失4年余，要求种植修复。无种植相关禁忌证。口内检查：16缺失，牙槽嵴高度稍有降低，邻牙无明显移位，近远中缺隙大小正常，对颌牙无明显伸长，𬌗龈距离正常，口腔卫生情况良好。术前CBCT示：16缺牙位点骨宽度正常，剩余骨高度仅3.9mm。

（2）诊断：上颌牙列缺损。

（3）治疗计划。①提供治疗方案。方案一：上颌窦外提升术+同期/分期种植；方案二：上颌窦外提升术+同期/分期种植。患者考虑微创和治疗周期短选择方案二。②术前全面检查，排除种植禁忌证。③严格消毒，麻醉，行毛氏上颌窦内提升术。④术后抗感染，消肿，止痛，预防术后并发症。⑤二期术后择期取模行定冠修复。⑥3～6个月定期维护复查。

（4）治疗过程（图1～图6）。①术前完善牙周基础治疗及术前检查，排除种植禁忌证。②常规消毒铺巾，阿替卡因肾上腺素局部麻醉下行16牙槽嵴顶切开，15颊侧附加唇侧垂直切口，翻瓣，采用Straumann 3.1mm直径球钻定点，去除牙槽嵴顶种植入路剩余牙槽骨，直到可见上颌窦黏膜，辅助采用3.5mm直径的Summers骨凿，断裂窦底骨板去除残留的皮质骨。然后，使用外科工具盒常规的小挖匙直视下行窦底黏膜剥离，沿窦底骨壁剥离5mm范围后运用Valsalva操作法检查上颌窦黏膜是否完整。③检查窦底黏膜完整后经此牙槽嵴顶入路置入脱蛋白牛骨颗粒（Geistlich Bio-Oss，DBBM，0.25～0.5mm，0.25g），再次应用Straumann 3.1mm的球钻设置35r/min的速率、扭矩15N·cm反转，采用此方法可置入足够骨粉并提升足够高度。④同期植入1颗Nobel CC 4.3mm×10mm种植体，上置封闭螺丝。⑤严密缝合创口。⑥术后常规应用抗生素5～7天，并进食软质非刺激食物，术后2周拆线。⑦3～6个月定期维护。

2. 典型病例报告：病例2

（1）病例简介。35岁女性患者。主诉：上颌左侧后牙缺失3年余，要求种植修复。无种植相关禁忌证。口内检查：16、17缺失，牙槽嵴萎缩，邻牙无明显移位，对颌牙无明显伸长，𬌗龈距离正常，口腔卫生情况良好。术前CBCT示：缺牙区骨宽度正常，16剩余骨高度仅2.1mm，17剩余骨高度2.4mm。

（2）诊断：上颌牙列缺损。

（3）治疗计划：同病例1。

作者单位：浙江大学医学院附属口腔医院

通讯作者：毛英杰；Email：myj0571@163.com

（4）治疗过程（图7~图24）：①术前完善牙周基础治疗及术前检查，排除种植禁忌证。②常规消毒铺巾，阿替卡因肾上腺素局部麻醉下行16、17牙槽嵴顶切开，17远中颊侧附加垂直切口，翻瓣，Straumann 3.1mm直径球钻磨除牙槽嵴顶种植入路剩余牙槽骨，至可见上颌窦黏膜，辅助采用3.5mm直径骨凿断裂窦底骨板去除残留的皮质骨。小挖匙行窦底黏膜的剥离，Valsalva操作法检查上颌窦黏膜完整。③经此牙槽嵴顶入路置入脱蛋白牛骨颗粒（Geistlich Bio-Oss DBBM，0.25~0.5mm，0.25g），再次应用Straumann 3.1mm球钻设置35r/min的速率、扭矩15N·cm边反转边置入足量骨粉，提升足够高度。④同期16植入1颗Astra 4mm×9mm种植体，17植入Astra 5mm×9mm种植体1颗。各置1颗封闭螺丝。⑤严密缝合创口。⑥术后医嘱常规应用抗生素5~7天，进软食，2周后拆线。⑦3~6个月定期维护。

3. 病例系列研究

（1）病例纳入标准：①上颌后牙剩余骨高度为2~4mm。②均采用同期种植，采用脱蛋白牛骨颗粒（Geistlich Bio-Oss DBBM，0.25~0.5mm，0.25g）。③无全身系统性疾病、上颌窦炎症、严重吸烟习惯等禁忌证。④术前术后影像资料齐全。

（2）治疗过程：①术前全面检查，排除种植禁忌证。②严格消毒，麻醉，行毛氏上颌窦内提升术，方法同典型病例。③术后抗感染，消肿，止痛，预防术后并发症。④二期后择期取模行冠修复。⑤3~6个月定期维护复查。

（3）结果评价：统计此次纳入的采用毛氏上颌窦内提升术的32例病例（36颗后牙）的患者信息（性别、年龄段）和种植信息（种植牙位、种植系统、种植体长度），分析对比术前与6个月至3年随访CBCT的影像学资料统计32例36颗上颌后牙特殊内提升术的垂直向骨增量效果。

二、结果

1. 典型病例报告：病例1

术后即刻拍摄全景片及CBCT示：种植体三维方向上骨量充足，达到与外提升类似的理想效果，上颌窦内未见明显异常。对比术前术后CBCT示：术后垂直向骨高度达到12.8mm，垂直向骨增量约8.9mm。术后2周拆线，16位点创口愈合良好。术后6个月复查，CBCT示：16位点垂直向骨高度为12.6mm，与术后即刻对比可见维持基本稳定，未发生并发症。行二期手术后择期威兰德全锆冠修复，最终效果患者满意。

2. 典型病例报告：病例2

术后拍摄全景片及CBCT示：16垂直向骨高度达到10.8mm，垂直向骨增量约8.7mm，17垂直向骨高度达到11.2mm，垂直向骨增量约8.8mm。术后2周拆线，16、17位点创口愈合良好。术后6个月复查，CBCT示：16位点垂直向骨高度为10.6mm，17位点垂直向骨高度为10.9mm，与术后对比保持基本稳定且未发生并发症。二期手术后择期威兰德全锆冠修复，最终效果患者满意。

3. 病例系列研究

应用Straumann、Nobel、Astra 3种种植系统，采用毛氏上颌窦内提升术的上颌后牙剩余骨高度2~4mm同期植入种植体的病例在6个月至3年内都取得了显著的骨增量效果，平均垂直向骨增量达到8.1mm，并且未出现并发症，患者满意。说明了该术式的可行性。统计的患者信息和种植信息见表1、表2、图25。

表1　纳入统计的患者信息和种植信息

患者信息	性别		年龄（岁）			
	男	女	20~40	40~60	>60	平均
	18	14	6	16	10	53
种植信息	牙位			种植体长度			种植系统		
	前磨牙	第一磨牙	第二磨牙	8mm	9mm	10mm	Straumann BL	Nobel CC	Astra
	3	20	13	8	8	20	15	13	8

表2　统计32例36颗上颌后牙特殊内提升术的骨增量效果

	RBH（mm）	术后骨高度（mm）	垂直骨增量（mm）
最大值	4.0	12.8	9.7
最小值	2.1	10.1	6.8
平均	3.3	11.4	8.1

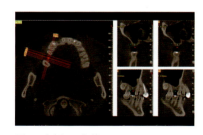

图1　病例1：术前CBCT

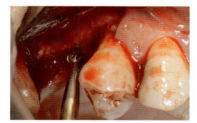

图2　病例1：Straumann 3.1mm球钻磨除16牙槽嵴顶剩余牙槽骨

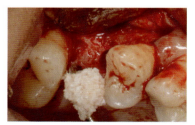

图3　病例1：输送小颗粒骨粉

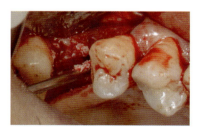

图4　病例1：骨粉置入上颌窦底

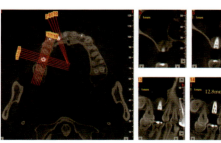

图5　病例1：术后即刻CBCT

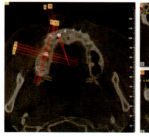
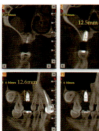
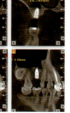

图6　病例1：术后6个月复查CBCT

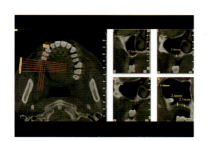

图7 病例2：16、17缺牙位点术前CBCT

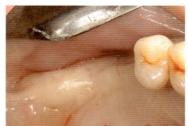

图8 病例2：术前缺牙位点殆面像

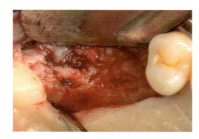

图9 病例2：术区切开翻瓣

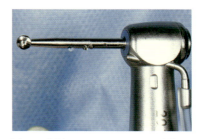

图10 病例2：Straumann 3.1mm球钻

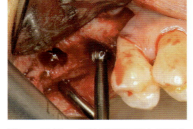

图11 病例2：磨除牙槽嵴顶入路剩余牙槽骨

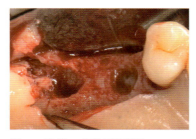

图12 病例2：磨除后殆面像

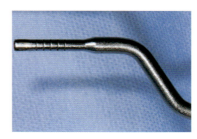

图13 病例2：3.5mm Summers骨凿

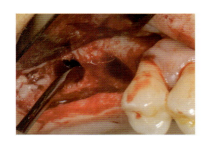

图14 病例2：小挖匙剥离窦底黏膜

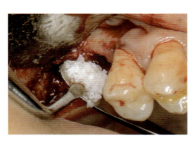

图15 病例2：小挖匙输送小颗粒骨粉

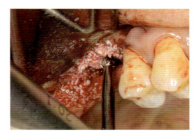

图16 病例2：Straumann 3.1mm球钻反转将骨粉置入上颌窦底

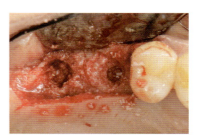

图17 病例2：置入足量骨粉后种植位点殆面像

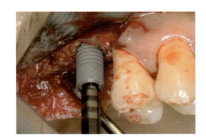

图18 病例2：16常规植入种植体

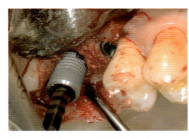

图19 病例2：17常规植入种植体

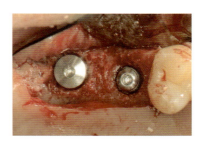

图20 病例2：16、17种植后殆面像

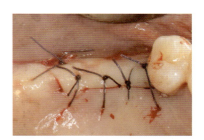

图21 病例2：严密缝合创口

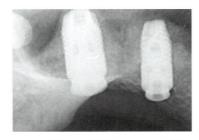

图22 病例2：术后即刻全景片显示种植体周骨粉致密

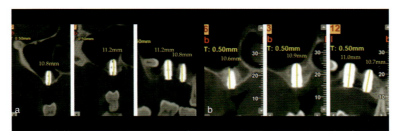

图23 病例2：术后即刻（a）与术后6个月（b）垂直向骨高度对比

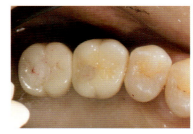

图24 病例2：最终修复效果殆面像

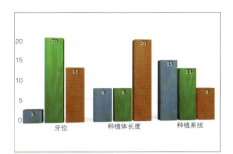

图25　纳入统计的牙位与种植体信息

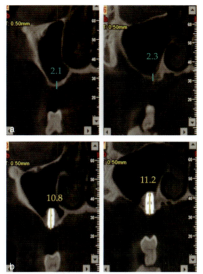

图26　剩余骨高度为2.1mm的种植病例术前（a）、术后（b）效果对比

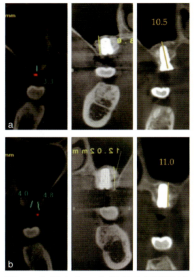

图27　左侧（a）、右侧（b）同期种植病例术前术后效果对比

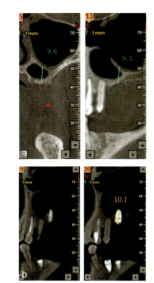

图28　上下分隔型上颌窦病例术前（a）、术后（b）效果对比

三、讨论

传统的观点认为上颌窦内提升术可提升的骨高度为3～4mm，对于上颌骨高度2～4mm的患者并不适用，且更多的医生将剩余骨高度（RBH）作为主要风险因素来考量，Nedir R等认为双层皮质骨融合（上颌窦底骨和牙槽嵴顶骨）可能才是上颌窦内提升的风险因素，而非单纯的RBH。对于上颌窦底提升术式的选择不应仅仅着眼于RBH，而应综合评估RBH、种植体初始稳定性、患者基本情况和是否有双层皮质骨融合等。于是我们总结临床经验创新性地使用了毛氏上颌窦内提升术，其创新点在于所采用的手术器械简单且可简化手术操作的流程。这相对于传统内提升术的特殊之处主要总结了以下几点：

1. 适应证范围：毛氏上颌窦内提升术要求患者排除禁忌证，位点无双层皮质骨融合，RBH为2～4mm。因为＜2mm的RBH往往会出现双层皮质骨融合而不能达到足够的初始稳定性，而＞4mm的牙槽嵴很难在直视下进行磨除牙槽嵴顶入路牙槽和窦底黏膜的剥离等程序，如果剩余骨高度＞6mm，相对于传统内提升术的优势则不明显。

2. 临床步骤：其操作利用Straumann 3.1mm球钻直接磨除牙槽嵴顶入路剩余牙槽骨，而无须逐级扩孔备洞。且窦底提升是通过充分剥离黏膜后，低速反转的球钻进行的，并非利用上颌窦内提升工具中的骨凿进行。

3. 器械的选择：毛氏上颌窦内提升术最显著的优势在于使用的器械都是临床上常见的器械，例如球钻、小挖匙、骨凿等。首先，对于球钻直径的

选择是出于对级差的考虑，因为常规后牙种植体都是标准径以上，根据我们所选种植体，如选择4.3mm种植体，我们选择3.1mm直径球钻可以将级差控制在1mm左右。再者，因为上颌窦底多不平坦的解剖结构，种植位点中心骨质已去除，但周围会残留一圈皮质骨。因此，需要辅助使用骨凿来去除周围一圈皮质骨。值得注意的是，这里骨凿并不起到传统的提升窦底的作用。其次，该术式由于牙槽嵴顶微创入路空间有限，目前最适合用于窦底黏膜剥离程序的工具为小挖匙。最后，植骨时利用低速下反转的球钻不会对窦底产生热量及切割损伤，且借反转的力可以将骨粉向四周分散开以填充上颌窦底的各个部位。

4. 植骨量：需要植骨的情况下，首先直视下操作可以塞入更多的骨粉。另外，利用球钻低速下反转的技术可以使置入的骨粉更多、更致密，达到与外提升类似的理想效果。

目前，临床上类似病例已经操作了32例，这些病例中还包含骨量极薄仅2.1mm的、双侧同期提升、同侧2颗提升，以及上下分隔型的上颌窦等复杂病例。最终在6个月至3年内都取得了显著的骨增量效果，说明了该术式的优势和可行性，但远期的疗效需要更多的病例和更长时间的随访观察。我们采用的毛氏上颌窦内提升术是扩大上颌窦内提升术适应证的尝试，随着临床经验的积累和更深入的临床研究，可以为以后类似的病例提供新的思路和新的突破尝试。

复杂病例术前术后效果见图26～图28。

参考文献

[1] 宿玉成译. 口腔种植学[M]. 2版. 北京: 人民卫生出版社, 2014.

[2] 宿玉成译. 国际口腔种植学会（ITI）口腔种植临床指南第五卷:上颌窦底提升术[M].北京:人民军医出版社, 2012.

[3] Boyen PJ，James RA. Grafting of the maxillary sinus floor with autogenous marrow and bone[J]. J Oral Surg, 1980, 38 (8): 613–617 .

[4] Weber HP, Morton D, Gallucci GO, et al. Consensus statements and recommended clinical procedures regarding loading protocols [J]. Int J Oral Maxillofac Implants, 2009, 24(Suppl): 180–183.

[5] Tetsch J, Tetsch P, Lysek DA. Long–term results after lateral and osteotome technique sinus floor elevation: a retrospective analysis of 2190 implants over a time period of 15 years[J]. Clin Oral Implants Res, 2010, 21(5):497–503.

[6] Nedir R, Nurdin N, Khoury P, et al. Short implants placed with or without grafting in atrophic sinuses: the 3–year results of a prospective randomized controlled study[J]. Clin Implant Dent RelatRes, 2016, 18(1):10–18.

"就地取材，变废为宝"——后牙区水平向骨增量1例

罗凯

摘要

牙齿缺失后，由于缺失牙处牙槽嵴的改建及咀嚼刺激的丧失，缺牙区牙槽骨会出现垂直向和水平向的骨吸收。后牙区如果牙齿过早缺失，还会导致咬合空间的缺失。研究表明，由于长期后牙缺失导致的水平向骨缺损可以应用GBR，骨劈开结合Onlay植骨来增加水平向的骨缺损。本文为1例下颌左侧后牙缺失多年导致无咬合空间、牙槽骨水平向缺损严重的患者的治疗，探讨应用Onlay植骨联合引导骨组织再生（GBR）技术的种植效果。

关键词：Onlay植骨；引导骨组织再生；骨劈开

一、材料与方法

1. 病例简介　35岁男性患者。主诉：下颌左侧后牙缺失15年，要求种植修复。现病史：15年前因缺失牙齿行烤瓷冠修复后因松动拔除左侧后牙，现右侧后牙也无法咀嚼遂到诊要求种植修复。口内检查：36、37缺失，缺牙区牙槽骨萎缩，无咬合空间；35可见牙体缺损牙龈红肿；46残根。口外检查：颞下颌关节未见明显异常。CBCT示：36牙槽骨水平向宽度约4.55mm，牙槽骨垂直向高度约13.93mm；37牙槽骨水平向宽度约3.38mm，垂直向高度12.17mm。

2. 诊断　36、37牙列缺损伴重度骨缺损。

3. 治疗计划　利用剩余垂直向骨高度，原位截骨3mm获得游离骨块，Onlay植骨，行骨劈开联合GBR术修复下颌左侧水平向骨缺损，同期植入种植体，待6个月后行最终修复。

4. 治疗过程（图1～图39）

（1）2020年8月：初诊，拍CBCT，取研究模型，制订治疗方案。

（2）2020年9月：外科骨增量手术同期植入种植体。局部浸润麻醉下下颌左侧沿牙槽嵴顶切开，暴露牙槽骨，超声骨刀取骨，行骨劈开，修整取骨区锐利边缘。36、37骨挤压，定点，逐级扩孔，于36植入Straumann Roxolid 4.1mm×10mm种植体，于37植入Straumann Roxolid 4.1mm×8mm种植体，分别上封闭螺丝，修整游离骨块与受植床贴合，钛钉固定骨块，填入Bio-Oss骨粉覆盖Bio-Gide膜。术后CBCT示：种植体位置良好，2周后拆线，术区牙龈愈合良好。

（3）2021年3月：拍根尖片示种植体骨结合良好。CBCT示：移植骨块与受植区牙槽骨结合良好，牙槽骨宽度明显增加。软组织健康。局部麻醉下36、37做牙槽嵴顶切开暴露封闭螺丝，安装愈合基台，关创缝合。

（4）2021年6月：6周后，软组织愈合良好，取开窗终印模。

（5）2021年5月：最终修复，口内试戴原厂基台，拍片确认基台就位，加扭矩至35N·cm，全瓷冠粘接固位。

（6）2022年5月：戴牙1年后复查，种植体无松动，修复体无螺丝松动、崩瓷等并发症，周围软组织无红肿，口腔卫生一般，咬合功能良好。患者对修复效果满意。

（7）使用材料：Bio-Oss骨粉；Bio-Gide膜；Straumann Roxolid种植体；超声骨刀等。

二、结果

原位截骨获得游离骨块，Onlay植骨配合骨劈开联合GBR技术，在水平向骨量不足、无咬合空间的情况下，在水平向骨增量的同时也获得了修复空间。在保证种植体初始稳定性的前提下同期植入种植体减少了种植修复周期，避免多次手术。最终修复体形态色泽良好，咬合功能正常。患者对治疗效果满意。

作者单位：牙博士口腔张家港机构

Email: 174507525@qq.com

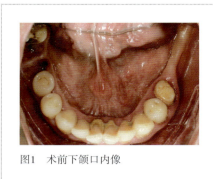
图1　术前下颌口内像

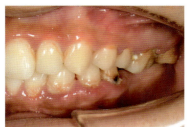
图2　术前咬合像

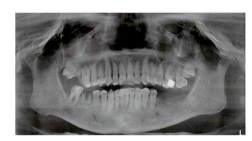
图3　术前全景片

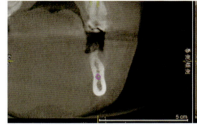
图4　术前36、37CBCT

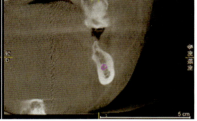
图5　术前36、37测量

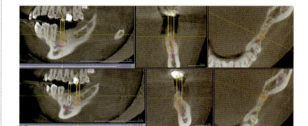
图6　术前36、37模拟

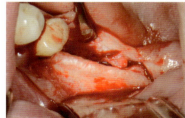
图7　切开翻瓣

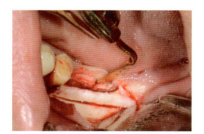
图8　超声骨刀截骨

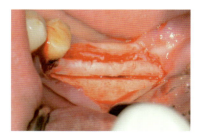
图9　截骨完成

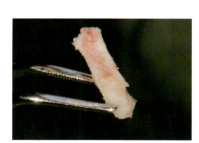
图10　获得牙槽嵴顶骨块

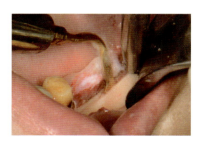
图11　超声骨刀行骨劈开

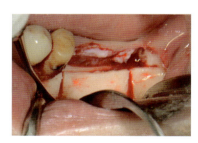
图12　超声骨刀完成骨劈开

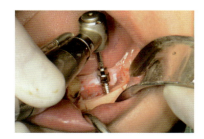
图13　骨挤压

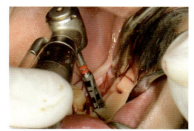
图14　种植窝洞预备

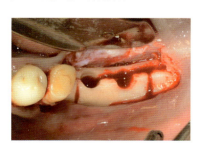
图15　种植窝洞预备完成

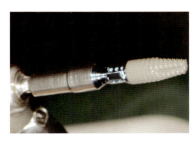

图16 植入Straumann Roxolid 4.1mm×10mm、4.1mm×8mm种植体

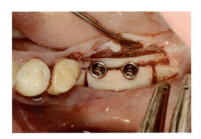

图17 植入完成

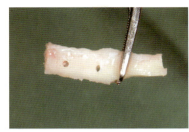

图18 骨块预备固定孔

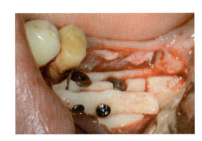

图19 骨钉固定

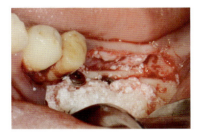

图20 植入Bio-Oss骨粉

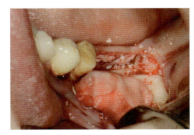

图21 覆盖Bio-Gide胶原膜

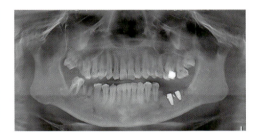

图22 术后全景片

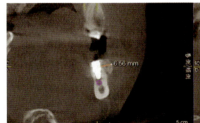

图23 术后36、37CBCT

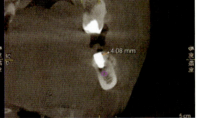

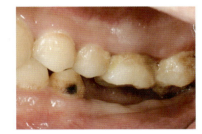

图24 术后6个月根尖片

图25 术后6个月咬合空间

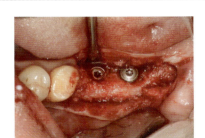

图26 二期手术

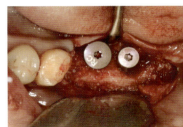

图27 置愈合基台

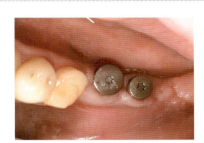

图28 二期术后6周

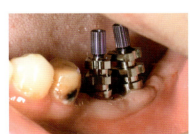

图29 取模

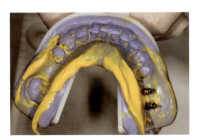

图30 硅橡胶开窗式印模

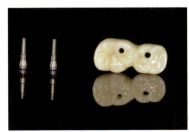

图31 最终修复体

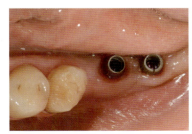

图32 基台口内就位

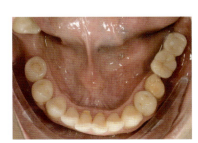

图33 牙冠粘接就位

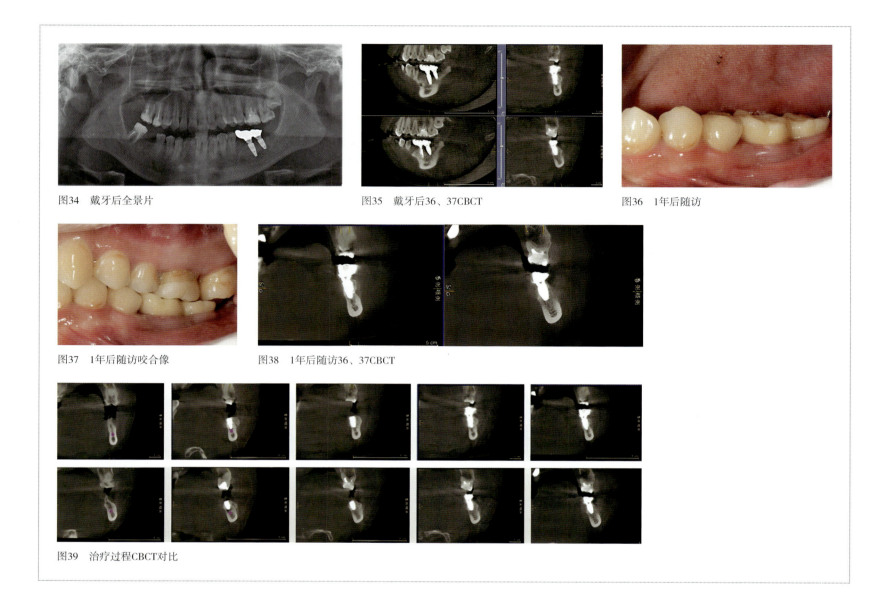

图34 戴牙后全景片　　　　　　　　　图35 戴牙后36、37CBCT　　　　　　　图36 1年后随访

图37 1年后随访咬合像　　　　　　　　图38 1年后随访36、37CBCT

图39 治疗过程CBCT对比

三、讨论

牙齿缺失后，由于缺失牙处牙槽嵴的改建及咀嚼刺激的丧失，缺牙区牙槽骨会出现垂直向和水平向的骨吸收。后牙区如果牙齿过早缺失，还会导致咬合空间的缺失。研究表明，由于长期后牙缺失导致的水平向骨缺损可以应用GBR、骨劈开结合Onlay植骨来增加水平向的骨缺损。本病例虽然是Onlay植骨，但由于患者修复空间的丧失，在原位截骨获得所需水平向骨增量的骨块，避免了第二术区取骨，既减少了手术的创伤，同时也获得了所需的修复空间，一举两得。

上颌前牙骨增量种植修复病例1例

姚倩倩

摘要

目的：探讨上颌前牙美学区严重骨缺损病例，取外斜线自体骨采用"贝壳"（Shell）技术植骨后，骨增量手术的成骨效果及对种植美学的效果。**材料与方法**：1例患者11缺失，缺牙区牙槽嵴严重缺陷，存在软硬组织不足，CBCT示：牙槽嵴高度和宽度均不足。使用超声骨刀在患者左侧下颌骨升支外斜线取自体骨，修整后置于11区受植床钛钉固定，间隙用小牛骨骨粉颗粒充填，覆盖可吸收胶原膜后充分减张缝合。植骨术后5.5个月后植入1颗种植体，同期行GBR引导骨组织再生，5个月后再行二期手术及个性化愈合帽塑形牙龈。**结果**：最终修复达到较好的美学修复效果及牙槽骨唇侧丰满度。**结论**：合并有垂直向骨缺损的严重水平向骨缺损病例，可通过下颌骨外斜线取自体骨进行"贝壳"技术骨增量，获得了较满意的软硬组织美学效果。

关键词：外置法植骨；引导骨组织再生；下颌骨外斜线；种植牙

对于骨量不足病例，通常需要进行骨增量手术才可完成种植牙治疗修复。牙种植骨增量的修复方式有很多，如引导骨组织再生术（Guided Bone Regeneration，GBR）、骨劈开技术、外置法（Onlay）植骨技术、上颌窦底提升技术等。本病例报道1例上颌骨前牙区合并有垂直向骨缺损的水平向骨缺损病例，分阶段采用自体骨移植"贝壳"技术植骨后，在种植体一期手术进行同期GBR骨增量，最终获得较满意的修复效果。

一、材料与方法

1. 病例简介 37岁男性患者。主诉：3个月前因牙松动拔除上颌右侧前牙，现要求种植修复。否认全身系统性疾病史及吸烟史。数年前患者曾行正畸治疗，余无口腔治疗史。口内检查：口腔卫生欠佳，11缺失（图1），唇侧丰满度欠佳（图2）；牙龈为薄龈生物型。CBCT示：11区存在水平向和垂直向骨缺损，鼻嵴距高6.5mm、宽4mm，切牙孔有膨大变异（图3）。外斜线可取长度约18mm、高度约14mm。

2. 诊断 牙列缺损（11缺失）。

3. 治疗过程

（1）下颌骨外斜线取骨手术及11受区皮质骨"贝壳"技术植骨。首先，在11缺牙区嵴顶切开及2颗邻牙远中做附加切口，全厚瓣翻开见缺牙区牙槽嵴顶水平向及垂直向缺损（图4）。使用超声骨刀对患者左侧下颌骨升支外斜线取骨。在下颌第一磨牙远中及第二磨牙颊侧前庭沟做水平切口，远中止于殆平面下方，暴露下颌骨升支外斜线。使用超声骨刀做近、远中和上、下方井字形切口（图5），切透皮质骨后取出下颌骨块，预钻孔后拧入固位钛钉备用（图6）。将自体骨块用钛钉固定于11缺牙区（图7），并使

用小牛骨骨粉颗粒与血浆制品浓缩生长因子（CGF）（图8），混合后充填于间隙内（图9），可吸收生物胶原膜覆盖（图10）及可吸收缝线缝合固定生物膜（图11）。在可吸收生物膜上用CGF凝胶压膜覆盖后（图12），唇侧充分减张拉拢缝合（图13）。

（2）数字化导板指导一期种植外科手术。皮质骨"贝壳"技术植骨术后5.5个月，患者复查显示缺牙区唇侧高度（图14）及殆面丰满度（图15）均得到了部分恢复。CBCT示：11缺牙区牙槽骨高度约12mm、嵴顶宽度约6.5mm（图16）。在数字化模拟软件上进行11种植体虚拟植入设计（图17），并导出数据设计数字化导板。在11缺牙区牙槽嵴顶及12远中附加切口翻开，见新生骨稳定（图18）。取出固定钛钉，在手术外科导板引导下预备种植体窝洞（图19），植入种植体1颗（Straumann Roxlid 3.3mm×10mm）（图20），初始稳定性35N·cm，安装上低愈合基台进行空间支撑（图21）。种植体唇侧植入CGF混合的小颗粒骨粉（图22），上方覆盖可吸收生物胶原膜（图23）及CGF凝胶膜（图24），进行唇侧GBR后拉拢缝合（图25）。术后CBCT示：种植体的位置及方向（图26）。

（3）种植二期手术及上部修复治疗。种植体植入一期手术后5个月，患者复诊见牙龈愈合良好（图27，图28）。CBCT示：种植体形成骨结合，唇侧皮质骨化形成（图29）。二期手术切开更换个性化愈合基台（图30）。1个月后取模，取下个性化愈合基台见穿龈袖口愈合良好，上皮附着形成（图31）。上部修复戴牙时见患者唇侧牙冠外形及龈缘与对侧同名牙一致（图32），唇侧丰满度也与对侧同名牙接近（图33），牙片检查确认基台就位（图34）。

二、结果

修复后1个月患者复查，唇侧龈乳头高度更接近对侧同名牙（图35），唇侧骨弓轮廓丰满度较对侧同名牙略有降低（图36）。

作者单位：中南大学湘雅二医院

Email: dent_qianqianyao@csu.edu.cn

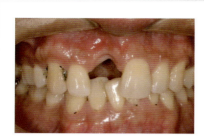

图1　缺失牙区正面像

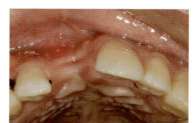

图2　缺失牙区殆面像

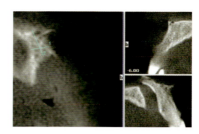

图3　缺失牙区CBCT影像学分析

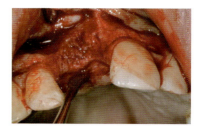

图4　缺牙区翻瓣可见牙槽骨严重水平向及垂直向缺损

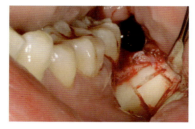

图5　超声骨刀在左侧下颌骨外斜线取骨，做井字形切口

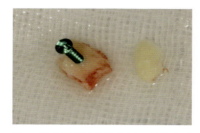

图6　取出下颌骨骨块备用，预钻孔后固位钛钉拧入

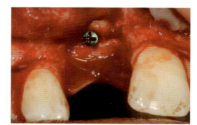

图7　将自体骨块用钛钉固定于缺牙区

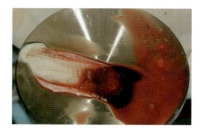

图8　CGF压膜制品

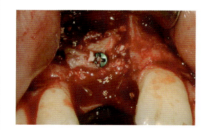

图9　小牛骨骨粉颗粒充填于骨块间隙内

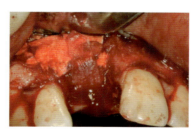

图10　可吸收生物胶原膜覆盖植骨区域

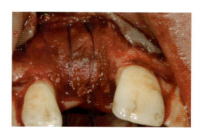

图11　可吸收缝线固定生物胶原膜

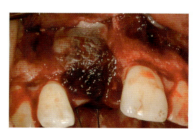

图12　CGF覆盖于生物胶原膜上

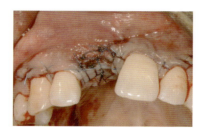

图13　唇侧减张后严密缝合切口

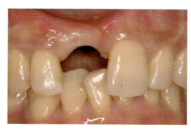

图14　植骨术后5.5个月唇侧高度部分恢复

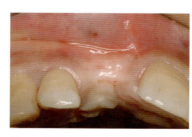

图15　植骨术后5.5个月唇侧丰满度部分恢复

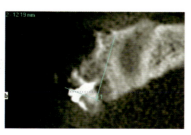

图16　皮质骨"贝壳"技术植骨术后5.5个月骨宽度及高度恢复

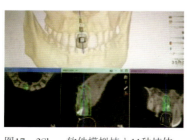

图17　3Shape软件模拟植入11种植体

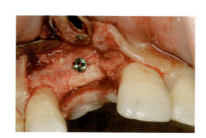

图18　植骨术后5.5个月翻瓣示新生骨稳定

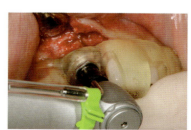

图19　数字化导板引导下进行扩孔及预备种植体窝洞

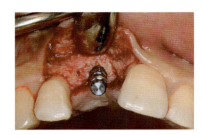

图20　逐级预备后植入3.3mm×10mm种植体

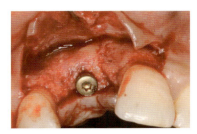

图21　种植体上低愈合基台进行空间支撑

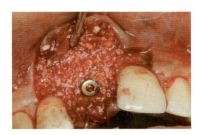

图22　种植体唇侧植入混有CGF的小颗粒骨替代材料

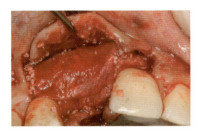

图23　种植体唇侧覆盖可吸收生物胶原膜

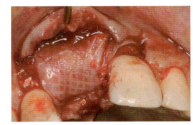

图24　种植体唇侧覆盖CGF凝胶膜

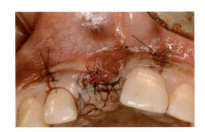

图25　唇侧减张后拉拢缝合

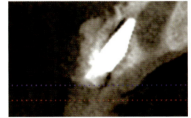

图26　术后CBCT种植体位置和方向

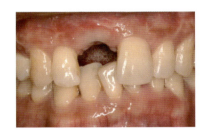

图27　种植体一期植入术后5个月正面像

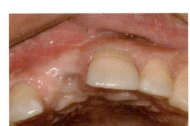

图28　种植体一期植入术后5个月𬌗面像

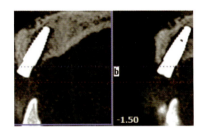

图29　CBCT示：种植体骨结合良好，唇侧皮质骨形成

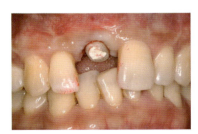

图30　二期手术更换个性化愈合基台

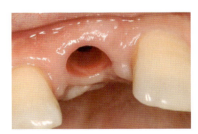

图31　11穿龈袖口上皮形成良好

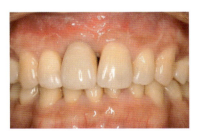

图32　11牙冠修复后唇面像

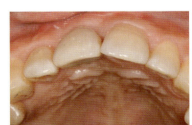

图33　11修复后𬌗面观

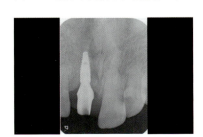

图34　牙片示11基台就位良好

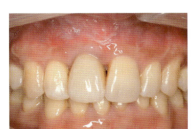

图35　1个月后复查唇面像

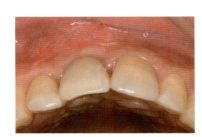

图36　1个月后复查𬌗面像

三、讨论

单颗牙间隙的水平向骨缺损按照国际口腔种植学会（ITI）口腔种植临床指南第七卷《口腔种植的牙槽嵴骨增量程序：分阶段方案》中Terheyden分类，根据理想种植体位置与骨缺损的关系，分为1/4型～4/4型共4类。本病例属于3/4型，指合并有少量垂直向骨缺损（范围＜1/2）的重度水平向骨缺损（范围＞1/2）的类型。推荐采用具有空间保持装置（如钛网或者不可吸收膜）的分阶段GBR技术或者采用骨块植骨、"贝壳"技术进行骨增量。另外，Hämmerle以需要不同引导骨组织再生术进行水平向骨缺损的分类，将这一类伴有少量垂直向骨缺损的严重水平向骨缺损归为第5类；按Chiapasco以修复为导向进行水平向骨缺损的分类则为Class 4。由于其属于严重水平的骨缺损，不允许种植体植入理想位置，并不能实现初始稳定性，通常需要足够的愈合期，并且必须进行骨和软组织增量。推荐治疗方案也同样是分阶段进行骨增量手术，采用具有空间维持装置的GBR技术或使用自体骨块。本病例按照骨缺损的分类，依据文献证据和指南推荐，所采用的即为外斜线自体骨块取骨后"贝壳"技术进行固定的骨增量技术。最终修复也获得了满意的修复效果。

对于骨移植材料，自体骨由于其同时具有骨诱导性、骨传导性和骨生成性，而成为最佳的骨移植材料。下颌骨外斜线取骨区域，因皮质骨含量较多且丰富，创口隐蔽，术后患者不良反应及并发症较少，成为较理想的供骨区。

四、结论

本病例为合并有垂直向骨缺损的严重水平向骨缺损病例，通过下颌骨外斜线取自体骨进行"贝壳"技术骨增量，获得了较满意的软硬组织美学效果。

参考文献

[1] Cordaro L, Terheyden H, Chen S, et al. ITI Treatment Guide Volume 7– Ridge Augmentation Procedures in Implant Patients: A Staged Approach[M]. Berlin: Quintessence Publishing, 2013.

[2] Benic GI, Hämmerle CH. Horizontal bone augmentation by means of guided bone regeneration[J]. Periodontol 2000, 2014, 66(1):13–40.

[3] Chiapasco M, et al. Horizontal bone–augmentation procedures in implant dentistry: prosthetically guided regeneration[J]. Periodontol 2000, 2018, 77(1):213–240.

美学区骨缺损种植修复病例

徐东前　丁熙

摘要

目的：探讨上颌前牙骨量不足的情况下，应用Bio-Oss骨粉及Bio-Gide生物膜行GBR并同期植入种植体的临床效果。**材料与方法**：本病例中患者11缺失，唇侧骨量不足，在种植位点植入1颗Nobel Replace CC 3.5mm×1.3mm种植体，植入Bio-Oss骨粉，覆盖Bio-Gide生物膜，减张缝合。术后6个月行永久修复，定期复查。**结果**：随访至修复后1.5年，上颌右侧前牙骨增量明显及种植体愈合良好，牙龈和牙冠形态及色泽良好，美学效果满意。

关键词：GBR；同期植入

上颌前牙对于患者的美观及其重要，因此在其缺失后行种植固定修复时不仅要恢复功能，还要求达到美学修复的效果。而前牙美学修复的基础是种植体周足够的软硬组织。针对上颌前牙骨量不足时，可采用骨增量和骨量调整等方法。自体骨因其具体骨传导性、骨诱导性、骨生成性，使移植术是一种可靠又可预期的方法，但有其局限和并发症。GBR膜技术采用人工合成的骨填充材料，因其优良的生物相容性及取材方便，不会对患者造成附加损失，在临床工作中被广泛应用。

一、材料与方法

1. 病例简介　40岁女性患者。主诉：11缺失，1年来我院就诊，要求种植固定修复。既往体检，无吸烟，否认系统性疾病。口内检查：口腔卫生良好，11缺失，缺牙间隙约10mm，中笑线，牙龈中厚龈型，与相邻天然牙之间龈乳头完整，缺牙区可见明显的凹陷。余留牙未见明显异常。术前CBCT示：上颌中切牙缺牙区颈部牙槽骨宽度约5.5mm、根部约4.65mm，牙槽窝唇侧骨壁缺失，骨质良好，切牙孔大，未见根尖炎症影像。

2. 诊断　牙列缺损（11缺失）。

3. 治疗计划　方案一：11通过块状自体骨移植和引导骨组织再生术进行骨增量，3~6个月后进行进行种植体的植入，3个月后进行永久修复。方案二：11通过Bio-Oss骨粉和引导骨组织再生术进行骨增量，同期植入种植体，术后6个月永久修复。经过和患者讨论沟通，患者选择方案二。

4. 治疗过程（图1~图28）

（1）术前CBCT检查。

（2）常规消毒，铺巾，局部麻醉下在缺牙区两侧做切口，龈沟内切口自21唇侧远中穿过缺牙区牙槽嵴顶延伸至12远中，附加垂直切口，翻全厚瓣，可见11唇侧骨缺损严重。彻底搔刮骨面上的肉芽组织，生理盐水冲洗，松弛骨膜进行减张，在种植位点植入Nobel Replace CC 3.5mm×13mm种植体，植入扭矩约35N·cm，旋入封闭螺丝，种植体唇侧暴露约6mm，填入Bio-Oss骨粉，Bio-Gide膜覆盖，修整边缘，覆盖于唇侧，在腭侧将其压在黏膜瓣下方。缝线缝合。拍摄术后CBCT确认种植体位置。

（3）术后6个月拍摄CBCT示：种植体骨结合良好，局部麻醉下做U形切口暴露封闭螺丝，安装愈合基台。2周后进行硅橡胶制取模型，完成最终修复体：个性化基台，全瓷冠修复，采用粘接固位。

二、结果

随访至修复后1.5年，CBCT示：种植体周骨结合良好，唇侧骨厚度少量吸收，植体周围牙槽嵴基本维持了良好的骨量。临床检查可见11唇侧牙槽骨丰满，软组织愈合良好。牙龈略有退缩，与天然牙基本相协调，龈乳头基本充满邻间隙；牙龈颜色、质地正常，附着龈良好。患者对治疗过程及修复体效果满意。

作者单位：温州医科大学附属第一医院
通讯作者：丁熙；Email: 328421739@qq.com

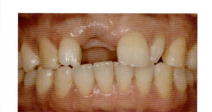

图1　术前正面像

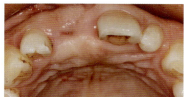

图2　术前殆面像

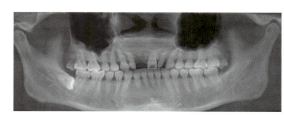

图3　术前全景片

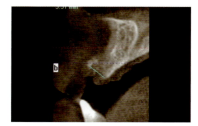

图4　术前CBCT断层片1

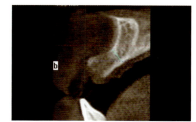

图5　术前CBCT断层片2

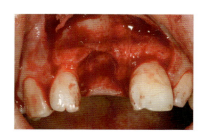

图6　术中翻瓣后可见唇侧骨板缺损

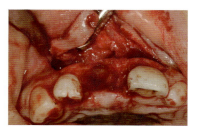

图7　逐级制备种植窝

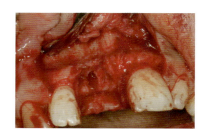

图8　制备种植窝后

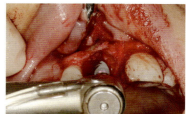

图9　植入种植体

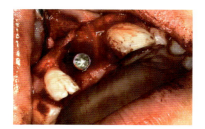

图10　种植体植入后，位置良好

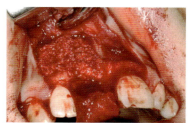

图11　GBR：填入Bio-Oss骨粉

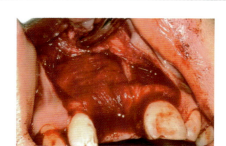

图12　GBR：覆盖Bio-Gide膜

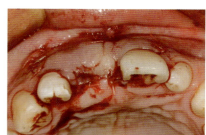

图13　缝合后殆面像

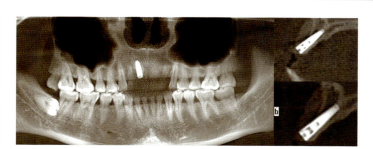

图14　术后CBCT片

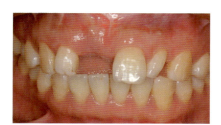

图15　种植体植入后6个月正面像

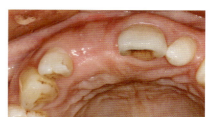

图16　种植体植入后6个月殆面像

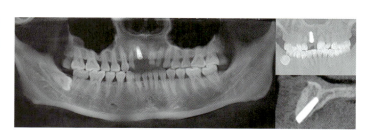

图17　种植体植入后6个月，种植二期CBCT

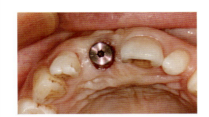
图18 种植二期安装愈合基台殆面像

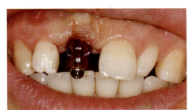
图19 种植二期安装取模转移杆

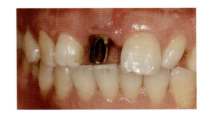
图20 安放永久基台

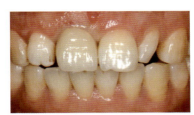
图21 戴牙后正面像

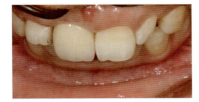
图22 戴牙后唇面像

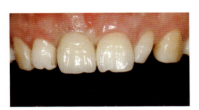
图23 戴牙后遮光板下像

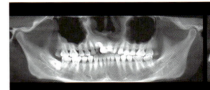
图24 戴牙后CBCT

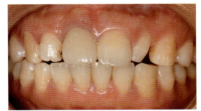
图25 术后1.5年复查时口内像

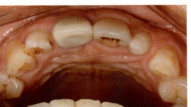
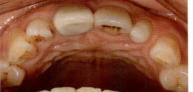

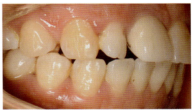

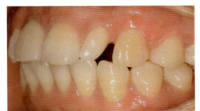

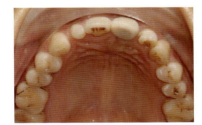
图26 修复后1.5年复查时殆面像

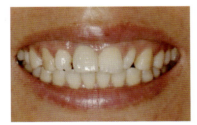
图27 修复后1.5年复查时口外像

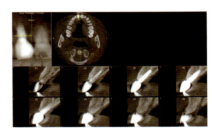
图28 修复后1.5年复查时CBCT

三、讨论

目前种植牙因其美观、舒适、咀嚼效率高等优势，逐渐成为牙列缺损的首选方式。种植成功的必要条件为种植体周充足的骨量，而临床实际工作中由于各种因素导致缺牙区骨量的不足，从而导致种植体植入后出现种植体表面暴露或种植初始稳定性不足，因此我们需要骨增量技术。常用的骨增量技术有自体移植、引导骨组织再生术等。

自体骨移植需要开辟第二术区，创伤较大，易造成供骨区的继发损失及合并并发症风险，患者耐受是个挑战，并且增加治疗时长和费用。GBR技术利用膜材料的生物屏障作用，将骨组织与周围组织隔离，使成骨细胞在膜的作用下获得优势生长，形成新骨，完成骨增量。单纯使用GBR技术可节约成本和时间。

要达到可预期的GBR效果，Hom-Lay Wang在2006年提出PASS原则：初期创口关闭、血管再生、空间维持、种植体与血凝块必须保持稳定。因此我们需争取一期愈合。第一，要最大限度地保留血供，因为创口的裂开是由于血供的不足导致创缘坏死。第二，要充分地减张，尽量减张的同时减少出血和创伤。第三，切口的设计要兼顾术野、张力、血运、创伤、瘢痕等诸多因素。第四，缝合时应对位创口，另外有一定拉拢创口的作用。GBR技术的核心三要素为：隔离膜、骨替代材料、成骨空间的血供。在合适的适应证选择下，单纯使用GBR技术同期植入种植体可以获得满意的修复效果。

参考文献

[1] Wang HL, Boyapati L. "PASS" principles for predictable bone regeneration[J]. Implant Dent, 2006, 15(1):8–17.
[2] 欧国敏，蔡潇潇，康宁，等. 骨劈开、骨挤压联合GBR技术同期植入种植的临床疗效评价[J]. 中国口腔种植学杂志, 2013, 18(2):103.
[3] Kinaia BM, Kazerani S, Korkis S, et al. Effect of guided bone regeneration on immediately placed implants: Meta-analyses with at least 12 months follow up after functional loading. J Periodontol, 2019, 92(12):1749–1760.

上颌前牙区洞穿型骨缺损种植修复1例

涂业颖　于艳春　林海燕

摘要

目的：对于上颌前牙区颌骨囊肿所致洞穿型骨缺损，采用不同骨增量方法，评价其优缺点，并评估后期种植修复的效果，为临床此类病例治疗提供一定的参考。**材料与方法**：选取我院就诊的1例上颌前牙区颌骨囊肿术后上颌前牙连续缺失、要求行种植固定修复的患者为研究对象，术前对患者进行全面的口腔检查及CBCT检查，确定序列治疗方案。通过阶段骨增量手术进行缺牙区轮廓重建，最终种植修复缺失牙。一次植骨使用同种异体骨块行Onlay植骨，二次植骨采用改良GBR，恢复缺牙区颊侧及牙槽嵴顶软组织轮廓，将Ⅳ类骨缺损恢复成为近似Ⅱ类骨缺损，种植体植入同期行牙槽嵴顶骨增量，恢复缺牙区骨弓轮廓。二期手术后，种植体支持式临时义齿进行软组织塑形，最后行永久修复。**结果**：缺牙区骨量恢复至理想水平，种植体三维位置稳定，种植体骨结合良好，随访1年无种植体松动和脱落，患者对临时及最终修复体的美学效果和功能满意。**结论**：上颌前牙区洞穿型骨缺损中应用分阶段植骨后种植修复，能取得较好的稳定性和美学效果，术中需根据患者的自身情况进行植骨方式的选择。

关键词：骨增量；Onlay植骨；GBR；牙种植

一、材料与方法

1. 病例简介　19岁女性患者。主诉：上颌右侧前牙缺失。现病史：2017年，于外院行上颌骨囊肿摘除术并拔除上颌右侧前牙，因影响美观与发音，要求行种植修复。既往身体健康。口内检查：11、12缺失，牙槽窝软组织已愈合，唇侧及牙槽嵴顶软组织凹陷，角化龈充足，黏膜可见瘢痕形成，薄龈生物型，近远中距约15mm，覆𬌗、覆盖正常，口腔卫生尚可，13、21无明显松动，无叩诊不适，余留牙未见明显异常（图1，图2）。口外检查：双侧颜面部对称，低位笑线。CBCT示：11、12缺牙区唇腭侧洞穿型骨缺损，水平向、垂直向重度骨缺损（图3，图4）。

2. 诊断　牙列缺损（11、12缺失）。

3. 治疗计划　Onlay植骨；延期种植、延期修复。

4. 治疗过程

（1）同种异体骨块联合Bio-Oss骨粉Onlay植骨。常规消毒，铺巾，局部麻醉下切开翻瓣，清理肉芽组织后见唇腭侧洞穿型骨缺损，牙槽嵴顶宽仅2~3mm；骨刨制取自体骨屑，术区预备滋养孔；选用15mm×15mm×15mm同种异体骨块，修整锐利边缘，用2颗螺钉固定；腭侧覆盖Bio-Gide膜，填塞自体骨屑与Bio-Oss骨粉（体积比1∶1）；覆盖浓缩生长因子（Concentrate Growth Factor，CGF）及Bio-Gide膜；严密缝合，术后拍摄CBCT，常规静脉注射抗生素预防感染，10~14天拆线，压膜式树脂临时冠修复（图5~图12）。

（2）改良GBR植骨。一次植骨术后，骨愈合期间出现骨材料部分流失，9个月缺牙区唇侧软组织丰满度恢复，行二次植骨术。见同种异体骨块与自体骨组织结合，采用改良GBR（"香肠"植骨技术），共7颗膜钉固定Bio-Gide膜，中间骨缺损间隙及骨表面填塞自体血液混合Bio-Oss骨粉；黏膜充分减张缝合，术后拍摄CBCT，常规静脉注射抗生素预防感染，10~14天拆线（图13~图20）。

（3）种植体植入。二次植骨术后9个月，口腔检查见牙龈色泽正常，缺牙区牙槽嵴顶软组织高度恢复，牙槽间隔处骨组织高度有所欠缺，11、12植牙区剩余骨高度>15mm，牙槽嵴顶骨宽度6~7mm（图21~图23）。种植手术：常规消毒，铺巾，局部麻醉下于11、12缺牙区牙槽嵴顶处切开翻瓣，见牙槽嵴顶垂直骨吸收，腭侧制备软组织瓣，常规备洞，最终植入Straumann 3.3mm×12mm种植体，安装封闭螺丝，唇侧行GBR，转移腭侧组织瓣，黏膜减张、严密缝合（图24~图27）。与术后当天比较，术后6个月X线片示：种植体周骨结合良好（图28，图29）。遂行二期手术，局部麻醉下切开牙龈，安装愈合基台。

二、结果

二期手术术后2周，11、12种植体行种植体支持式临时修复，牙龈塑形后6个月，个性化取模制作11、12氧化锆一体冠，患者对修复效果满意（图30~图37）。修复后1年复查，X线片示：较前未见明显骨吸收（图38，图39）。

作者单位：杭州口腔医院

通讯作者：林海燕；Email: lhaiyanlily@163.com

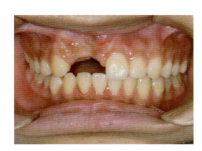

图1　上颌前牙区正面像，唇侧牙龈可见瘢痕

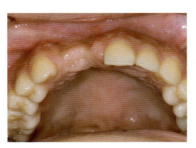

图2　上颌前牙区粉面像，唇侧软组织凹陷

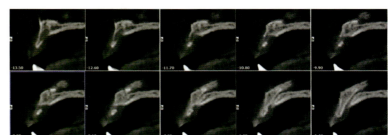

图3　唇腭侧可见洞穿型骨缺损

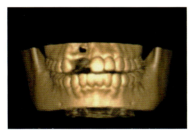

图4　三维重建可见洞穿型骨缺损

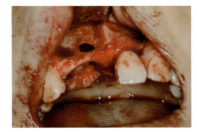

图5　见唇腭侧洞穿型骨缺损

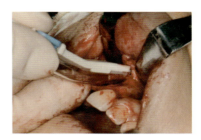

图6　制取自体骨屑

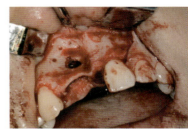

图7　预备滋养孔

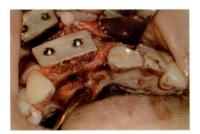

图8　螺钉固定同种异体骨块

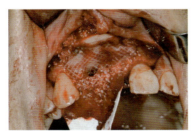

图9　自体骨、Bio-Oss骨粉混合填入，覆盖CGF膜

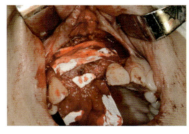

图10　覆盖Bio-Gide可吸收胶原膜

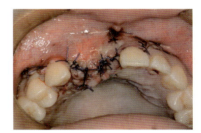

图11　减张缝合

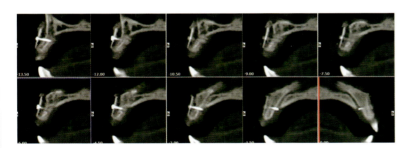

图12　术后即刻CBCT

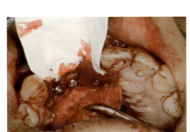

图13　牙槽嵴软组织缺损

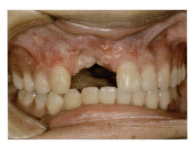

图14　软组织丰满度恢复

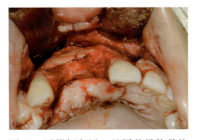

图15　唇腭侧翻瓣，见同种异体骨块与自体骨组织结合

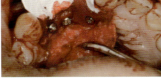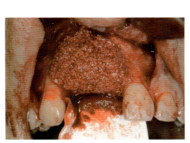

图16　腭侧膜钉固定

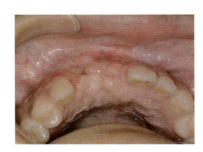

图17　自体血液与Bio-Oss骨粉混合

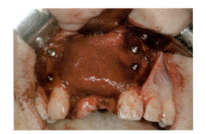

图18　唇侧膜钉固定

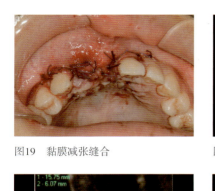
图19　黏膜减张缝合

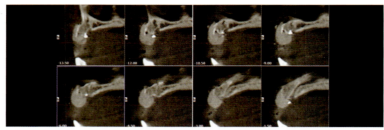
图20　二次植骨术后即刻CBCT

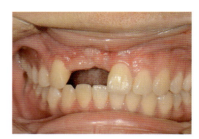
图21　牙槽嵴顶软组织恢复

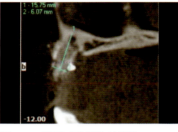
图22　12缺牙区骨量恢复情况

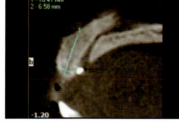
图23　11缺牙区骨量恢复情况

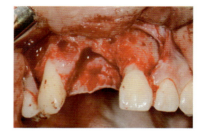
图24　缺牙区骨缺损情况

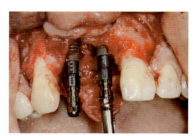
图25　种植体植入

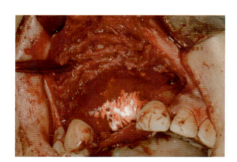
图26　唇侧GBR

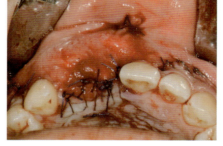
图27　黏膜减张缝合

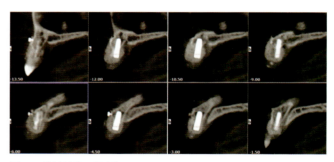
图28　种植体植入即刻CBCT

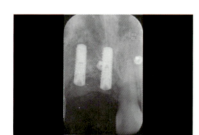
图29　种植体植入后6个月X线片

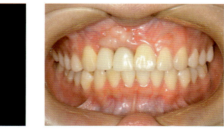
图30　临时修复口内像1

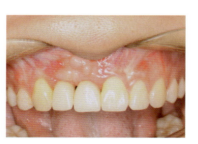
图31　临时修复口内像2

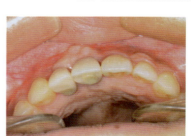
图32　临时修复口内像3

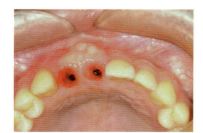
图33　临时修复口内像4

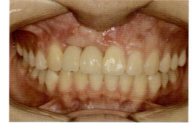
图34　永久修复口内像1

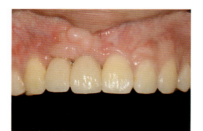
图35　永久修复口内像2

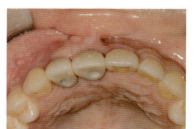
图36　永久修复口内像3

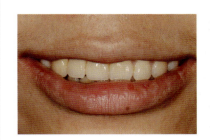
图37　永久修复微笑像

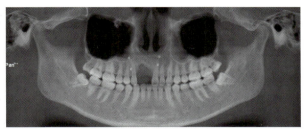
图38　种植体植入即刻全景片

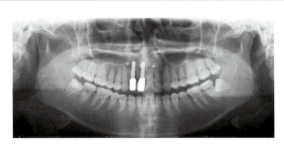
图39　上部修复1年后全景片

三、讨论

前牙区因囊肿及肿瘤手术、外伤及埋伏牙拔除等造成严重的颌骨缺损将给种植带来极大的挑战，单纯的骨增量技术常常无法获得满意的效果。

引导骨组织再生术（GBR）因其技术敏感性较低及可预期的治疗方式成为目前临床上最常用的骨增量术。早在2006年王鸿烈教授等提出，GBR技术的成功需遵循PASS原则，即保证创口初期愈合、血供、空间维持及种植创口的稳定。传统GBR技术使用可吸收胶原膜，无法保证植骨区域良好的空间维持，因而会影响最终骨增量的效果，尤其在不利型骨缺损在临床治疗中更加难以保证其空间维持作用。

根据国际口腔种植学会（ITI）口腔种植临床指南第七卷《口腔种植的牙槽嵴骨增量程序：分阶段方案》中的治疗原则，目前针对该类缺损常用的手术方法有：块状自体骨移植技术、"贝壳"技术及"香肠"植骨技术（Sausage Technique）。其中，块状植骨技术的优点在于其良好的生物安全性及骨原活性，但同时骨块的初始稳定性难以获得，且需要开辟第二术区。"贝壳"技术可以通过上下颌骨获取皮质骨支架，可预测性地修复广泛的骨缺损，然而该术式会出现手术受区血供不足、中心成骨难、供区骨量有限及技术敏感性高等缺点。"香肠"植骨技术是利用胶原膜与钛钉对植骨区域进行固定，避免骨颗粒的迁移或塌陷，但该技术的增量范围大、血供建立困难且难以获得精准的增量轮廓。临床中可将多种骨增量技术联合使用，以期达到理想的成骨效果。

目前，临床应用中骨移植材料种类繁多，大体上可分为自体骨、同种异体骨、异种骨和异质骨。自体骨一直被认为是修复骨缺损的"金标准"，因其为自身组织，避免了排异反应，同时因富含成骨细胞、生长因子、促生长因子等，使其具有良好的骨引导性和骨诱导性。据文献报道，单独使用自体骨移植6个月内最高吸收率可达60%，尤其是在上颌前牙区，由于唇肌的压力，更容易出现明显的骨块吸收，显著影响骨增量的效果。研究表明，骨移植加骨引导再生能减少移植骨的吸收，并有利于塑形及加速成骨，效果优于单纯骨移植。

本病例采用分阶段植骨，一次植骨使用同种异体骨块行Onlay植骨，联合Bio-Oss骨粉和Bio-Gide骨膜行GBR；二次植骨采用改良GBR，恢复缺牙区颊侧及牙槽嵴顶软组织轮廓；种植体植入同期行牙槽嵴顶骨增量，恢复缺牙区骨弓轮廓。在经过这一系列的骨增量术后，最终实现了使患者满意的修复效果。

四、结论

综上所述，在经过一步步的种植外科和修复操作后，最终实现了1例复杂牙列缺损病例的成功修复，取得了医患双方均较为满意的结果，远期稳定性有待进一步临床验证。值得一提的是，对于骨缺损的治疗，目前不存在某一种移植材料能具备骨增量治疗所需要的一切条件，不同生物材料按一定比例混合移植，是获得最佳成骨效果的必由之路，充分发挥混合移植材料中各种成分的优点，不同成分间还能取长补短，以此满足实际治疗中尽可能多的必要条件，从而得到预期的治疗效果。

参考文献

[1] 徐建刚,谢怡文,何福明.引导骨再生术(GBR)相关膜暴露的风险防控策略[J].临床医学进展,2021,11(4):6.

[2] Wang HL, Boyapati L. "PASS" principles for predictable bone regeneration[J]. Implant Dent, 2006, 15(1):8–17.

[3] Wessing B, Lettner S, Zechner W. Guided bone regeneration with collagen membranes and particulate graft materials: A systematic review and meta-analysis[J]. Int J Oral Maxillofac Implants, 2018, 33(1): 88–100.

[4] Cordaro L, Terheyden H, Chen S, et al. ITI Treatment Guide Volume 7– Ridge Augmentation Procedures in Implant Patients: A Staged Approach[M]. Berlin: Quintessence Publishing, 2013.

[5] 林野,王兴,邱立新,等.种植外科的多种植骨技术[A].第二届中国国际暨第五届全国口腔颌面外科学术会议论文集[C], 1998.

[6] Sakkas A, Schramm A, Karsten W, et al. A clinical study of the outcomes and complications associated with zygomatic buttress block bone graft for limited preimplant augmentation procedures[J]. Journal of Cranio-Maxillo-Facial Surgery, 2016, 44(3):249–256.

[7] Johansson B, Grepe A, Wannfors K, et al. A clinical study of changes in the volume of bone grafts in the atrophic maxilla[J]. Dentomaxillofac Radiol, 30(3):157–161.

[8] 周磊,徐世同,徐淑兰,等.自体骨移植术中引导骨再生技术的应用研究[J].实用口腔医学杂志,2008,24(4):544–546.

3D打印模型制作个性化钛网用于后牙垂直向骨增量病例

崔保亮　徐世同

摘要

目的：3D打印模型制作个性化钛网用于修复严重牙槽骨缺损的有效性及评价颌龈距离较大病例中增加种植体应对修复后并发症临床应用效果。**材料与方法**：通过术前对患者各项数据的数字化分析，结合3D打印模型，在参照循证医学的前提下对患者制订出合理的骨增量策略，并在种植手术和修复过程中，通过数字化技术将术前设计一步步精准实施。**结果**：数字化助力个性化钛网在后牙区得到了精准的骨增量，增加种植体以应对修复后并发症的方法有待长期观察。

关键词：3D打印模型；个性化钛网；骨增量；数字化全流程；修复并发症

一、材料与方法

1. **病例简介**　68岁女性患者。主诉：上颌左侧后牙种植牙自动脱落2个月，要求种植牙修复。既往史：既往体健，无系统性疾病史，不吸烟。口内检查：26、27缺失，颌龈距离约18mm，对颌牙未见明显伸长，口腔卫生尚可。口外检查：颌面部左右对称，开口度、开口型正常，颞下颌关节无压痛、无弹响。

2. **诊断**　26种植失败；上颌牙列缺损。

3. **治疗计划**　26、27缺损区预制个性化钛网+胶原膜GBR的方式行骨增量，6～9个月后利用数字化导板完成种植手术，6个月后完成修复。

4. **治疗过程（图1～图18）**

（1）术前利用3D打印骨缺损模型，预制个性化钛网。

（2）骨增量手术。骨损区充填骨替代材料（Bio-Oss骨粉混合术区血液）0.5g，就位预制的个性化钛网，使用膜钉2颗于颊侧固定，覆盖胶原膜（Bio-Gide 25mm×25mm），充分减张，严密缝合组织瓣，关闭创口。

（3）植骨。8个月拍摄全景片示：，植骨区无明显骨吸收，制作数字化导板，考虑骨质、骨量及待修复体颌龈距离，计划使用3颗种植体支撑2颗磨牙的种植方案。

（4）种植手术。牙槽嵴顶小翻瓣后，混合支持式全程导板引导下备洞，27、28利用Bicon手钻内提升，26 Anyridege 4mm×8.5mm种植体，扭矩25N·cm。ISQ值：颊腭侧61；近远中62。27 Anyridege 4mm×8.5mm种植体，扭矩15N·cm。ISQ值：颊腭侧63；近中59；远中64。28 Anyridege 4.5×8.5mm种植体，扭矩15N·cm。ISQ值：颊腭侧67；近中67；远中70。均拧紧愈合基台，复位龈瓣，严密缝合。

（5）术后6个月测ISQ值。26 ISQ值：颊腭侧72；近远中75。27 ISQ值：颊腭侧69；近远中72。28 ISQ值：颊腭侧78；近远中75。取模，制作永久修复体。

二、结果

数字化助力个性化钛网在后牙区得到了精准的骨增量。修复后6个月复查：患者使用情况良好，修复效果有待长时间临床验证。

作者单位：广州德伦口腔

通讯作者：徐世同；Email: xushitong621016@126.com

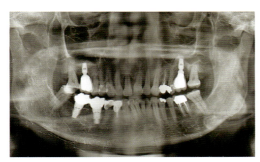

图1 术前全景片1

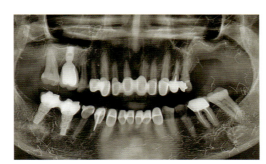

图2 术前全景片2

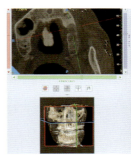

图3 术前CBCB 1

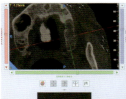
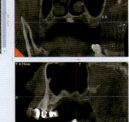
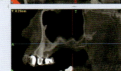

图4 术前CBCB 2

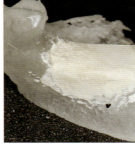
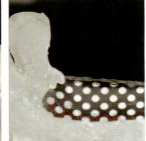

图5 种植术前3D打印骨损模型，制作个性化钛网

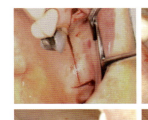
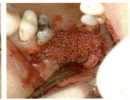
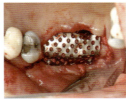
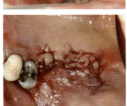
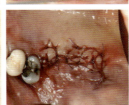
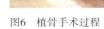

图6 植骨手术过程

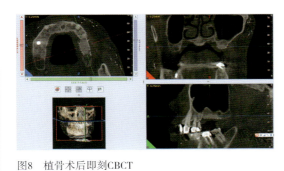

图7 植骨术后即刻全景片

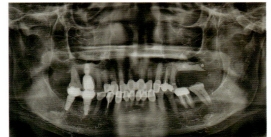
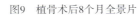

图8 植骨术后即刻CBCT

图9 植骨术后8个月全景片

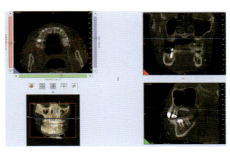

图10 植骨术后8个月CBCT

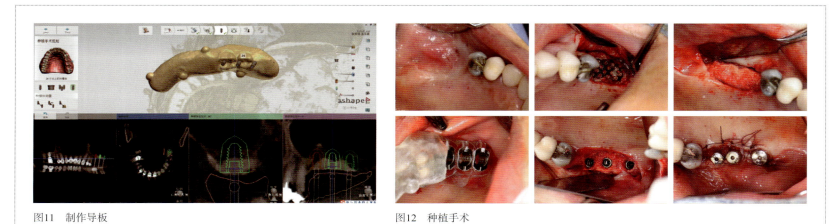

图11　制作导板

图12　种植手术

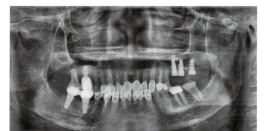

图13　种植术后即刻全景片

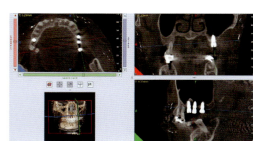

图14　种植术后即刻CBCT

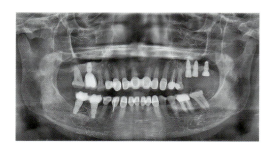

图15　种植术后6个月全景片

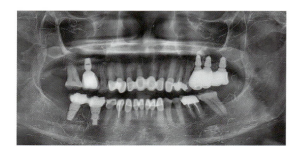

图16　戴牙后即刻全景片

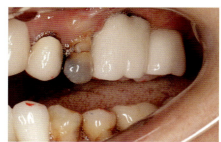

图17　戴牙后即刻口内照片

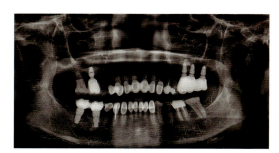

图18　戴牙后6个月全景片

三、讨论

本病例需要同时进行垂直向和水平向骨增量，26种植失败位点，做过一次上颌窦外提升手术，再次行外提升手术黏膜破裂风险极高。如果采用Onlay植骨，骨块难以固定，而且需开辟第二术区，增加创伤；如果采用"香肠"植骨技术，由于胶原膜缺乏抗力性，对于需同时垂直向和水平向骨增量的骨缺损，缺乏可预测性；所以，采用钛网＋胶原膜GBR的方式是较合理选择。

传统钛网技术，是将钛网在口内实时塑形，钛网的形态和维持的空间常常不太理想，容易导致创口裂开或穿孔，或再生骨的形态和体积不足。相较于传统钛网，术前重建患者骨缺损模型，预制个性设计钛网，与牙槽骨解剖形态更为贴合，可精准设计骨弓轮廓扩增的外形和体积，避免了术中弯制，减轻了术者负担，大大缩短了手术时间；较为密贴，从而也降低了钛网暴露率。因此，术前预制个性化钛网是一种可行的方法。

本病例虽然植骨后种植位点的可用骨量达到基本要求，但几乎没有自体骨，完全是人工骨，骨质差、属于Ⅴ类骨；而且颌间距大，修复体垂直杠杆大；受限可用骨量，无法使用较长较粗种植体。所以，选择3颗种植体支持2颗磨牙的修复方式，这样做增加了种植体总的骨结合面积，可以更有效对抗侧向力，能有效降低修复后机械并发症的发生。采用的种植体（Anyridege）属亲骨种植体、深螺纹，其带骨挤压的特点比较容易获得初始稳定性。

本病例如果采用3D打印钛网，可能是更佳的选择。我们也完成了一系列病例，许可证的原因使商用受限。

参考文献

[1] 周立波,宿玉成,李昕茹,等.比较个性化钛网与传统钛网在引导骨再生后暴露的系统综述[J].中国口腔种植学杂志,2022,27(2):112-118.

[2] 邓磊,雷雨晨,陈岗,等.3D打印个性化钛网引导种植区骨再生的临床并发症研究[J].口腔医学,2022,42(3):244-249.

[3] 郭雪琪,陈韵欣,杨岚,等.3D打印个性化钛网修复严重牙槽骨缺损的短期效果观察[J].中国口腔种植学杂志,2021,26(6):368-375.

[4] 马蕊,周立波,李钧.个性化钛网联合引导骨再生术修复牙槽骨缺损的作用及美学效果观察[J].中国美容医学,2021,30(7):119-122.

[5] 袁帅,陈陶,李帝泽,等.三维打印个性化钛网在美学区牙槽骨缺损骨增量中应用的效果评估[J].中华口腔医学杂志,2020,55(11):878-884.

[6] 季平,杨生.个性化钛网在口腔种植骨增量中的应用[J].口腔医学研究,2019,35(11):1011-1015.

[7] 李林芝,陈丹,黄元丁,等.三维打印个性化钛网联合引导骨再生术修复牙槽骨缺损的临床初探[J].中华口腔医学杂志,2019,54(9):623-627.

[8] 王超,夏荣,刘芮,等.3D打印个性化钛网重建牙槽嵴骨缺损的实验研究[J].口腔医学研究,2019,35(1):80-83.

[9] 张耀升,张锴,陈欣慰,等.3D打印个体化钛网的机械力学性能及生物相容性分析[J].上海口腔医学,2020,29(3):250-256.

铒激光辅助下GBR在美学区慢性炎症期即刻种植中的应用

谢奇效　丘科栋　完正

摘要

目的：铒激光辅助下GBR在美学区慢性炎症期即刻种植中的应用。**材料与方法**：患者为一名中老年女性，上颌右侧前牙唇侧反复脓包1年余，根尖周大面积阴影，部分唇侧骨板丧失，根长不足，不能常规植入种植体。美学区种植，考虑到最大限度地减少软硬组织丧失，减少慢性炎症对种植的影响，因此，采用铒激光（Er:YAG）协助清创，局部消炎的即刻种植手术。拔牙、翻瓣后，铒激光彻底清创，定点，逐级备洞，植入种植体，同期GBR，Bio-Oss骨粉恢复水平向骨量，表面覆盖可吸收Bio-Gide膜。术后6个月复诊，临时冠进行牙龈塑形，5个月后永久修复。**结果**：即刻植入种植体同期骨增量手术6个月后复诊，可见水平向维持了原有骨弓轮廓，获得了令人满意的成骨效果，最终完成了修复，恢复了患者的美观，通过4年的随访，取得良好的临床效果。**结论**：铒激光辅助下GBR在美学区慢性炎症期即刻种植手术可以取得良好的临床效果。

关键词：前牙美学；GBR；铒激光

上颌前牙美学区慢性炎症期的即刻种植，炎症控制是难点之一，常规的术式担心术后感染，本文介绍1例应用铒激光辅助下美学区慢性炎症期即刻种植联合GBR的方法解决上颌前牙区水平向骨量不足的病例，取得了良好的临床效果。

一、材料与方法

1. **病例简介**　58岁女性患者。主诉：上颌右侧前牙唇侧反复脓包1年余，要求种植牙修复。无吸烟史。口内检查：口腔卫生状况一般，11 PFM，伸长，叩诊不适，松动Ⅰ度，唇侧牙龈窦道，12、21近中邻面牙色充填物，边缘透黑。21唇侧牙颈部龋，叩（−），松动（−），冷（−）。前牙舌倾，咬合偏紧，高笑线，血液学检查无异常。牙龈为中厚龈生物型。CBCT示：11水平向骨量缺损。美学风险评估患者除美学高期望值和高笑线这2个风险因素为高风险外，其余美学因素属于中低风险（表1）。患者无吸烟史、无服用双膦酸盐史及夜磨牙史，排除手术禁忌证，本病例符合手术适应证（图1～图4）。

2. **诊断**　11慢性根尖周炎；12、21牙体缺损。

3. **治疗计划**　①牙周基础治疗。②11即刻种植：a.植入种植体同期GBR。b.6个月后永久修复。③定期复查，牙周维护。

4. **治疗过程**

（1）外科程序：常规消毒，铺巾，必兰行局部浸润麻醉，11微创拔牙后做牙槽嵴顶偏腭侧切口，12远中轴角做垂直切口，充分暴露术区，可见骨缺损区大量肉芽组织，铒激光（Er:YAG）协助彻底清创。种植位点逐级备洞，植入Ankylos C/X 3.5mm×14mm种植体，接愈合基台穿龈愈合（图5～图14）。Bio-Oss骨粉填充骨缺损区，Bio-Gide膜做空间维持，减张缝

表1　美学风险评估

美学风险因素	风险水平		
	低	中	高
健康状况	健康，免疫功能正常		免疫功能低下
吸烟习惯	不吸烟	少量吸烟，<10支/天	大量吸烟，>10支/天
患者美学期望值	低	中	高
唇线	低位	中位	高位
牙龈生物型	低弧线形厚龈生物型	中弧线形中龈生物型	高弧线形薄龈生物型
牙冠形态	方圆形	卵圆形	尖圆形
位点感染情况	无	慢性	急性
邻面牙槽嵴高度	到接触点≤5mm	到接触点5.5～6.5mm	到接触点≥7mm
邻牙修复状态	无修复体		有修复体
缺牙间隙宽度	单颗牙（≥7mm）	单颗牙（≤7mm）	2颗牙或2颗牙以上
软组织解剖	软组织完整		软组织缺损
牙槽嵴解剖	无骨缺损	水平向骨缺损	垂直向骨缺损

作者单位：广西南宁市完氏口腔

通讯作者：完正；Email: 13677199868@163.com

合创口（图15）。术后CBCT示：种植体达理想三维位置，水平向骨量得以恢复。术后2周拆线，创口愈合良好（图16）。

（2）修复程序：种植体植入联合骨增量手术后6个月复查，牙龈愈合良好骨量维持稳定，种植体形成骨结合，种植体支持式临时冠进行牙龈塑形。5个月后，取闭口式印模，原厂基台，二氧化锆全瓷冠，基台代型预粘接，粘接固位完成最终修复（图17~图30）。

二、结果

种植体植入同期骨增量手术后6个月复诊，可见水平向获得了令人满意的成骨效果，维持原有骨弓轮廓，最终完成了修复，恢复了患者的美观，通过4年的随访，取得良好的临床效果。

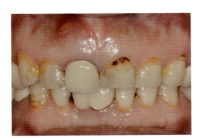

图1 术前口内检查示：11唇侧窦道

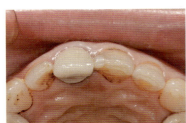

图2 术前口内检查

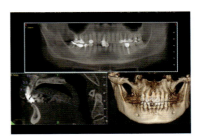

图3 CBCT示：唇侧骨缺损

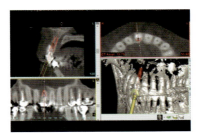

图4 Simplant种植软件术前设计，11位点拟植入Ankylos C/X 3.5mm×14mm种植体

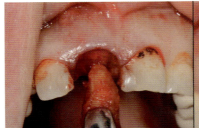

图5 拔牙、切开

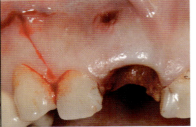

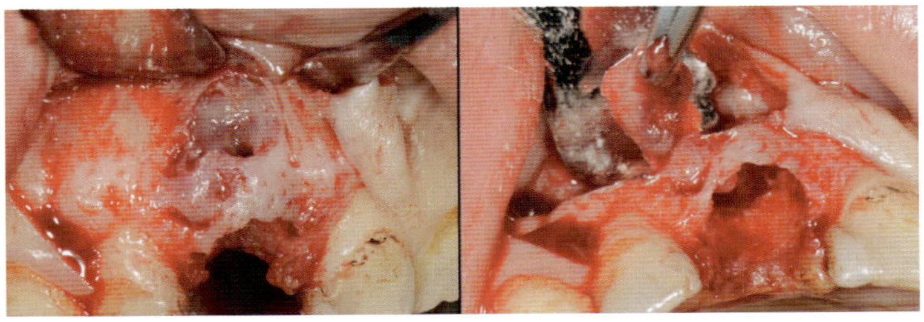

图6 翻瓣、清创

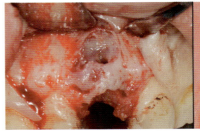

图7 病变肉芽组织

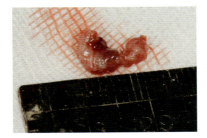

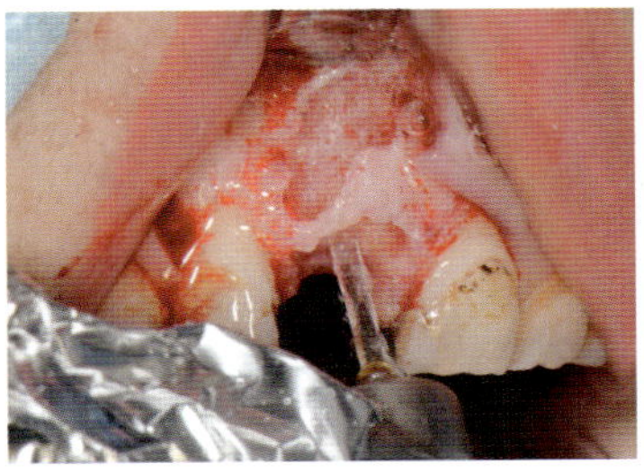

图8 铒激光彻底清创

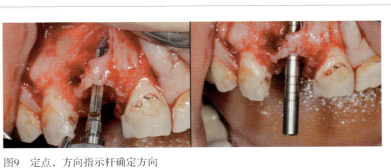

图9 定点，方向指示杆确定方向

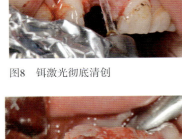

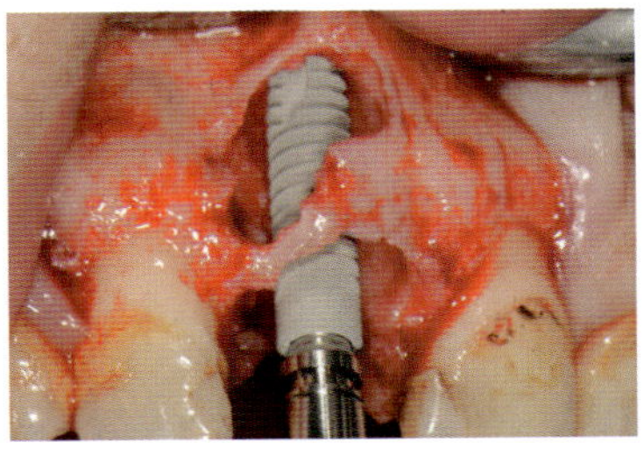

图10 植入种植体

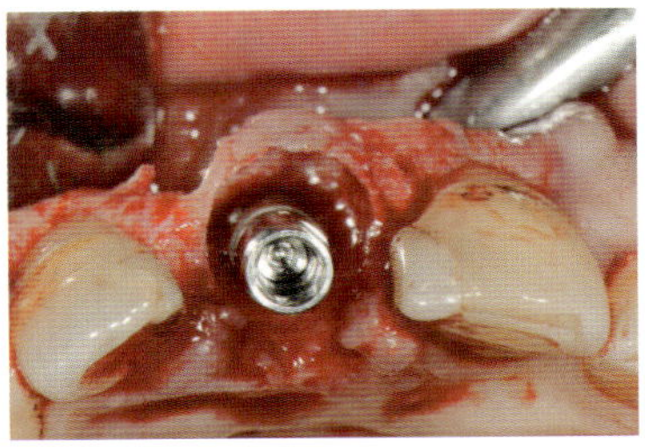

图11 种植体三维位置

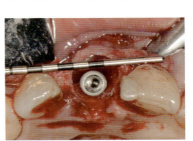

图12 种植体最终位置

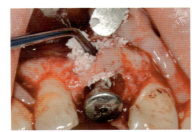

图13 骨缺损处置入Bio-Oss骨粉

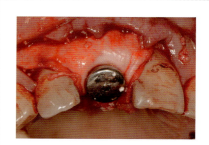

图14 固定Bio-Gide膜

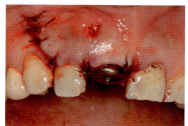

图15 无张力严密缝合

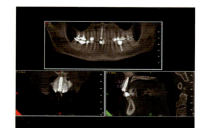

图16 术后即刻CBCT

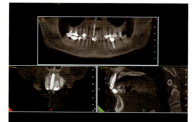

图17 术后6个月CBCT

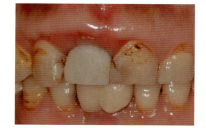

图18 临时冠牙龈塑形

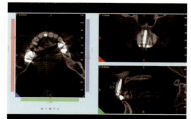

图19 术后10个月CBCT

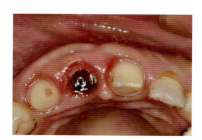

图20 接修复基台

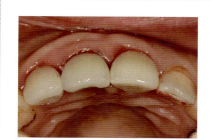

图21 戴牙即刻口内像1

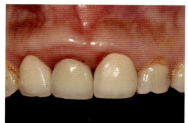

图22 戴牙即刻口内像2

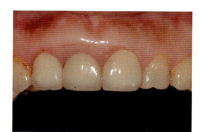

图23 戴牙后2年口内像1

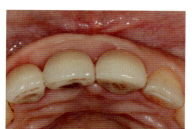

图24 戴牙后2年口内像2

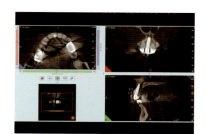

图25 戴牙后2年CBCT

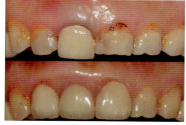

图26 修复前后对比1

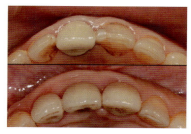

图27 修复前后对比2

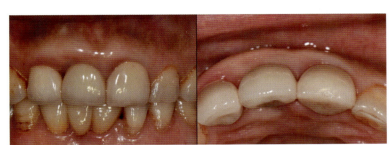
图28 戴牙后4年口内像

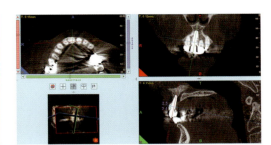
图29 种植术后5年CBCT

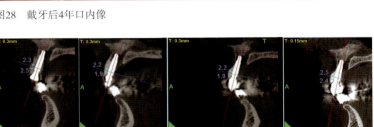

术后即刻　　　术后6个月　　　术后2年　　　术后5年

图30 CBCT对比

三、讨论

1. 上颌前牙美学区即刻种植是口腔种植中难度较大的，特别是伴慢性炎症时，容易引起美学并发症，原有骨弓轮廓难以维持。

2. 在本病例中，水平向骨缺损伴慢性炎症，但最终取得了良好的临床效果。铒激光（Er:YAG）的应用，有助于彻底清创，局部消炎，促进骨组织再生。术中遵循PASS原则，达到了一期愈合。术后6个月种植体支持式临时冠进行牙龈塑形，有助于美学的恢复。

四、结论

铒激光辅助下GBR在美学区慢性炎症期即刻种植手术可以取得良好的临床效果。

参考文献

[1] 宿玉成译. 口腔种植学[M]. 2版. 北京: 人民卫生出版社, 2014.

[2] 陈德平, 林婷, 赵阳, 等. 种植体周围感染治疗中牙科激光应用[J]. 中国实用口腔科杂志, 2016, 9(5):261–264.

[3] 李倩. 激光在口腔种植中的应用[J]. 中国实用口腔科杂志, 2015, 8(4):203–208.

[4] Rochira Alessio, Luisa Siculella, Fabrizio Damiano, et al. Concentrated growth factors (CGF) induce osteogenic differentiation in human bone marrow stem cells[J]. Biology, 2020, 9(11):370.

[5] Aleksic Verica, Akira Aoki, Kengo Iwasaki, et al. Low–level Er:YAG laser irradiation enhances osteoblast proliferation through activation of MAPK/ERK[J]. Lasers in medical science, 2010, 25(4):559–569.

重度牙周炎患牙行保留反应性软组织的骨增量种植1例

靳夏莹　陈中坚

摘 要

目的：评价保留部分反应性软组织行骨增量的临床效果。**材料与方法**：重度牙周炎患牙拔除后2个月行牙槽嵴保存术，术中保留神经管上缘部分软组织行骨增量术，8个月后行种植术。**结果**：种植体周骨再生良好，无明显炎症发生。**结论**：本病例中，重度牙周炎患牙拔牙后行保留部分反应性软组织的早期牙槽嵴保存术，有良好的成骨可能性。

关键词：牙周炎；反应性软组织；骨缺损

一、材料与方法

1. **病例简介**　45岁男性患者。主诉：下颌左侧后牙松动来诊要求种植修复。既往体健。口内检查：36残根，37Ⅲ度松动，38近中倾斜。牙槽嵴保存术前CBCT示：37位点根尖及根周阴影，根尖阴影侵及神经管上缘，神经管上缘界限模糊（图1）。

2. **诊断**　37重度牙周炎；36残根；38阻生齿。

3. **治疗计划**　36、37、38拔除；2个月后行36、37位点保留神经管上缘部分软组织的牙槽嵴保存术；8个月后行36、37种植术。

4. **治疗过程**

（1）拔牙：常规消毒，局部麻醉下拔除36、37、38，搔刮拔牙窝，37只去除拔牙窝上部大块软组织。

（2）牙槽嵴保存术：2个月后行36、37位点牙槽嵴保存术，术中保留神经管上缘部分软组织，软组织表面覆盖PRF膜（图2），上部植骨，覆盖膜（Bio-Oss，Geistlich；Bio-Gide，Geistlich），PRF覆盖关闭创口（图3～图12）。

（3）36、37位点种植修复：8个月后行36、37位点种植（36：WNSP 4.8mm×10mm种植体；37：WNSP 4.8mm×10mm种植体），4个月后完成最终冠修复（图13～图20）。

（4）使用材料：Bio-Oss骨粉；Bio-Gide胶原膜；Straumann种植体。

二、结果

植骨后6个月复查骨缺损区骨密度增高，8个月后复查见神经管上缘较

术前清晰。上部结构修复后X线片示：植骨区骨密度接近邻近牙槽骨，最终修复后患者满意。

三、讨论

重度牙周炎患牙炎症引起根周形成包含肉芽组织、上皮组织等的反应性软组织，炎症面积过大可能侵及下颌神经管、上颌窦等重要解剖位置。

以往对于反应性软组织的处理为彻底搔刮清除，但近些年已有多名学者进行了保留反应性软组织的临床研究，Yin Shik Hur等将牙周炎患牙周围的肉芽组织作为牙槽嵴保存术的表面覆盖物，可观察到良好的早期愈合，Crespi等也评估了在种植体周炎治疗中，肉芽组织对抗单纯化学清除术和对抗机械清创术的有效性。

本病例采用了保留牙周炎患牙根尖部分肉芽组织的牙槽嵴保存术，术后复查CBCT示：神经管上缘较术前清晰，且上缘骨密度增加。分析原因，牙周炎患牙部位的反应性软组织内含有微小血管、纤维蛋白原细胞、单核细胞等在创口的初期愈合过程中发挥作用。另外，根尖周肉芽组织内可分离出具有较强成骨性能的间充质干细胞，且Oct4、Rex-1、Sox2等因子的存在，对于干细胞的成骨分化等多种可能性也能具有至关重要的作用。

总之，通过本病例的观察，在骨增量过程中，炎症形成的反应性软组织的保留，在短期内一定程度上促进了骨密度的增加，从而避免了对于重要解剖结构的损伤，其远期效果有待观察。

四、结论

本病例中，重度牙周炎患牙拔牙后行保留部分反应性软组织的早期牙槽嵴保存术，有良好的成骨可能性。

作者单位：苏州口腔医院

通讯作者：靳夏莹；Email: 503305851@qq.com

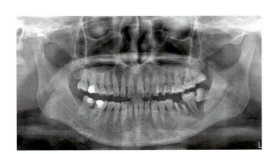

图1 初诊曲面断层片

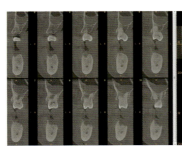

图2 36牙槽嵴保存术术前CBCT

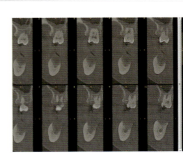

图3 37牙槽嵴保存术术前CBCT

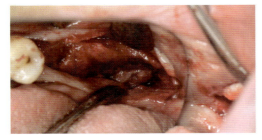

图4 牙槽嵴保存术：暴露大块肉芽并刮除

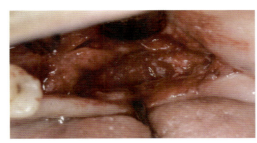

图5 牙槽嵴保存术：暴露大块肉芽并刮除，保留神经管上缘软组织

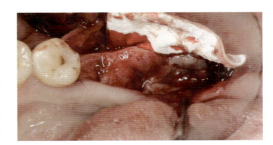

图6 牙槽嵴保存术：神经管上缘垫PRF膜

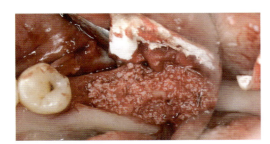

图7 牙槽嵴保存术：植入0.5g骨粉（Bio-Oss）

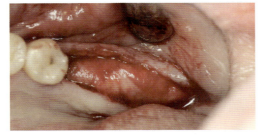

图8 牙槽嵴保存术：覆盖25mm×25mm膜（Bio-Gide）

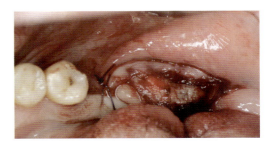

图9 牙槽嵴保存术：表面覆盖PRF膜

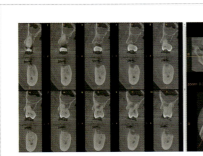

图10 36牙槽嵴保存术术后即刻CBCT

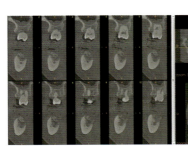

图11 37牙槽嵴保存术术后即刻CBCT

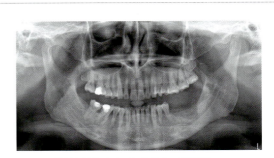

图12 牙槽嵴保存术术后2个月曲面断层片

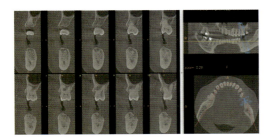

图13 36牙槽嵴保存术术后6个月CBCT

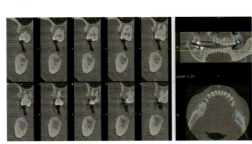

图14 37牙槽嵴保存术术后6个月CBCT

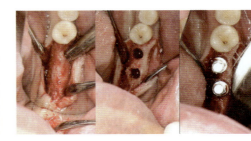

图15 种植术（植骨后8个月）

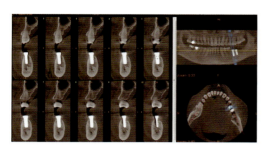
图16　36种植术后即刻CBCT

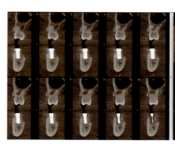
图17　37种植术后即刻CBCT

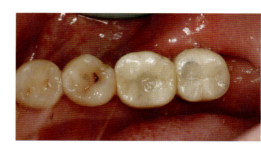
图18　修复后口内𬌗面像

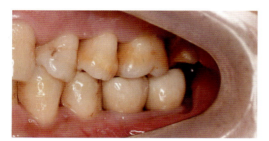
图19　修复后口内侧面像

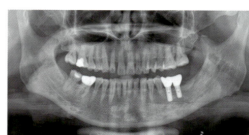
图20　植骨后1年复查曲面断层片

参考文献

[1] Ramseier CA, Fischer JR, Fischer G. Effect of age on bleeding on probing (BOP) as an indicator of periodontal inflammation in patients enrolled in supportive periodontal therapy[J]. Oral Health Prev Dent, 2021, 19(1):43–50.

[2] Liu Y, Chen Y, Chu C, et al. A prospective cohort study of immediate implant placement Into posterior compromised sockets with or without primary wound closure of reactive soft tissue[J].Clin Implant Dent Relat Res, 2020, 22(1):13–20.

[3] Oh SL, Joshi S. Single-Flap Approach in Periodontal Regeneration for Intraosseous Defects: Case Series[J].Clinic Adv Periodontics, 2020, 10(2):69–74.

[4] Hur YS, Lim HC, Herr Y. Utilizing Chronic Intrasocket Granulation Tissue for Ridge Preservation: A Novel Approach[J]. J Oral Implantol, 2020, 46(4):438–445.

[5] Crespi R, Marconcini S, Crespi G, et al. Nonsurgical treatment of peri-implantitis without eliminating granulation tissue: a 3-year study[J]. Implant Dent, 2019, 28(1):4–10.

[6] Crespi R, Cappare P, Crespi G, et al. Dimensional changes of fresh sockets with reactive soft tissue preservation: a cone beam CT study[J]. Implant Dent, 2017, 26(3):417–422.

第2章

牙列缺失种植治疗
Implant Therapy for Edentulous Patients

3D打印钛金属骨支持式双套筒导板引导下双侧双穿颧种植修复1例

李晋蒙　毛玉璞　李笑班　王艳颖　张健

摘要

目的：探讨3D打印钛金属骨支持式双套筒数字化种植外科导板针对颌骨严重萎缩牙列缺失患者行颧种植的精确性与最终临床效果。**材料与方法**：患者上下颌牙列缺失伴严重牙槽骨萎缩，本团队在自主研发3D打印钛金属导板引导下完成了该患者双侧上颌后牙区4颗颧种植体的准确植入。同时在黏膜支持式先锋钻导板引导下，完成了上颌前牙区与下颌标准种植体的植入手术，实现了上下颌即刻修复与即刻负重。6个月的骨结合完成后，实现了自然美观的最终修复效果。**结果**：种植体骨结合良好，位于理想三维位置；数字化手段帮助下完成患者最终修复，获得了功能、美观与生物学相协调的治疗效果。当然，针对本病例还需进行长期效果的追踪随访。**结论**：本病例展示了骨支持式双套筒数字化种植外科导板系统在双侧双穿颧术中的应用价值，收获了满意的临床效果。由于目前打印技术和材料的限制，我们需探索一种更先进的技术去改进导板打印的精确度。更重要的是，选择合适病例是成功使用该骨支持式双套筒数字化种植外科导板系统的前提，所以需要在进一步的临床应用中进行更多的探究以及长期效果的观察。

关键词：颧种植术；3D打印；数字化种植外科导板；即刻修复；数字化

一、材料与方法

1. 病例简介　45岁男性患者。主诉：要求种植修复。现病史：5年前发现口内牙齿松动，曾行牙周系统治疗，未见明显好转；2年前于外院先后拔除余留松动牙，行全口义齿修复，如今于本种植中心就诊要求行全口种植固定修复。体健。临床检查和影像学检查见图1~图4。

2. 诊断　上下颌牙列缺失伴上颌牙槽骨重度萎缩。

3. 治疗计划　本团队为该患者提供了两种治疗方案。方案一：双侧行经外侧壁上颌窦底提升术，愈合8~10个月后行上下颌种植手术，即刻修复，4~6个月骨结合完成后行最终修复。方案二：上颌植入6颗种植体（前牙区2颗标准种植体与双侧各2颗颧种植体）；下颌植入6颗种植体（平行植入），上下颌即刻修复，4~6个月骨结合完成后行最终修复。本团队与患者沟通以上两种治疗方案的费用、周期、手术风险等具体流程与注意事项后，患者因自身职业原因无法按时复诊，且强烈要求缩短治疗时间并希望实现即刻修复。因此，医患双方共同选择了方案二。

4. 治疗过程

（1）术前评估与信息采集。术前通过临床检查以及影像学检查对患者进行修复和外科两方面的评估。随后根据患者现有全口义齿制作放射导板，经过两次拟合获取带有颌骨、黏膜及修复体信息的数字化模型。

（2）骨支持式双套筒数字化种植外科导板系统设计。将上述全部拟合数据导入导板设计软件（E-3D DentalMaster x64 V10.32，E3D-Med，中国），以修复为导向设计上下颌种植体位置（图5）与数字化外科导板。以右侧导板为例，首先在3D模型上标记上颌窦底和窦上壁的位置，以此为上颌窦侧壁开窗的下界和上界，以远中颧种植体的远中边缘为侧壁开窗的左边界，以近中颧种植体的近中边缘为侧壁开窗的右边界，生成上颌骨开窗的颌骨模型（图6）。在此基础上生成骨支持式侧壁开窗定位导板（图7）。在骨支持式侧壁开窗定位导板的基础上，加入牙槽嵴顶端和窦内端套筒，最终生成骨支持式双套筒先锋钻导板（图8）。随后3D打印树脂材料侧壁开窗定位导板（图9）与钛金属骨支持式双套筒先锋钻导板（图10）。体外3D打印颌骨模型验证导板准确性良好（图11）。

（3）手术程序。术前患者本人签署治疗计划和治疗费用知情同意书，全身麻醉后，阿替卡因局部浸润麻醉下行上下颌种植手术。①上颌种植手术：首先行牙槽嵴顶切口配合垂直切口翻全厚瓣，充分暴露术区。侧壁开窗定位导板就位后，固位钉固定导板。导板引导下使用超声骨刀（M9W-SFD01；Silfradent，Emilia-Romagna，意大利）开窗（图12），完整剥离上颌窦黏膜。取下开窗定位导板，安装钛金属双套筒先锋钻导板，精确就位后再次固位钉固定。在导板引导下行球钻、螺旋钻逐级备洞进行嵴顶和颧骨表面定点（图13）。随后取下骨支持式双套筒植入导板，自由手完成后续备洞流程。备洞过程中始终保持牙钻长轴与上颌窦侧壁窗体的近、远中边缘平行，备洞深度达到种植体设计深度（图14）。备洞完成后植入颧种

作者单位：天津市口腔医院（南开大学口腔医院）

通讯作者：张健；Email: zhangstoma@hotmail.com

植体（Branemark System Zygoma TiUnite，Nobel Biocare）（图15），植入扭矩均达到35N·cm。右侧远中颧种植体颈部可见少量骨缺损，因此该位点行小范围骨增量，并在侧壁开窗位置覆盖可吸收胶原膜（Bio-Gide，Geistlich Pharma AG，瑞士）（图16）。最终安装复合基台（Brånemark System Zygoma Multi-unit Abutment，Nobel Biocare，瑞典）与保护帽，修整黏膜后无张力缝合（图17）。②下颌种植手术：黏膜支持式导板引导下先锋钻定点、定深（图18），序列备洞后植入6颗种植体（Nobel Parallel CC，Nobel Biocare，瑞典），扭矩＞35N·cm，安装复合基台与保护帽，无张力缝合（图19）。术后影像显示种植体位置良好（图20）。术后CBCT与术前设计文件导入导板设计软件行术后精度分析，可见与设计方案基本一致，偏差值在0.87～0.95mm，角度偏差平均为1.48°（图21）。

（4）即刻修复。术后转天取夹板开窗式印模（图22，图23），根据术前设计排牙留正中关系咬合记录（图24），制作CAD/CAM树脂桥［尤根牙科医疗科技（北京）有限公司，中国］。树脂桥戴入口内后患者对面部丰满度及微笑曲线满意，随后进行精细咬合调整（图25）。曲面断层片检查修复体被动就位良好（图26）。

（5）最终修复。术后愈合6个月行最终修复。面弓转移临时修复体稳定的颌位关系，然后利用过渡义齿将模型上𬌗架（图27）。扫描过渡义齿三维数据信息并根据此信息设计钛支架（图28），行Procera钛种植桥架切削，桥架分别在模型和口内测试被动就位。Procera钛种植桥架确认无误后进行修复体设计与制作，上颌整体桥、下颌分段桥修复（图29，图30）。口内戴入修复体，少量调磨（图31）。曲面断层片检查修复体被动就位良好（图32）。数字化咬合分析系统（T-scan，Tekscan，美国）确定左右两侧受力分布均匀，左右侧方运动无干扰（图33）。

二、结果

在3D打印钛金属导板引导下，本团队成功为该患者完成了双侧上颌后牙区共4颗颧种植体的准确植入。同时，在传统黏膜支持式先锋钻导板引导下，完成了上颌前牙区与下颌标准种植体的植入手术，并实现了上下颌即刻修复与即刻负重。最后，在种植体骨结合完成后，为患者实现了自然美观的最终修复效果。目前患者术后1年已完成复查，可见种植体周软硬组织健康稳定（图34～图36）。

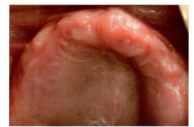
图1　术前上颌𬌗面像

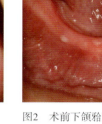
图2　术前下颌𬌗面像

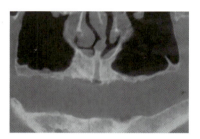
图3　术前曲面断层影像

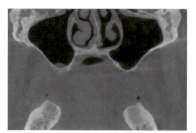
图4　术前CBCT冠状位影像

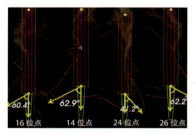
图5　双侧双穿颧种植体位置设计

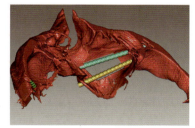
图6　颌骨与种植体三维重建模型

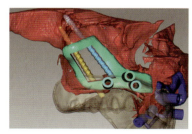
图7　侧壁开窗定位导板设计

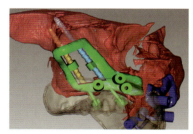
图8　双套筒先锋钻导板设计

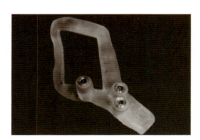
图9　侧壁开窗定位导板（树脂）

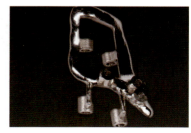
图10　骨支持式双套筒先锋钻导板（钛金属）

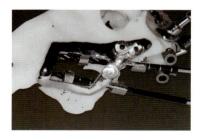
图11　体外3D打印颌骨模型验证导板准确性良好

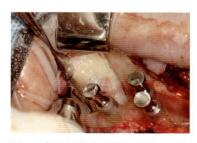
图12　侧壁开窗定位导板引导下超声骨刀上颌窦外侧壁开窗

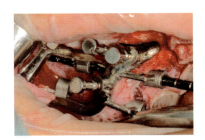
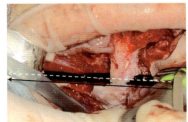
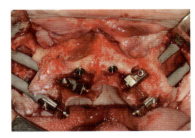
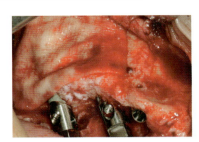

图13 钛金属双套筒先锋钻导板引导下螺旋钻于牙槽嵴顶与颧骨表面定点

图14 备洞过程中始终保持钻针长轴与上颌窦侧壁窗体的近，远中边缘平行

图15 备洞后完成后上颌前牙区2颗标准种植体与双侧各2颗颧种植体植入

图16 右侧远中颧种植体颈部骨增量

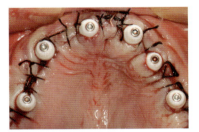
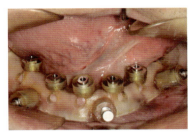
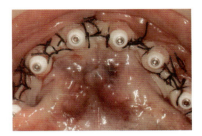

图17 上颌无张力缝合

图18 下颌黏膜支持式导板引导定点

图19 下颌无张力缝合

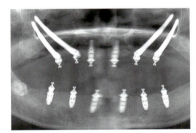
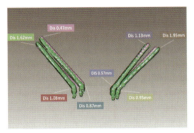
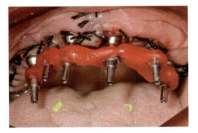
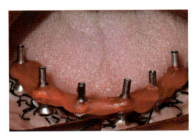

图20 术后曲面断层片

图21 术后精度分析

图22 上颌临时修复取模

图23 下颌临时修复取模

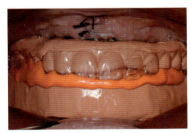
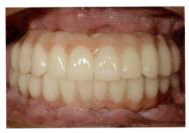
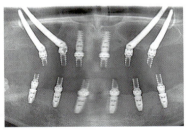
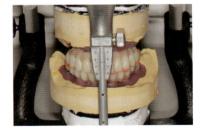

图24 正中关系咬合记录

图25 临时修复体戴入

图26 临时修复后曲面断层片

图27 转移临时修复颌位关系，上殆架

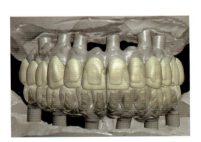
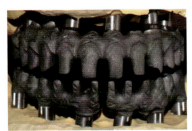
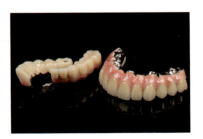
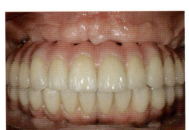

图28 设计种植桥架与最终修复体

图29 Procera钛种植桥架

图30 最终修复体

图31 最终修复体戴入

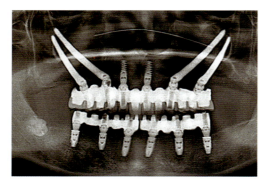

图32　最终修复后曲面断层片

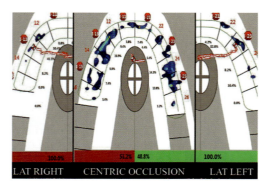

图33　T-scan咬合分析

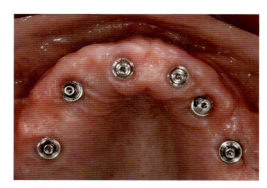

图34　术后1年复查上颌殆面像

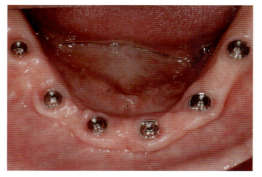

图35　术后1年复查下颌殆面像

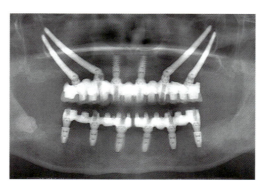

图36　术后1年复查曲面断层片

三、讨论

本病例的难点：首先，是手术方案的选择。患者双侧上颌后牙区牙槽骨严重萎缩，属CH分类Ⅴ～Ⅵ类。传统骨增量整体治疗周期较长，无法实现临时修复，缺牙期长，且加上患者职业原因无法保证及时复查，如果行传统大范围骨增量风险高。因此，本团队与患者共同选择了双侧双穿颧的手术方案，而该方案也有着与传统种植体相比同样优秀的种植体存留率。当然这项技术的远期效果还需要更多多中心、大样本、长时间的临床观察。其次，是手术方式的选择。如果选择自由手方式，翻瓣范围大，手术风险高；选择动态导航方式则需要经验丰富，且远离口腔环境的配准精度、术区视野的切换、复杂情况的钻针入路等问题还需要继续探索。而选择数字化导板方式，操作简单，可在术前设计演练，在本团队丰富的使用经验的基础上，能够保证手术安全顺利地完成。最后，是数字化导板的优化与精度分析。颧种植手术可选用的导板类型较多，有黏膜支持式配合双套筒的导板、沟槽导板；也有骨支持式的开窗与非开窗导板。但以上导板或多或少都有着体积大、强度弱、精度差的问题。本团队设计研发的双套筒金属种植外科导板体积小巧，精度准确。由于颧骨的解剖结构特殊，具有斜坡且皮质骨较为坚硬，单套筒肯定无法满足颧种植的备洞要求，而使用双套筒能够更好地固定钻针方向。有助于钻针入路的稳定。而根据本团队针对静态导板精度的研究结果，增加套筒间距能够有效稳定钻针轴向，确保颧种植体精准植入。

四、结论

本病例展示了骨支持式双套筒数字化种植外科导板系统在双侧双穿颧术中的应用价值，收获了满意的临床效果。由于目前打印技术和材料的限制，我们需探索一种更先进的技术去改进导板打印的精确度。更重要的是，选择合适病例是成功使用该骨支持式双套筒数字化种植外科导板系统的前提，所以需要在进一步的临床应用中进行更多的探究以及长期效果的观察。

全口无牙颌数字化种植修复伴即刻负重1例

肖沛 江济民 郑惠青 陈聪 何福明

摘要

目的： 结合数字化技术完成全口无牙颌患者的种植修复，术后即刻负重以减少患者缺牙时间，提高生活质量，探索规范化无牙颌数字化种植修复治疗流程与方案。**材料与方法：** 选择了浙江大学医学院附属口腔医院修复科就诊的因牙周炎拔除口内所有牙齿后的无牙颌患者1例为研究对象。患者术前拍摄CBCT、数字化口内扫描并制作放射导板。匹配软组织、骨组织信息，使用数字化软件虚拟设计种植体三维位置及长度，避开重要解剖结构，3D打印黏膜支持式种植外科导板。术中上颌行双侧上颌窦外提升术，在导板引导下上下颌各植入6颗种植体。术后即刻排牙后戴上下颌临时义齿，行上颌14-24及下颌即刻修复。调改临时义齿至形态满意、功能舒适后，数字化口内扫描结合口外扫描基台、软组织、临时义齿等信息，计算机辅助设计最终义齿。试戴最终义齿并精细调改咬合，最终患者正侧貌美学恢复良好、咬合舒适，患者满意。随访2年，种植修复体完整，可正常咀嚼及发音，患者高度满意。**结果：** 本病例应用数字化技术实现了全口无牙颌的种植修复伴即刻负重，患者缺牙时间减少，生活质量提高。最终患者咬合舒适、唇侧丰满度佳、美观度佳，患者满意。术后2年随访种植修复体无松动，种植体周骨水平稳定，牙龈健康，咬合舒适，患者满意。

关键词： 无牙颌；牙列缺失；数字化；即刻修复

一、材料与方法

1. **病例简介** 42岁男性患者。主诉：上下颌牙齿拔除后3个月，要求种植修复。现病史：患者10年前因牙齿松动于外院诊断为"牙周炎"，近年来因松动加剧逐渐脱落，3个月前于外院拔除上下颌余留牙，未行修复至今，现来我院，咨询种植修复。否系统性疾病，否传染性疾病，否过敏史，否吸烟史，否长期用药史。口内检查：无牙颌，卵圆形牙弓，上颌后牙区牙槽嵴明显降低，下颌牙槽嵴低平，殆龈距离基本正常。口外检查：颜面对称，双侧颞下颌关节无压痛，无弹响及杂音，开口度约3指，开口型正常。全景片示：上颌后牙区牙槽嵴高度降低。CBCT示：16剩余牙槽骨高度为2.3mm，26剩余牙槽骨高度为1.2mm（图1～图5）。

2. **诊断** 上下颌牙列缺失。

3. **治疗计划** 拟导板引导下上下颌各植入6颗种植体。上颌后牙区行双侧上颌窦外提升术同期植入种植体，术后上颌14-24、下颌行即刻负重（图6）。

4. **治疗过程**

（1）术前准备及数字化设计。①制取上下颌无牙颌印模，确定咬合关系，上殆架，制作放射导板。CBCT双扫放射导板生成DICOM文件，口内扫描仪（3Shape，Trios，丹麦）扫描口内信息生成stl文件。②将3Shape扫描数据（stl）与CBCT数据（DICOM）导入数字化种植导板软件（3Shape Implant Studio，丹麦）进行三维重建并拟合叠加，标注下牙槽神经管、颏孔等关键解剖结构，设计合适的种植体位置及长度。使用光敏树脂3D打印，设计和制作出黏膜支持式种植导板（图7～图10）。

（2）手术过程。①局部麻醉下上颌行双侧上颌窦外提升术，导板引导下于12、22植入Nobel CC 3.5mm×13mm种植体；14、24植入Nobel CC 4.3mm×13mm种植体；16、26植入Nobel CC 5mm×11.5mm种植体，前牙区行骨增量。术中12、14、22、24初始稳定性＞35N·cm，16、26初始稳定性约15N·cm，减张缝合。②相同步骤在导板引导下于下颌32、42植入Nobel CC 3.5mm×13mm种植体；34、44植入Nobel CC 4.3mm×13mm种植体；36、46植入Nobel CC 4.3mm×10mm种植体。6颗种植体初始稳定性均＞35N·cm，减张缝合。术后全景片及CBCT示：种植体三维位置理想，安全骨量充足（图11～图17）。

（3）戴临时修复体。即刻取模取咬合关系，树脂排牙。上颌14-24，下颌即刻负重。临时义齿就位顺利，咬合均匀，垂直距离理想。即刻修复后患者正侧貌美学明显改善，恢复自信笑容（图18～图22）。

（4）数字化取模，戴最终义齿。6个月后复查临时义齿无松动，种植体周组织健康，口腔卫生良好，黏膜无红肿，考虑行永久修复。3Shape（Trios，丹麦）口内扫描结合Imetric 4D（瑞士）口外扫描，面弓转移确定殆位关系，且扫描临时义齿咬合及形态以参考制作最终义齿。在最终义齿制作之前行CAM铣削聚甲基丙烯酸甲酯（PMMA）试戴，患者满意。数字化

作者单位：浙江大学医学院附属口腔医院·浙江大学口腔医学院·浙江省口腔疾病临床医学研究中心·浙江省口腔生物医学研究重点实验室·浙江大学癌症研究院

通讯作者：何福明；Email: hfm@zju.edu.cn

软件设计最终义齿，最终使用Nobel纯钛一体式桥架、上颌氧化锆桥、下颌高耐磨树脂牙的修复方案。患者口内戴最终义齿并对咬合精细调整，最终义齿就位顺利，覆𬒘、覆盖正常，中线对齐，垂直距离理想。患者对最终义齿咬合及形态满意，可以清楚发音，正侧貌美学极大改善（图23～图35）。

（5）复查。术后1年和2年随访复查，种植修复体完整，种植体周骨水平稳定。

二、结果

在本病例中，患者对最终种植修复效果满意，可以清楚发音及正常咀嚼，正侧貌美学极大改善。在后续2年的随访中，种植修复体稳定，牙龈健康，修复体功能正常（图36～图39）。

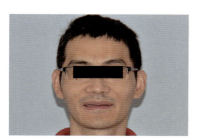

图1　术前正面像

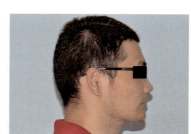

图2　术前侧面像

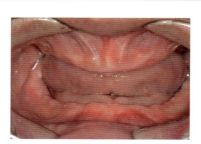

图3　术前口内像

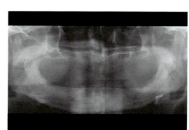

图4　术前全景片

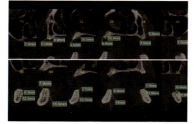

图5　术前CBCT

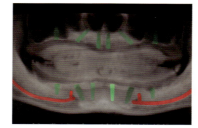

图6　术前治疗计划

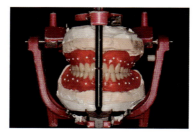

图7　放射导板

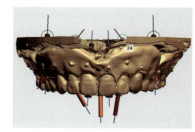

图8　术前上颌数字化设计

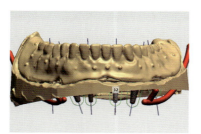

图9　术前下颌数字化设计

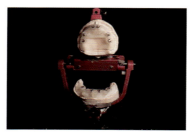

图10　种植导板

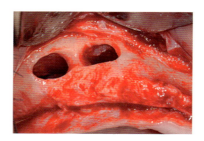

图11　右侧上颌窦外提升术

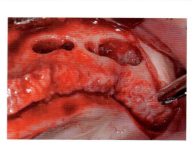

图12　左侧上颌窦外提升术

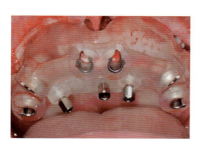

图13　上颌导板引导下植入种植体

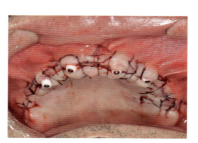

图14　上颌黏膜减张缝合

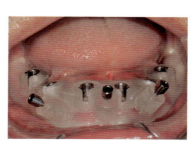

图15　下颌导板引导下植入种植体

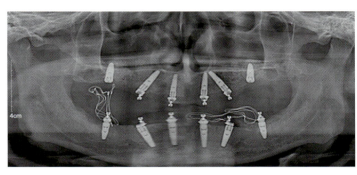
图16　术后全景片

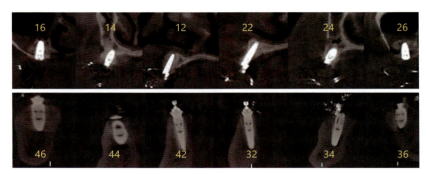
图17　术后CBCT

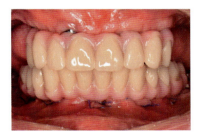
图18　即刻修复后口内正面像

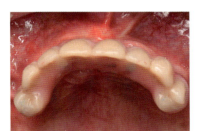
图19　即刻修复后上颌殆面像

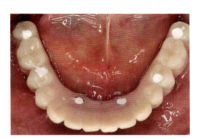
图20　即刻修复后下颌殆面像

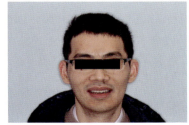
图21　即刻修复后正面像

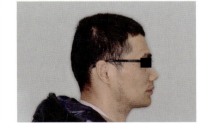
图22　即刻修复后侧面像

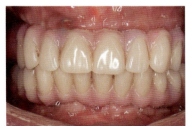
图23　6个月后临时义齿

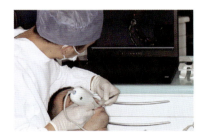
图24　3Shape口内扫描

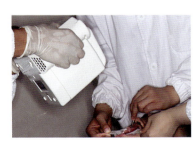
图25　Imetric 4D口外扫描

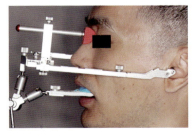
图26　面弓转移

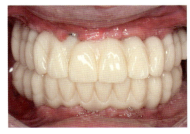
图27　PMMA试戴口内像

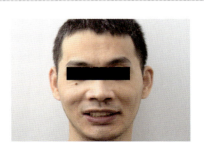
图28　PMMA试戴正面像

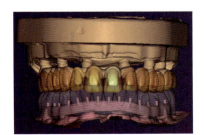
图29　最终义齿数字化设计

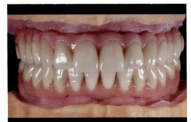
图30　最终义齿殆架正面像

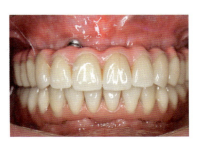
图31　最终义齿口内正面像

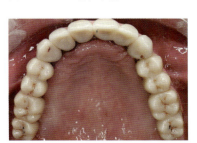
图32　最终义齿上颌殆面像

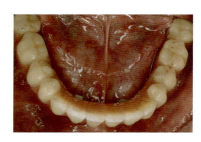

图33　最终义齿下颌𬌗面像

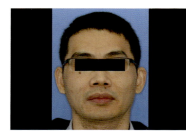

图34　最终义齿修复后正面像

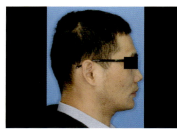

图35　最终义齿修复后侧面像

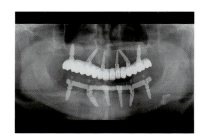

图36　术后1年复查全景片

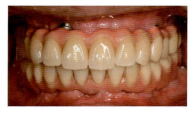

图37　术后2年复查口内像

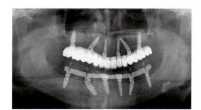

图38　术后2年复查全景片

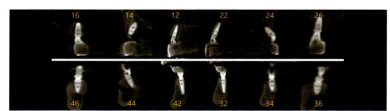

图39　术后2年复查CBCT

三、讨论

数字化导板引导种植手术可以帮助医生"以修复为导向"设计种植体位置，最终实现"以终为始"精确种植及修复。本病例患者上下颌牙列缺失，且上颌骨量不足，采用黏膜支持式导板引导的种植方案，医生与技师反复沟通，设计最佳种植体三维位置，最终实现了良好的修复效果。

本病例使用了大量数字化软件及设备。CBCT可以提供骨骼成像，数字化口内扫描仪3Shape结合口外扫描仪Imetric 4D，利用光学成像精确捕获软组织、牙弓、基台、临时义齿形态等信息。无牙颌患者取模步骤复杂且要求高，研究表明使用数字化扫描技术可以提高临床效率，患者自我舒适度更

佳，具有令人满意的准确性和可预测性。

对于无牙颌患者，减少患者缺牙时间，提高生活质量尤为重要。本病例在16、26种植体初始稳定性不佳的情况下，创新性使用上颌14-24即刻负重，后牙区延期负重，下颌即刻负重方案。研究表明，在种植体初始稳定性良好的情况下无牙颌患者采用即刻负重可以实现骨结合，种植体5年存留率高达97%，且能达到与延期负重相当的临床效果。

本病例结合数字化技术完成了无牙颌种植修复1例并于术后即刻负重。最终患者高度满意，且在2年随访中效果稳定。本病例是无牙颌患者种植修复的一项探索，为牙列缺失患者结合数字化技术的种植修复提供了临床指导。

参考文献

[1] D'haese J, Ackhurst J, Wismeijer D, et al. Current state of the art of computer-guided implant surgery[J]. Periodontol 2000, 2017, 73(1): 121-133.

[2] Tatakis DN, Chien HH, Parashis AO. Guided implant surgery risks and their prevention[J]. Periodontology 2000, 2019, 81(1): 194-208.

[3] Wulfman C, Naveau A, Rignon-Bret C. Digital scanning for complete-arch implant-supported restorations: A systematic review[J]. The Journal of Prosthetic Dentistry, 2020, 124(2): 161-167.

[4] Siqueira R, Galli M, Chen Z, et al. Intraoral scanning reduces procedure time and improves patient comfort in fixed prosthodontics and implant dentistry: a systematic review[J]. Clin Oral Investig, 2021, 25(12): 6517-6531.

[5] Caramês JMM, Marques DNDS, Caramês GB, et al. Implant survival in immediately loaded full-arch rehabilitations following an anatomical classification system-a retrospective study in 1200 edentulous jaws[J]. J Clin Med, 2021, 10(21):5167.

[6] Nagay BE, Dini C, Borges GA, et al. Clinical efficacy of anodized dental implants for implant-supported prostheses after different loading protocols: A systematic review and meta-analysis[J]. Clin Oral Implants Res, 2021, 32(9): 1021-1040.

金属组合式导板在无牙颌种植固定修复的应用

薛雨菲[1]　周毅[2]

摘要

牙列种植要求导板有精准的定位，并在术中指示牙槽骨修整。而近年来，以共享固位钉位置的方式将多个导板联合应用，可以进一步满足导板的多功能要求，并且在一定程度上解决某些问题。本病例患者数字化导板主要由三部分组成，包括固位钉导板、截骨导板（基础导板）、种植导板。其中截骨导板、种植导板共享固位钉。将其术后CBCT与术前设计进行拟合，比较种植体位置偏差。实现全程引导的32、42位点产生的偏差较小，金属导板整体精度较佳。

关键词：金属导板；无牙颌；种植；组合式导板

一、材料与方法

1. 病例简介　60岁女性患者。主诉：下颌牙齿因炎症无法保留于我院外科拔除后3个月，要求修复缺失牙。口内检查：33–37缺失，牙槽嵴较低平，颌间距离不足；32–47为金属烤瓷冠桥，松动脱落；12龋损，23楔状缺损，13、24烤瓷冠修复，存在牙龈退缩；14–17、25–27天然牙有不同程度的磨耗。口腔卫生状况较差，探诊深度1~3mm。影像学检查：31、32、42、44、45、46、47根管内高密度影，存在根尖周暗影；12冠部低密度透射影近髓，根尖牙周膜增宽，残根长度为11mm。CBCT示：33牙槽骨宽度为6~7mm，高度为12~13mm；34牙槽骨宽度为6~7mm，高度为13~14mm；35牙槽骨宽度为6~7mm，高度为11~12mm；36牙槽骨宽度为7~8mm，高度为11~12mm；37牙槽骨宽度为7~8mm，高度为11~12mm。

2. 诊断　下颌肯氏Ⅱ类缺损；12牙体缺损；23楔状缺损；12牙髓炎；31、32、42、44、45、46根尖周炎。

3. 治疗计划

（1）治疗分析：32–47烤瓷冠桥脱落、剩余健康牙体组织较少，牙龈出血严重。建议患者拔除32–47残根或试行根管治疗后固定修复。患者选择拔除残根并要求尽可能缺牙时间最短，种植固定修复缺失牙。①选择种植覆盖义齿还是种植固定义齿？结合临床口内检查和影像学表现，可知患者为下颌牙列缺失（无唇部支持的需要）、骨量充足（可以通过截骨而获得理想的骨宽度），可选择行种植固定修复。②种植体数量的选择？（基于骨量充足

的情况）该患者上颌为天然牙（咀嚼力较强），为避免悬臂太长，植入4颗以上的种植体以实现种植体支持式固定修复形式。设计种植体数量为7颗，做一体式固定。③是否即刻修复？32–47无法保留需拔除，若种植同期拔除，炎症情况将会对种植体的骨结合造成一定的影响。因此，先行拔除后择期种植，术中若获得较好的初始稳定性，即行即刻修复。

（2）患者目前存在的主要问题是：患者要求下颌固定修复，同时尽量没有缺牙期。在与患者多次充分沟通后，制订如下修复方案：①先行全口义齿修复后拔除残根。②下颌种植固定义齿修复。③12先行根管治疗后桩核冠修复。④23树脂修复（患者拒绝）。⑤13、24重新冠修复（患者拒绝）。

4. 治疗过程（图1~图32）

（1）口腔卫生宣教与预防。

（2）制作下颌全口义齿。

（3）12桩核冠修复。

（4）数字化全口种植。①数字化种植外科方案设计。利用下颌全口义齿作为放射导板拍摄双CT。由CT可知，患者骨高度充足。故选择进行截骨手术以建立新的牙槽骨平面、获得足够骨宽度实现种植体理想三维位置、创造充足的修复空间。以修复为导向，在种植规划软件中进行种植位点数字化分析与牙槽骨测量。基于可用牙槽骨高度、宽度，36放置ASTRA EV 4.8mm×8mm种植体；34放置ASTRA EV 4.2mm×8mm种植体；32放置ASTRA EV 4.2mm×9mm种植体；31与41之间放置ASTRA EV 3.6mm×9mm种植体；42放置ASTRA EV 3.6mm×11mm种植体；44放置ASTRA EV 4.8mm×8mm种植体；46放置ASTRA EV 4.8mm×8mm种植体。再次确定种植体的三维位置，设计固位钉导板、数字化截骨导板、数字化种植外科全程导板、数字化临时修复体、金属增力杆。②种植一期手术。全口消毒，麻醉。取下固位钉导板，行牙槽嵴顶横行切口、翻瓣，放入截骨导板。按照截骨导板显示的截骨线进行截骨，获得平坦表面。将金属种植导

作者单位：1. 福建医科大学

　　　　　2. 武汉大学

通讯作者：周毅；Email: dryizhou@163.com

板与金属截骨导板进行拼接。确认种植导板就位良好后，先锋钻定深，逐级预备种植窝洞。植入ASTRA EV种植体，旋入Uni基台、基台保护帽，严密缝合切口。③即刻修复。放置开窗转移杆，口内用扁钢丝、流动树脂进行刚性连接。使用硅橡胶进行取模，口内试戴临时修复体。④种植术后2周复诊。术区愈合良好。临时修复体上有食物残渣，故加大清洁通道，嘱患者注意口腔卫生，使用牙缝刷处理清洁通道。⑤全口种植取模。取下患者口内临时冠，使用树脂切断重连的方式进行取模、转面弓、上𬌗架。⑥数字化设计最终修复体。设计前牙唇侧烤塑，唇侧上牙龈瓷，舌侧为金属。36、46设计颊舌沟固位沟，以利于粘接。其中31与41间的牙龈瓷由近中至远中递增，留出清洁通道。⑦试戴最终修复体。口内试戴、抛光，确认清洁通道利于清洁。临床检查与影像学检查显示修复效果较佳。

二、结果

修复后6个月复查。临床检查与影像学检查显示修复效果较佳。

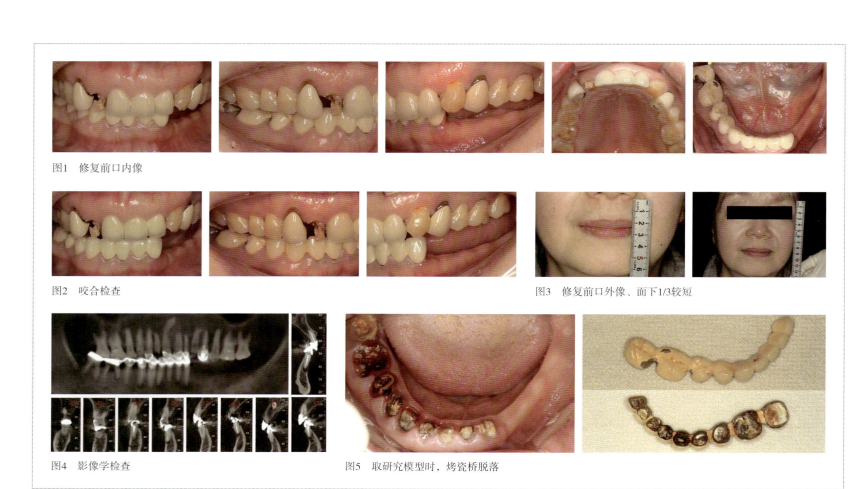

图1　修复前口内像

图2　咬合检查

图3　修复前口外像、面下1/3较短

图4　影像学检查

图5　取研究模型时，烤瓷桥脱落

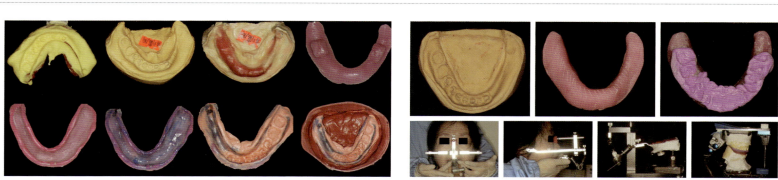

图6　制取初印模、个别托盘、取终印模、围模灌注

图7　转关系、转面弓、上𬌗架

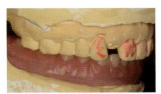
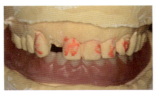
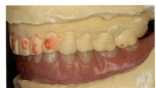
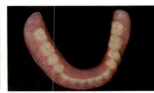
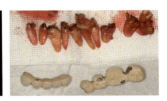

图8　试排牙，拔牙

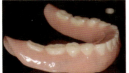
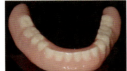
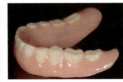

图9　最终修复体

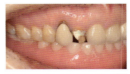
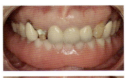
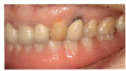
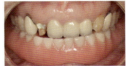
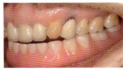

图10　试戴全口义齿

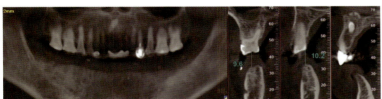

图11　利用全口义齿作为放射导板拍摄双CT

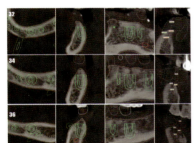
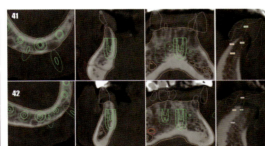
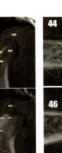
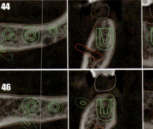

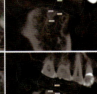

图12　种植位点的设计

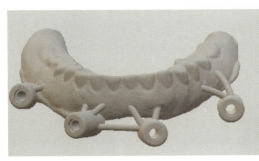
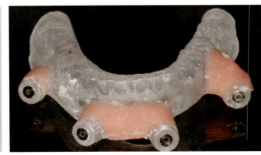
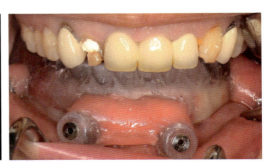

图13　固位钉导板的设计、加固、术中应用

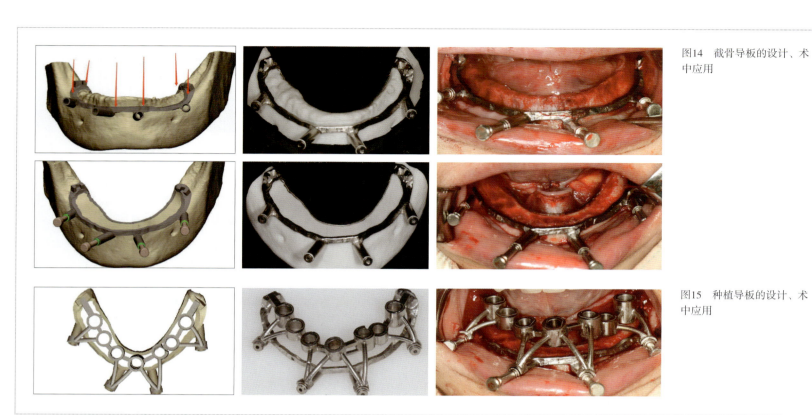

图14 截骨导板的设计、术中应用

图15 种植导板的设计、术中应用

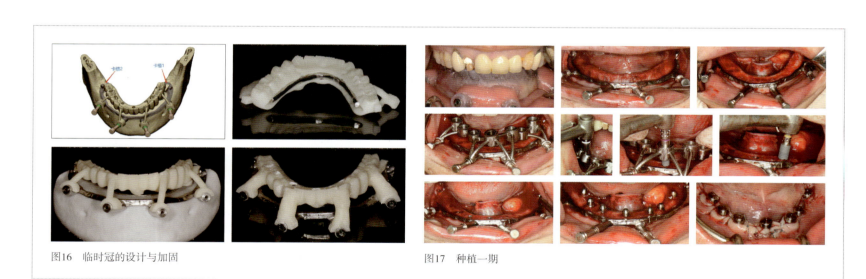

图16 临时冠的设计与加固

图17 种植一期

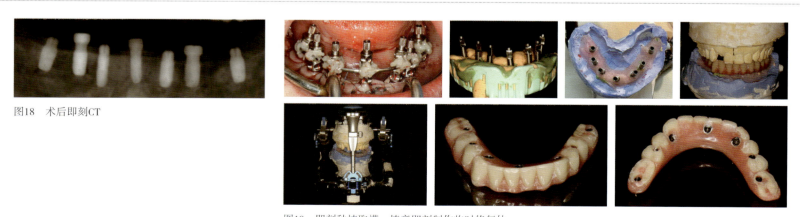

图18 术后即刻CT

图19 即刻种植取模、椅旁即刻制作临时修复体

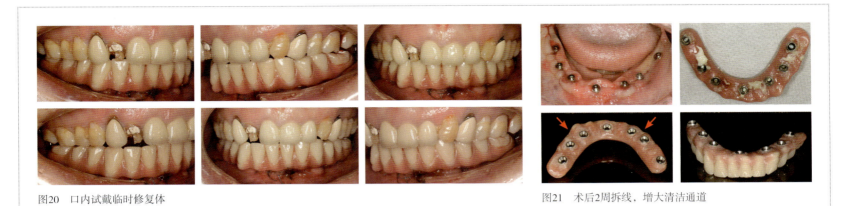

图20　口内试戴临时修复体

图21　术后2周拆线，增大清洁通道

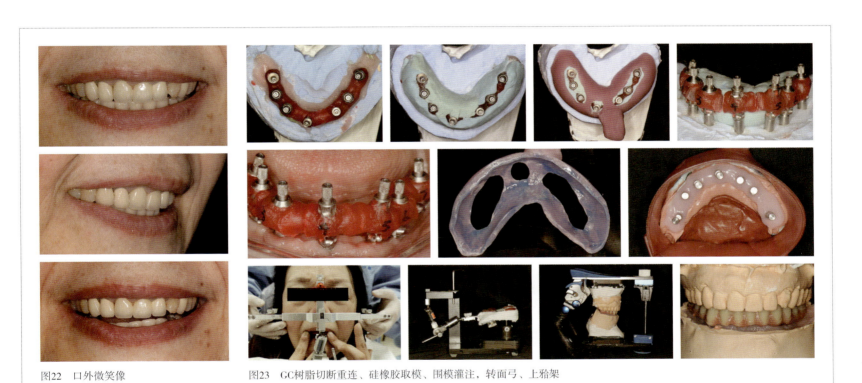

图22　口外微笑像

图23　GC树脂切断重连、硅橡胶取模、围模灌注，转面弓、上𬌗架

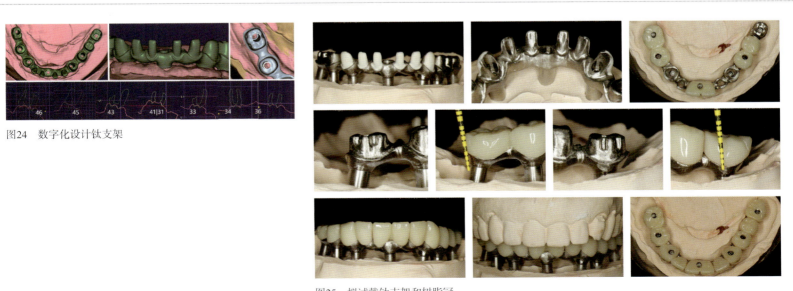

图24　数字化设计钛支架

图25　拟试戴钛支架和树脂冠

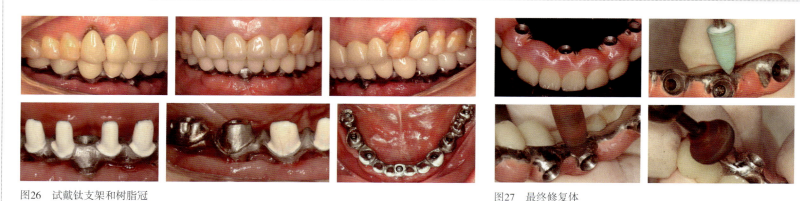

图26 试戴钛支架和树脂冠

图27 最终修复体

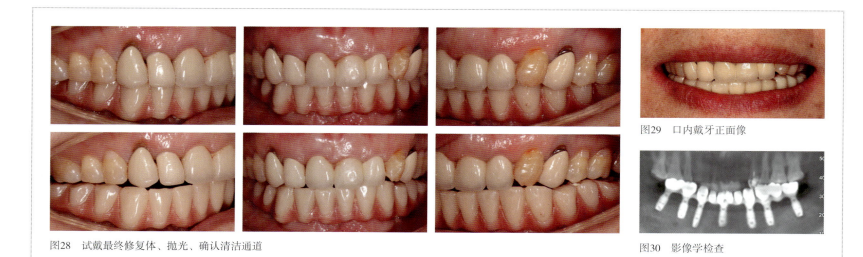

图28 试戴最终修复体、抛光、确认清洁通道

图29 口内戴牙正面像

图30 影像学检查

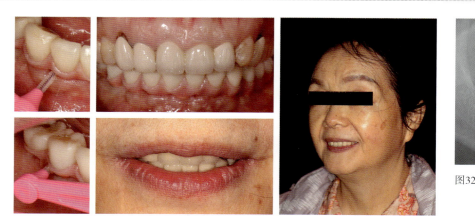

图31 修复后6个月口内像

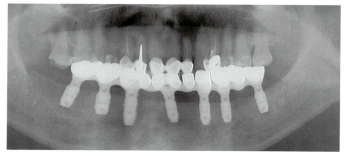

图32 修复后6个月复查

三、讨论

1. 金属导板

（1）金属导板的优点。①强度较树脂导板强。无论是钛还是钴铬合金，其强度都较树脂导板强。②厚度较树脂导板小。金属导板因强度较树脂导板强，因此允许厚度小于树脂导板。③不受时间影响而变形。有学者进行体外研究评估通过使用不同的3D打印机制作的种植导板的准确性、重现性和尺寸稳定性。结果表明存储1个月的金属导板具有最高的准确性、再现性。

（2）金属导板的局限性。①制造难度较大——仅较大的加工厂可以进行切割与铸造。但随着CAD/CAM技术的发展，提高了制造效率，金属导板也逐渐成为医生们的新选择。②成本较树脂导板高。

2. 共享固位钉导板

全牙列种植要求导板有精准的定位，并在术中指示牙槽骨修整。而近年来，以共享固位钉位置的方式将多个导板联合应用，可以进一步满足导板的多功能要求，并且在一定程度上解决某些问题。本病例患者数字化导板主要由三部分组成，包括固位钉导板、截骨导板（基础导板）、种植导板。其中截骨导板、种植导板共享固位钉。

3. 精度分析

一篇系统综述共纳入了7篇研究。这些研究都记录了种植体颈部与根尖的角度偏差，其中上颌骨的平均颈部偏差的变化范围为0.71～2.17mm，根尖平均偏差为0.77～2.86mm。将术后CBCT与术前设计进行拟合，比较种植体位置偏差。实现全程引导的32、42位点产生的偏差较小（表1）。其余种植体在半程引导的情况下也取得较小的偏差，均在临床可接受范围（2mm）以内。由此报告可知，本病例使用的金属导板精度较为精准。

表1

牙位	近远中偏差（mm）				颊舌向偏差（mm）			
	角度	尖端	颈部	垂直	角度	尖端	颈部	垂直
32	0.08	0.15	0.18	0.06	3.43	1.48	0.96	0.03
42	0.86	0.18	0.02	0.37	0.63	1.05	0.93	0.37

参考文献

[1] Chen L, Yang Z, Liu X, et al. CAD-CAM titanium preparation template for the socket-shield technique[J]. Journal of Prosthetic Dentistry, 2019, 123(6):786-790.

[2] Lin WS, Yang CC, Polido WD, et al. CAD-CAM cobalt-chromium surgical template for static computer-aided implant surgery: A dental technique[J]. Journal of Prosthetic Dentistry, 2019, 123(1):42-44.

[3] Chen L, Lin WS, Polido WD, et al. Accuracy, reproducibility, and dimensional stability of additively manufactured surgical templates[J]. Journal of Prosthetic Dentistry, 2019, 122(3):309-314.

[4] Koutsoukis T, Zinelis S, Eliades G, et al. Selective laser melting technique of Co-Cr dental alloys: a review of structure and properties and comparative analysis with other available techniques[J].J Prosthodont 2015, 24:303-312.

[5] Zhou Y, Li N, Yan J, et al. Comparative analysis of the microstructures and mechanical properties of Co-Cr dental alloys fabricated by different methods[J]. J Prosthet Dent, 2018, 120(4):617-623.

[6] DAA Marlière, M Demétrio, Picinini LS , et al. Accuracy of computer-guided surgery for dental implant placement in fully edentulous patients: A systematic review[J]. European Journal of Dentistry, 2018, 12(1):153-160.

[7] Yue S, Morton D, Lin WS. Using existing interim complete dentures as an aid for an interocclusal record to align edentulous intraoral scans for implant-retained overdentures[J]. Journal of Prosthetic Dentistry, 2020, 125(6):854-857.

[8] Baruffaldi A, Baruffaldi M, Maiorana C, et al. A suggested protocol to increase the accuracy of prosthetic phases in case of full-arch model-free fully guided computer-aided implant placement and immediate loading[J]. Oral and Maxillofacial Surgery, 2020, 24(3):343-351.

[9] Stübinger S, Carlos Buitrago-Tellez, Cantelmi G. Deviations between Placed and Planned Implant Positions: An Accuracy Pilot Study of Skeletally Supported Stereolithographic Surgical Templates[J]. Clinical Implant Dentistry & Related Research, 2015, 16(4):540-551.

全口种植咬合重建1例——数字化技术辅助下的精准功能与美学重建

李小宇　王丽萍

摘要

目的：本文旨在通过介绍1例在数字化技术辅助下实现精准功能与美学的无牙颌种植咬合重建病例，阐述数字化技术是如何"以终为始"进行复杂无牙颌种植修复设计，再从虚拟到现实一步一步实现术前设计，让无牙颌种植功能与美学的咬合重建变得更加标准化、更加可视化、更加便捷、更加精准、更加协调。**材料与方法**：以2019年12月来广州医科大学附属口腔医院种植科就诊的1名全口多颗牙陆续松动脱落、咬物无力、要求固定种植修复的45岁女性患者为研究对象，对患者进行了详细的病史采集、口内外检查、面部扫描分析、美学SAC评估、外科SAC评估、修复SAC评估，以此为基础设计了固位钉导板、截骨导板、种植导板，实现了精准截骨及精准种植。同时通过术前以修复为导向的设计制作了临时修复体，通过患者主观美学感受及面部扫描分析美学、T-scan咬合仪评估口内咬合、下颌运动轨迹描记仪评估下颌功能运动、K7肌电系统评估肌电，不断调整，在数字化技术的评估结果及患者主观感受对新的咬合重建的牙齿的美学及功能均达到满意时，通过面部扫描+立式面弓扫描、ICam 4D无牙颌种植扫描系统扫描、殆叉转移原咬合关系、下颌运动轨迹描记仪完全复制临时修复体的下颌运动轨迹数据，将满意的临时修复体的美学和功能完全复制到永久修复体，实现了无牙颌种植固定修复的精准功能与美学重建。**结果**：患者对种植咬合重建的修复体的美学及功能满意，1年随访结果显示修复体的美学及功能稳定，患者满意度高，生活质量得到极大提高。**结论**：数字化技术辅助下的无牙颌种植功能与美学的重建是可视化、精准化和可控化的。数字技术使牙医能够以一种明确的方式实现无牙颌种植咬合重建此类复杂病例的可预测的治疗效果。

关键词：咬合重建；截骨导板；全数字化；虚拟患者；面部扫描；立式面弓；无牙颌口外扫描系统

一、材料与方法

1. 病例简介　45岁女性患者。主诉：要求种植修复。现病史：近2年来全口多颗牙陆续松动脱落，冷热刺激酸软，咬物无力数个月，同时自觉牙齿过龅难看，要求固定种植修复，改善美观。既往史：否认全身系统性疾病，无药物过敏，未行肾上腺皮质激素治疗，无双膦酸盐类药物服用史。口内检查：上颌前牙过度暴露，前牙区Spee曲线与下唇不平行。牙龈退缩明显，口内余留牙Ⅱ~Ⅲ度松动，牙齿比例不协调，双侧牙体长轴不对称；颌位关系Ⅰ类，前牙区垂直向骨量过度充足，深覆殆、深覆盖；LTR分类为ClassⅠ-HER（美学高风险）。口外检查：侧面明显凸面型，中高位笑线，开口度约40mm，开口型正常，TMJ未见异常（图1，图2）。CBCT示：大部分种植位点骨宽度和高度尚可；其中13、23、33、43骨宽度不够，15、17、25骨高度不够，需倾斜种植或植骨（图3）。全景片示：全口余留牙牙槽骨均吸收至根尖1/3；单颌颌间距离为12~15mm（图4）。美学SAC评

估为美学高风险：患者期望值高；中高位笑线，LTR分类为ClassⅠ-HER（美学高风险）（表1）。外科SAC评估为复杂：前牙区骨量过度充足，美

表1　美学风险评估

美学风险因素	风险水平		
	低	中	高
健康状况	健康，免疫功能正常		免疫功能低下
吸烟习惯	不吸烟	少量吸烟，<10支/天	大量吸烟，>10支/天
患者美学期望值	低	中	高
唇线	低位	中位	高位
牙龈生物型	低弧线形 厚龈生物型	中弧线形 中龈生物型	高弧线形 薄龈生物型
牙冠形态	方圆形		尖圆形
位点感染情况	无	慢性	急性
软组织解剖	软组织完整		软组织缺损
唇侧骨板厚度	≥1mm		<1mm
牙槽嵴解剖	无骨缺损	水平向骨缺损	垂直向骨缺损

作者单位：广州医科大学附属口腔医院

通讯作者：王丽萍；Email: wangliplj@126.com

学高风险，需截骨（表2）。修复SAC评估为高度复杂：中高笑线，转换线（Transition Line）容易暴露（表3）。

2. 诊断　牙列缺损；慢性牙周炎。

3. 治疗计划　上下颌骨的分类均为C1分类，可行"上六下四"一段式固定修复方案或"上八下六"分段式或一体式固定修复方案（图5），患者选择"上八下六"一体式固定修复方案。

4. 治疗过程

（1）数字化技术辅助下的精准截骨、精准种植设计。患者属于中高位笑线，LTR分类为Class I–HER（美学高风险），直接种植会暴露转换线，影响美观（图6）；以修复为导向设计截骨导板，可以隐藏转换线；截骨量取决于种植体平台及剩余骨量（图7）。文献报道，一般截骨之后能保证15mm左右的单颌颌间距离，即可保证转换线不暴露，保证美观性（图8）。该患者未截骨前，前牙区单颌颌间距离约12mm；想达到理想的修复效果，须在前牙区进行至少3mm的截骨，之后再进行种植（图9）。在进行导板设计放置种植体时发现，为了保证种植体在骨内有足够的长度，上下颌前牙区均需截除拔牙窝处4~5mm的骨量（图10，图11，表4，表5）。综上所述，最终以修复为导向设计了牙–黏膜混合支持式的固位钉导板、共享固位钉洞的截骨导板及种植导板（图12）。

（2）数字化技术辅助下的精准种植外科手术（图13）。上颌斯康杜尼局部麻醉下，通过余留牙及黏膜将固位钉导板完全就位，进行固位钉洞的制备，取下固位钉导板，拔除余留牙，清理拔牙窝，大翻瓣，暴露截骨区骨面，通过共享固位钉洞及黏膜辅助定位实现截骨导板的完全就位，在截骨导板的引导下进行前牙区约5mm的截骨，取下截骨导板，通过共享固位钉洞及黏膜辅助定位实现种植导板的完全就位，在种植导板的引导下实现上颌8颗Straumann亲水钛锆BLT种植体的植入，上封闭螺丝，部分区域植骨盖膜，缝合。下颌种植手术流程同上颌。术后CBCT示：植体位置均良好，周围骨量足够（图14）。

（3）二期手术。术后6个月CBCT示：骨结合良好，行二期手术+上复合基台。

（4）数字化技术辅助下的精准临时修复和永久修复。以修复为导向设计的术前修复体作为临时修复的参考，夹板式取模，面弓转移，上半可调𬌗架，获得临时修复体。患者每个月定期复查，通过主观感受评估美学，TSCAN咬合仪评估口内咬合，下颌运动轨迹描记仪评估下颌运动，K7肌电系统评估肌电，定期评估定期调整（图15）。虽然临时修复体在美学方面已改善很多：凸面型，上颌前牙暴露量，Spee曲线，牙齿形态，牙体长轴对称性；但仍存在以下问题：下颌牙齿暴露过多、𬌗平面需重新定位、丰满度稍欠缺等。解决方案：在虚拟患者上虚拟调整𬌗平面及丰满度，并检验调整之后动态美学效果，直至调整到满意为止（图16）。在数字化技术的评估结果及患者主观感受对新的咬合重建的牙齿的美学及功能均达到满意时，通过面部扫描+立式面弓扫描、ICam 4D无牙颌种植扫描系统扫描、𬌗叉转

表2　外科SAC评估

外科SAC评估	风险评估				标准分类
	解剖风险	美学风险	复杂程度	并发症风险	
充足	低	高	中	中	复杂
水平向骨缺损，允许同期骨增量	低	高	中	中	复杂
水平向骨缺损，需要预先骨增量	低	高	中	中	高度复杂
垂直向和水平向骨缺损	高	高	高	高	高度复杂

表3　修复SAC评估

修复SAC评估	简单	复杂	高度复杂
颌间距离		平均	受限
入路		充分	受限
负重方案		常规/早期	即刻
美学风险		低	中/高
愈合期的过渡义齿		可摘式	固定式
副功能咬合		不存在	存在
咬合	协调	不协调，但无须矫正	必须改变现有咬合关系

表4　上颌种植体型号

种植位点	种植体型号（Straumann BLT）
11	3.3mm×12mm
13	3.3mm×12mm
15	4.1mm×10mm
17	4.1mm×10mm
21	3.3mm×12mm
23	3.3mm×12mm
25	4.1mm×10mm
27	4.1mm×10mm

表5　下颌种植体型号

种植位点	种植体型号（Straumann BLT）
33	3.3mm×12mm
35	4.1mm×10mm
37	4.1mm×10mm
43	3.3mm×12mm
45	4.1mm×10mm
47	4.1mm×10mm

移原咬合关系、下颌运动轨迹描记仪完全复制临时修复体的下颌运动轨迹数据，将满意的临时修复体的美学和功能数据完全复制整合到虚拟患者上（图17）。数字化回切，制作纯钛马龙支架+全瓷单冠永久修复体，佩戴夜磨牙殆垫进行保护（图18，图19）。

二、结果

永久修复效果：达到满意的个性化殆平面，达到满意的丰满度，虚拟患者避免了临床上的反复试戴调整。再次通过观察及数字化技术手段检验患者永久修复体的美学评估内容（①牙齿颜色形态。②前牙暴露量。③丰满度。④面下1/3高度）及功能评估内容（①殆平面。②Spee曲线、Wilson曲线。③覆殆、覆盖。④咬合。⑤悬臂梁设计是否合理。⑥语音检测。⑦肌电检测），均达到满意效果（图20，图21）。患者对种植咬合重建的修复体的美学及功能满意，1年随访结果显示修复体的美学及功能稳定（图22），患者满意度高，生活质量得到极大提高。

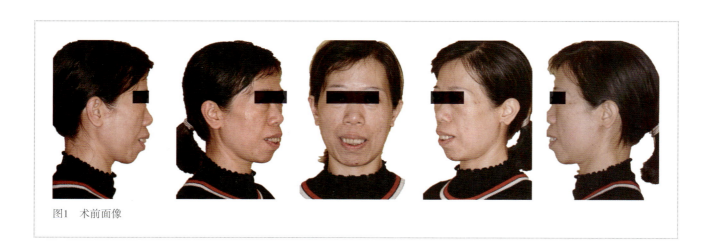

图1　术前面像

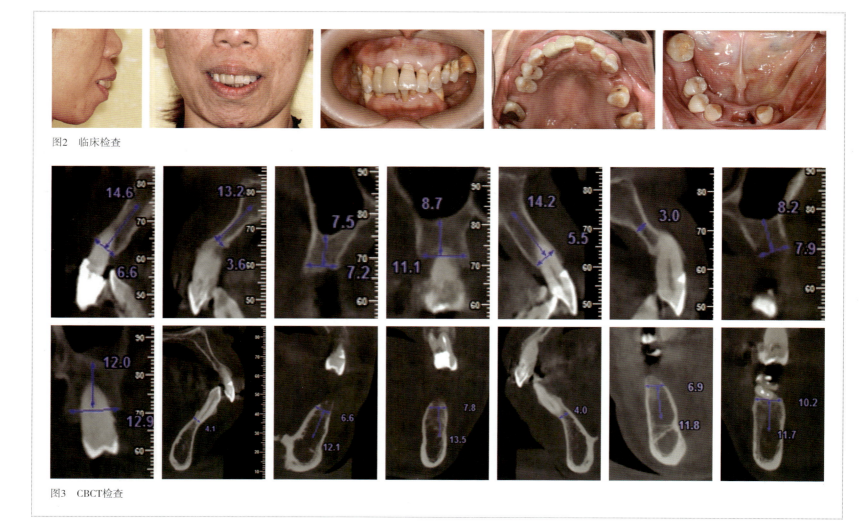

图2　临床检查

图3　CBCT检查

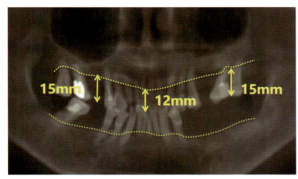

图4 全景片检查

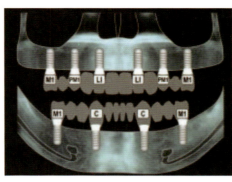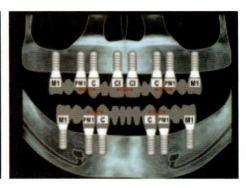

图5 上下颌骨的分类均为C1分类

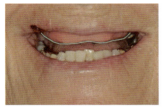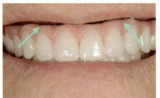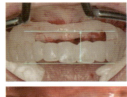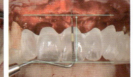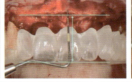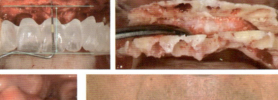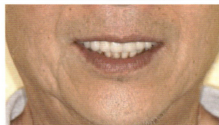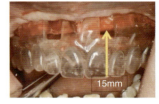

图8 截骨之后能保证15mm左右的单颌颌间距离，即可保证转换线不暴露，保证美观性

图6 LTR分类为Class I-HER（美学高风险），直接种植会暴露转换线，影响美观

图7 以修复为导向设计截骨导板，可以隐藏转换线

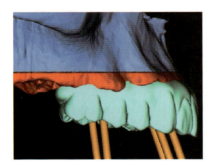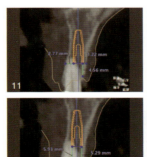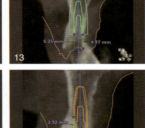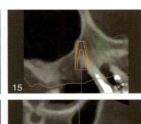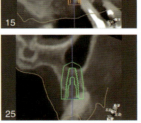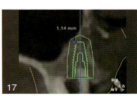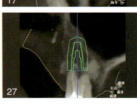

图9 想达到理想的修复效果，须在前牙区进行至少3mm的截骨，之后再进行种植

图10 上颌种植导板设计：11、13、21、23种植体平台上方骨嵴高而尖锐，需截骨约5mm。15、17倾斜种植，充分利用余留骨，部分种植体位于拔牙窝，需植骨。25、27种植体根尖区紧贴上颌窦，部分种植体位于拔牙窝，需植骨

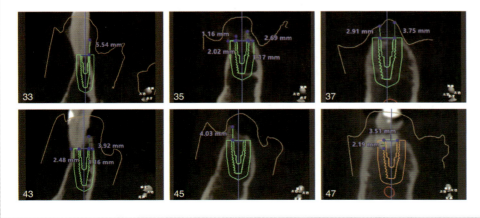

图11 下颌种植导板设计：33、43种植体平台上方骨嵴高而尖锐，分别需截骨约5mm、4mm。35、45、47部分种植体位于拔牙窝，需植骨。37骨量充足

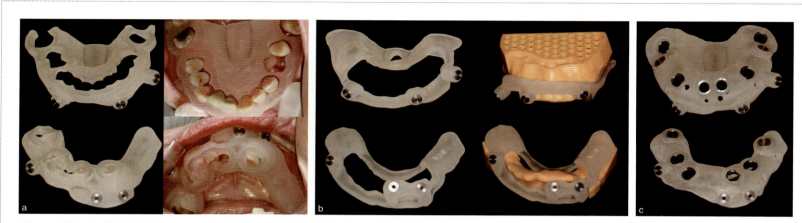

图12 截骨导板、种植导板设计：（a）牙-黏膜混合支持式的固位钉导板。（b）共享固位钉以修复为导向的截骨导板。（c）共享固位钉以修复为导向的种植导板

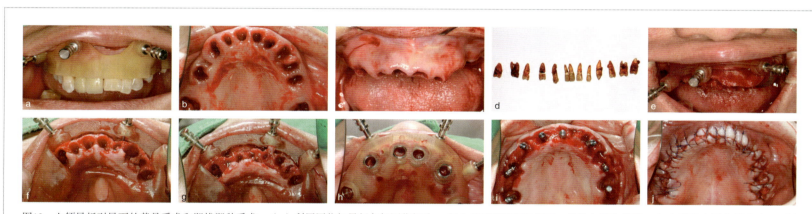

图13 上颌导板引导下的截骨手术和即拔即种手术：（a）利用固位钉导板备好固位钉孔。（b）取下固位钉导板后，拔除上颌余留牙。（c）拔除上颌余留牙后，上颌牙槽骨唇面像。（d）拔除的上颌余留牙。（e）固定截骨导板（唇面像）。（f）固定截骨导板（殆面像）。（g）截骨导板引导下完成截骨。（h）固定种植导板，完成种植备洞。（i）植入种植体。（j）缝合，完成上颌种植

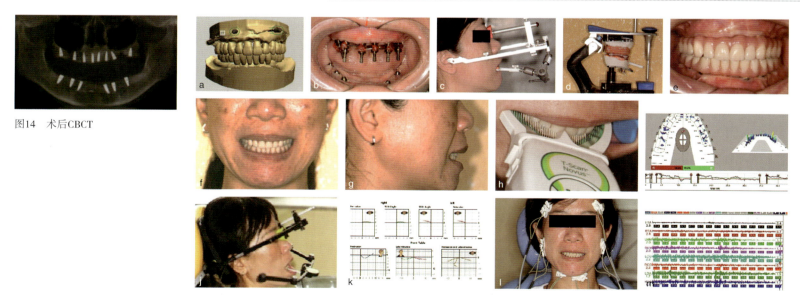

图14 术后CBCT

图15 临时修复体：（a）术前设计的作为临时修复的参考。（b）夹板式取模。（c）面弓转移。（d）上半可调殆架。（e）获得的临时修复体。（f，g）患者主观感受评估美学。（h，i）T-scan咬合仪评估口内咬合。（j，k）下颌运动轨迹描记仪评估下颌运动。（l，m）K7肌电系统评估肌电

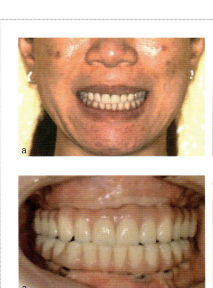
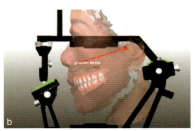
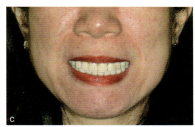

图16 虚拟排牙+虚拟试戴实现个性化的𬌗平面及精准的美学设计。（a）临时修复后微笑像。（b）在虚拟患者上虚拟调整𬌗平面及丰满度。（c）最终修复效果

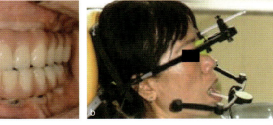
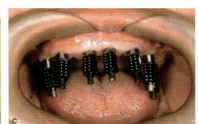
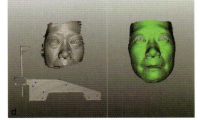
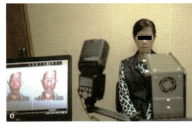

图17 虚拟患者拟合的美学及功能信息：（a）临时修复体咬合关系。（b）下颌运动数据。（c）种植位点。（d）个性化𬌗位关系。（e）面部美学信息

图18 永久修复过程：（a）面部扫描+立式面弓扫描。（b）种植体ICam 4D扫描。（c）𬌗叉转移原咬合关系。（d）运动数据。（e）虚拟患者。（f）虚拟排牙+美学设计。（g）个性化𬌗架参数虚拟调𬌗。（h）永久修复。（i）在虚拟患者上评估美学。（j）T-scan咬合仪评估口内咬合。（k）下颌运动轨迹描记仪评估下颌运动。（l）K7肌电系统评估肌电

图19 永久修复体

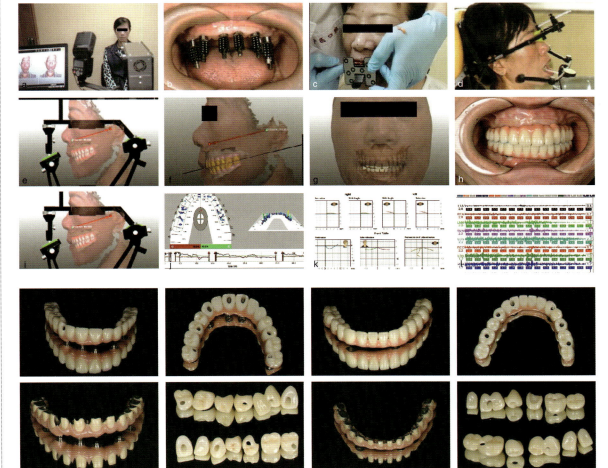

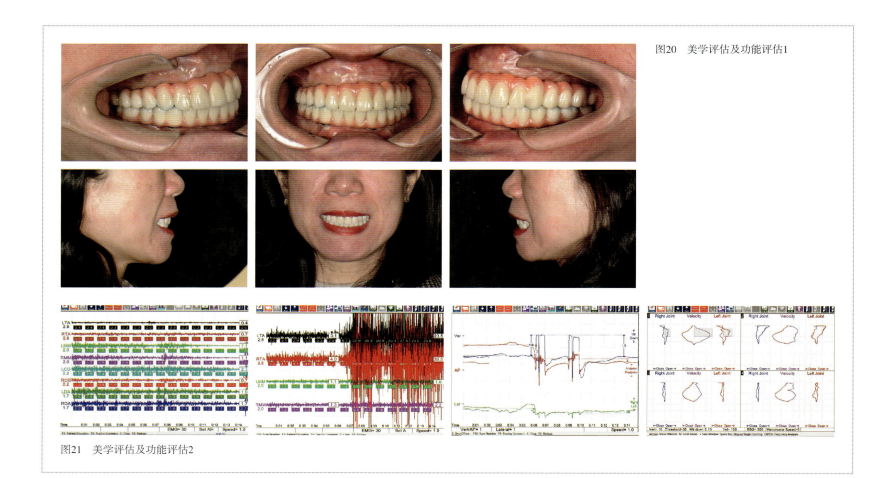

图20 美学评估及功能评估1

图21 美学评估及功能评估2

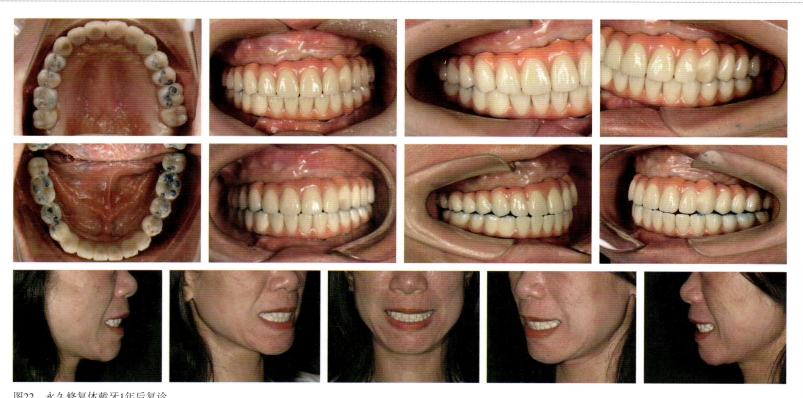

图22 永久修复体戴牙1年后复诊

三、结论

数字化技术辅助下的无牙颌种植功能与美学的重建是可视化、精准化和可控化的。数字技术可以克服传统的无牙患者种植体修复方法的人工错误，可以极大地减少无牙颌患者的手术的微创性及临床取模操作时间，取模精度高，美学效果在虚拟患者上可视化，减少了复诊次数，医患体验好。数字技术使牙医能够以一种明确的方式实现无牙颌种植咬合重建此类复杂病例的可预测和可重复的治疗效果。

参考文献

[1] Pollini Adrien, Goldberg Jack, Mitrani Ricardo, et al. The Lip-Tooth-Ridge Classification: A Guidepost for Edentulous Maxillary Arches. Diagnosis, Risk Assessment, and Implant Treatment Indications[J]. Int J Periodontics Restorative Dent, 2017, 37(6): 835-841.

[2] Papadimitriou Dimitrios E V, Salari Samira, Gannam Camille, et al. Implant-prosthodontic classification of the edentulous jaw for treatment planning with fixed rehabilitations[J]. Int J Prosthodont, 2014, 27(4): 320-327.

[3] Saj Jivraj.BDJ Clinician's Guides:Graftless Solutions for the Edentulous Patient[M]. Switzerland, Switzerland Springer International Publishing AG,2018.

终末期牙列延期种植即刻修复5年观察随访1例

张旭　姚梦婷　张翔　曲哲

摘 要

目的：通过5年间对终末期牙列患者延期种植即刻修复效果的随访观察，对如何实现合适的咬合关系，有利于提高患者咀嚼效率及种植体生存率方面提供有价值的参考依据。**材料与方法**：患者因全口重度牙周炎，牙齿松动、咀嚼不适，要求种植修复恢复功能。检查发现患者牙周条件极差，全口牙齿Ⅲ度松动。拔除口内余留牙后，常规制作上下颌全口义齿，结合CBCT，确定种植位点，选择延期All-on-6种植并即刻负重修复，待骨结合良好后行固定式PMMA材质过渡义齿，恢复、确定合适的咬合关系，最后行最终义齿修复，并在5年内定期随访、跟踪观察。**结果**：5年内患者的种植体骨结合良好，未出现病理性的边缘骨吸收，修复体行使功能良好，患者无不适，美观效果好。

关键词：终末期牙列；延期种植；即刻修复

全口重度牙周炎导致口腔牙齿松动是临床中常见的全口牙列缺失的主要原因。传统的修复方式是等待拔牙后骨愈合良好，行可摘式全口义齿修复，但由于无牙颌牙槽骨生理性吸收的关系，常伴随固位差、咀嚼效力不佳等诸多问题，给患者带来生理及心理上的沉重负担。有赖于科技进步及生活水平的提高，种植体支持式固定全口义齿，由于良好的恢复口腔功能与美观，其越来越得到当代人的接受，成为无牙颌修复的首选方案。但是，终末期牙列种植体植入的时机以及修复时机，在临床仍然存在不同意见。本病例通过对终末期牙列延期种植及即刻修复的5年随访观察，期望能在临床实际运用中提供一定的治疗思路。

一、材料与方法

1. 病例简介　64岁男性患者。主诉：要求种植修复。现病史：数年来因牙周病导致全口牙齿松动，自觉咀嚼无力，要求种植修复，恢复正常咀嚼功能。口内检查：牙龈红肿，牙龈指数为5，口内可见大量牙结石软垢堆积，牙菌斑指数4，牙周探诊全口附着丧失、后牙区可探及根尖。全口牙齿Ⅲ度松动，咬合关系不良。CBCT示：21根方多生埋伏牙，38、48埋伏牙，牙槽骨水平吸收至根尖处，除上颌后牙区，其余骨量尚可，双侧髁突皮质骨连续、未见明显异常。

2. 诊断　慢性牙周炎；62多生埋伏牙、38、48埋伏牙。

3. 治疗计划

（1）拔除口内余留牙，拆线后戴入可摘过渡义齿。

（2）下颌骨愈合良好后，制作放射导板，植入种植体并即刻负重。

（3）上颌骨愈合良好后，制作放射导板、行双侧上颌窦底提升、埋伏牙处行GBR，植入种植体并即刻负重。

（4）骨结合良好后更换固定临时修复体，重新评估咬合关系。

（5）永久修复，嘱患者定期复查。

4. 治疗过程（图1~图39）

（1）2015年3月：拔除口内余留牙、埋伏牙，38、48处行位点保存。

（2）2015年6月：下颌行种植体植入术：选择36、35、32、42、45、46为植入位点，植入BEGO RSX种植体（35、32、42位点：3.75mm×15mm种植体；45位点：4.1mm×15mm种植体；36、46位点：4.1mm×10mm种植体），行即刻负重修复体。

（3）2016年2月：上颌行种植体植入术、双侧上颌窦底提升术、22根方GBR：选择16、15、11、22、24、26为植入位点，植入BEGO RSX种植体（16、26位点：4.1mm×10mm种植体；15位点：3.75mm×15mm；11位点：3.75mm×13mm种植体；22位点：3.75mm×10mm种植体；24位点：3.75mm×11.5mm种植体），行即刻负重修复体。

（4）2016年10月：复查种植体骨结合良好，黏膜无异常，即刻负重修复体完好，制取印模，试戴蜡型，确定颌位关系及黏膜比色，制作固定式过渡修复体［聚甲基丙烯酸甲酯（PMMA）修复体］。

（5）2016年10月：试戴固定式过渡修复体，T-scan精准调𬌗。

（6）2017年11月：复查。过渡义齿未见明显异常，种植体未见明显异常、固位良好，黏膜未见明显异常，双侧关节未有不适。个别托盘取模，制作最终修复体。

（7）2017年12月：最终修复体戴入，调𬌗。制作夜磨牙𬌗垫。嘱患者按时复诊。

（8）2018—2022年：患者6个月复查1次，未见种植修复体异常、未见明显种植体边缘骨吸收。每6个月擦拭并使用牙线清理组织面，每年将修

作者单位：大连市口腔医院

通讯作者：曲哲；Email：quzhekq@outlook.com

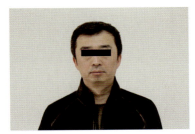 复体拆卸下来彻底清洁。

复体拆卸下来彻底清洁。

二、结果

（1）5年内通过对种植体周边缘骨高度的影像学测量，种植体边缘骨吸收量不超过0.5mm，恢复稳定的咬合关系。

（2）利用过渡义齿，通过精准调𬌗，纠正患者异常咬合关系，保持𬌗位关系及颞下颌关系的稳定，同时通过过渡义齿恢复面下1/3高度，进而恢复患者面部美观。

（3）形成以稳定的正中𬌗和平稳滑动、无干扰的前伸𬌗及侧方𬌗为代表的良好的组牙功能𬌗。

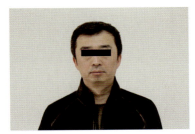
图1　术前正面像

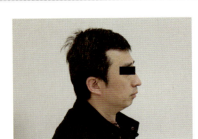
图2　术前侧面像

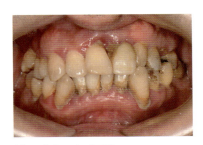
图3　术前口内正面像

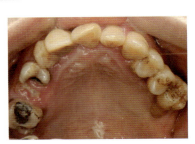
图4　术前上颌口内像

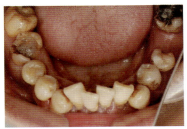
图5　术前下颌口内像

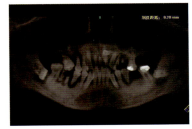
图6　术前CBCT影像

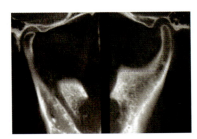
图7　术前关节区CBCT影像

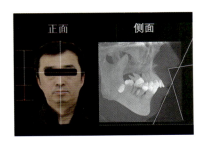
图8　术前美学测量

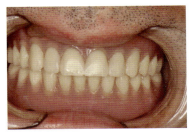
图9　拔牙后上下颌可摘全口义齿口内像

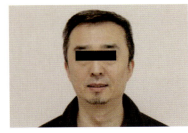
图10　佩戴可摘全口义齿后正面像

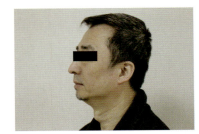
图11　佩戴可摘全口义齿后侧面像

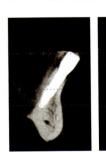
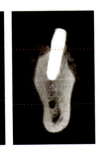
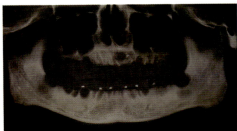
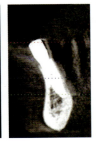
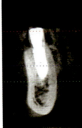
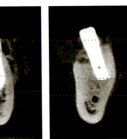
图12　下颌种植位点选择

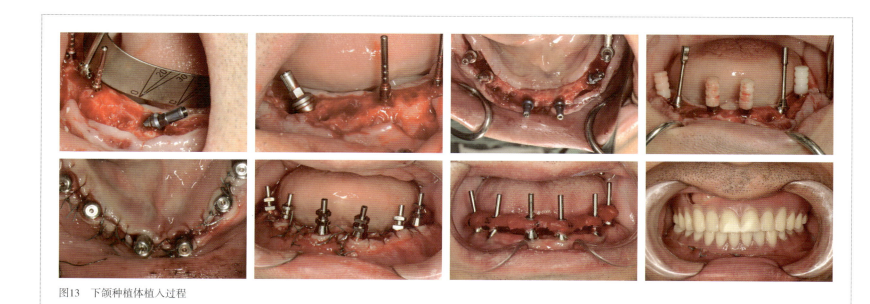

图13 下颌种植体植入过程

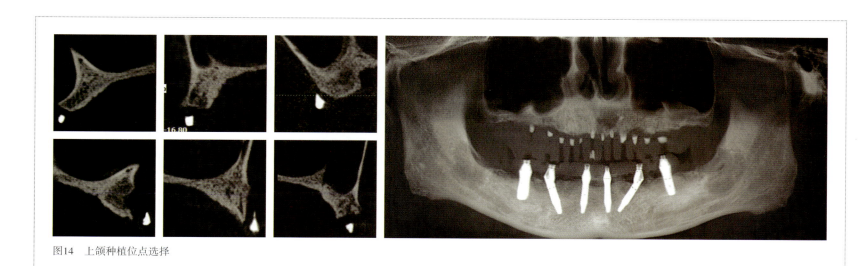

图14 上颌种植位点选择

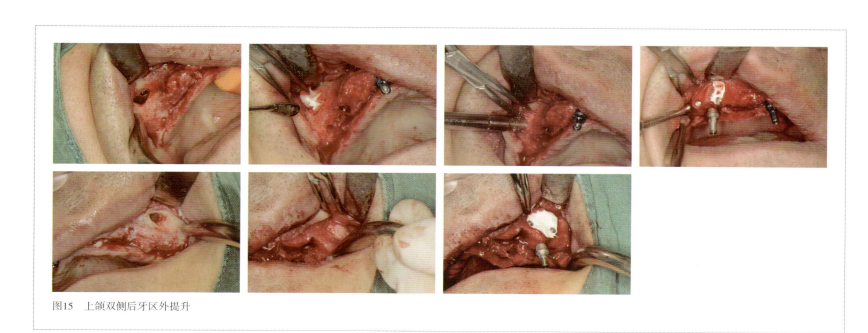

图15 上颌双侧后牙区外提升

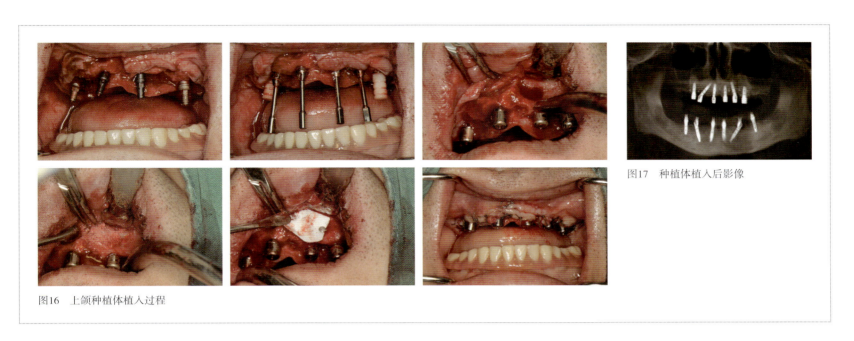

图17 种植体植入后影像

图16 上颌种植体植入过程

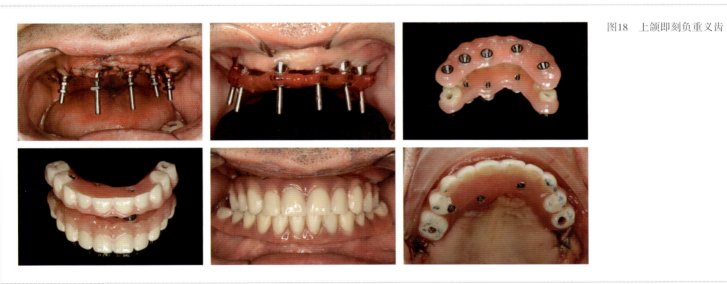

图18 上颌即刻负重义齿

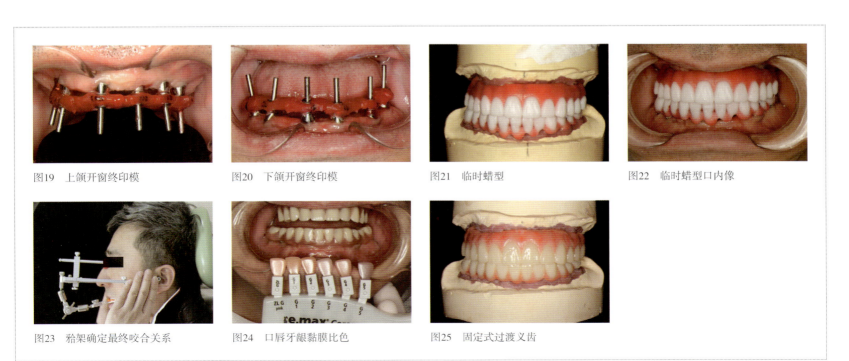

图19 上颌开窗终印模　　图20 下颌开窗终印模　　图21 临时蜡型　　图22 临时蜡型口内像

图23 𬌗架确定最终咬合关系　　图24 口唇牙龈黏膜比色　　图25 固定式过渡义齿

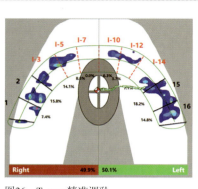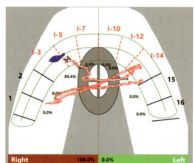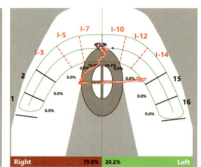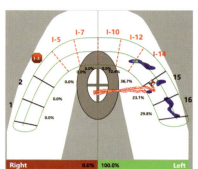

图26 T-scan精准调𬌗

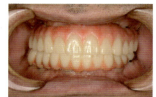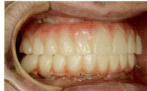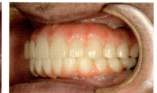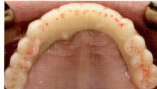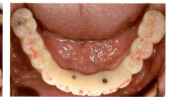

图27 固定式过渡义齿口内佩戴情况

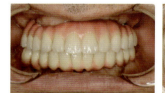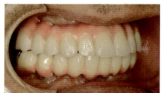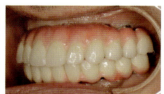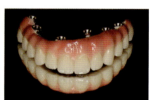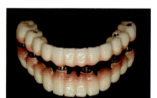

图28 最终修复体及口内佩戴情况

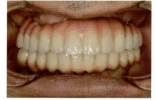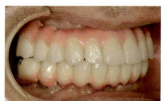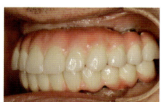

图29 1年后复查情况

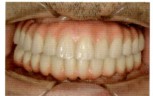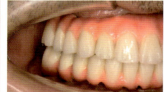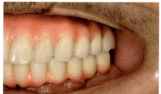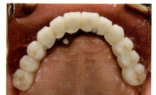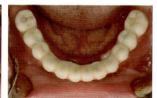

图30 2年后复查情况

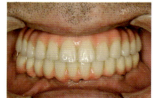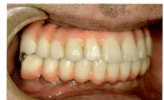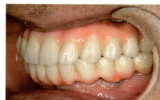

图31 3年后复查情况

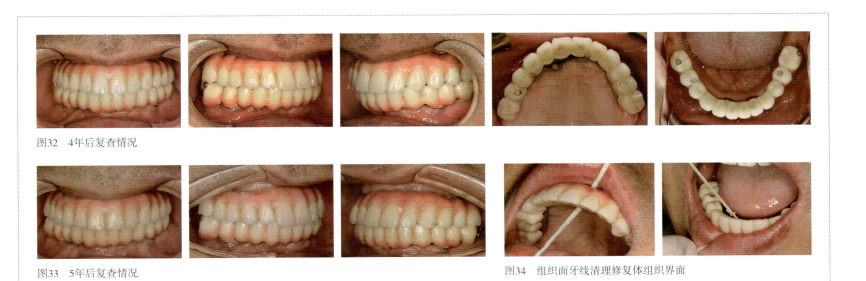

图32　4年后复查情况

图33　5年后复查情况

图34　组织面牙线清理修复体组织界面

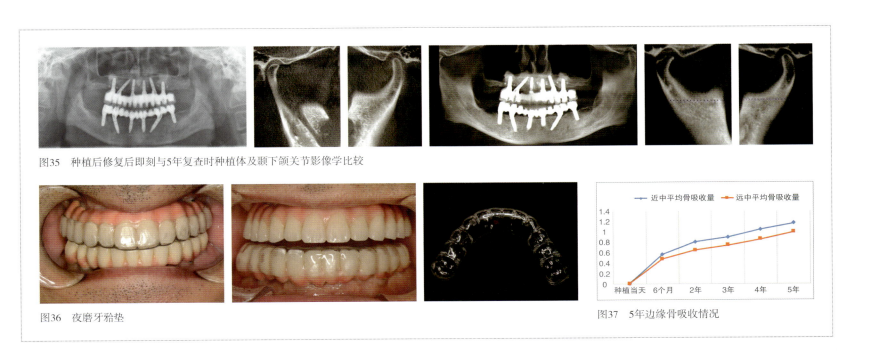

图35　种植后修复后即刻与5年复查时种植体及颞下颌关节影像学比较

图36　夜磨牙牙合垫

图37　5年边缘骨吸收情况

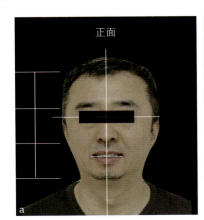
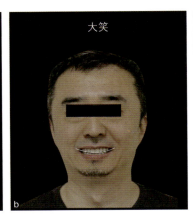
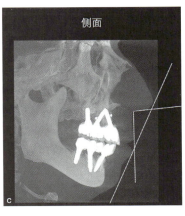

图38　最终修复后美学检查。（a）正面像分析。（b）大笑像。（c）侧面头影分析

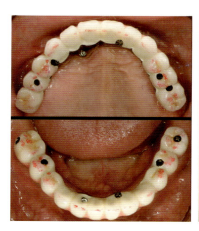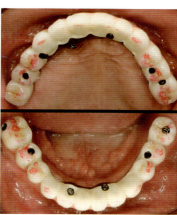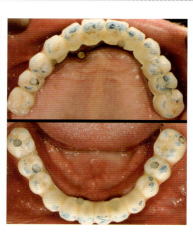

图39 最终修复后咬合检查

三、讨论

终末期牙列的修复一直是临床修复中的难点。面对终末期牙列患者，临床医生希望在治疗结束时，实现预先设置的功能目标及美学目标，进而实现结构目标，让修复体因为预期目标的实现形成稳定的三角形状态。虽然临床中存在极差负重的观点，对尖牙引导𬌗持支持态度，但是相对平稳无干扰的组牙功能𬌗，尖牙引导𬌗在终末期牙列咬合关系不佳的患者中，会引起感受不佳乃至崩瓷的情况发生。所以，本病例通过精准调𬌗，实现平稳滑动、无干扰的组牙功能𬌗。

在种植体数量方面，根据国际口腔种植学会（ITI）共识，我们选在牙列前后共埋入6颗种植体的全牙弓桥，能够更好地保持即刻负重的良好的临床记录，维持修复体整体的稳定性。

选择卵圆形桥体可以形成良好的修复体和组织界面之间的关系的同时，兼顾美学和发音。

患者的依从性在终末期牙列修复中占很重要的位置。这需要医生和患者建立良好的依从性关系，口腔卫生宣教到位，采取的后期维护方法要适当。

建立稳定且合适的咬合关系，有利于提高咀嚼功能、种植体生存率，所以是想后牙广泛接触、前牙轻咬合的状态。

参考文献

[1] Brånemark PI, Svensson B, van Steenberghe D. Ten-year survival rates of fixed prostheses on four or six implants ad modum Brånemark in full edentulism[J]. Clin Oral Implants Res, 1995, 6(4):227-331.

[2] Ciabattoni G, Acocella A, Sacco R. Immediately restored full arch-fixed prostheses on implants placed in both bealed and fresh etraction sockets after computer-planned flapless guided surgery. A 3-year follow-up study[J]. Clin Implant Dent Res, 2017, 19(6):997-1008.

[3] Ghoul WE, Chidiac J. Prosthetic requirements for immediate implant loading: a review[J].J Prosthodont,2012,21(2):141-154.

终末牙列全口种植固定修复即刻负重1例

栗智　王文洁　王维丽

摘要

目的：种植体支持式全口固定义齿修复可以为患者最大限度地恢复咀嚼功能和美观效果，且使用更为方便舒适。近年来，随着终末牙列患者群体的增大，种植固定全口修复的病例逐渐增多。然而，种植全口修复具有较高的难度，流程复杂，本文通过1例重度牙周炎终末牙列患者的全口种植固定义齿修复，探讨结合数字化技术以修复为导向引导种植体植入，实现精准转移颌位关系并建立咬合的临床修复方法。**材料与方法**：患者术前牙周及根尖周感染严重、广泛，难以控制，采取拔牙后即刻可摘义齿修复，Ⅲ类早期种植手术。46为既有软组织水平种植体，骨结合未见异常，予以保留种植体，拆除上部修复体。拔牙后2个月余，根据面部扫描数据、口内扫描数据及CBCT数据进行修复体设计，以修复为导向，制作为放射导板进行拟合，使用数字化手段设计种植外科导板、同期3D打印即刻修复义齿。术中在手术导板引导下精准植入种植体，16位点骨量不足，采用GBR骨增量技术，埋入种植体。其余种植体初始稳定性评估，植入扭矩均＞35N·cm，ISQ（Implant Stability Quotient）值＞60，采用短牙弓即刻负重。术后6个月，因患者口内存在软组织水平种植体，无法采用口外扫描法制取印模，因此使用硅橡胶开窗法取模，上𬌗架，制作第二副临时修复体，确认修复体外形符合主观及客观美学原则，使用电子咬合测量仪（T-scan）进行咬合检查调整，佩戴后2个月无异常，复制第二副修复体形态及咬合，制作最终修复体。**结果**：数字化手段辅助设计、植入、即刻修复和最终修复，可简化、优化复杂种植修复流程。即刻负重对于社交、生活需求较高的患者，具有较大优势，种植体骨结合良好。本病例种植体支持式全口固定义齿修复效果理想，患者对最终修复效果满意。

关键词：全口种植固定修复；终末牙列；即刻负重；数字化

一、材料与方法

1. 病例简介　60岁男性患者。主诉：2020年9月因上下颌多颗牙松动、疼痛就诊。患者不吸烟，全身健康状况良好，无药物过敏史，无种植相关禁忌证。患者全口多颗牙缺失，上下颌前牙区固定义齿修复、下颌右侧后牙种植修复10余年，近年来全口多颗牙逐渐松动，咬合不适，严重影响进食。口内检查：17、21、26、27、34~37、47缺失，11~22、33~43全瓷固定桥修复，基牙松动Ⅰ~Ⅲ度。46种植体，叩音清，不松动。全口余留牙松动Ⅱ~Ⅲ度，可见大量牙结石、牙菌斑，叩痛，全口牙龈红肿，质地松软，BI 3~4，多点位深牙周袋，PD 3~9mm。颌间距离24mm。口外检查：患者双侧面部基本对称，开口度、开口型正常，中位笑线，面下1/3高度正常。上、下唇距离E线3.1mm、4.6mm，鼻唇角105°，唇侧丰满度可。颞下颌关节检查：下颌运动正常，双侧颞下颌关节无疼痛、弹响，无张口受限，开口度正常。双侧颞下颌关节CT示：双侧髁突皮质骨连续，形态及位置未见明显异常。CBCT示：全口多颗牙牙槽骨吸收至根尖1/3，16、22、33、43根尖周暗影，18、28、38阻生齿，46种植体周未见低密度影

像。上颌Ⅲ区骨量不足（图1~图3）。

2. 诊断　牙列缺损；慢性牙周炎（Stage Ⅳ）；牙体缺损；慢性根尖周炎；终末牙列。

3. 治疗计划　①牙周基础治疗。②拆除旧烤瓷桥修复体。③保留13、24作为基牙，余留牙拔除，可摘局部义齿即刻修复。④全口种植固定义齿修复：早期种植、即刻修复、即刻负重。⑤纯钛原厂支架+全瓷修复体上部修复。

4. 治疗过程

（1）术前准备：制取研究模型及面部扫描记录患者术前颌位关系。拆除固定桥，拔除除13、24、18、38以外其他余留牙，对余留牙行牙周基础治疗，制作可摘局部义齿即刻修复（图4）。

（2）数字化设计：拔牙后2个月余，行面部扫描及口内模型扫描，通过𬌗叉配准（图5）。虚拟立式面弓分析，根据面部标志点，进行虚拟排牙，制作放射导板并口内试戴及拍摄CBCT（图6）。拟合放射导板数据，微调排牙位置（图7），并以修复为导向，结合牙槽骨骨质骨量及牙弓形态设计种植体植入位置，16、26位置骨量不足，设计倾斜植入，制作数字化外科手术全程导板及术后预成即刻修复体（图8，图9）。

（3）种植外科手术：试戴外科导板（图10），术前2天开始口服抗生素，局部浸润麻醉，逐级备洞（图11），上下颌共植入11颗Straumann BLT瑞锆种植体（图12，表1），16位点牙槽骨骨量不足，植入Bio-Oss骨

作者单位：北京大学航天临床医学院·航天中心医院

通讯作者：王文洁；Email: 643107511@qq.com

粉，覆盖博纳胶原膜，埋入缝合。除16位点外，其余种植体初始稳定性＞35N·cm。检测ISQ值为60～75，连接复合基台。术后CBCT示：种植体位置理想（图13）。

（4）即刻负重：戴入预成临时义齿，与设计位点存在偏差，Pick-up技术完成即刻修复（图14）。

（5）术后注意事项：口服抗生素1周，氯己定漱口液含漱2周。术后2周拆除46种植上部修复体。

（6）第二副临时义齿：患者术后6个月后复诊行CBCT示：种植体骨结合良好，复测ISQ值均＞60，行16种植二期手术（图15，图16）。因46为软组织水平种植体，无法使用口外扫描制取印模，选择开窗法制取印模、咬合记录、转移颌位关系上𬌗架（图17），确认美学数据，CAD/CAM切削制备桥架，上部排树脂人工牙为第二副修复体（图18）。患者口内试戴，被动就位。确认修复体美学及发音符合患者要求及美学标准。使用电子咬合记录仪T-scan进行咬合检测（图19～图21），调𬌗，抛光，树脂封闭螺丝通道。检查关节片未见明显异常。检查头颅侧位片，垂直距离、面部丰满度恢复良好。

（7）最终修复：1个月后复诊，义齿使用良好，复测咬合同前，并将第二副义齿返回加工厂，制作全瓷最终修复体（图22～图24）。最终效果患者满意（图25），复测咬合。术后口腔健康宣教，定期复查（戴牙后1个月、3个月、6个月、1年，1年后每年至少复查1次）。

表1　种植体品牌、型号及尺寸，46为术前已植入软组织水平ITI种植体

牙位	制造商	型号	长度	直径
16	Straumann Bone Level Tapered Roxolid® SLActive® (RC)	021.7312	12mm	4.8mm
14	Straumann Bone Level Tapered Roxolid® SLActive® (RC)	021.5312	12mm	4.1mm
11	Straumann Bone Level Tapered Roxolid® SLActive® (NC)	021.3312	12mm	3.3mm
21	Straumann Bone Level Tapered Roxolid® SLActive® (NC)	021.3312	12mm	3.3mm
24	Straumann Bone Level Tapered Roxolid® SLActive® (RC)	021.5312	12mm	4.1mm
26	Straumann Bone Level Tapered Roxolid® SLActive® (RC)	021.7312	12mm	4.8mm
36	Straumann Bone Level Tapered Roxolid® SLActive® (RC)	021.7312	12mm	4.8mm
34	Straumann Bone Level Tapered Roxolid® SLActive® (RC)	021.5312	12mm	4.1mm
32	Straumann Bone Level Tapered Roxolid® SLActive® (NC)	021.3312	12mm	3.3mm
41	Straumann Bone Level Tapered Roxolid® SLActive® (NC)	021.3312	12mm	3.3mm
44	Straumann Bone Level Tapered Roxolid® SLActive® (RC)	021.5312	12mm	4.1mm
46	Straumann Standard Plus Titanium SLActive® (RN)	033.252S	10mm	4.8mm

二、结果

本病例为重度牙周炎终末牙列的全口种植固定修复，结合数字化技术，以修复为导向进行了术前设计，预置即刻负重义齿，引导术中种植体植入，并实现术后即刻负重，最终修复时复制即刻义齿，辅以T-scan电子咬合记录仪精确调整咬合，获得了理想的最终修复效果。

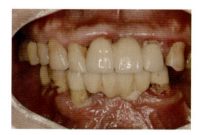 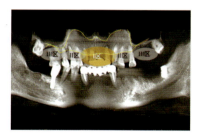 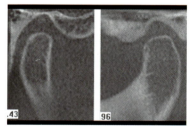 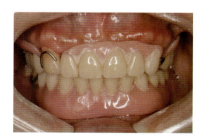

图1　初诊口内像　　图2　终末牙列CBCT检查，上颌Ⅰ区、Ⅱ区骨量充足，Ⅲ区骨量不足　　图3　术前双侧关节区影像学检查，未见明显异常　　图4　拔牙后可摘局部义齿即刻修复

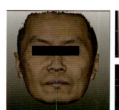 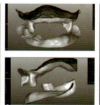 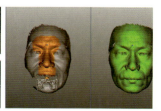 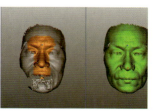 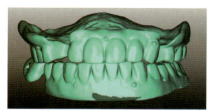 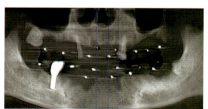

图5　面部扫描数据与口内扫描数据进行匹配　　图6　佩戴放射导板拍摄CBCT

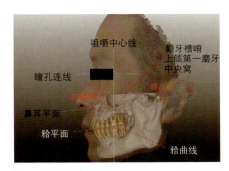

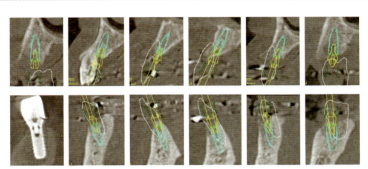

图7　面部扫描、口内模型扫描、CBCT数据三者相匹配，根据面部软组织及骨组织标志点进行精准虚拟排牙

图8　根据虚拟排牙数据，以修复为导向的种植体植入位置设计

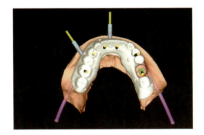

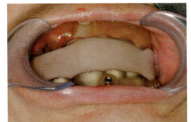

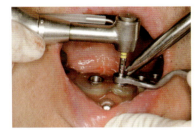

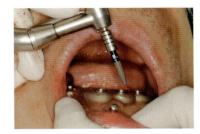

图9　下颌种植体位置设计

图10　口内试戴上、下颌外科导板

图11　全程导板下，逐级备洞

图12　全程导板下，植入种植体

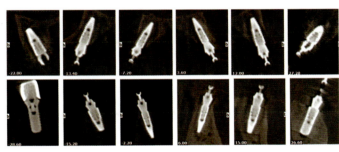

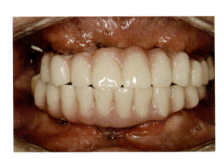

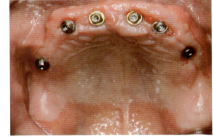

图13　术后CBCT示：种植体位置理想

图14　试戴即刻义齿

图15　术后6个月上颌黏膜愈合情况

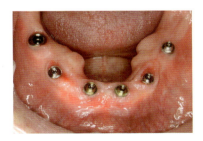

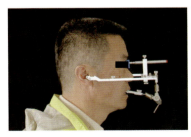

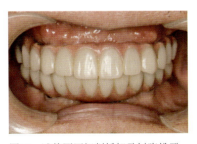

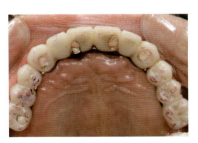

图16　术后6个月下颌黏膜愈合情况

图17　即刻修复体面弓转移上𬌗架

图18　试戴原厂切削桥架及树脂排牙

图19　第二副修复体上颌咬合印迹

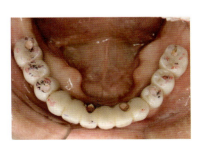

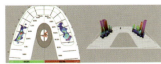

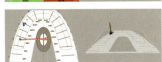

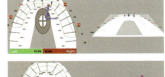

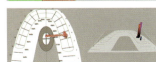

图20　第二副修复体下颌咬合印迹

图21　T-scan检测第二副修复体咬合情况

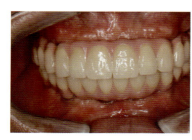 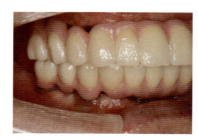 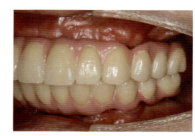 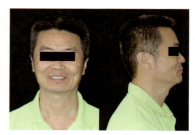

图22　最终修复体口内正面像　　　图23　正式修复体口内右侧像　　　图24　正式修复体口内左侧像　　　图25　正式修复体面部正面像、侧面像

三、讨论

1. 牙周炎

牙周炎患者往往伴随一些不良生活习惯和口腔习惯，增加种植义齿修复后并发症的发生率。全口种植患者需达到余留牙的探诊深度PD≤5mm或探诊出血指数＞2的位点比例控制在30%以内，才能进行即刻种植。研究表明全口牙拔除后4周至3个月后，牙周致病菌口内检出率明显下降。因此，本病例选择拔牙术后早期种植。

2. 即刻负重

全口种植即刻负重技术是指种植体植入后48小时内完成临时上部结构修复。近期研究表明，即刻负重与延期负重种植体存活率并无显著差异，且种植体愈合期有一定范围的微动，甚至可能获得更高的骨接触率、减少边缘骨吸收。即刻负重应满足初始稳定性的要求，目前认为种植体旋入扭矩＞30N·cm或ISQ值＞60时，可进行即刻负重。

本病例中，术后16牙位行骨增量术后初始稳定性不足，因此旋入覆盖螺丝后缝合。即刻义齿截除16位置修复体，避免即刻修复体中存在远端悬臂。

3. 数字化

数字化导板的使用，可降低手术难度、获得良好的初始稳定性、准确的植入位点、降低并发症风险，逐渐成为临床全口种植手术的主流。数字化种植流程包括：数据采集、数据拟合、数字化设计、CAD/CAM制作等。本病例中，采用数字化设计及数字化导板手术，术后种植体位置出现少量偏移，导致即刻义齿佩戴时，发生了偏斜。虽然误差无法避免，但临床研究证明，数字化种植手术的精确度显著高于自由手操作。

全口种植中，理想的咬合是修复的难点。不良咬合也会增加种植术后并发症风险，影响种植修复寿命。使用电子咬合记录仪（T-scan）可以为更准确地、可靠地测量咬合力的分布及咬合接触。本病例使用T-scan辅助调整至理想咬合。但有研究证实，种植修复后，患者的咬合会逐渐发生变化，该患者仍需长期随访检查咬合情况是否稳定。

本病例为一终末期牙列、重度牙周炎患者，口内存在不同种植体，需要我们在数字化与传统修复之间不断切换，寻求最佳的平衡修复方式，完成临床复杂病例。最终种植体支持式全口固定义齿修复效果理想，患者对最终修复效果满意，后续会继续进行长期跟踪随访。

参考文献

[1] Gallucci GO, Morton D, Weber HP. Loading Protocols for Dental Implants in Edentulous Patients[J]. Int J Oral Maxillofac. Implant, 2009, 24(Suppl):132-146.

[2] Donos N, Laurell L, Mardas N. Hierarchical decisions on teeth vs. implants in the periodontitis susceptible patient: the modern dilemma[J]. Periodontol 2000, 2012, 59(1):89-110.

[3] 张海东, 孟焕新.牙周状况及牙周治疗对口腔种植修复长期效果的影响[J].中华口腔医学杂志, 2013, 48(4):229-232.

[4] de Waal YC, Winkel EG, Raangs GC, et al. Changes in oral microflora after full-mouth tooth extraction: a prospective cohort study[J]. J Clin Periodontol, 2014, 41(10):981-989.

[5] Wolfinger GJ, Balshi TJ, Rangert B. Immediate functional loading of Branemark system implants in edentulous mandibles: Clinical report of the results of developmental and simplified protocols[J]. Int J Oral Maxillofac Implant, 2003, 18(2): 250-257.

[6] Piattelli A, Paolantonio M, Corigliano M, et al. Immediate loading of titanium plasma-sprayed screw-shaped implants in man: A clinical and histological report of two cases[J]. J Periodontol, 1997, 68(6):591-597.

[7] Pozzi A, Tallarico M, Moy PK. Immediate loading with a novel implant featured by variable-threaded geometry, internal conical connection and platform shifting: three-year results from a prospective cohort study[J]. European Journal of Oral Implantology, 2015, 8(1):51-63.

[8] Mangano F, Mangano C, Margiani B, et al. Combining intraoral and face scans for thedesign and fabrication of computer-assisted design/computer-assisted manufacturing (CAD/CAM)polyether-ether-ketone (PEEK) implant-supported bars for maxillary overdentures[J]. Scanning 2019, 2019, 4274715.

[9] Tahmaseb A, Wu V, Wismeijer D, et al. The accuracy of static computer-aided implant surgery: A systematic review and meta-analysis[J]. Clin Oral Implants Res, 2018, 29(Suppl 16):416-435.

[10] Schwarz MS. Mechanical complications of dental implants[J]. Clin Oral Implants Res, 2000, 11(Suppl 1):156-158.

[11] Kerstein RB. Current applications of computerized occlusal analysis in dental medicine[J]. Gen Dent, 2001, 49(5):521-530.

数字化技术辅助下截骨联合垂直距离升高的牙列缺失种植修复

李朝阳　张健　王艳颖

摘要

目的：探究数字化技术辅助下截骨联合垂直距离升高的牙列缺失种植修复。**材料与方法**：通过修复和外科两方面评估，确定理想种植体的数量、位置、是否需截骨等；确定修复体固位方式、悬臂长度、开孔位置等。在临时修复体阶段将患者垂直距离升高，使用肌电图及下颌运动轨迹分析确保重建后的咬合状态稳定，最终完成CAD/CAM钛支架烤塑整体桥。**结果**：在数字化技术辅助下获得了满意的咀嚼功能，并达到了良好的美观效果。

关键词：数字化技术；垂直距离；肌功能分析；截骨

一、材料与方法

1. 病例简介　58岁女性患者。主诉：口内多颗牙缺失4个月，来我科就诊要求种植修复。全身体健，否认种植相关禁忌证。口内检查：上颌牙槽嵴宽度良好，下颌牙槽嵴宽度略不足。卵圆形牙弓。上下颌角化龈宽度均良好，牙龈质地良好。余留牙17、47牙近中邻面浅龋，轻度磨耗，17-47有稳定咬合。上下颌关系：颌位关系基本正常，剩余上、下颌间修复空间：12~13mm。CBCT示：上颌剩余骨量良好，骨高度充足（前牙区约14mm，前磨牙区约15mm，磨牙区9~10mm），骨宽度中等（前牙区4~5mm，后牙区7~9mm），双侧上颌窦底剩余骨高度充足，窦底平坦、连续；下颌剩余骨量良好，骨高度充足（前牙区约17mm，前磨牙区13~16mm，磨牙区13~15mm），骨宽度充足（前牙区6~7mm，后牙区7~8mm），双侧下颌神经走行位置偏低。双侧颞下颌关节CT示：左侧髁突轻度前移位。

2. 诊断　上、下颌牙列缺损（终末牙列）。

3. 治疗计划　拟植入上颌6颗、下颌6颗种植体，行种植体支持式整体桥固定修复。

4. 治疗过程（图1~图39）

（1）术前评估与治疗设计。修复方面评估患者的咬合关系、颞下颌关节状态、修复空间、预期修复体的自洁形态、笑线以及前牙切缘的位置等。外科方面评估患者的骨量以及种植体数量、种植时机、是否需要截骨或骨增量以及导板的就位方式等。

（2）按照患者现有口内咬合关系及颌位关系，制作可摘胶连义齿，暂时恢复患者的美观及咀嚼功能。并利用该可摘义齿制作放射线标记点，制作数字化外科导板。

（3）下颌种植手术。常规消毒，必兰局部麻醉下，利用黏膜支持式导板确定固位钉位置后，先锋钻定点6颗种植体位置，取下颌导板。然后，于37-46牙槽嵴顶正中做水平切口，下颌唇系带处、37位点做垂直附加切口，47近中及颊舌侧轴角做龈缘切口，全层翻瓣，球钻清理嵴顶，并用大量生理盐水冲洗，并检查6个定点位置。安放预先制作好的截骨导板，确保导板就位良好，使用超声骨刀沿着截骨导板平面对下颌骨嵴顶进行截骨，注意截骨时的降温冷却。截骨后按照定点位置，逐级备洞，利用测量杆确认种植体窝方向和深度以及种植窝周围骨量，植入6颗Straumann SLA骨水平种植体：32、42为4.1mm×10mm种植体；34、44为4.1mm×12mm种植体；36、46为4.8mm×10mm种植体。植入扭矩均>25N·cm。安装覆盖螺丝，修整黏膜，缝合。

（4）上颌种植手术与下颌手术程序基本一致。植入6颗Straumann SLA骨水平种植体：12、22为3.3mm×12mm种植体；14为4.1mm×12mm种植体；24为4.1mm×10mm种植体；16、26：4.8mm×10mm种植体。植入扭矩均>25N·cm。安装覆盖螺丝，修整黏膜，缝合。术后CBCT示：12颗种植体三维位置良好，与术前设计基本一致。

（5）术后可见创口愈合良好，分次拆除缝线。术后1.5个月，调磨并戴入原有胶连可摘义齿，嘱患者咬合力控制。

（6）二期手术。术后4个月口内软组织愈合良好，角化龈充足。CBCT示：种植体周骨量良好。行二期手术，安放SRA基台及保护帽，修整黏膜，缝合。

作者单位：天津市口腔医院（南开大学口腔医院）

通讯作者：王艳颖；Email: 24548356@qq.com

（7）临时修复。术后2周取开窗式印模。利用原有可摘义齿做参考，重新确定正中关系位咬合记录，面弓转移上殆架制作CAD/CAM树脂桥。树脂桥戴入口内后面部丰满度及微笑曲线满意，调整咬合。此时17-47为开殆状态，距离约2mm。

（8）肌电图及下颌运动轨迹分析。戴入临时修复体后1个月，测量患者肌电图及下颌运动轨迹，患者开口度正常，开口型与术前大体一致，均为开口末习惯性左偏。肌电图显示患者右侧咀嚼肌肌力较大。

（9）永久修复。①利用原模型口外制作个别托盘，在患者口内取夹板开窗式印模。②面弓转移，用临时修复体取正中、前伸及侧方时的咬合记录，利用临时修复体将模型上殆架。③扫描临时修复体三维数据信息并根据此信息设计钛支架，切削钛支架后分别在模型和口内试被动就位。④钛支架确认无误后进行烤塑及染色，同时按照种植体保护殆的原则进行精细咬合调整。另外，桥体设计为卵圆形，种植体龈外展隙处留间隙刷通道，以利于后期清洁维护。⑤最终修复体戴入患者口内，美观效果满意，咬合关系满意。

（10）日常护理及随访：对患者进行日常护理指导，桥体及种植体两侧通过间隙刷结合冲牙器进行清洁，上颌腭侧及下颌舌侧用弯头牙刷进行清洁。定期复查，酌情进行调殆及种植体周维护。

二、结果

对牙列缺失（或终末牙列）患者应用数字化技术进行引导，数字化咬合重建能够实现可预期的全口种植固定修复。术前的外科及修复分析，最大限度地实现种植体位置、修复体制作的精准、安全。CAD/CAM树脂桥可以在最终修复前获得满意的咬合关系及美观效果，并在此基础上指导最终修复体的形态和咬合设计。CAD/CAM钛支架的应用可以获得最终修复体精准的被动就位，为种植修复的长期稳定性提供保障。

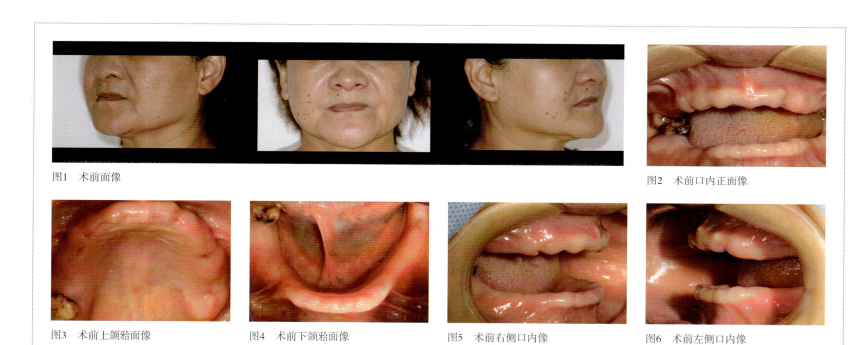

图1　术前面像　　　　　　　　　　　　　　　　　　　　　图2　术前口内正面像

图3　术前上颌殆面像　　　图4　术前下颌殆面像　　　图5　术前右侧口内像　　　图6　术前左侧口内像

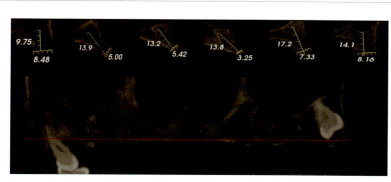

图7　术前上颌CBCT

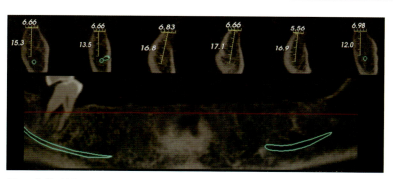

图8　术前下颌CBCT

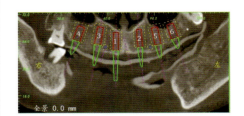

图9　术前设计上颌种植体位点

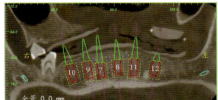

图10　术前设计下颌种植体位点

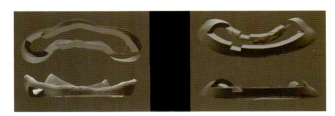

图11　术前设计截骨导板截图

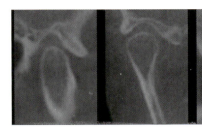

图12　术前颞下颌关节CBCT

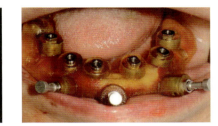

图13　下颌种植导板就位

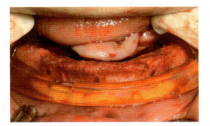

图14　下颌截骨导板就位

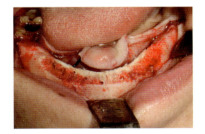

图15　截骨后的下颌骨

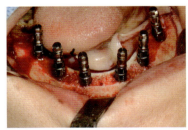

图16　植入下颌6颗种植体

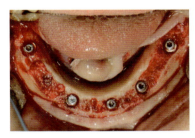

图17　植入后的下颌𬌗面像

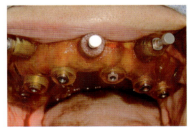

图18　上颌种植导板就位

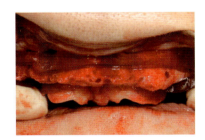

图19　上颌截骨导板就位

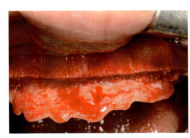

图20　截骨后的上颌骨

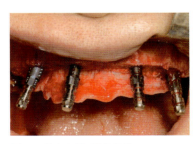

图21　植入上颌6颗种植体

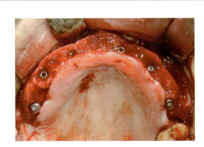

图22　植入后的上颌𬌗面像

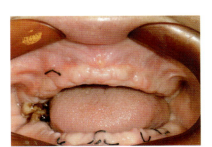

图23　一期手术后拆线

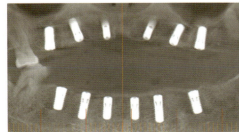

图24　术后即刻CBCT

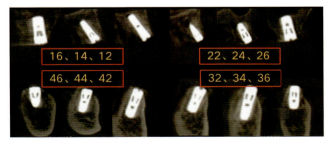

图25　术后4个月CBCT

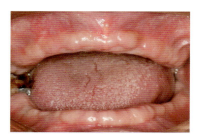

图26　术后4个月口内正面像

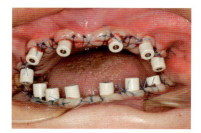

图27　行二期手术安放SRA基台

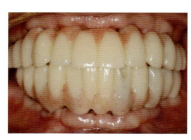

图28　临时修复体戴入

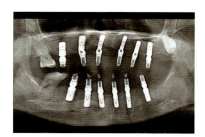

图29　临时修复体戴入曲面断层片

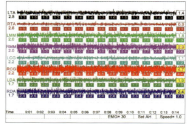

图30　肌肉放松状态下肌电图

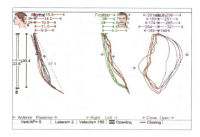

图31　开口度、开口型及连续5次开闭口运动

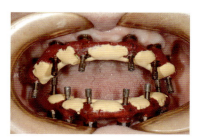

图32　最终印模试夹板

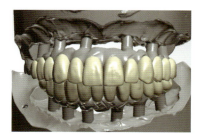

图33　CAD/CAM设计钛支架及修复体外形

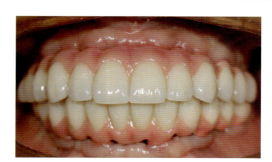

图34　戴入最终修复体后的口内正面像

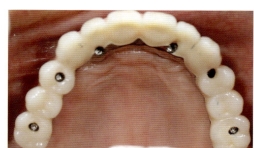

图35　戴入最终修复体后的上颌𬌗面像

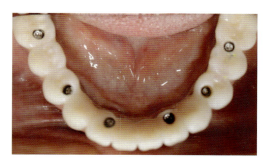

图36　戴入最终修复体后的下颌𬌗面像

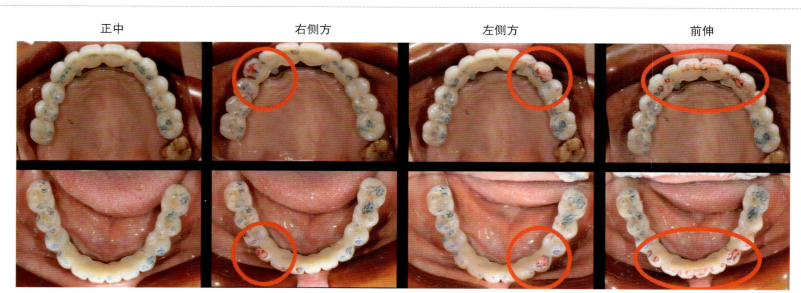

| 正中 | 右侧方 | 左侧方 | 前伸 |

图37　戴入最终修复体后的咬合调整

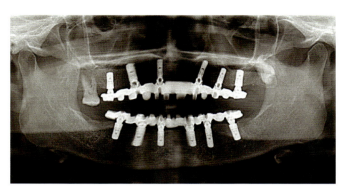

图38 戴入最终修复体后的曲面断层片

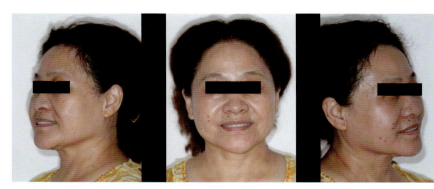

图39 治疗结束后的面像

三、讨论

牙列缺失（或终末牙列）的患者，在缺牙期间，口内余留的咬合状态持续发生着变化，口颌肌系统也发生着改建。这些变化可能导致双侧咀嚼肌群的功能不对称、肌力减退或亢进、垂直距离降低、下颌代偿性前突等情况的发生。因此，对于全口无牙颌的患者，我们在评估上、下颌软硬组织情况之外，也要在现有口颌肌系统的基础上，找寻最恰当且稳定的咬合及肌肉状态。通过传统可摘义齿结合数字化外科、肌电图、下颌运动轨迹、关节CT等手段，可以实现可预期的咬合重建全口种植固定修复。

上颌牙列缺损伴安氏Ⅲ类错𬌗畸形种植固定修复1例

杨苗苗　王星宇　曲哲　赵佳明

摘要

目的：探讨上颌牙列缺损伴安氏Ⅲ类错𬌗畸形患者应用种植固定修复恢复其咀嚼功能和牙齿面容美观的治疗体会，为临床治疗提供一些参考。**材料与方法**：患者上颌牙列缺损伴安氏Ⅲ类错𬌗畸形，通过术前各项指标的测量、诊断性排牙及影像学检查，确定种植固定修复恢复患者咬合与面容美观的可行性。设计制作数字化外科导板及预成临时修复体。导板引导下种植手术，利用Pick-up技术行即刻修复。9个月后行二期手术暴露潜入式愈合的2颗种植体，2周后行最终修复，修复体设计为正常𬌗，切削钛支架和粘接固位的氧化锆单冠。临时及最终修复体戴入后多次利用数字化设备指导精准调𬌗。**结果**：种植体骨结合良好，牙龈健康，咬合良好，修复体清洁无裂纹及破损，患者对义齿的美观性及功能性均满意。

关键词：错𬌗畸形；种植固定修复；术前评估；预成临时修复体；精准调𬌗

一、材料与方法

1. 病例简介　54岁女性患者。主诉：旧义齿不适数年。现病史：患者上颌行可摘局部义齿修复多年，义齿舒适及美观度不理想，来我科室就诊要求种植修复。患者身体健康，否认其他系统性疾病，无药物过敏史，家族史等。既往多次口腔治疗病史。口内检查：14、15修复体，17、16、13、12、11、21、22、23、24、25、26、27缺失；下颌34-37、44-47修复体，余留牙未见明显异常；佩戴旧义齿时上颌第一磨牙近中颊尖咬在下颌第一磨牙中央沟的远中；牙周状况一般（图1）。口外检查：开口度、开口型正常；颞下颌关节运动正常，无疼痛、弹响及杂音。

2. 诊断　上颌牙列缺损；安氏Ⅲ类错𬌗畸形。

3. 治疗计划　①制作放射导板，进行CBCT双扫描。②软件设计制作数字化外科导板及预成临时修复体。③导板引导下种植手术，若初始稳定性>25N·cm或ISQ值＞65，则应用Pick-up技术进行即刻修复。④6个月后拟行永久修复。⑤定期复查。

4. 治疗过程

（1）利用诊断蜡型制作放射导板（图2，图3），患者佩戴放射导板拍摄CBCT，放射导板单独拍摄CBCT。

（2）将2个CBCT导入种植体设计软件，逐个位点测量可用骨高度与宽度，以修复为导向的虚拟种植体植入，设计外科导板；打印数字化外科导板（图4，图5），预成临时修复体（图6，图7）。

（3）在导板的辅助下进行种植手术：固定外科导板（图8），定位钻定位后切开牙龈（图9，图10），拔除余留牙（图11），逐级备洞，植入种植体（图12），测量种植体稳定性后，安放SRA基台，12、14、15、21位点行引导骨组织再生术（图13，图14），缝合（图15）。

（4）利用Pick-up技术行即刻修复，修整临时基底（图16），修整临时义齿（图17），临时基底口内就位（图18），口内Pick-up（图19），戴牙完成（图20）；临时修复体佩戴完成后拍摄CBCT（图21）。

（5）医嘱患者流食，半流食，10天复诊拆线。每个月复诊，不适随诊。

（6）术后1个月复诊时，T-scan辅助调𬌗，尽量使双侧𬌗力均衡，调𬌗前如图22所示，调𬌗后如图23所示；进行口腔清洁及义齿使用指导；每个月复诊。

（7）术后9个月复诊，拍摄CBCT，埋入式愈合的种植体进行二期手术。

（8）复诊最终修复，取初印模（图24），制作个性化开窗转移杆（图25），个性化托盘（图26）；转移杆口内就位（图27），再连接（图28），曲面断层片检查转移杆就位（图29），确认无误后取开窗式印模（图30）；转移颌位关系，上𬌗架，试戴𬌗堤，试戴蜡牙，试戴切削钛支架（图31），支架被动就位，制作全瓷牙冠，戴牙（图32~图35）。

（9）戴牙1个月后复诊，T-scan辅助下精细调𬌗，Bite Eye测试咬合面积，Bite Force检查双侧𬌗力。

二、结果

最终修复体佩戴后随诊1年，种植体骨结合良好，牙龈健康，修复体良好，咬合良好。患者对义齿的美观性及功能性均满意。

作者单位：大连市口腔医院

通讯作者：赵佳明；Email: dlkq_zhaojiaming@126.com

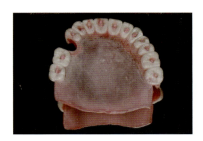

图1　术前口内正面像

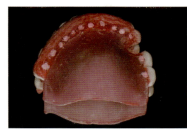

图2　放射导板1

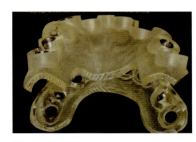

图3　放射导板2

图4　外科导板1

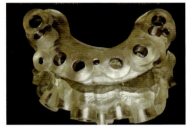

图5　外科导板2

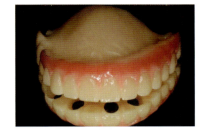

图6　预成临时修复体1

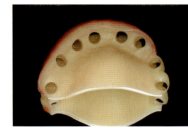

图7　预成临时修复体2

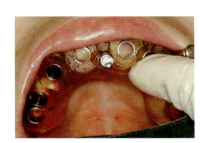

图8　固定外科导板

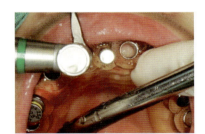

图9　定位

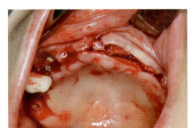

图10　切开牙龈

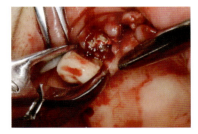

图11　拔除余留牙

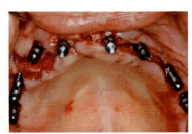

图12　植入种植体

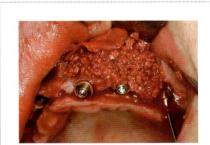

图13　12、21位点GBR

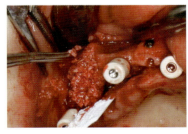

图14　14、15位点GBR

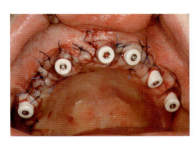

图15　缝合

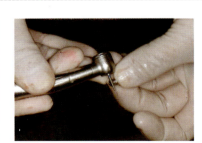

图16　修整临时基底

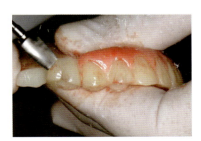

图17　修整临时义齿

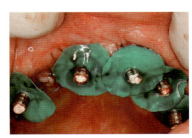

图18　临时基底口内就位

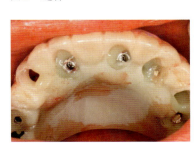

图19　口内Pick-up

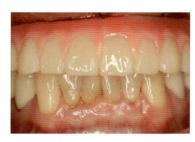

图20 佩戴临时义齿后口内正面像

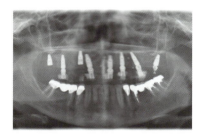

图21 即刻修复后CBCT

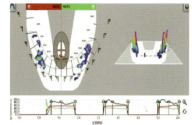

图22 T-scan辅助调𬌗前

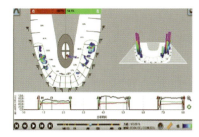

图23 T-scan辅助调𬌗后

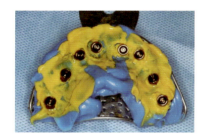

图24 初印模

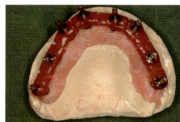

图25 个性化开窗转移杆

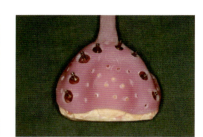

图26 个性化托盘

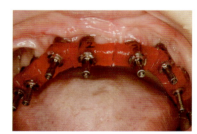

图27 转移杆口内就位

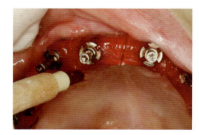

图28 转移杆口内再连接

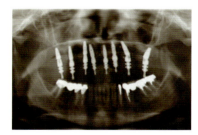

图29 曲面断层片检查转移杆就位

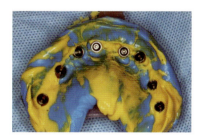

图30 开窗式印模

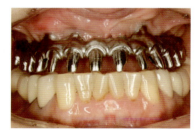

图31 试戴切削钛支架

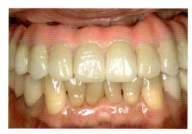

图32 戴牙后口内正面像

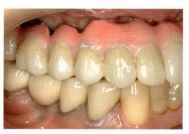

图33 戴牙后口内右侧像

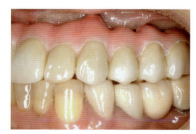

图34 戴牙后口内左侧像

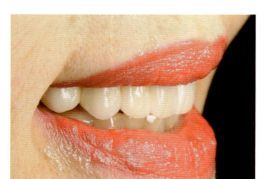

图35 戴牙后口唇像

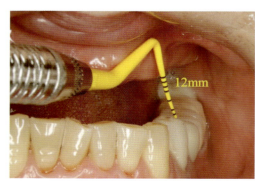

图36 上颌目标修复牙位的龈面到咬合平面的距离

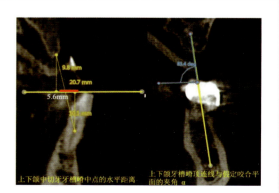

图37 上下颌中切牙牙槽嵴中点的水平距离；后牙区 α角

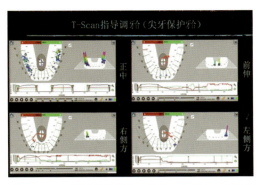

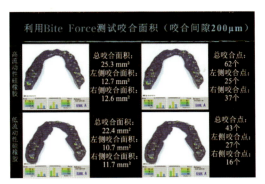

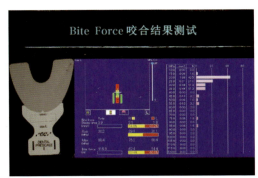

图38 T-scan辅助检测正中、前伸、右侧方、左侧方咬合

图39 Bite Eye测试左右两侧咬合面积及咬合点

图40 Bite Force测试左右两侧殆力

三、讨论

在本病例中，患者初次就诊时提出美观与功能的双重需求。初诊检查后为患者介绍3种可能的修复治疗方案：方案一，常规可摘义齿；方案二，4颗种植体支持式覆盖义齿；方案三，种植固定义齿。患者表示优先选择种植固定义齿。

本病例患者反殆，通过术前各项指标的测量、诊断性排牙及影像学检查，确定种植固定修复的可行性及种植方案，恢复患者正常咬合。首先在患者口内测量上颌目标修复牙位的龈面到咬合平面的距离，该距离是能否行种植固定义齿修复的依据；然后在CBCT上测量计算上下颌中切牙牙槽嵴中点的水平距离，该距离是设计修复体前牙咬合关系的依据；测量后牙区上、下颌牙槽嵴顶连线与咬合平面的夹角α，该角度是设计后牙咬合关系的依据。在本病例中，上颌目标修复牙位的龈面到咬合平面的距离为12mm（图36），符合种植固定义齿修复的要求；上下颌中切牙牙槽嵴中点的水平距离为5.6mm（图37），接近5mm，考虑患者的主观需求，争取通过调整牙齿排列设计为正常殆；后牙区α角＞80°（图37），可以设计为正常殆；通过3次诊断蜡型的试戴与调整，将前后牙均设计为正常咬合关系，患者对面型及义齿的美观程度满意。术前诊断性排牙可以向患者展示最终的修复效果，使患者对种植修复效果的期望值与实际组织条件相吻合。

在以修复体为导向的种植治疗中，我们通过上述步骤已经基本明确未来修复体的目标，为了达到这一目标，我们需要进行相应的种植外科手术。有专家提出，如果蜡颌堤唇侧基板与牙槽嵴间的距离超过5mm，想进行种植固定修复需要先进行植骨，或者直接采用覆盖义齿。在本病例中，这一距离为5.6mm稍大于5mm，结合初诊CBCT，我们选择在种植体植入的同时实施引导骨组织再生术，骨增量与种植体植入同期完成。明确种植固定义齿修复的可行性后按照SAC表格对手术风险逐条评估，该患者属于高风险困难病例。经过一系列的术前检查及评估后制订详细的治疗计划。

数字化外科导板的应用使得按照术前设计的角度、深度、方向，精确植入种植体。预成临时修复体技术，术前即可获得临时修复体。种植术后立即戴牙，既降低了患者因印模引起的不适，又节省了临时修复体加工制作的时间，从而实现真正意义上的即刻修复。

T-scan、Bite Eye、Bite Force均为检查及指导调殆的数字化设备，用于患者佩戴临时义齿或最终义齿后复诊时的精细咬殆调整。T-scan辅助检测正中、前伸、右侧方、左侧方咬合时是否存在早接触点（图38）；Bite Eye可测试左右两侧咬合面积及咬合点是否较为均衡（图39）；Bite Force可测试左右两侧咬合力是否均衡（图40）。设备检测结果可以指导临床医生进行义齿的精准调殆。

参考文献

[1] 张煜强, 于海洋. 颌间距离还是目标修复空间值——实测数值引导的无牙颌种植修复的临床决策[J]. 华西口腔医学杂志, 2021, 39(2):233-237.

[2] 宿玉成译. 牙种植学的SAC分类[M]. 沈阳:辽宁科学技术出版社, 2019.

全口种植即刻修复1例

费腾　陈中坚

摘　要

口腔内多数牙齿缺失，余留牙健康状况不佳，无法行使咀嚼功能，影响美观，这些情况的患者不在少数。对于这些患者，他们其实很迫切地希望尽快改善自己的口腔问题，包括美观和功能。基于这些需求，全口种植固定即刻修复体应用越来越多。本病例报道1例重度牙周炎患者的全口种植固定义齿修复。通过拔除炎症较重的上颌余留牙齿，外科导板引导下早期种植即刻修复，下颌自由手即拔即种即刻修复，手术当天戴入即刻修复体，恢复美观及部分功能。即刻修复体定期复查维护调整，更适合患者的修复体戴用，6个月后开始制作永久修复体，完成全口种植固定义齿的修复。

关键词：牙列缺损；即刻修复体；种植固定义齿修复

一、材料与方法

1. 病例简介　53岁女性患者。主诉：全口多数牙松动2年余，影响咀嚼功能求治。平素体健，否认全身系统性疾病史及用药过敏史。口内检查：16、12、21、24、41缺失，18、28、36残根，12、21、41隐形义齿修复。33、34、35松动Ⅱ度，余留牙松动Ⅲ度，部分牙龈稍红，探诊出血。后牙咬合关系较稳定，前牙深覆𬌗、深覆盖（图1~图3）。口外检查：面部比例协调性尚可，凸面型，双侧关节活动度良好，开口度、开口型良好，双侧咀嚼肌无明显压痛，中位笑线。CBCT示：全口牙除33、34、35余留牙骨吸收均达到根尖1/3（图4~图6）。

2. 诊断　慢性牙周炎（重度）；上下颌牙列缺损；18、28、36牙体缺损。

3. 治疗计划　①口腔卫生宣教。②牙周基础治疗。③拔除口内余留牙。④全口种植固定义齿修复（上颌早期种植即刻修复、下颌即刻种植即刻修复）。

4. 治疗过程

（1）拔除上颌余留牙。

（2）2个月后面部评估、黏膜评估、骨量评估（图7~图12）。

（3）制作放射导板、设计外科导板（图13，图14）。

（4）面弓转移。

（5）外科导板引导下上颌截骨逐级备洞，分别植入6颗Straumann骨水平种植体（16：RC BLT 4.8mm×12mm；14：RC BLT 4.1mm×10mm；11：NC BLT 3.3mm×10mm；21：RC BLT 4.1mm×8mm；24：RC BLT 4.1mm×10mm；26：RC BLT 4.8mm×12mm）。前牙区唇侧植入0.5g Bio-Oss骨粉覆盖25mm×25mm Bio-Gide胶原膜。下颌自由手分别植入6颗Straumann 骨水平种植体（46：RC BLT 4.8mm×8mm；45：RC BLT 4.1mm×8mm；43：NC BLT 3.3mm×12mm；33：NC BLT 3.3mm×12mm；35：RC BLT 4.1mm×8mm；36：RC BLT 4.8mm×8mm）前牙区唇侧植入0.5g Bio-Oss骨粉覆盖25mm×25mm Bio-Gide胶原膜（图15~图21）。

（6）术后CBCT示：种植体三维位置良好，种植体周骨量充足（图22~图24）。

（7）制作即刻修复体（1周、2周、1个月、3个月、6个月复查）（图25）。

（8）术后6个月拍摄CBCT，显示种植体骨结合良好（图26）。

（9）永久修复体制作（临时修复体转移颌位关系、简易支架试排牙、永久修复体采用纯钛支架烤塑冠）（图27~图33）。

（10）复查与维护（1周、2周、1个月、3个月、6个月、1年复查）（图34，图35）。

二、结果

实现了手术当天戴入即刻修复体并早期负重，从初诊到完成永久修复经过：10个月左右时间，达到比较满意的效果。

作者单位：苏州口腔医院

通讯作者：陈中坚；Email: czj1978@163.com

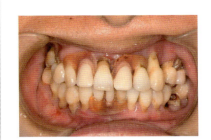

图1　初诊口内正面像

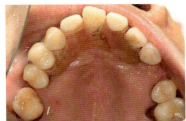

图2　初诊口内上颌

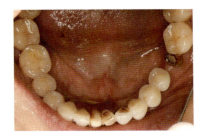

图3　初诊口内下颌

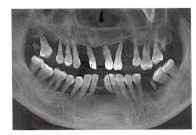

图4　初诊CBCT输出全景片

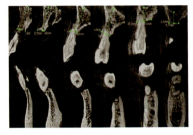

图5　初诊CBCT上颌11、12、13、14、15、16骨量情况

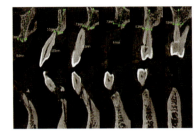

图6　初诊CBCT上颌21、22、23、24、25、26骨量情况

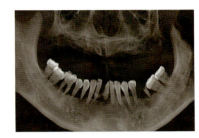

图7　上颌牙拔除2个月后CBCT

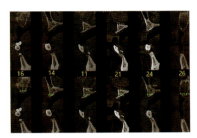

图8　上颌牙拔除2个月后CBCT示：各种植位点的骨量情况

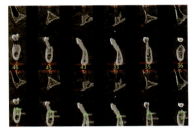

图9　CBCT示：下颌各种植位点的骨量情况

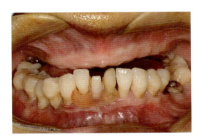

图10　术前口内正面像

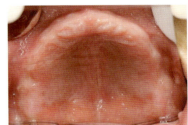

图11　术前口内上颌

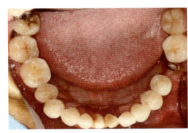

图12　术前口内下颌

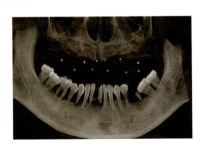

图13　戴放射导板CBCT

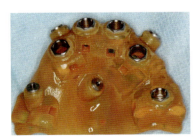

图14　上颌外科导板

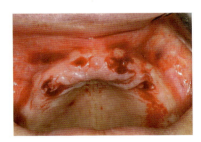

图15　外科导板引导下定位

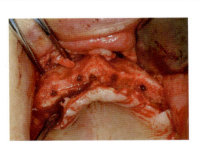

图16　截骨后口内观

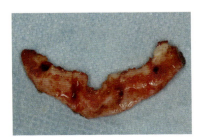

图17　截骨块

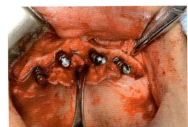

图18　上颌种植体植入

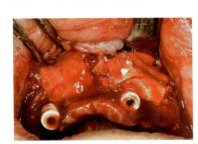

图19　上颌唇侧GBR

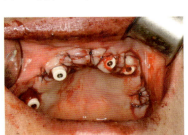

图20　上颌缝合

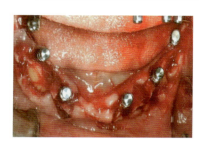

图21 下颌种植体植入

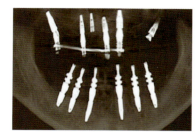

图22 上下颌术后CBCT

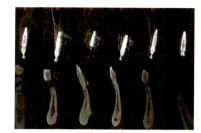

图23 上颌术后CBCT

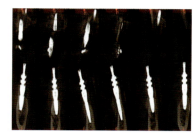

图24 下颌术后CBCT

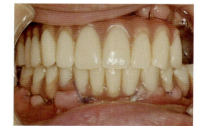

图25 即刻修复体戴入

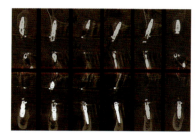

图26 术后6个月CBCT

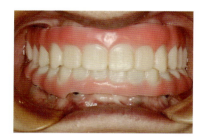

图27 简易支架试排牙

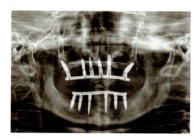

图28 试排牙X线片

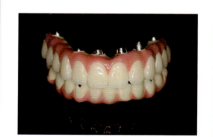

图29 永久修复体

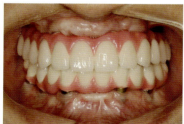

图30 口内正面像

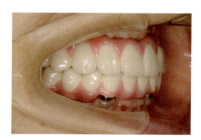

图31 口内右侧像

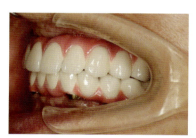

图32 口内左侧像

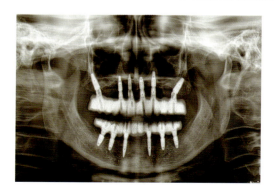

图33 修复后X线片

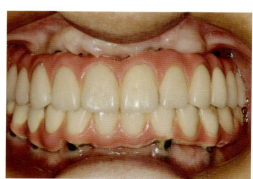

图34 修复后1年复查

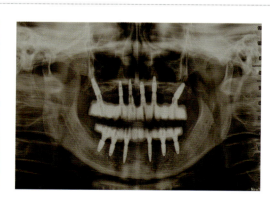

图35 修复后1年X线片

三、讨论

本病例患者为重度牙周炎患者，重度牙周炎的感染控制影响着种植时机的选择，通过术前拔除口内余留牙能大大减小感染的风险。De Waal等通过前瞻性队列研究评价全口拔牙后口腔微生物变化，研究发现全口牙拔除后4周至3个月后，口内牙周致病菌检出率显著降低。复杂种植术中规范使用外科导板能增加种植治疗的精确性，因此也被常规应用于全口种植治疗过程中，而导板的选择也与种植时机有关。全口种植修复时若选择即刻种植，多采用骨支持式导板进行手术，而选择拔牙后择期种植则可选用黏膜支持式导板进行手术。有学者对不同外科导板的精确性进行系统评价，研究表明骨支持式导板的精确性显著低于黏膜支持式导板。对重度牙周炎患者而言，选择拔牙后择期种植能在黏膜支持式导板引导下进行手术，从而可能增加种植体植入的精确性。

参考文献

[1] 王茂夏,陈娅倩,胡琛,等.重度牙周炎患者的全口种植时机考量[J].口腔医学, 2019, 39(10):941-943.

[2] De Waal YCM, Winkel EG, Raangs GC, et al. Changes in oral microflora after full-mouth tooth extraction:a prospective cohort study[J].Journal of Clinical Periodontology, 2015, 41(10):981-989.

[3] Nickenig HJ, Wichmann M, Hamel J, et al. Evaluation of the difference in accuracy between implant placement by virtual planning data and surgical guide templates versus the conventional free-hand method-a combined in vivo-in vitro technique using cone-beam CT (Part II)[J].J Craniomaxillofac Surg, 2010, 38(7):488-493.

[4] Laleman I, Bernard L, Vercruyssen M, et al. Guided implant surgery in the edentulous maxilla: A systematic review[J]. International Journal of Oral & Maxillofacial Implants, 2016, 31 (Suppl):103-117.

[5] Ali Tahmaseb, Daniel Wismeijer, Wim Coucke, et al. Computer Technology Applications in Surgical Implant Dentistry:A Systematic Review[J].The International journal of oral & maxillofacial implants, 2014, 29(Suppl):25-42.

第3章
美学区种植治疗
Implant Therapy in Esthetic Zone

美学区连续多颗牙缺失伴骨量不足种植修复疗效观察1例

黄宝鑫　孙玥　陈凯頔　李志鹏　陈泽涛　陈卓凡

摘要

目的：美学区连续多颗牙缺失通常伴有不同程度的软硬组织缺损，其美学重建是目前口腔临床医生面临的一项挑战。本文报告1例外伤后美学区连续多颗牙缺失伴骨量不足病例的种植修复疗效观察。**材料与方法**：19岁女性患者，外伤致多颗前牙缺失3个月就诊。术前对患者进行临床及影像学（CBCT、根尖片）检查，进行美学风险评估，模拟种植方案。患者13-21缺失，14、22为残根，依据治疗方案拔除22残根，行14冠延长术，13、12、21种植同期行引导骨组织再生术进行水平向骨增量。术后5个月行二期手术；术后6个月，13-22制作螺丝固位临时修复体，动态塑形软组织4个月后进行个性化印模；最终12-22采用螺丝固位氧化锆全瓷桥修复，13粘接固位氧化锆单冠修复，14铸造桩核及氧化锆冠修复。修复后3个月、1年、2年、4年临床复查。**结果**：修复后CBCT示：种植体唇侧骨壁厚度＞2mm。修复后3个月、1年、2年、4年复诊，影像学显示种植体周骨水平稳定；临床检查见种植修复体周软组织轮廓稳定，龈缘位置与远中龈乳头位置协调，牙冠形态与天然牙列协调；T-scan检查修复体咬合稳定，获得较理想的美学重建效果，患者对修复效果满意。**结论**：美学区多颗牙连续缺失种植修复病例采用引导骨组织再生术可有效恢复前牙唇侧软硬组织丰满度，利用临时修复体进行动态加压可获得较理想的牙龈诱导塑形效果，永久修复后随访4年显示种植修复体周软硬组织稳定。

关键词：美学区；连续多颗牙缺失；引导骨组织再生术；牙龈塑形

一、材料与方法

1. 病例简介　19岁女性患者。主诉：3个月前外伤致双侧上颌前牙区多颗牙缺失、缺损就诊我科，要求行固定修复。既往史无特殊。口内检查：13-21缺失，唇侧牙槽骨凹陷；14、22残根，髓腔见牙胶充填；口腔卫生尚可，全口牙周探诊深度PD≤3mm，探诊出血指数BI：0～2；Ⅰ度深覆𬌗（图1～图3）。口外检查：双侧颌面部基本对称，高位笑线。CBCT示：缺牙区水平骨吸收，嵴顶区3～5mm，骨宽度＜5.5mm，14根管治疗完善，22根管充填物密度偏低（图4，图5）。

2. 诊断　上颌牙列缺损（13-21缺失）；14、22残根。

3. 治疗计划

（1）美学风险评估显示本病例患者有4项属于高风险类别：①高美学期望值。②高笑线。③连续缺失。④邻牙有修复体（残根修复后）。有2项属于中风险类别：①中厚龈生物型。②水平向骨缺损。

（2）制订治疗方案：与患者沟通及讨论修复方案后，患者选择种植修复。拟拔除22残根，行14冠延长术，13、12、21种植同期行引导骨组织再生术，延期修复。

4. 治疗过程

（1）种植一期术中：13、12、21位点植入Straumann骨水平3.3mm×12mm种植体3颗（图6）；22残根拔除后行位点保存术（图7）；14行冠延长术（图8）；13-21唇侧同期植入低替代率骨充填材料（Bio-Oss，Geistlich）（图9），双层覆盖生物可吸收性胶原膜（Bio-Gide，Geistlich）（图10），缝合术口。术后拍摄CBCT检查种植体植入位置（图11）。术后2周拆线（图12）。

（2）术后5个月行种植二期手术，连接愈合基台（图13）。术后6个月，13-22制作螺丝固位临时修复体，利用动态加压技术对牙龈软组织进行塑形（图14）。定期复诊观察软组织形态并调整临时修复体。14行铸造桩核及临时冠修复。术后10个月，牙龈软组织塑形效果满意，进行个性化印模。

（3）最终修复体：12-22为螺丝固位氧化锆全瓷桥修复，13为粘接固位氧化锆单冠修复，14为铸造桩核及氧化锆冠修复（图15～图19）。

（4）随访：医嘱患者定期随访。

二、结果

种植术后、修复后、修复1年、修复4年后CBCT示：种植体唇侧骨壁厚度＞2mm。临床检查见种植修复体周软组织轮廓稳定，龈缘位置与远中龈乳头位置基本协调，牙冠形态与天然牙列协调（图20～图33）。随访阶段患者唇侧牙龈存在轻度水肿表现，给予了种植体周维护治疗。T-scan检查修复体咬合稳定，前牙轻接触，侧方运动尖牙保护𬌗。静息、牙尖交错位、单侧咀嚼肌电显示左右较对称。本病例在4年随访期内获得较理想且稳定的美学重建效果，患者对修复效果满意。

作者单位：中山大学光华口腔医学院·附属口腔医院

通讯作者：黄宝鑫；Email: dentisthbx@163.com

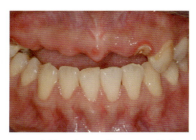

图1 术前口内正面像，13-21缺失；14、22残根

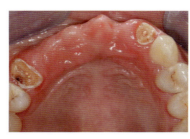

图2 术前口内殆面像，缺牙区唇侧牙槽骨凹陷，14、22残根髓腔见牙胶充填

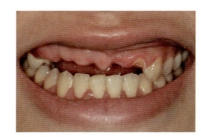

图3 术前正面微笑像

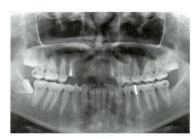

图4 术前全景片

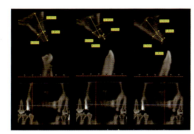

图5 术前CBCT示：嵴顶区3~5mm，骨宽度<5.5mm

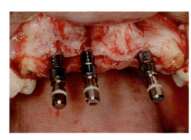

图6 13、12、21位点植入骨水平种植体3颗

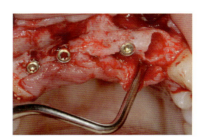

图7 微创拔除22残根后行位点保存术

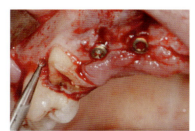

图8 14行冠延长术

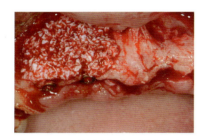

图9 13-22唇侧同期植入低替代率骨充填材料

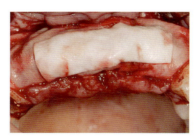

图10 双层覆盖生物吸收性胶原膜

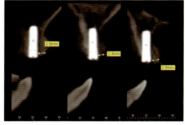

图11 种植术后CBCT

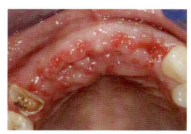

图12 术后2周拆线

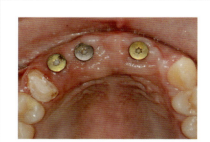

图13 二期手术后2周

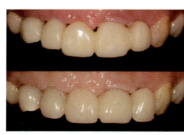

图14 动态加压技术进行牙龈软组织塑形

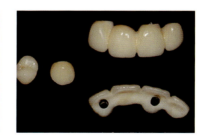

图15 永久修复体

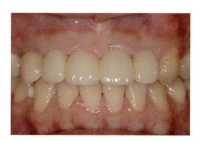

图16 永久修复后口内正面像

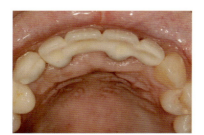

图17 永久修复后口内殆面像

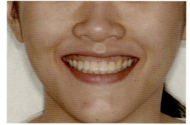

图18 永久修复后正面微笑像

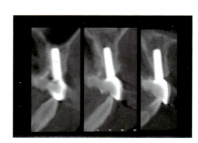

图19 永久修复后CBCT

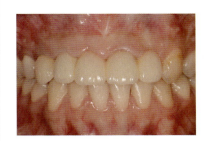
图20　永久修复3个月后口内正面像

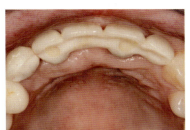
图21　永久修复3个月后口内殆面像

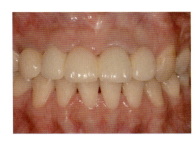
图22　永久修复1年后口内正面像

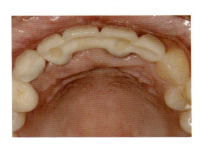
图23　永久修复1年后口内殆面像

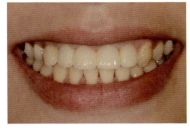
图24　永久修复1年后正面微笑像

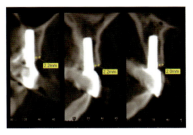
图25　永久修复1年后CBCT

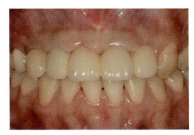
图26　永久修复2年后口内正面像

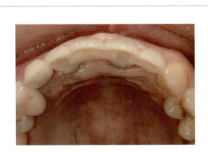
图27　永久修复2年后口内殆面像

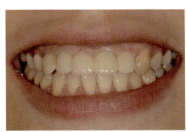
图28　永久修复2年后正面微笑像

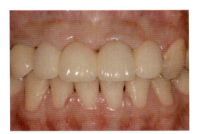
图29　永久修复4年后口内正面像

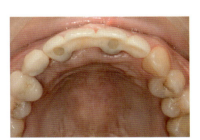
图30　永久修复4年后口内殆面像

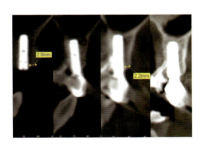
图31　种植术后、修复后、修复后1年、修复4年13 CBCT

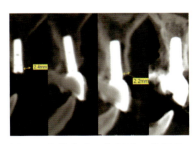
图32　种植术后、修复后、修复后1年、修复4年12 CBCT

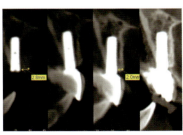
图33　种植术后、修复后、修复后1年、修复4年21 CBCT

三、讨论

美学风险是上颌前牙区连续多颗牙缺失种植修复的主要挑战。临床工作中，进行此类患者的种植治疗需考虑以下几个方面：

第一，对患者进行美学评估。采用美学风险评估表对拟种植位点进行评估有助于提高医患沟通的有效性和针对性，促使医患双方对修复效果的预期趋向一致。根据Tarnow等的研究结果，90%的患者2颗相邻种植体修复后龈乳头高度≤4mm。本病例患者存在连续缺失伴唇侧骨吸收和轻度的垂直骨吸收，为了避免"黑三角"，种植修复体邻接点可适当向根方延伸。但邻接点应注意勿过度偏向根方，否则容易出现修复体形态不美观且不利于清洁。

第二，正确的种植体三维位置是临床上获得可接受美学效果的前提。2颗种植修复体之间的龈乳头高度往往取决于种植体间的骨宽度与骨高度。如果2颗种植体植入距离<3mm，相邻的种植体在出现吸收性骨缺损时骨吸收会重叠导致种植体间的骨高度降低，继而引起龈乳头降低。Chen等的研究报告显示上颌前牙区种植体轴向偏唇侧是牙龈退缩的重要风险因素。因此，正确的种植体三维位置是本病例获得较理想美学效果的基础。随着数字化技术的发展，静态导板或动态导航逐渐成为种植外科的重要辅助手段。在本病例中，如果采用数字化种植外科导板或动在态导航引导下进行种植体植入，有机会更进一步提升种植体三维位置的精准度。

第三，采用低替代率的骨充填材料和生物可吸收性胶原膜进行引导骨组织再生术是本病例维持软组织稳定的重要保障。充足的骨量对于软组织美学的长期效果至关重要。目前，有多种术式可以有效增加牙槽骨宽度。本病例中，选择引导骨组织再生进行水平向骨增量后唇侧软组织保持稳定。与自体骨块移植相比，减少了开辟第二术区的潜在并发症及远期自体骨吸收风险；与使用不可吸收膜或钛网相比，生物可吸收性胶原膜无须二次手术取出，降低了膜暴露及后续感染并发症风险。

第四，临时固定修复体及动态加压技术的使用有助于形成理想、稳定的软组织轮廓，预测永久修复体的边缘位置，更准确地完成修复。已有研究证实在永久修复前需要采用临时修复体形成种植体周软组织轮廓以获得理想的美学效果。

第五，根据患者的实际情况选择基台与修复类型。本病例最终修复设计为14、13单冠修复、12-22螺丝固定桥修复，设计中考虑了尖牙保护殆，同时螺丝固位类型有助于长期维护，避免发生崩瓷等常见并发症时需拆除修复体重新修复的风险。

参考文献

[1] Belser UC, Schmid B, Higginbottom F, et al. Outcome analysis of implant restorations located in the anterior maxilla: a review of the recent literature[J]. Int J Oral Maxillofac Implants, 2004, 19 (Suppl):30–42.

[2] Buser D, Martin W, Belser UC. Optimizing esthetics for implant restorations in the anterior maxilla: anatomic and surgical considerations[J]. Int J Oral Maxillofac Implants, 2004, 19 (Suppl):43–61.

[3] Tan WL, Wong TLT, Wong MCM, et al. A systematic review of post–extractional alveolar hard and soft tissue dimensional changes in humans[J]. Clin Oral Implants Res, 2012, 23 (Suppl):1–21.

[4] Huynh–Ba G, Pjetursson BE, Sanz M, et al. Analysis of the socket bone wall dimensions in the upper maxilla in relation to immediate implant placement[J]. Clin Oral Implants Res, 2010, 21(1):37–42.

[5] Monaco C, Arena A, Corsaletti L, et al. 2D/3D accuracies of implant position after guided surgery using different surgical protocols: A retrospective study[J]. J Prosthodont Res, 2020, 64(4):424–430.

[6] Tarnow D, Elian N, Fletcher P, et al. Vertical distance from the crest of bone to the height of the interproximal papilla between adjacent implants[J]. J Periodontol, 2003, 74(12):1785–1788.

[7] Cosyn J, Thoma DS, Hämmerle CH, et al. Esthetic assessments in implant dentistry: objective and subjective criteria for clinicians and patients[J]. Periodontol 2000, 2017, 73(1):193–202.

[8] Higginbottom F, Belser U, Jones JD, et al. Prosthetic management of implants in the esthetic zone[J]. Int J Oral Maxillofac Implants, 2004, 19(Suppl):62–72.

"以轮廓为导向"的"蝴蝶结"技术应用于上颌前牙连续缺失1例

把丽根·伯拉提汉　伍颖颖　满毅

摘要

目的：综合分析上颌前牙连续缺失患者口内情况发现存在种植体间龈乳头难以恢复、尖牙龈缘位置不协调、侧切牙先天缺失且无修复间隙等挑战，拟用创新性的"蝴蝶结"技术的优点实现美学区龈缘轮廓重塑，尖牙改形并使两侧龈缘位置与对侧协调对称。**材料与方法**：结合患者诉求和循证医学证据，对经历"香肠"植骨技术及数字化种植两次术后出现龈乳头退缩的患者，使用"蝴蝶结"技术增加软组织高度及宽度，实现美学轮廓的三维恢复，并在种植修复过程中配合垂直型牙体预备技术（BOPT）实现理想的尖牙改形，结合天然牙及种植体的临时修复进行美学区软组织塑形。**结果**：修复完成后修复体牙龈比例协调，红白美学效果良好。**结论**：利用"蝴蝶结"技术的优点实现前牙连续种植后龈乳头高度及宽度的三维恢复，参照种植体以及天然牙的临时修复体进行最终修复体的数字化设计，通过对前牙的个性化、数字化模拟恢复，达到对美学区修复病例较好的治疗效果。

关键词："蝴蝶结"技术；上颌前牙连续缺失；种植修复；BOPT；数字化

种植修复是目前解决牙列缺损的首选治疗方案，但是前牙连续缺失患者美学区种植具有较大的美学风险。软组织和硬组织始终是种植领域两个最重要的课题。如何在前牙修复治疗过程中协调统筹天然牙以及种植体的龈缘轮廓，是该研究的热点及难点。种植医生对天然牙牙周组织和种植体周组织在手术和修复阶段的动力学、解剖学和生物学概念有了更深入的了解，有助于更好地管理软组织和硬组织。和谐的软组织轮廓、正确的修复体位置和骨弓轮廓，有助于进一步获得天然牙和种植体更协调的最终修复效果。

本文介绍了一种利用"蝴蝶结"技术的优点实现前牙列缺损患者龈乳头高度及宽度的三维恢复，通过对前牙的个性化、数字化模拟恢复，达到对美学区修复病例较好的治疗效果。

一、材料与方法

1. 病例简介　29岁男性患者。主诉：前牙缺失3个月，要求种植修复。现病史：3个月前因根尖周炎于外院拔除14、11、21。口内检查：12先天缺失且口内无侧切牙修复间隙，13扭转，左右两侧龈缘位置不协调，唇侧软组织稍有塌陷（图1，图2）。CBCT示：11、21位点骨缺损（图3）。

2. 诊断　牙列缺损（14、12、11、21缺失）。

3. 治疗计划　计划以"轮廓为导向"行前牙美学修复：①缺牙区行"香肠"植骨技术。②种植修复14、11、21。③"蝴蝶结"技术软组织增量。④13牙冠修复。

4. 治疗过程

（1）第一阶段："香肠"植骨技术。初诊时采集并拟合DICOM、面部扫描等数据以数字化排牙为依据进行美学区"香肠"植骨技术设计。局部浸润麻醉后于缺牙区翻瓣暴露上颌牙槽骨骨缺损，可见11、21唇侧骨缺损（图4）。于原位腭侧取自体骨，在11、21唇侧及腭侧使用骨膜钉（1.5mm×6mm）将Bio-Gide生物膜固定在骨缺损区域（图5）。制备黏性骨块，从唇腭侧填塞至牙槽骨和固定好的Bio-Gide生物膜之间（图6）。缝合完成创口关闭（图7）。术后CBCT示：骨增量范围与术前设计基本一致。

（2）第二阶段：全程导板指导下进行种植手术。术后6个月计划行种植手术（图8），数字化为导向的全程种植导板设计，秉承以"修复为导向"的外科理念，采集并拟合CBCT、DICOM、仓扫等数据，确定理想修复体三维位置，通过最终修复体位置确定种植体位置及轴向。局部麻醉下切开翻瓣暴露术区（图9），就位牙支持式导板（图10），全程导板引导下于上颌14、11、21分别植入Nobel Active 3.5mm×11.5mm种植体（图11，图12）。通过锐性分离骨膜、骨膜成形黏膜实现黏膜减张，黏膜内侧先放置胶原膜，种植体的唇侧填入脱钙的小牛骨Bio-Oss与自体骨、CGF凝块混合制备的黏性骨饼，覆盖并修整Bio-Gide生物膜（图13）。缝合14-23唇腭侧黏膜（图14）。术后CBCT示：种植轴向和三维位置与术前设计基本一致（图15）。

（3）第三阶段："蝴蝶结"技术重建龈乳头。11和21种植体之间的龈乳头在两次骨增量术后退缩（图16）。"蝴蝶结"技术指运用个性化去上

作者单位：四川大学华西口腔医院

通讯作者：伍颖颖；Email: yywdentist@163.com

皮结缔组织移植与隧道技术相结合，通过精准缝合，实现龈乳头充盈的效果。选择上颌腭部为供区，根据受区软组织缺损范围获得上皮结缔组织移植，去除上层的上皮及下方脂肪组织后修剪成"蝴蝶结"状（图17），计划一部分置于龈乳头下，一部分位于唇侧进行轮廓增量。在种植位点龈沟内分离，通过隧道技术微创地在术区创造空间容纳移植物，获得龈乳头的可移动性（图18，图19）。利用可吸收缝线从根方进针定位缝合方法将移植物牵引至理想位置，固定至龈乳头下方。利用11、21之间的树脂块进行悬吊缝合，光固化树脂固定缝线（图20～图22）。术后2周拆线，龈乳头重建效果明显，愈合良好，龈乳头高度增加2.5mm（图23），尽管略有收缩，但是收缩程度符合预期，唇侧丰满度恢复良好。同时考虑到术前理想排牙以及术后软组织恢复情况进行临时修复体最终设计，在龈乳头处预留软组织生长塑形的空间，完成临时修复体的制作（图24）。

（4）第四阶段：垂直型牙体预备，13实现尖牙改形。种植体临时冠诱导牙龈塑形后3个月，牙龈情况良好。尖牙利用垂直型牙体预备技术垂直型牙体预备（图25）并配合天然牙临时修复体进行软组织塑形使龈缘位置与对侧协调对称，于硅橡胶导板参考下行牙体预备。参照临时修复体进行种植体最终修复体的数字化设计，同时根据龈乳头诱导塑形高度微调天然牙冠，实现13龈缘位置软组织塑形，4周后取模（图26），制作全瓷单冠。

二、结果

修复完成后修复体牙龈比例协调，红白美学效果良好（图27～图29）。根尖片确认基台和修复体均就位良好（图30）。再次评估患者面部轮廓、微笑、发声等，患者对最终修复体效果满意。

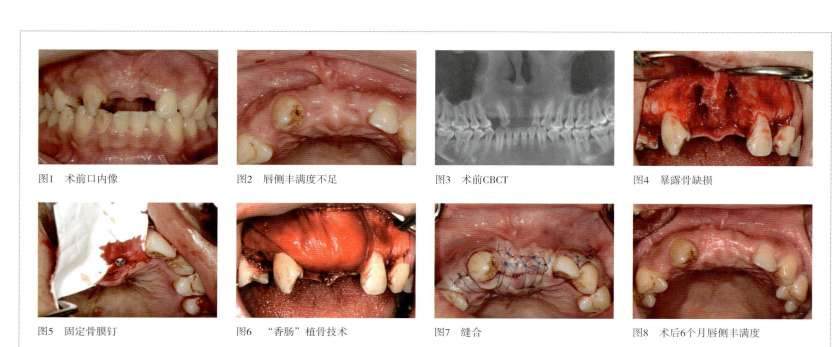

图1　术前口内像　　　　图2　唇侧丰满度不足　　　　图3　术前CBCT　　　　图4　暴露骨缺损

图5　固定骨膜钉　　　　图6　"香肠"植骨技术　　　　图7　缝合　　　　图8　术后6个月唇侧丰满度

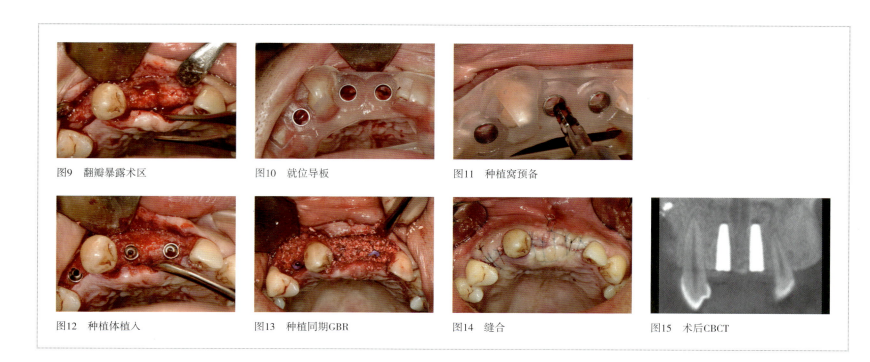

图9　翻瓣暴露术区　　　　图10　就位导板　　　　图11　种植窝预备

图12　种植体植入　　　　图13　种植同期GBR　　　　图14　缝合　　　　图15　术后CBCT

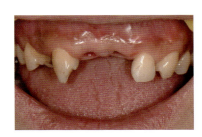

图16 软组织增量术前

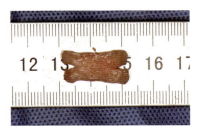

图17 结缔组织瓣去上皮后修剪成"蝴蝶结"状

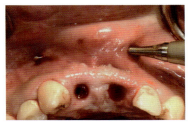

图18 隧道技术

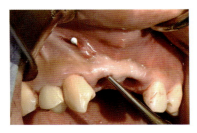

图19 种植位点龈沟内分离黏膜

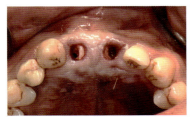

图20 组织瓣缝合固定至龈乳头下方

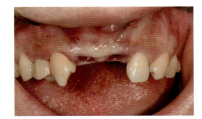

图21 唇面像

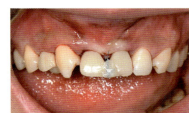

图22 悬吊缝合

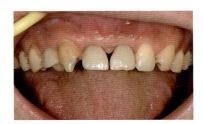

图23 拆线后：龈乳头重建效果明显

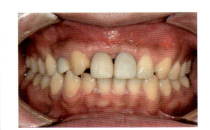

图24 临时修复

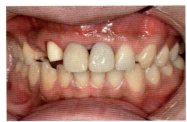

图25 垂直型牙体预备

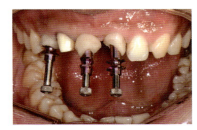

图26 个性化取模

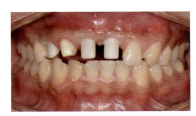

图27 基态试戴

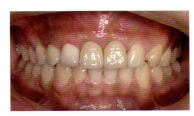

图28 唇侧丰满度良好

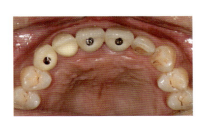

图29 最终冠戴牙

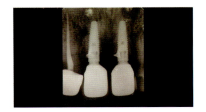

图30 戴牙后平行投照根尖片

三、讨论

在本病例两次术后不难发现，尽管前期"香肠"植骨技术及种植手术均获得较好临床效果，11、21种植体间的龈乳头仍然出现高度明显不足的困境。这不得不引起临床医生的关注，为什么前牙区连续缺失患者在种植术后常常出现龈乳头软组织缺损？此类软组织缺损能否仅通过临时冠塑形解决？

单颗种植体的龈乳头有来自邻牙天然牙的牙周膜动脉血供，因此更容易实现良好的美学效果，然而连续种植体之间的龈乳头缺乏血供，难以达到

良好的龈乳头高度维持效果。根据Tarnow教授的研究，当接触点到牙槽嵴顶的距离＞6mm时依靠自然的龈乳头充填困难，需要进行软组织增量。我们提出一种新的龈乳头软组增量方式："蝴蝶结"技术，即运用个性化去上皮结缔组织移植与隧道技术相结合，通过精准缝合，实现龈乳头充盈的效果。我们发现这一技术不仅能够在龈乳头位置进行软组织增量，同时两侧的条带可以帮助临床医生解决邻牙龈缘退缩的问题。

种植体周软组织的高度对于形成龈乳头的外观起到了至关重要的作用。同时，诱导软组织生长是软组织美学的重要影响因素，天然牙及种植牙周软组织的引导和塑形，通过改变临时修复体穿龈轮廓也可以改变牙龈的位

置和形态。种植体周软组织的厚度、近远中高度、角化龈的宽度、血供以及种植体周的软组织张力均影响美学区穿龈轮廓。因此，按照EBC理念，本病例通过临时修复体塑形进行种植体穿龈轮廓管理。

根据国际口腔种植学会（ITI）美学风险评估表，当牙槽嵴顶到接触点的距离＞7mm时属于高风险病例，且龈乳头较难恢复。本病例中成功通过"蝴蝶结"技术和临时修复体塑形的联合使用，在牙槽嵴顶到接触点的距离＞7mm时仍然达到了可接受的美学效果。

四、结论

术前通过数字化排牙以其为指导进行种植体三维位置设计，利用"蝴蝶结"技术的优点实现前牙牙列缺损患者龈缘三维恢复及修复设计的统一规划。通过对前牙的个性化、数字化模拟恢复，进一步恢复理想龈缘、牙槽骨形态，获得和谐的软组织轮廓、正确的修复体位置和骨弓轮廓，有助于进一步获得天然牙和种植体更协调的最终修复效果，达到对美学区修复病例较好的治疗效果。研究团队在循证科学的基础上运用"蝴蝶结"技术已将其应用于一系列严重龈乳头高度不足的软组织缺损，"蝴蝶结"技术的研究今年已发表在《Journal of Esthetic and Restorative Dentistry》，接下来将致力于"蝴蝶结"技术长期疗效的观察，并发表相关的系列研究。

参考文献

[1] Tavelli L, Barootchi S, Avila-Ortiz G, et al. Peri-implant soft tissue phenotype modification and its impact on peri-implant health: A systematic review and network meta-analysis[J]. J Periodontol, 2021, 92(1):21-44.

[2] Avila-Ortiz G, Gonzalez-Martin O, Couso-Queiruga E, et al. The peri-implant phenotype[J]. J Periodontol, 2020, 91(3):283-288.

[3] Chu S, Saito H, Salama M, et al. Flapless postextraction socket implant placement, part 3: the effects of bone grafting and provisional restoration on soft tissue color change:A retrospective pilot study[J]. Int J Periodontics Restorative Dent, 2018, 38(4):509-516.

[4] Berglundh T, Lindhe J, Ericsson I, et al. The soft tissue barrier at implants and teeth[J]. Clin Oral Implant Res, 1991, 2(2):81-90.

[5] Hermann JS, Buser D, Schenk RK, et al. Biologic width around titanium implants. A physiologically formed and stable dimension over time[J]. Clin Oral Implant Res, 2000, 11(1):1-11.

[6] Zuhr O, Hürzeler M. Plastic-esthetic periodontal and implant surgery[M]. Berlin: Quintessence publishing, 2012.

[7] Tahmaseb A, Wismeijer D, Coucke W, et al. Computer technology applications in surgical implant dentistry: a systematic review[J]. Int J Oral Maxillofac Implants 2014, 29(Suppl):25-42.

[8] Linkevicius T, Puisys A, Steigmann M, et al. Influence of vertical soft tissue thickness on crestal bone changes around implants with platform switching: a comparative clinical study[J]. Clin Implant Dent Relat Res, 2015, 17(6):1228-1236.

[9] Linkevicius T, Puisys A, Linkeviciene L, et al. Crestal bone stability around implants with horizontally matching connection after soft tissue thickening: A prospective clinical trial[J]. Clin Implant Dent Relat Res, 2015, 17(3):497-508.

[10] Linkevicius T, Apse P, Grybauskas S, et al. Influence of thin mucosal tissues on crestal bone stability around implants with platform switching: A 1-year pilot study[J]. J Oral Maxillofac Surg, 2010, 68(9):2272-2277.

[11] Jepsen S, Caton JG, Albandar JM, et al. Periodontal manifestations of systemic diseases and developmental and acquired conditions: Consensus report of workgroup 3 of the 2017 World Workshop on the Classification of Periodontal and Peri-Implant Diseases and Conditions[J]. J Periodontol, 2018, 89(Suppl 1):S237-S248.

[12] Tarnow DP, Magner AW, Fletcher P. The effect of the distance from the contact point to the crest of bone on the presence or absence of the interproximal dental papilla[J]. J Periodontol, 1992, 63(12):995-996.

[13] Cho HS, Jang HS, Kim DK, et al. The effects of interproximal distance between roots on the existence of interdental papillae according to the distance from the contact point to the alveolar crest[J]. J Periodontol, 2006, 77(10):1651-1657.

[14] Tarnow DP, Cho SC, Wallace SS. The effect of inter-implant distance on the height of inter-implant bone crest[J]. J Periodontol, 2000, 71(4):546-549.

[15] Mailoa J, Miron RJ, Wang hl. Risk indicators and prevention of implant soft-tissue complications:interproximal papillae loss and midfacial implant mucosal recessions[J]. Compend Contin Educ Dent, 2017, 38(7):436-444.

[16] Yoshino S, Kan JY, Rungcharassaeng K, et al. Effects of connective tissue grafting on the facial gingival level following single immediate implant placement and provisionalization in the esthetic zone: a 1-year randomized controlled prospective study[J]. International Journal of Oral & Maxillofacial Implants, 2014, 29(2):432-440.

[17] Nimwegen WG, Raghoebar GM, Zuiderveld EG, et al. Muhlemann,Immediate placement and provisionalization of implants in the aesthetic zone with or without a connective tissue graft:A 1-year randomized controlled trial and volumetric study[J].Clin Oral Implants Res, 2016, 27(1), 98-103.

[18] Zuiderveld EG, Meijer HJA, Vissink A, et al. The influence of different soft-tissue grafting procedures at single implant placement on esthetics:A randomized controlled trial[J]. J Periodontol, 2018, 89(13):301-305.

[19] Bellver-Fernandez R, Martinez-Rodriguez AM, Gioia-Palavecino C, et al. Surgical treatment of localized gingival recessions using coronally advanced flaps with or without subepithelial connective tissue graft[J].Med Oral Patol Oral Cir Bucal, 2016, 21(2):222-228.

[20] Thoma DS, Naenni N, Figuero E, et al. Effects of soft tissue augmentation procedures on peri-implant health or disease:A systematic review and meta-analysis[J]. Clin Oral Implants Res, 2018, 29(Suppl 15):1532-1549.

[21] Karthikeyan BV, Khanna D, Chowdhary KY, et al. The versatile subepithelial connective tissue graft:a literature update[J]. Gen Dent, 2016, 64(6):28-33.

[22] Furhauser D, Florescu D, Benesch T, et al. Evaluation of soft tissue around single-tooth implant crowns:the pink esthetic score[J]. Clin Oral Implants Res, 2005, 16(6):639-644.

[23] Yi Z, Miao X, Wang L, et al. A customized subepithelial connective tissue graft for interdental papilla reconstruction and soft tissue augmentation[J]. J Esthet Restor Dent, 2022, 34(3):451-460.

上颌中切牙邻近取骨垂直向骨增量延期种植1例

李笑班　王庆福

摘要

本文对外伤后牙根纵裂导致的垂直向骨缺损病例进行种植修复。应用邻近区域块状骨行垂直向骨增量、骨愈合后全程导板引导下种植体植入、二期手术同期改良翻转瓣增厚唇侧软组织、临时修复体牙龈塑形、EBC理念设计最终修复体等技术，实现了良好的软硬组织增量及美学修复效果。最后对垂直向骨缺损形态及预后、种植体三维位置的取舍、唇侧轮廓美学的实现，以及龈乳头高度和充盈度等问题进行分析和讨论。

关键词：美学区；骨增量；软组织增量；EBC理念

一、材料与方法

1. 病例简介　20岁女性患者。主诉：上颌前牙松动1年。现病史：患者8年前因外伤导致上颌前牙冠折，行根管治疗及树脂修复，近1年发现牙齿松动，且唇侧流脓，于牙体牙髓科就诊，医生认为上颌前牙无法保留，建议拔除后行种植修复。既往史：正畸治疗史。全身及系统性疾病：体健，否认种植相关禁忌证。口内检查：21Ⅰ度松动，唇侧窦道，溢脓，叩（＋），牙龈红肿。探诊腭侧可及7mm牙周袋，余位点未及深袋。前牙覆𬌗、覆盖正常（图1，图2）。CBCT（初诊前10个月）示：21根管粗大，可见根充影像，根尖超充；唇侧骨板缺如，腭侧骨板吸收至根中1/3，腭侧根周暗影，剩余骨板菲薄。21近中骨角形吸收波及邻面骨嵴，远中邻面骨嵴轻度吸收。

2. 诊断　21牙根纵裂。

3. 治疗计划　根据国际口腔种植学会（ITI）口腔种植临床指南第七卷《口腔种植的牙槽嵴骨增量程序：分阶段方案》，单颗缺失位点的4/4型垂直骨缺损，推荐行块状自体骨移植后延期种植。经过对缺牙区缺损形态及口内供骨区的分析，决定于对侧侧切牙及尖牙根方取柱状骨进行垂直向骨增量。

4. 治疗过程

（1）拔牙：常规消毒，局部麻醉下，分离牙龈，钳拔松动牙冠及部分牙根，可见腭侧及根方断根，利用微创挺取出断根，搔刮拔牙窝，8字缝合，压迫止血（图3）。

（2）骨增量程序：拔牙2个月后拔牙创软组织愈合（图4，图5），复查CBCT确认骨缺损形态及垂直向骨缺损的量。常规消毒，局部麻醉下，21

牙嵴顶偏唇侧切口，13–23唇侧龈沟内切口，13、23远中轴角附加切口，全层翻开黏骨膜瓣至鼻底，翻瓣时完整剥离拔牙窝内结缔组织使其与唇侧瓣相连，用以增厚唇侧软组织瓣（图6）。清理拔牙窝后对骨缺损形态进行评估，腭侧骨板呈V形的裂开型骨缺损，缺损深度约7mm（图7），唇侧骨板完全缺损（图8）。11近中邻面骨嵴缺损，骨嵴顶位于CEJ根方约3mm；22牙近中邻面骨嵴缺损，骨嵴顶位于CEJ根方4～5mm。用内径6mm，外径7mm的环钻于12、13牙根方取柱形骨块（图9），取出骨块后修整至8mm长度并于中心钻孔（图10）。用直径6mm的柱形钻预备受骨区使其与骨块匹配（图11），随用12mm长度的钛钉将骨块稳定固定于受植床内（图12）。骨块固定后分析唇侧软组织瓣关闭时的张力大小，行连通两侧附加切口的骨膜减张切口，沿减张切口向冠方钝性分离骨膜与内侧肌肉的附着。在骨块的腭侧及唇侧覆盖DBBM（Bio–Oss，Gestlish）（图13），覆盖双层可吸收胶原膜（图14）。最终用5–0尼龙线进行创口缝合（图15）。

（3）种植体植入：骨愈合6个月后复查CBCT并制取口内模型，以修复为导向设计种植体位置及轴向，制作全程导板（图16，图17）。消毒，局部麻醉下，21嵴顶切口，22远中附加切口，翻瓣后确认成骨质量良好，取出钛钉（图18），导板就位后全程引导下备洞并植入3.3mm×12mm种植体（Straumann BLT Roxolid SLA）（图19～图21），旋入2mm高度愈合基台，埋入式愈合，缝合。

（4）二期手术及软组织塑形：种植体植入后3个月二期手术同期行改良翻转瓣增厚唇侧软组织。嵴顶及腭侧行保留龈乳头的U形全厚切口，去除U形瓣的上皮（图22）后将其全层翻开，取出覆盖螺丝，在唇侧应用隧道刀潜行分离，制备软组织囊袋，缝线牵拉将U形瓣卷入唇侧囊袋中（图23），并用愈合基台固定（图24）。术后1周戴入螺丝固位树脂冠进行软组织塑形，临时修复体唇侧穿龈形态设计为凹形（图25），尽量减小对唇侧软组织的压力，龈缘处关键轮廓区比对侧同名牙缩窄0.5～1mm，以使龈缘轻微冠向移位（图26，图27）。

（5）永久修复：牙龈塑形及成熟4个月后进行永久修复，拆卸临时修

作者单位：天津市口腔医院（南开大学口腔医院）

通讯作者：王庆福；Email: wqfjwd@163.com

复体（图28），并将临时修复体穿龈形态复制到开窗转移杆（图29），转移杆在口内就位后进行开窗式印模（图30）。技工室灌注工作模型后进行修复体设计（图31），参考EBC理念进行修复体的设计制作（图32），最终制作出螺丝固位修复体，穿龈区域根方3mm为Base高度，冠方2～3mm为高度抛光的氧化锆，龈缘及冠方区域为氧化锆基底冠加个性化的饰面瓷。修复体戴入口内后实现了和谐自然的美观效果（图33～图37）。

二、结果

1. 骨增量效果

本病例利用邻近术区块状骨修复了7～8mm的垂直向骨缺损，骨愈合后成骨效果满意，满足种植体植入的需求，且种植体植入后到最终修复前CBCT检查骨体积稳定并且密度有增高趋势（图38）。

2. 种植体三维位置

由于术前邻面骨嵴的轻度吸收，限制了骨再生的高度，以至于种植体

的植入深度位于理想龈缘根方约5mm，但是由于进行了适当的软组织增量及修复设计，并未出现龈缘的退缩。

3. 软组织美学效果

由于进行了唇侧骨弓轮廓增量和穿龈区域唇侧软组织增量以及合适的修复体穿龈设计，唇侧骨弓及软组织轮廓达到了极佳的美学效果。由于邻面骨嵴的轻度吸收，导致最终龈乳头的高度欠佳，但是通过修复体的设计避免了"黑三角"的形成。

4. 修复体效果

应用EBC理念设计修复体，种植体平台及周围骨嵴区域应用3mm穿龈Variobase基台，避免对软组织产生过多压力，其上穿龈部分选择凹形高度抛光的氧化锆，提高上皮结合的强度，龈缘部分开始添加饰面瓷，并且形态尽量与同名牙一致，达到自然和谐的效果。

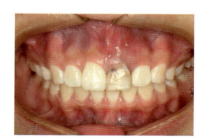

图1 拔牙前正面像

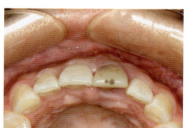

图2 拔牙前𬌗面像

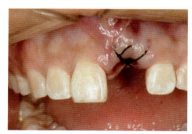

图3 拔牙后

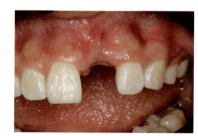

图4 植骨前正面像

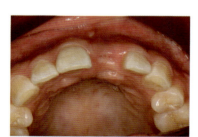

图5 植骨前𬌗面像

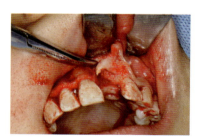

图6 完整分离拔牙窝内结缔组织以增厚唇侧软组织瓣

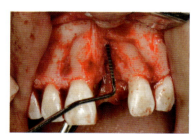

图7 垂直向骨缺损

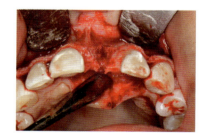

图8 骨弓轮廓

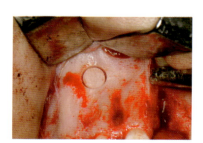

图9 术区邻近取骨

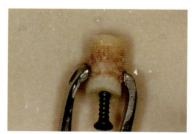

图10 环钻取出的骨柱

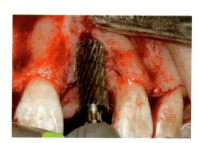

图11 受区预备

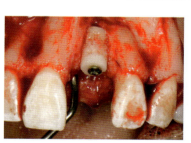

图12 骨块固定

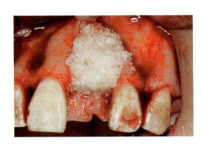

图13　唇侧及腭侧覆盖DBBM

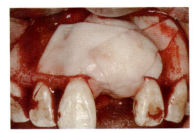

图14　双层膜Bio-Gide覆盖

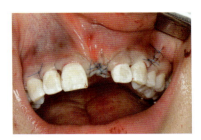

图15　缝合

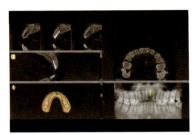

图16　种植体位置及导板设计

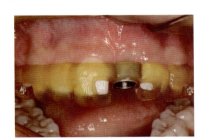

图17　导板就位

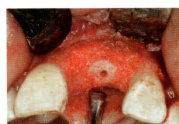

图18　取出钛钉后

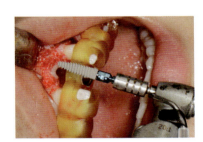

图19　导板引导下种植体植入

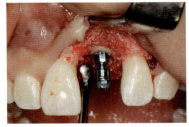

图20　种植体近远中及冠根向位置

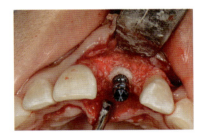

图21　种植体唇舌向位置

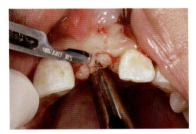

图22　改良翻转瓣，去上皮

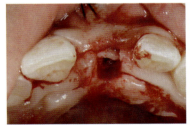

图23　缝线牵拉将嵴顶软组织卷入唇侧

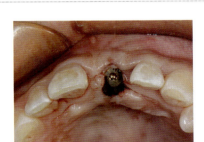

图24　旋入愈合基台

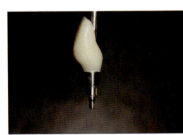

图25　螺丝固位树脂冠

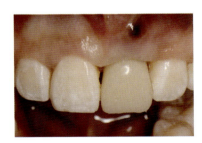

图26　牙龈塑形正面像

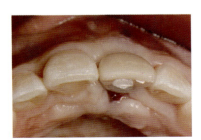

图27　牙龈塑形殆面像

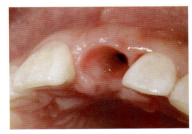

图28　牙龈塑形后

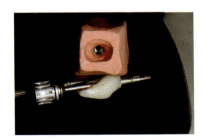

图29　复制临时修复体穿龈形态

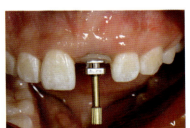

图30　个性化转移杆取模

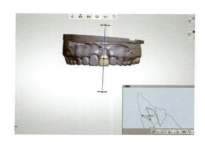

图31　修复体设计

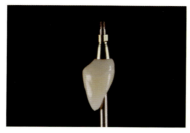

图32　螺丝固位锆瓷冠

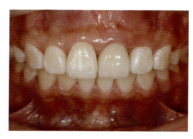

图33　戴牙后正面像

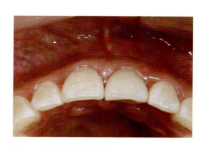

图34　戴牙后𬌗面像

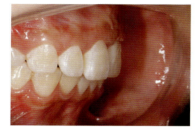

图35　戴牙后右侧像

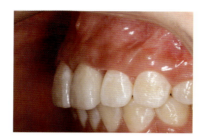

图36　戴牙后左侧像

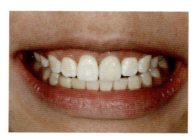

图37　微笑像

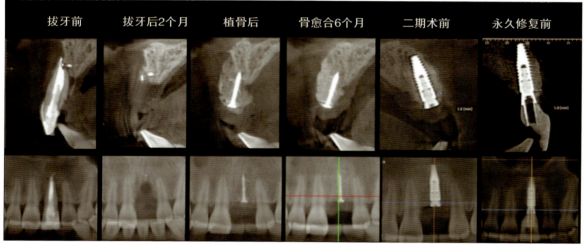

图38　CBCT截图汇总

三、讨论

垂直向骨缺损一直是骨增量中的难点，单颗牙缺失且近远中邻牙邻面骨壁存在、基骨宽度完好的病例垂直向骨增量预后较好。我们选择从术区邻近取环形骨块进行骨增量，避免了开辟第二术区而造成的创伤。颊舌侧GBR技术的应用一方面进行骨弓轮廓扩增，另一方面减少块状了自体骨在愈合过程中的体积收缩。

在进行导板设计及种植体植入时，我们发现嵴顶偏腭侧的骨仍有少量的缺失，如果按照理想的种植体植入深度种植，腭侧会有1～2mm种植体螺纹暴露。最终我们选择适当深植种植体，腭侧种植体齐骨面种植，保证了种植体三维的骨量，但是形成了较深的穿龈袖口，需要重视软组织结合的质量与后期的随访及维护。

为了实现良好的轮廓美学，除了骨增量外，还需要重视软组织处理。进行软组织愈合的早期骨增量手术时，可以利用拔牙窝内的结缔组织进行唇侧软组织的增厚。二期手术暴露种植体时可以应用嵴顶偏腭侧的翻转瓣增厚唇侧穿龈区域的软组织。最后再通过修复体的穿龈塑形，实现了良好的唇侧轮廓美学。

种植体与天然牙之间的龈乳头高度主要受天然牙邻面骨嵴的影响，本病例中术前的骨缺损已经累及天然牙邻面骨嵴，缺牙区近远中骨嵴均有轻度的吸收，这在一定程度上影响了最终的龈乳头高度。技师将邻面邻接区向根方延伸，避免了"黑三角"的形成，但是牙冠形态的对称程度略有欠缺。类似骨嵴高度不足导致的龈乳头高度问题是否能够通过软组织增量来纠正，也是近年来的热点话题，需要进行进一步的临床研究来证实。

"筑基为始，向美而生"——上颌前牙重度骨缺损美学种植修复1例

张绮　杨国利

摘 要

目的：报告1例采用自体骨块移植构建三维空间，联合GBR修复上颌前牙重度骨缺损，获得理想美学种植修复的病例，为今后美学区重度骨缺损病例的临床治疗提供参考。**材料与方法**：22岁女性患者，21缺失，唇侧轮廓凹陷明显，影像学检查表明21失牙区有严重的垂直向骨量及水平向骨量的缺损。为获得良好的美学效果，首先采用颏部自体骨块移植联合GBR进行骨增量，术后6个月再运用数字化全程导板引导种植体植入，并同期进行预成临时冠的修复，种植体植入6个月后评估软组织状态并完成终修复。**结果**：21失牙区自体骨块移植构建良好的三维位置空间，联合GBR取得了较好的骨增量效果。数字化全程导板引导种植体植入理想位置，21牙预成临时冠的制作使患者减少前牙缺牙时间，形成良好的软组织形态，最终获得较为理想的美学效果。修复后2年复查时，红白美学评分均较理想，牙龈外形稳定，唇侧丰满度佳。**结论**：通过自体骨块构建三维空间可获得理想的骨增量，为美学区严重骨缺损的种植修复打下良好的基础，也是维持长期临床效果的前提。

关键词：骨增量；自体骨块移植；美学区；数字化导板；预成临时冠

理想的美学种植修复效果依赖于充足且稳定的种植体周骨量。对于前牙区重度骨缺损患者，如何进行理想的水平向、垂直向或水平-垂直向联合骨增量，是临床面临的重要挑战。在本病例中，采用颏部自体骨块进行上颌前牙骨缺损区的三维空间构建，联合GBR形成理想的骨增量效果，为后期的种植修复打下良好的基础。借助数字化全程导板引导种植体植入，同期进行预成临时冠修复，塑造理想软组织形态，最终完成修复，获得稳定的美学效果。

一、材料与方法

1. **病例简介**　22岁女性患者。主诉：上颌左侧因纵裂拔除1个月，要求种植修复。现病史：患者10余年前上颌左侧曾受外伤，2个月前，上颌左侧反复肿痛不适，1个月前于我院综合科就诊，诊断为21纵折、21慢性根尖周炎，并予以拔除。现于我科就诊要求种植修复。既往史：无特殊。口内检查：21缺失，牙槽嵴丰满度差，唇侧可见明显凹陷（图1，图2）。患者口腔卫生可，中位笑线，中厚龈生物型。CBCT示：21失牙区牙槽骨严重缺损，牙槽嵴顶水平向骨量缺损约5.65mm，唇侧垂直向骨量缺损约9.26mm，与邻牙牙槽嵴顶相比，唇腭侧垂直向骨量缺损约2.5mm（图3）。根据美学风险评估表进行评估，本病例属于高美学风险病例（表1）。

表1　美学风险评估

美学风险因素	风险水平		
	低	**中**	**高**
健康状况	健康，免疫功能正常		免疫功能低下
吸烟习惯	不吸烟	少量吸烟，<10支/天	大量吸烟，>10支/天
患者美学期望值	低	中	高
唇线	低位	中位	高位
牙龈生物型	低弧线形 厚龈生物型	中弧线形 中龈生物型	高弧线形 薄龈生物型
牙冠形态	方圆形	卵圆形	尖圆形
位点感染情况	无	慢性	急性
邻面牙槽嵴高度	到接触点≤5mm	到接触点5.5~6.5mm	到接触点≥7mm
邻牙修复状态	无修复体		有修复体
缺牙间隙宽度	单颗牙（≥7mm）	单颗牙（≤7mm）	2颗牙或2颗牙以上
软组织解剖	软组织完整		软组织缺损
牙槽嵴解剖	无骨缺损	水平向骨缺损	垂直向骨缺损

2. **诊断**　牙列缺损（21缺失）。

3. **治疗计划**

本病例中，结合临床检查及影像学检查分析可知，治疗的关键在于前期恢复骨缺损，后期恢复美观度。治疗中既存在外科手术风险，又存在美学

作者单位：浙江大学医学院附属口腔医院

通讯作者：杨国利；Email: guo_li1214@zju.edu.cn

修复风险，经与患者充分沟通，拟行治疗计划如下：

（1）上颌前牙区先行自体骨块移植联合GBR技术增加牙槽骨水平向及垂直向骨量。

（2）骨增量术后6~8个月，数字化导板引导下行种植体植入术，必要时行二次植骨术，同期行临时冠修复。

（3）种植术后3~6个月，评估软组织情况，调整塑形。软组织稳定后行终义齿修复。

4. 治疗过程

（1）骨增量手术：常规术前检查与准备，阿替卡因局部浸润麻醉11-22区域及下颌颏部。①植骨受区准备：21牙槽嵴顶行近远中向水平切口，11远中及23远中行保留龈乳头的垂直切口，做梯形瓣，全厚瓣翻瓣，去除肉芽组织，清理结缔组织。修整骨缺损处牙槽骨，制备滋养孔（图4，图5）。②植骨供区准备：下颌前牙区附着龈距离黏膜转折处约1.5mm处行近远中向水平切口，全厚瓣翻瓣，使用超声骨刀于下颌颏部切取约8mm（宽）×20mm（长）×1.5mm（厚）的长方形骨块，并切割为2个骨块，去除锋利边缘（图6~图9）。③自体骨块移植联合GBR：将自体骨块分别放置于骨缺损区域的唇侧及腭侧，卡紧于缺损处，构建缺损区域唇腭侧皮质骨结构，并用2颗钛钉（1.5mm×10mm）进行固定，形成可容纳骨粉的三维空间，将混合有自体骨屑、血液及Bio-Oss骨粉混合物先行自体骨块间充填，再于自体骨块唇侧覆盖Bio-Oss Collagen，上覆骨粉混合物，并使用Bio-Gide胶原膜（25mm×25mm）进行覆盖，减张缝合创口（图10~图16）。唇侧恢复较好的丰满度。术后影像学检示：21失牙区水平向骨增量达6.48mm，唇侧垂直向骨增量达12.95mm，腭侧垂直向骨增量达4.65mm（图17）。

（2）种植体植入术及同期临时冠修复：骨增量手术6个月后，口内复查见创口愈合可，21唇侧丰满度较为理想（图18，图19）。复查CBCT示：骨增量区域自体骨块间成骨效果较好，唇侧骨有少量吸收（图20）。常规术前检查与准备，阿替卡因局部浸润麻醉11-22区域，21牙槽嵴顶行近远中向水平切口，11远中沿原有切口切开，22远中行保留龈乳头的垂直切口，做梯形瓣设计，全厚瓣翻瓣，暴露钛钉，口内可见自体骨块与牙槽骨融合生长。取出2颗钛钉（图21~图23）。全程导板完全就位后，在全程导板引导下逐级扩孔备洞，植入Straumann钛锆亲水BLT3.3mm×12mm种植体（图24~图26），并行21树脂临时冠的试戴，就位良好（图27~图29）。在21唇侧植入Bio-Oss Collegen 100mg，恢复牙槽嵴顶骨量（图30）。在21对应的近中及远中瓣处分别做Palaci切口（图31），进行龈乳头软组织增量手术，无张力缝合创口（图32）。种植体植入术后CBCT示：21种植体位置良好，种植体唇侧骨壁厚度为2.49~3.92mm（图33）。

（3）软组织的塑形与终义齿修复：种植体植入术后3~6个月，针对软组织进行塑形，等软组织稳定后行终义齿的修复。复查CBCT示：21种植体周骨组织稳定，唇侧骨壁厚度2.27~2.77mm（图34）。取下21临时修复体，可见穿龈袖口良好（图35~图37），21制作个性化取模柱，行开窗式取模（图38），氧化锆全瓷冠修复（图39，图40）。

二、结果

21失牙自体骨块移植构建良好的三维位置空间，联合GBR取得了较好的骨增量效果。数字化全程导板引导种植体植入理想位置，21预成临时冠的制作使患者减少前牙缺牙时间，形成良好的软组织形态，最终获得较为理想的美学效果。修复后2年复查时，红白美学评分（表2，表3）均较理想，牙龈外形稳定，唇侧丰满度佳。

表2 红色美学评分

测量指标	戴牙当天	戴牙后2年
近中龈乳头	1	1
远中龈乳头	1	1
龈缘最高点位置	2	2
龈缘曲线	2	2
牙槽嵴缺损	2	2
软组织颜色	2	2
软组织质地	2	2
PES总分	12	12

表3 白色美学评分

测量指标	戴牙当天	戴牙后2年
牙冠形态	2	2
牙冠外形软廓	2	2
牙冠颜色	1	1
牙冠表面质地	2	2
牙冠透明度	2	2
WES总分	9	9

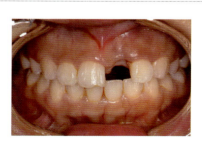

图1 初诊口内照正面像

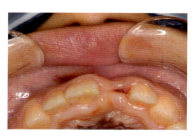

图2 初诊口内照粭面像，21唇侧凹陷明显

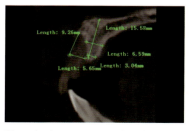

图3 初诊CBCT，可见水平向骨量与垂直向骨量均严重缺损

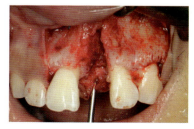

图4 骨增量手术翻瓣后正面像，可见骨缺损呈楔形

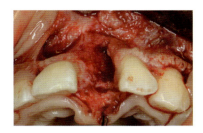

图5 骨增量手术翻瓣后殆面像，骨缺损范围大

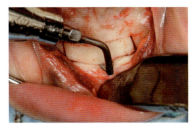

图6 使用超声骨刀取颏部骨块

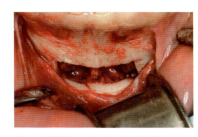

图7 颏部取骨后，取骨范围约8mm×20mm

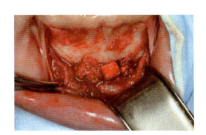

图8 术中颏部取骨处使用骨粉充填骨缺损

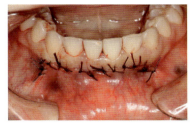

图9 颏部进行严密缝合

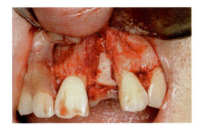

图10 将自体骨块分为2个相同大小骨块，一块置于缺损处腭侧

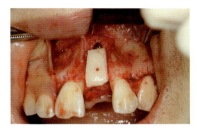

图11 将一块自体骨块置于唇侧骨缺损处，与邻面骨卡紧

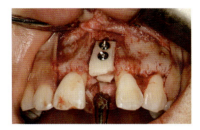

图12 钛钉固定2个自体骨块

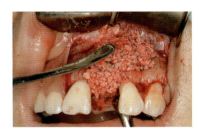

图13 使用混合有自体骨屑、人工骨粉及血液的混合物，分别植入自体骨块间及唇侧

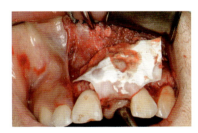

图14 覆盖屏障膜

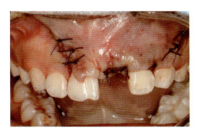

图15 无张力缝合

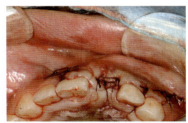

图16 骨增量后可见唇侧丰满度有了极大改善

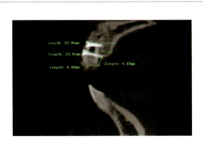

图17 骨增量术后当天CBCT

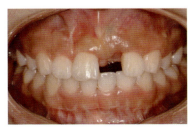

图18 骨增量术后6个月正面像

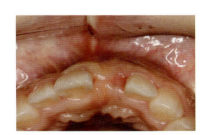

图19 唇侧丰满度较为理想

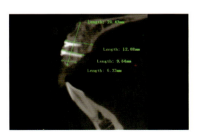

图20 骨增量术后6个月水平向骨量及垂直向骨量均有极大的改善

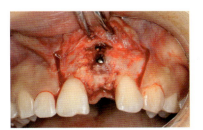

图21 翻瓣后可见钛钉

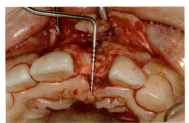

图22 牙槽嵴顶处自体骨部分吸收

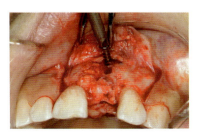

图23 取出钛钉

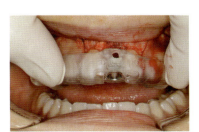

图24 数字化全程导板就位

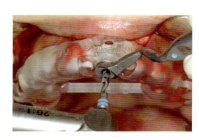

图25　逐级扩孔备洞

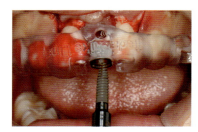

图26　植入种植体

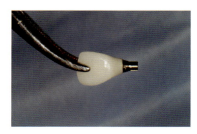

图27　术前完成预成临时冠的制作

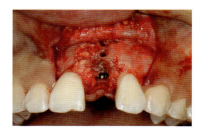

图28　种植体植入后，可见唇侧牙槽嵴顶处有少量骨缺损

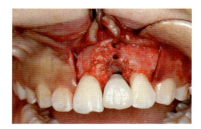

图29　预成临时冠完全就位

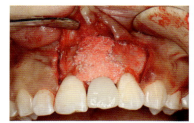

图30　唇侧植入骨胶原

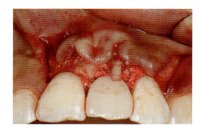

图31　21近远中龈乳头处分别做Palaci切口

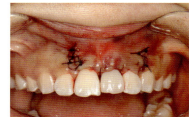

图32　无张力缝合

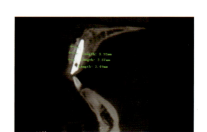

图33　种植体植入后CBCT

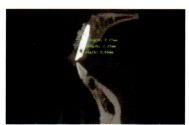

图34　种植体植入后6个月复查CBCT，种植体唇侧骨壁稳定

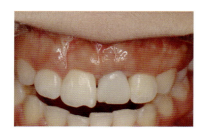

图35　种植体植入后6个月正面像

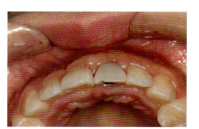

图36　种植体植入后6个月𬌗面像

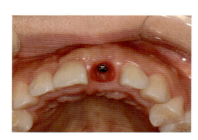

图37　临时冠取出后，可见穿龈袖口形态较好

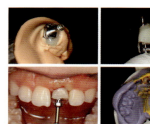

图38　个性化取模

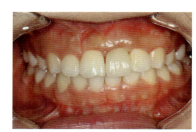

图39　终修复

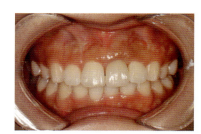

图40　终修复2年后复查

三、讨论

前牙区重度骨缺损的种植修复，既存在外科手术的风险，又存在后期美学修复的风险。为了取得理想且稳定的美学修复效果，必须获得充分且可靠的骨增量。根据国际口腔种植学会（ITI）指南，对于垂直向骨量与水平向骨量均缺损的情况，推荐采用先行骨增量手术，延期种植修复。针对严重缺损区域，临床上常采用自体骨块移植联合GBR进行骨增量手术。然而，如何进行空间维持是骨增量操作中的难点。在本病例中，将自体骨块分置于骨缺损区域的唇侧及腭侧，使用钛钉固定，构建三维空间，使缺损区域由只有近、远中骨壁的二壁骨升级为具有近、远中及唇、腭侧的四壁骨，同时联合使用GBR，充分维持成骨空间、保持移植物的稳定，为后期的种植修复打下坚实的基础。

美学区重度骨缺损病例的种植修复技术敏感性强，细节处理要求高。本病例通过构建三维空间恢复骨缺损为基础，精准种植与临时冠引导为发展，长期随访为延伸，获得了较为理想与稳定的修复效果。希望通过对本病例的报道，能够为今后美学区重度骨缺损病例的临床治疗提供参考。

参考文献

[1] 宿玉成. 口腔种植学[M]. 2版. 北京: 人民卫生出版社, 2014.

[2] Wang HL, Boyapati L. "PASS" principles or predictable one regeneration[J]. Implant Dent, 2006, 15(1):8–17.

[3] MacBeth, Neil, Trullenque–Eriksson, et al. Hard and soft tissue changes following alveolar ridge preservation: a systematic review[J]. Clinical Oral Implants Research, 2017, 28(8):982–1004.

[4] 宿玉成译. 国际口腔种植学会（ITI）口腔种植临床指南第七卷: 口腔种植的牙槽嵴骨增量程序: 分阶段方案[M]. 沈阳: 辽宁科学技术出版社, 2016.

[5] Plonka AB, Urban IA, Wang HL. Decision Tree for Vertical Ridge Augmentation[J]. Int J Periodontics Restorative Dent, 2018, 38(2):269–275.

"根盾术"在前牙即刻种植中的应用——5年随访报告

陈斌科

摘 要

美学区即刻种植时，除了恢复原来的牙齿功能，红白美学也是前牙美学区需要注意的关键因素。前牙区的即刻种植无法避免束状骨的吸收，而保留天然牙唇侧部分牙片，有利于保存牙片处的牙周膜和束状骨，防止拔牙后束状骨前期改建吸收造成的牙槽骨高度及宽度变化唇侧牙片。根盾术（牙片保留技术），在2010年由德国学者Hürzeler首先报道，使用该技术可以很好地维持种植修复后的龈缘位置、唇侧软组织丰满度，保持牙龈组织颜色、质地的稳定。本文通过一个有5年随访结果的完整病例做一个报告。

关键词：即刻种植；根盾术

一、材料与方法

1. **病例简介**　65岁女性患者。主诉：上颌右侧前牙折断1天，诊于我院。现病史：患者10年前冠修复，1天前冠折断，影响美观，要求种植修复。口内检查：11牙冠折断，断面大面积发黑、龋坏，近中牙龈轻微红肿，断面位于龈下，已经没有足够的健康牙本质，牙龈未见明显红肿，龈缘曲线与对侧同名牙协调一致，中厚龈生物型（图1）。CBCT示：11根管内部分充填物，牙根未见其他裂纹，根周膜清晰连续，根尖周未见明显异常，唇侧骨板完整，腭侧骨量足够（图2），牙根位置未见异常，适合行根盾术。

2. **诊断**　11残根。

3. **治疗计划**　11即刻种植。

4. **治疗过程**

（1）1.7mL阿替卡因肾上腺素局部麻醉下，使用种植机和细裂钻分根拔除腭侧牙根（图3），使用车针磨除牙根上段至龈缘下约2mm，保留牙根至唇侧牙槽骨上约1mm，使牙根断面位于龈下2～3mm处（图4）。种植窝预备：使用直先锋钻在种植体植入的理想位置定点，该位置通常位于拔牙窝偏腭侧，植入种植体（图5）。在种植窝内跳跃间隙放入骨粉（Bio-Oss Geistlich，瑞士）（图6）。种植后植入扭矩＞30N·cm，戴入个性化愈合基台，以避免唇侧牙片和植入骨增量材料在口腔内的直接暴露。个性化愈合基台龈缘区的外形尽量模拟原有天然牙，形成龈缘处的封闭，保护下方的牙片和骨增量材料。龈缘下区的形态应调整为凹形，为唇侧软硬组织提供愈合空间（图7）。术后CBCT见明显的根盾影像（图8）。

（2）种植体植入后6个月完成骨结合，种植体周软硬组织基本稳定（图9），使用原厂基台和氧化锆瓷冠，完成永久修复（图10）。

二、结果

种植修复后3个月（图11）、1年（图12）、2年（图13）、3年（图14）、5年随访（图15），种植修复体龈缘位置和龈缘曲线与对侧同名牙协调一致，种植修复体周围牙龈颜色、轮廓与天然牙基本一致，点彩结构保存完好，软组织轮廓丰满度满意。术后5年CBCT示：种植体唇侧牙片和牙槽骨宽度保存完好（图16）。

作者单位：宁波口腔医院

Email: chenbinke@163.com

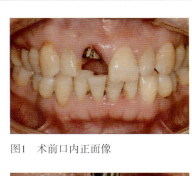

图1　术前口内正面像

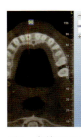

图2　术前CBCT

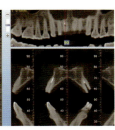

图3　准备分根拔牙

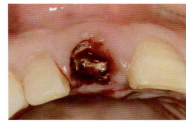

图4　牙片位于龈下2mm

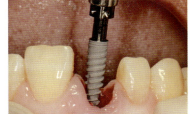

图5　植入种植体

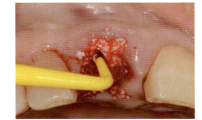

图6　跳跃间隙植入骨粉

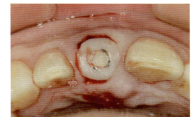
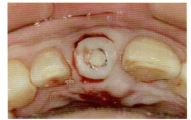

图7　个性化愈合帽封闭穿龈轮廓

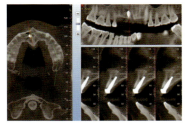

图8　术后CBCT

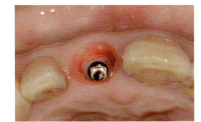

图9　愈合后的穿龈轮廓

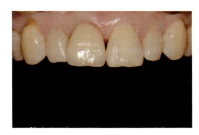

图10　戴牙即刻照片

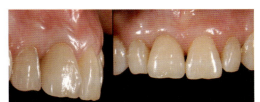
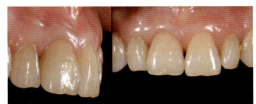

图11　戴牙3个月

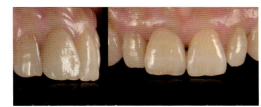

图12　戴牙1年

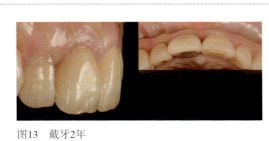

图13　戴牙2年

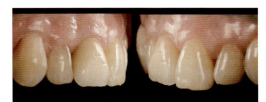

图14　戴牙3年

图15　戴牙5年

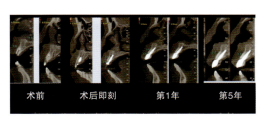

图16　随访的CBCT

三、讨论

美学区即刻种植受种植区软硬组织条件的影响，根据2014年国际口腔种植学会（ITI）共识研讨会的建议，美学区即刻种植需要满足以下要求：拔牙窝骨壁完整；拔牙位点唇侧骨板厚度≥1mm；厚龈生物型；没有急性感染；拔牙窝腭侧和根尖有充足的骨量以满足种植体的初始稳定性。已有研究证实，牙拔除后牙根唇侧近牙槽嵴顶2～4mm区域的束状骨失去牙周韧带的生理性刺激，启动骨吸收继而引起相应区域牙槽骨的改建，导致局部牙槽骨高度及宽度的变化，造成不同程度的硬组织缺损。为了达到良好的美学效果，即刻种植后还需要游离结缔组织移植来保证种植体唇侧软硬组织的稳定性。软组织移植后的稳定性和美观性也存在与邻牙不一致的可能性。所以，根盾术可以在一定程度上解决这个问题。本文用一个回访时间在5年的前牙根盾术的病例做一个报告。

根盾术由Hürzeler首次提出，目前该技术已被应用10年。已有很多临床研究和动物实验证实，根盾术对于维持前牙区软硬组织轮廓确实有显著效果。但随着该技术的临床应用，也发现了一些并发症，例如种植体周感染、牙片松动、牙片暴露等。Mourya等的综述中报道，根盾术的并发症发生率约7%。为了减少并发症的发生，需要严格把控治疗中的细节，选择合适的适应证，并按照该技术的临床规程进行操作。

在牙片处理方法上，Hürzeler团队在根盾术中，使用金刚砂车针和高速涡轮手机处理牙片。笔者使用外科拔牙的裂钻处理牙片，可以减少金刚砂车针上砂粒脱落对术区可能造成的污染。

对于保留牙片的高度，Hürzeler最早提出根盾术时，建议将牙片修整至牙槽嵴顶冠方1mm处。Gluckman等认为，保留牙槽嵴顶上方的牙片，建议将牙片调整到唇侧牙槽嵴顶水平。Carnevale等的研究发现，将天然牙根磨除至与牙槽嵴水平，会造成唇侧牙槽骨高度降低1mm。这可能的原因是，磨除天然牙根的同时，也破坏了牙槽嵴顶与牙片之间的部分牙周膜连接，造成了牙槽骨的改建。对于牙片和种植体之间的间隙管理，当间隙超过1mm，有必要在种植体和牙片之间植入骨增量材料。

四、结论

在前牙美学区即刻种植时候，当唇侧骨板无法满足1mm厚度的时候，使用根盾术有利于唇侧牙槽骨的保存，有利于维持良好的龈缘位置和软硬组织轮廓。这还需要更长时间的临床病例来支持长期的美学效果。

参考文献

[1] Morton D, Chen ST, Martin WC, et al. Consensus statements and recommended clinical procedures regarding optimizing esthetic outcomes in implant dentistry[J]. Int J Oral Maxillofac Implants, 2014, 29 (Suppl):216–220.

[2] Araújo MG, Lindhe J. Dimensional ridge alterations following tooth extraction. An experimental study in the dog[J]. J Clin Periodontol, 2005, 32(2):212–218.

[3] Seyssens L, Eghbali A, Cosyn J. A 10–year prospective study on single immediate implants[J]. J Clin Periodontol, 2020, 47(10):1248–1258.

[4] Seyssens L, De Lat L, Cosyn J. Immediate implant placement with or without connective tissue graft: a systematic review and meta–analysis[J]. J Clin Periodontol, 2021, 48(2):284–301.

[5] Hürzeler MB, Zuhr O, Schupbach P, et al. The socket–shield technique: a proof–of–principle report[J]. J Clin Periodontol, 2010, 37(9):855–862.

[6] Hinze M, Janousch R, Goldhahn S, et al. Volumetric alterations around single–tooth implants using the socket– shield technique: preliminary results of a prospective case series[J]. Int J Esthet Dent, 2018, 13(2):146–170.

[7] Petsch M, Spies B, Kohal RJ. Socket shield technique for implant placement in the esthetic zone: a case report[J].Int J periodontics restorative dent, 2017, 37(6):853–860.

[8] Zhang Z, Dong Y, Yang J, et al. Effect of socket–shield technique on alveolar ridge soft and hard tissue in dogs[J]. J Clin Periodontol, 2019, 46(2):256–263.

[9] Mourya A, Mishra SK, Gaddale R, et al. Socket–shield technique for implant placement to stabilize the facial gingival and osseous architecture: a systematic review[J]. J Investig Clin Dent, 2019, 10(4):e12449.

[10] Staehler P, Abraha SM, Bastos J, et al. The socket–shield technique: a step–by–step protocol after 12 years of experience[J]. Int J Esthet Dent, 2020, 15(3):288–305.

[11] Gluckman H, Salama M, Du Toit J. A retrospective evaluation of 128 socket–shield cases in the esthetic zone and posterior sites: partial extraction therapy with up to 4 years follow–up[J]. Clin Implant Dent Relat Res, 2018, 20(2):122–129.

[12] Carnevale G, Sterrantino SF, Di Febo G. Soft and hard tissue wound healing following tooth preparation to the alveolar crest[J]. Int J Periodontics Restorative Dent, 1983, 3(6):36–53.

"以终为始"——美学区个性化钛网骨增量后数字化引导种植修复1例

赵洪永 舒婷婷 张华丰 王园园

摘要

目的：报道1例上颌前牙区水平向骨缺损患者的诊疗经过与治疗效果，总结个性化钛网联合数字化种植修复治疗经验。**材料与方法**：33岁女性患者，21因1年前反复根尖周炎，行根管治疗+根尖切除术治疗无效，于3个月前拔除。术前进行DSD数字化美学设计，在此基础上结合个性化钛网进行以修复为导向的数字化骨增量，术后6个月取出钛网后并在全程数字化导板下进行种植体植入。种植术后6个月，结合穿龈轮廓处修复体的分区美学设计要求，3D切削制作临时冠进行袖口塑形。临时修复2个月，采用口内扫描进行数字化印模制取，3D切削冠部修复体，采用ASC螺丝固位完成最终修复。采用Belser红白美学评分指数评价美学修复效果。**结果**：骨增量术后6个月，颊舌向宽度达6.3mm，满足种植体植入要求；种植体植入后取得良好的初始稳定性，唇侧骨板厚度超过2mm，种植术后6个月唇侧骨板丰满。临时修复后2个月，穿龈袖口愈合良好。Belser红白美学评分均取得医生评分9分，患者评分10分。术后24个月、36个月复查，美学修复效果稳定。

关键词：个性化钛网；美学区；数字化种植修复

一、材料与方法

1. **病例简介** 33岁女性患者。主诉：上颌左侧前牙拔除3个月余，要求种植修复。现病史：因20余年前上颌左侧前牙外伤，1年前反复根尖周炎，行根管治疗+根尖切除术治疗无效，于3个月前拔除21。患者无吸烟、酗酒史，否认系统性疾病史，否认过敏史。口内检查：中位笑线，浅覆𬌗、浅覆盖，薄龈生物型，唇侧根方黏膜见根尖切除术后瘢痕，唇侧骨板丰满度较差。CBCT示：缺牙区严重水平向骨量不足（图1~图3）。

2. **诊断** 21牙列缺损。

3. **治疗计划** 采用"以终为始"的种植治疗理念，形成以最终美学、功能修复效果为导向的治疗程序。具体而言，首先，进行DSD美学修复设计，获得理想的种植体位置，从而确定以修复为导向的骨弓轮廓；然后，通过3D打印个性化钛网进行骨增量，并在数字化导板引导下进行种植体植入；最后，完成数字化的临时冠设计与制作、印模制取以及最终修复。

4. **治疗过程**

（1）以修复为导向的数字化骨增量。首先，通过DSD美学设计，复刻对侧天然牙形态，获取理想的牙齿轮廓。然后，通过以修复为导向的种植体位置，并结合轮廓美学获取理想的骨量轮廓，设计并打印个性化钛网（图

4~图6）。手术阶段，术区局部麻醉，充分暴露术野后，见21唇侧骨量严重丢失，呈刃状。清理术区，试戴钛网，增量区覆盖骨替代材料，放置钛网后依次覆盖Bio-Gide生物膜、CGF膜。最后，无张力关闭创口（图7~图12）。术后即刻行CBCT影像学检查，术后6个月复查（图13，图14）。

（2）钛网取出及数字化种植外科。①数字化种植外科设计：使用3Shape Studio软件对种植体植入设计，生成导板数据并导入3D打印机后打印，完成全程数字化导板制作。②取出钛网：翻瓣后见钛网上方局部有新生骨覆盖，取出钛网，下方新骨形成良好。③导板引导的种植体植入：在导板辅助下，植入1颗种植体（Nobel Active 3.5mm×11.5mm）（图15~图20）。术后即刻行CBCT检查确认种植体植入位置（图21），术后6个月复查CBCT检查种植体周骨愈合情况（图22）。

（3）数字化临时冠修复。根据穿龈轮廓处修复体的分区美学设计要求，设计临时修复体。在龈缘下1mm（关键区）手动复制对侧牙轴面形态，龈缘下1mm至修复体底部（次关键区）4个轴面分别采用不同轮廓（唇面：浅凹型；舌腭面：平直型；近远中面：微凸型）（图23）。采用3D切削全瓷冠完成临时修复（图24）。

（4）数字化印模制取及最终修复。临时修复后2个月（图25~图27），使用3Shape 口内扫描仪进行数字化印模制取，口外扫描临时冠获取穿龈轮廓形态，并在此基础上设计、制作最终修复体，采用ASC螺丝固位完成最终修复（图28~图37）。

（5）临床随访。采用Belser红白美学评分指数对患者美学修复效果进行评价。术后24个月、36个月随访，评估种植体周健康情况与修复效果

作者单位：重庆医科大学附属口腔医院

通讯作者：王园园；Email: 464247028@qq.com

（图38～图40）。

（6）使用材料：医用钛合金粉末（Ti6Al4V，Dentarum，德国）；Bio-Oss骨粉；Bio-Gide胶原膜；浓缩生长因子（CGF）；Nobel种植体及种植器械（Nobel active 3.5mm×11.5mm）；3Shape Trios口内扫描仪及相关3Shape Studio种植设计软件。

二、结果

（1）风险评估。根据临床检查及影像学分析，本病例存在以下特点：①美学风险高：位点位于美学区，患者美学期望值高，中位笑线，薄龈生物型，以及水平牙槽嵴宽度严重不足。②治疗复杂程度高：需进行分阶段辅助骨增量，再进行种植体植入。③术后并发症风险高，且并发症严重影响治疗效果。据此判断本病例为SAC种植外科高等风险。同时，ERA美学风险评级也显示本病例存在中等美学风险。

（2）数字化骨增量。本病例为美学区严重水平向骨量不足，术前CBCT示：缺牙区牙槽嵴宽度仅2mm。骨增量术后即刻CBCT示：缺损区水平宽度达6.8mm，较术前有了显著提升。增量术后6个月CBCT示：骨增量区域水平宽度保持6.3mm，骨量与骨质满足种植体植入要求。

（3）种植体植入及术后愈合。种植体植入后取得了良好初始稳定性。术后即刻CBCT示：种植体位于理想的轴向和三维位置，种植体唇侧骨板保留了超过2mm厚度。术后6个月复查，种植体周骨愈合良好，唇侧骨板丰满。

（4）穿龈袖口塑形。临时修复后2个月复查，患者健患侧牙龈协调对称，未见牙龈退缩，穿龈袖口塑形良好。

（5）最终修复与临床随访。最终修复后取得了良好的功能和美学效果。Belser红白美学评分均分别取得医生评分9分，患者评分10分的结果。术后24个月、36个月复查，种植体周组织健康，颜面协调。

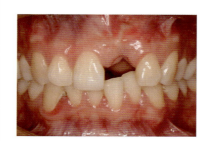
图1　术前口内正面像

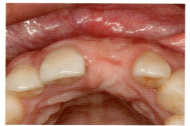
图2　术前口内𬌗面像

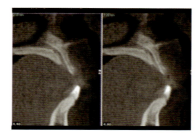
图3　术前CBCT

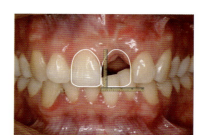
图4　DSD美学设计

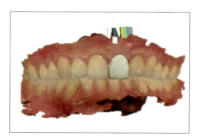
图5　数字化美学设计

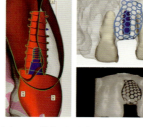
图6　以修复为导向骨增量轮廓设计、钛网设计与制作

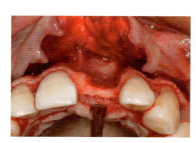
图7　牙槽嵴呈刀状

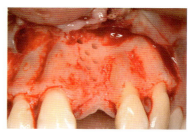
图8　制备滋养孔

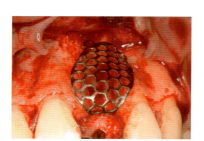
图9　试戴钛网

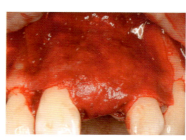
图10　覆盖胶原膜

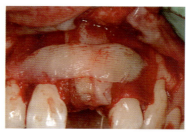
图11　覆盖CGF膜

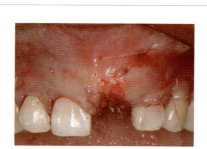
图12　无张力关闭创口

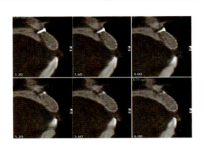

图13　骨增量术后即刻CBCT

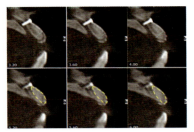

图14　骨增量术后6个月CBCT

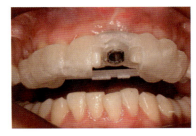

图15　种植体植入：导板

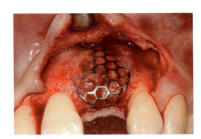

图16　取出钛网

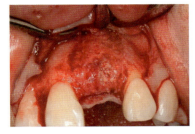

图17　钛网下方新骨弓轮廓、骨质理想

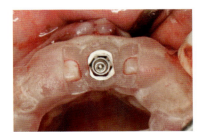

图18　植入种植体1

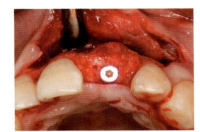

图19　植入种植体2

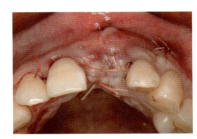

图20　关闭创口，缝合

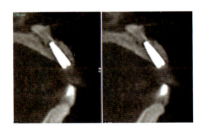

图21　种植体植入术后即刻CBCT

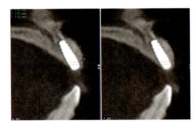

图22　种植体植入术后6个月CBCT

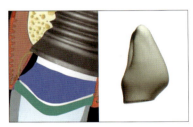

图23　穿龈愈合处修复体形态的分区美学设计及3D切削临时冠

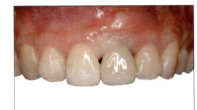

图24　临时冠戴牙即刻

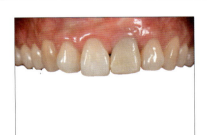

图25　临时修复后2个月

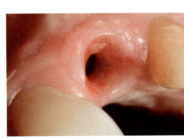

图26　临时修复后2个月穿龈袖口1

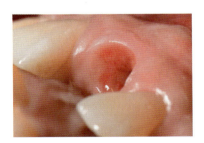

图27　临时修复后2个月穿龈袖口2

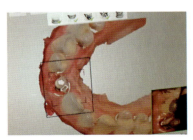

图28　口内扫描进行数字化印模制取

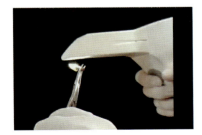

图29　口外扫描临时冠复刻穿龈袖口形态

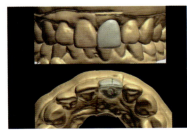

图30　最终数字化设计

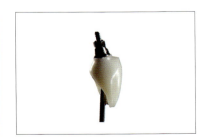

图31　3D切削最终修复体

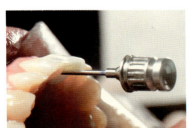

图32　ASC螺丝固位修复

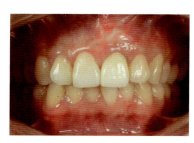

图33   最终修复后正面像

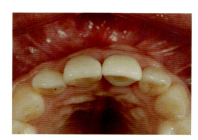

图34   最终修复后𬌗面像

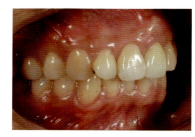

图35   最终修复后侧面像1

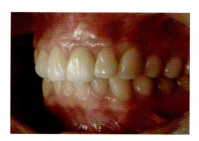

图36   最终修复后侧面像2

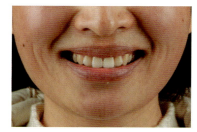

图37   最终修复后面像

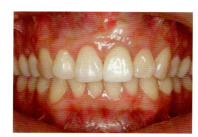

图38   术后24个月复查

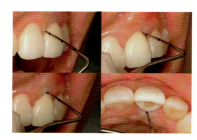

图39   术后24个月复查，种植体周组织健康

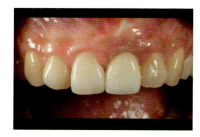

图40   术后36个月复查

三、讨论

对于一壁骨缺损，单纯GBR难以提供稳定的空间维持，而Onlay植骨也存在供区骨量不足、手术创伤大等缺陷，且增量轮廓不可控。相比之下，3D打印个性化钛网能提供足够的空间维持，并且能够根据术前美学修复涉及的种植体位置，规划理想骨弓轮廓。另外，相关研究表明，个性化钛网辅助骨增量能取得可观的轮廓精度。

理想的穿龈轮廓对种植体周组织健康、美学修复效果至关重要。本病例采用数字化设计结合3D切削，制作了符合穿龈轮廓处修复体分区美学设计要求的临时冠，取得了良好的穿龈袖口塑形效果。通过口外扫描临时冠复刻穿龈轮廓形态，形成具有与软组织相容穿龈形态的最终修复体，有利于治疗效果的远期稳定性。

综上所述，本次数字化美学修复不仅设计常规的冠部修复体，还结合个性化钛网和3D切削，实现了理想骨弓轮廓以及穿龈轮廓的美学设计。通过"以终为始"的治疗理念，形成了以最终美学、功能修复效果为导向的治疗程序，取得了满意的美学、功能修复效果。

参考文献

[1] Su H, Gonzalez-Martin O, Weisgold A, et al. Considerations of Implant Abutment and Crown Contour: Critical Contour and Subcritical Contour[J]. International Journal of Periodontics & Restorative Dentistry, 2010, 30(4):335-343.

[2] Lee MC, Wright RF. The SAC Classification in Implant Dentistry[J]. Journal of Prosthodontics, 2010, 19(4):335-336.

[3] Gehrke P, Lobert M, Günter Dhom. Reproducibility of the pink esthetic score-rating soft tissue esthetics around single-implant restorations with regard to dental observer specialization[J]. Journal of Esthetic & Restorative Dentistry, 2010, 20(6):375-384.

[4] Wang HL, Boyapati L. "PASS" principles for predictable bone regeneration[J]. Implant Dent, 2006, 15(1): 8-17.

[5] Li L, Wang C, Li X, et al. Research on the dimensional accuracy of customized bone augmentation combined with 3Dprinting individualized titanium mesh: A retrospective case series study[J]. Clinical Implant Dentistry and Related Research, 2021, 23(1):5-18.

[6] González-Martín O, Lee E, Weisgold A, et al. Contour Management of Implant Restorations for Optimal Emergence Profiles: Guidelines for Immediate and Delayed Provisional Restorations[J]. The International journal of periodontics & restorative dentistry, 2019, 40(1):61-70.

[7] Wang J, Luo Y, Qu Y, et al. Horizontal ridge augmentation in the anterior maxilla with in situ onlay bone grafting: a retrospective cohort study[J]. Clinical Oral Investigations, 2022, 26(9):5893-5908.

ASC基台一体冠应用于上颌前牙美学修复4年临床病例系列分析

闻佳颖 毛英杰 陈锁

摘要

目的：对角度螺丝通道（Angulated Screw Channel，ASC）基台应用于上颌前牙美学修复的临床效果评价。**材料与方法**：4年收集美学区Nobel Bicare种植修复患者26例，共计30颗ASC基台修复体，并通过种植体存留率、种植体周硬组织变化、红白美学指数、龈乳头指数指标评价美学区ASC基台的临床效果。**结果**：种植体骨结合良好，存留率为100%，红白美学得到了不错的效果，患者对最终美学效果满意。**结论**：ASC基台可在一定范围内改变上部修复固位方式，避免因粘接固位中粘接剂残留导致的种植体周炎症；同时，穿龈轮廓材料主要是氧化锆材料构成，改善美学效果；另外，在我们临床4年随访中，本研究ASC基台固位修复，未出现明显的生物学、机械并发症，短期应用效果理想，远期效果有待进一步观察。

关键词：角度螺丝通道基台；美学修复；红白美学指数；龈乳头指数

一、材料与方法

1. 典型病例报告

（1）病例简介：49岁女性患者。主诉：上颌前牙外伤冠折1天。口内检查：11冠折，露髓，牙冠松动Ⅲ度，叩（+），腭侧断面至龈下4mm，薄龈生物型，前牙区覆𬌗、覆盖正常，全口口腔卫生一般，少量色素沉着（图1，图2）。口外检查：患者面部对称，开口度、开口型无殊。CBCT示：11舌侧折断至牙槽嵴顶下1mm，Ⅲ类骨，唇侧骨板菲薄，厚度<1mm（图3）。

（2）诊断：11冠折。

（3）治疗计划：①11行根盾术，微创拔除舌侧根片，行即刻种植。②利用临时修复体进行软组织诱导成形。③ASC基台一体冠行永久修复。

（4）治疗过程：①术前谈话，告知患者种植手术过程、效果、风险、术后注意事项等，患者知情同意后签署知情同意书。②手术过程：常规消毒铺巾，阿替卡因肾上腺素局部麻醉下后，将11冠折部分拔除，采用高速涡轮机配合粗颗粒金刚砂车针将11残留的牙冠截至齐平牙龈水平，沿根管方向将牙根分为唇、腭侧两部分，将腭侧牙根挺松并小心拔除（图4）。修整唇侧根膜形态，将其高度磨至牙槽骨水平，保证其厚度不少于1.5mm。沿牙根长轴方向偏腭侧逐步预备种植窝，最终植入Nobel CC 3.5mm×11.5mm骨水平种植体（图5），确保植入扭矩>35N·cm，种植体顶部旋上愈合帽。测量种植体与根膜之间的间隙，间隙>1mm，将Bio-Oss细颗粒骨粉（图6）严密充填于种植体与唇侧根膜间跳跃间隙中及唇侧，覆盖Bio-Gide生物膜（图7），缝合创口。术后拍摄X线片和CBCT示：术区唇侧骨量充足，种植体三维位置佳（图8，图9）。术后常规应用抗生素5~7天，并进食软质非刺激食物。③利用牙片和流体树脂粘接固定于邻牙。④术后2周拆线，创口愈合良好。⑤术后6个月复查，牙龈健康，制作并试戴临时冠（图10），软组织恢复情况调改临时修复体的穿龈形态并进行高度抛光，创造出软组织生长空间，直至诱导牙龈形成类似的天然牙的穿龈袖口形态。⑥术后9个月复查，11唇侧软组织丰满度理想，11牙龈健康，患者对前牙区临时修复体外观形态弧度满意后，数字化取模（图11），设计制作ASC基台一体冠（图12，图13），11戴入氧化锆全瓷一体冠（图14）。⑦1年后复查（图15），修复体周围牙龈健康，龈缘形态满意，咬合关系稳定协调。

2. 系列病例研究（图16~图29）

（1）病例纳入。系列病例纳入标准：①年龄>18岁。②位于前牙美学区。③无严重系统性疾病，无双膦酸盐药物使用史，无严重吸烟史。④经过软组织诱导成形，临时修复体穿出点位于修复体切端或者稍偏唇侧。

（2）治疗过程。分阶段治疗：①全身及局部分析因素控制，包括全口牙周基础治疗、不良修复体拆除、全身疾病的控制、戒烟等。②局部麻醉下行种植体植入，邻近位点制取自体骨屑，覆盖在暴露的种植体表面，其余缺损区填入Bio-Oss骨粉，并覆盖，Bio-Gide骨膜，缝合。③种植体植入术后3个月左右，临时冠渐进式调整行软组织诱导成形。④经过临时修复体一段时间的引导后，穿龈轮廓良好、软组织健康，可以进入修复程序，取模制作ASC基台一体冠。

作者单位：浙江大学医学院附属口腔医院

通讯作者：毛英杰；Email: myj0571@163.com

二、结果

1. 典型病例结果

种植术后2周，11创口愈合良好，修复1年后复查（图15），龈缘形态稳定维持，咬合关系稳定，红白美学指数为满分10分，龈乳头指数为满分3分，影像学检查结果显示种植体周骨稳定。

2. 系列病例研究结果

（1）种植体存留率。在26例病例中，共计30颗种植体，种植体于6个月后行二期手术时均达到了良好的骨结合。修复后1年复查，种植体行使功能良好，无种植体或修复体脱落，种植体存留率为100%。

（2）种植前后周围骨组织变化。测量种植修复前以及修复后1年，种植体唇侧垂直向骨高度、种植体肩台水平向骨厚度、距离种植体肩台1mm水平向骨厚度变化，结果如图30所示。

（3）红色美学指数（PES）、白色美学指数（WES）、龈乳头指数（PIS）。经过软组织诱导成形后，在美学区获得了理想的穿龈形态及协调的龈缘曲线，利用PES、WES、PIS分别对软组织、永久修复体和龈乳头进行统计分析，结果见表1。

表1　PES、WES、PIS统计表

	PES（0～10）	WES（0～10）	PIS（0～4）
最高分	10	10	3
最低分	9	9	2
平均分	9.7	9.9	2.7

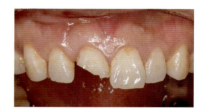

图1　术前口内唇侧像

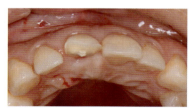

图2　术前口内腭侧像

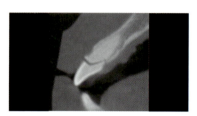

图3　术前CBCT影像学检查

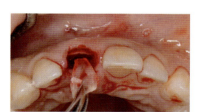

图4　根盾术：微创拔除11舌侧根片，保留唇侧根片

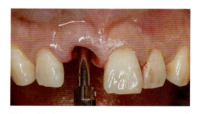

图5　植入Nobel CC 3.5mm×11.5mm种植体

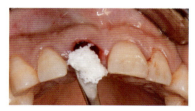

图6　11唇侧骨缺损处植入Bio-Oss细颗粒骨粉

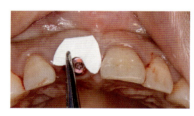

图7　覆盖较小的Bio-Gide骨膜

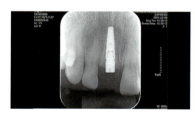

图8　术后X线片

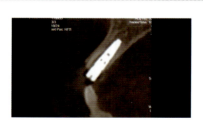

图9　术后CBCT

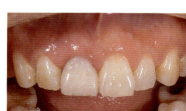

图10　临时冠行软组织诱导成形

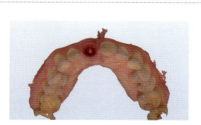

图11　数字化取模

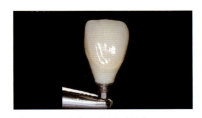

图12　ASC基台一体冠唇侧像

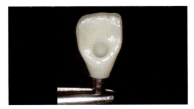

图13　ASC基台一体冠腭侧像

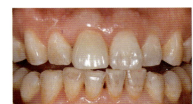

图14　试戴最终修复体

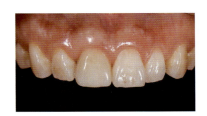

图15　1年后复查，修复体周围牙龈健康，龈缘形态满意，咬合关系稳定协调

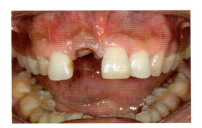

图16　系列病例1：术前口内像

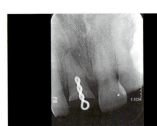

图17　系列病例1：术前X线片

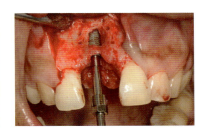

图18　系列病例1：植入Nobel CC 3.5mm×11.5mm种植体

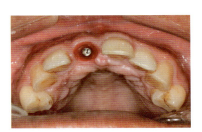

图19　系列病例1：11穿龈轮廓理想

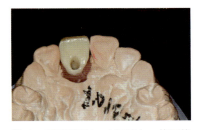

图20　系列病例1：ASC基台一体冠修复体展示

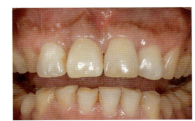

图21　系列病例1：试戴最终修复体

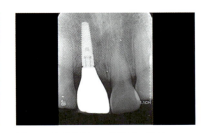

图22　系列病例1：戴牙后X线片

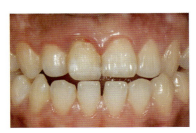

图23　系列病例2：术前口内像

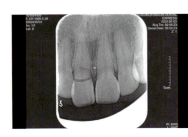

图24　系列病例2：术前X线片

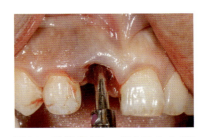

图25　系列病例2：植入Nobel CC 3.5mm×13mm种植体

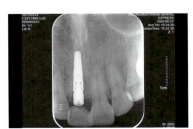

图26　系列病例2：术后X线片

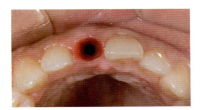

图27　系列病例2：11穿龈轮廓理想

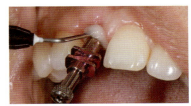

图28　系列病例2：个性化取模

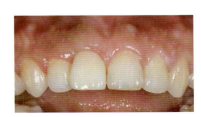

图29　系列病例2：试戴最终修复体

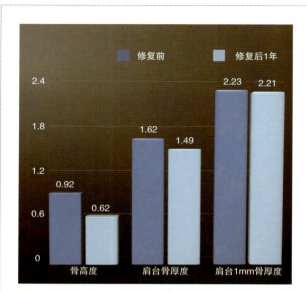

图30　修复1年后牙槽骨高度、肩台骨厚度、距肩台1mm骨厚度变化图

三、讨论

1. 螺丝固位和粘接固位对比

种植义齿修复的固位方式主要是：粘接固位和螺丝固位，这两种方式各有优缺点。粘接固位尽管美观性高，但基台边缘粘接剂去除不彻底，可能造成种植体周软硬组织的炎症。螺丝固位的优势在于便于拆卸，方便后期的维护，但是机械并发症相对多，同时螺丝固位对种植体三维植入的位置要求更加严格。而ASC基台可在一定范围内使穿出位点偏腭侧，保证了美观，同时螺丝固位，无粘接风险，方便维护，为我们医生提供了更多的种植方案的选择。

2. 角度基台是否会影响种植体并发症的发生率

Greer研究表明，60例患者植入84颗种植体，其中3例患者（4%）出现螺丝松动、修复体破损及种植失败，而这同样与ASC基台本身无关，与常规固位修复方案并发症相比没有区别。

四、总结

ASC基台可在一定范围内改变上部修复固位方式，避免因粘接固位中粘接剂残留导致的种植体周炎症；同时，穿龈轮廓材料主要是氧化锆材料构成，改善美学效果。另外，在我们临床4年随访中，本研究ASC基台固位修复，未出现明显的生物学、机械并发症，短期应用效果理想，远期效果有待进一步观察。

参考文献

[1] Belser UC, Grütter L, Vailati F, et al. Outcome evaluation of early placed maxillary anterior single-tooth implants using objective esthetic criteria: a cross-sectional, retrospective study in 45 patients with a 2- to 4-year follow-up using pink and white esthetic scores[J]. J Periodontol, 2009, 80(1):140-151.

[2] Jemt T. Regeneration of gingival papillae after single-implant treatment[J]. Int J Periodontics Restorative Dent, 1997, 17 (4):326-333.

[3] Linkevicius T, Puisys A, Vindasiute E, et al.Does residual cement around implant-supported restorations cause peri-implant disease? A retrospectivecase analysis[J].Clin Oral Implants Research, 2013, 24(11):1179-1184.

[4] Anna C Greer, Philippa J Hoyle, Joseph W Vere, et al. Mechanical complications associated with angled screw channel restorations contemporary[J]. Int J Prosthodont, 2017, 30(3):258-259.

[5] 宿玉成译. 国际口腔种植学会（ITI）口腔种植临床指南第一卷：美学区种植治疗[M]. 北京: 人民军医出版社, 2008.

个性化美学定制前牙种植修复1例报告

徐海洋　徐世同

摘要

目的：探索上颌前牙缺失伴有严重骨缺损种植修复时，实现患者个性化红白美学要求的方法和流程。**材料与方法：**1例因重度牙周炎拔除上颌11、21的患者，牙槽骨有严重的水平向和垂直向骨缺损，骨弓轮廓失常，同时伴22先天缺失，23近中移位，12过小牙畸形，缺牙间隙不正常。于石膏模型上制作12-23的美学蜡型，通过Mock-up方式在口腔试戴临时冠，经过反复修改，达到患者美学要求，完成修复美学定制。然后，在3Shape种植导板软件上，以11、21修复体为导向，设计11、21种植体理想空间位置；发现牙槽骨水平向垂直向都存在严重骨量不足，种植体无法获得初始稳定性，必须先骨增量、恢复骨弓轮廓，再行种植体植入到理想位置。种植术后4个月，二期手术同时行软组织塑形，塑形完成后完成12、11、21、23修复，结合患者定制的美学修复蜡型高度一致。**结果：**本病例实现了"以终为始"，所见即所得，同时由于骨弓轮廓恢复，红色美学效果也令人满意。

结论：前牙缺失伴有严重骨缺损的病例，首先为患者个性定制美学蜡型，再以此为导向，通过3D打印钛网骨增量恢复理想骨弓轮廓，通过数字化外科导板将种植体精准植入到理想位置，可以完美实现美学修复效果。

关键词：个性化美学定制；3D打印个性化钛网；骨弓轮廓定制；前牙美学种植

重度牙周炎导致的前牙缺失给临床的美学修复，特别是种植美学修复，带来了很多挑战，从骨的大量缺损到软组织塌陷，从一定的美学标准到每个人对美不同的理解，都让最终的种植修复及患者满意程度充满了不确定性。本文将探索如何实现患者的美学效果，并"以终为始"地完成前牙种植及修复的个性化美学定制。

一、材料与方法

1. 病例简介

29岁女性患者。主诉：要求种植修复上颌前牙。现病史：患者1个月前因重度牙周炎拔除上颌前牙，佩戴压膜义齿恢复美观，为进一步恢复前牙区功能及美观，前来就诊。既往史：既往体检，无系统性疾病及药物过敏史，无吸烟、饮酒等嗜好。口内检查：上颌前牙散在间隙、12、23近中移位，11、21、22缺失；12过小牙，松动 I 度；23无明显松动，叩（－）。11、21、22龈缘高于12、23。41、31、32伸长。口外检查：患者面部对称，中位笑线，方面型，微笑时轻度上唇偏斜，唇部不对称。曲面断层片示：11、21拔牙位点水平向、垂直向骨缺损。

2. 诊断

牙列缺损；慢性牙周炎；牙齿散在间隙；12过小牙、23近中移位；41、31、32伸长。

3. 治疗计划

经过与患者沟通，患者拒绝正畸关闭前牙间隙纠正移位牙齿、压低下

颌前牙，希望采取修复手段改善功能及美观，下颌前牙调𬌗。行种植修复缺失牙齿。治疗设计如下：

（1）术前美学设计：术前取模，制作美学蜡型，通过Mock-up进行口内试戴，因患者12先天缺失、12过小牙、慢性牙周炎导致牙齿移位等原因，缺牙间隙大小不对称。在口外石膏模型上制作的恢复缺牙间隙11、21、22，3颗牙齿的方案在戴入患者口内后，11、21中线无法与鼻唇中线重合，牙齿中线偏斜。患者对第一副美学蜡型效果不满，表示能够接受11、21稍大，不关闭23远中间隙。制作第二副蜡型，于缺牙间隙制备11、21上颌前牙，12、23贴面改形，患者再次口内试戴后表示满意。

（2）通过对个性化蜡型的仓扫将医生和患者共同确认好的美学目标转换成stl格式的文件，导入种植模拟软件，结合CBCT的DICOM文件，进行种植体三维位置的确定。发现以修复为导向的种植设计之后种植体的垂直向和水平向存在大量的骨缺损。

（3）通过对骨缺损区域的测量和设计，制订个性化的骨弓轮廓恢复方案，使用3D打印技术制作个性化的3D打印钛网。

（4）使用3D打印钛网进行骨增量手术。

（5）骨增量术后9个月，进行种植位点设计，将蜡型的仓扫数据结合植骨术后的CBCT，制作数字化导板。

（6）使用导板行种植手术，术后4个月行二期手术，根据术前设计行12、11、21、23的临时修复。

（7）临时修复后1个月，龈缘位置基本稳定，进行贴面的最终预备及个性化种植印模。使用原厂钛Base及氧化锆基台制作种植最终修复体、邻牙制作铸瓷贴面。

作者单位：广州德伦口腔

通讯作者：徐海洋；Email: xusea777@163.com

（8）最终修复体戴入。

4. 治疗过程（图1~图47）

（1）第一阶段治疗：使用3D打印的个性化钛网配合38拔牙区自体骨、1g Bio-Oss骨粉、术前抽取的CGF混合制作的黏性骨饼（Sticky Bone）在钛钉固定进行骨弓轮廓的恢复，表面覆盖Bio-Gide胶原膜2张（25mm×25mm，13mm×25mm）膜钉固定，减张并进行唇系带修整，无张力缝合。完成骨弓轮廓的定制。

（2）第二阶段治疗：11、21一期种植手术（第一阶段治疗后9个月）。术前抽血制作CGF，导板引导下于11、21位点植入2颗ITI BLT3.3mm×12mm种植体。

（3）第三阶段治疗：11、21二期手术及种植牙、天然牙临时修复体

（第二阶段治疗后4个月）。

（4）第四阶段治疗：最终修复（临时修复1个月后）。①12、23口内Mock-up进行12、23贴面预备。②11、21个性化种植印模。③修复设计：根据美学蜡型完成11、21 Variobase+氧化锆基台，联冠粘接固位修复；12、23参照基牙颜色、不同修复体材料颜色统一化设计。④最终修复体试戴。

二、结果

本病例实现了"以终为始"，所见即所得，同时由于骨弓轮廓恢复，红色美学效果也令人满意。

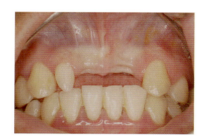

图1　拔牙后1个月正面像

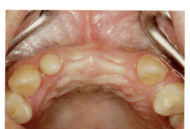

图2　拔牙后1个月殆面像

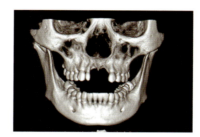

图3　拔牙1个月后CBCT三维重建

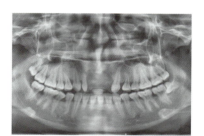

图4　拔牙后1个月曲面断层片

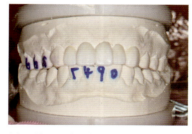

图5　按照牙齿比例制作的一副蜡型

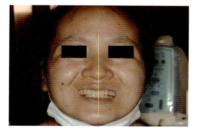

图6　第一副蜡型口内Mock-up

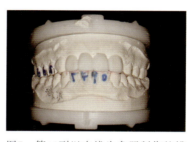

图7　第二副以中线为参照制作的蜡型，缺牙区恢复11、21、12、23贴面修复

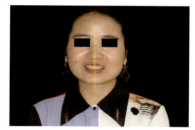

图8　第二副美学蜡型口内Mock-up

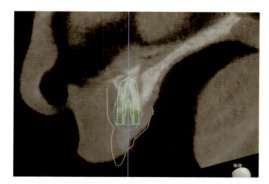

图9　以修复为导向放置11种植体，发现垂直向水平向存在大量骨缺损，以种植体位置及患者骨弓轮廓，制订出3D打印钛网范围及形状

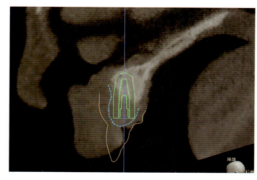

图10　以修复为导向放置21种植体，发现垂直向水平向存在大量骨缺损，以种植体位置及患者骨弓轮廓，制订出3D打印钛网范围及形状

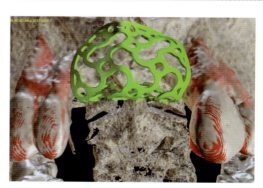

图11　3D打印钛网制作

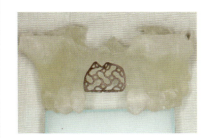

图12　在3D打印模型上确认3D打印钛网

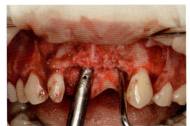

图13　植骨手术，植骨区正面像

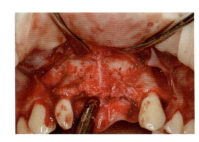

图14　植骨手术，植骨区𬌗面像

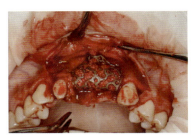

图15　骨缺损区3D打印钛网植骨

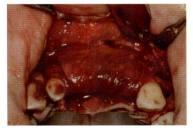

图16　钛网表面覆盖Bio-Gide胶原膜

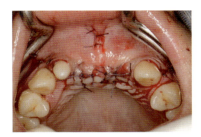

图17　无张力缝合，唇系带修整

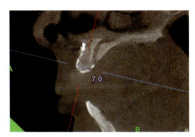

图18　11钛网植骨术后即刻CBCT

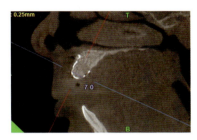

图19　21钛网植骨术后即刻CBCT

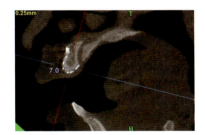

图20　11钛网植骨术后8个月CBCT

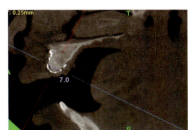

图21　21钛网植骨术后8个月CBCT

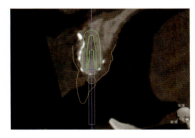

图22　使用仓扫蜡型数据与植骨术后8个月CBCT在3Shape种植软件中进行11种植设计，种植体周已经有足够骨量，无须二次植骨

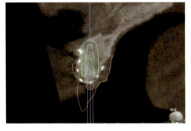

图23　使用仓扫蜡型数据与植骨术后8个月CBCT在3Shape种植软件中进行21种植设计，种植体周已经有足够骨量，无须二次植骨

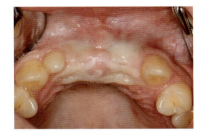

图24　钛网植骨术后9个月，牙龈良好，无钛网暴露，牙龈丰满度较之前改善

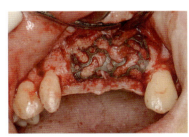

图25　植骨术后9个月切开翻瓣，可以看到部分假膜位于钛网表面及下方

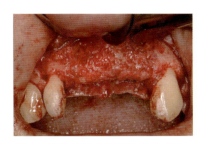

图26　拆除钛网去除假膜后正面像：植骨区，可以看到垂直向已经获得满意的GBR效果

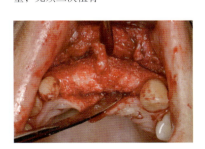

图27　拆除钛网去除假膜后𬌗面像：植骨区，可以看到垂直向和水平向经获得满意的GBR效果

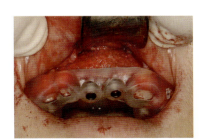

图28　使用3D打印种植导板实现种植体的精准植入

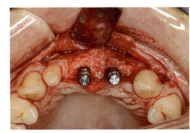

图29　植入2颗ITI BLT 3.3mm×12mm钛锆亲水种植体植入理想位点，唇侧有足够骨量

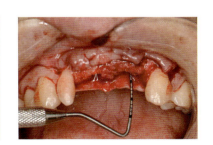

图30　种植体顶端位于邻牙釉牙骨质界下3mm，提示未来会有较为理想的美学效果

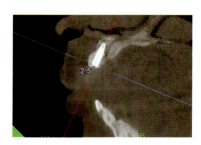

图31　11种植术后即刻

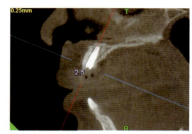

图32　21种植术后即刻

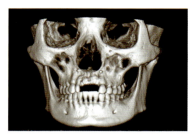

图33　种植术后4个月CBCT

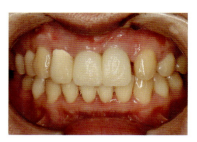

图34　二期术后行牙龈诱导

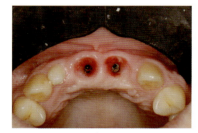

图35　牙龈诱导术后1个月

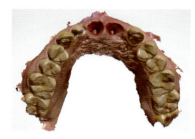

图36　数字化印模，配合ITI Ti-Base制作氧化锆基台及上部修复体

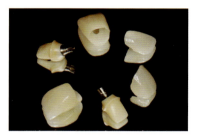

图37　制作完成氧化锆基台、铸瓷牙冠、铸瓷贴面

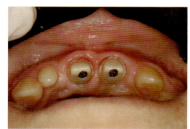

图38　口内试戴氧化锆基台

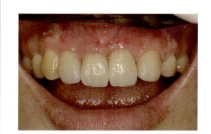

图39　最终修复戴入完成口内像

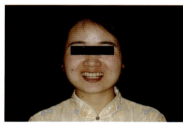

图40　最终修复体戴入完成，面像

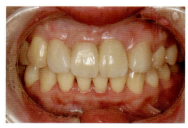

图41　戴牙1个月后

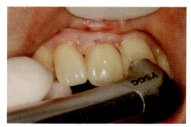

图42　水激光切龈

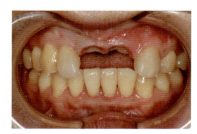

图43　切龈术后

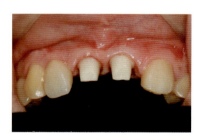

图44　切龈术后1个月氧化锆基台戴入

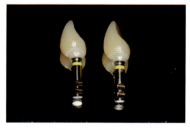

图45　口外粘接氧化锆基台及玻璃陶瓷修复冠

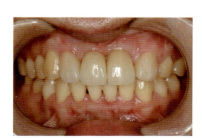

图46　最终修复冠戴入

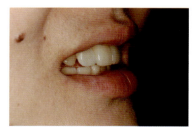

图47　侧面像

三、讨论

在临床工作中，美学区存在大量骨缺损的情况下特别是美学区骨组织缺损分级（Hammerle，2014）4级及5级的骨增量手术充满了不可预测性。而植骨效果的不确定带来的是种植位点往往无法位于最佳位置，给最终的美学种植带来遗憾，很多时候还需要二次植骨，这既增加了患者在治疗过程中的痛苦与经济负担，还无法收获满意的美学修复效果。

在本病例中我们通过个性化美学定制种植修复的流程在术前与患者确定最终满意的修复效果，使用"以终为始"的治疗理念确定种植体的三维位置，使用3D打印个性化钛网依据患者自身的骨弓轮廓形态实现了个性化骨弓轮廓的定制。在骨增量完成后种植体的三维位置周围获得了充足的骨量，无须二次植骨也未进行软组织增量手术，在软硬组织方面获得了长期的稳定。按照个性化美学定制种植修复流程，课题组完成了一系列复合型骨缺损的前牙美学病例，并获得了良好的效果。

四、结论

前牙缺失伴有严重骨缺损的病例，首先为患者个性定制美学蜡型，再以此为导向，通过3D打印钛网骨增量恢复理想骨弓轮廓，通过数字化外科导板将种植体精准植入到理想位置，可以完美实现美学修复效果。

参考文献

[1] 宿玉成译. 口腔种植学[M]. 2版. 北京: 人民卫生出版社, 2014.
[2] 宿玉成译. 牙种植学的引导骨再生——20年的进展[M]. 北京: 人民军医出版社, 2011.
[3] 宿玉成译. 国际口腔种植学会（ITI）口腔种植临床指南第七卷: 口腔种植的牙槽嵴骨增量程序: 分阶段方案[M]. 沈阳: 辽宁科学技术出版社, 2016.
[4] 曹聪, 周楠, 张凯, 等. 上颌侧切牙先天缺失正畸种植联合治疗的考量[J]. 口腔疾病防治, 2020, 28(4):241-245.
[5] Ciocca L, Fantini M, Crescenzio FD, et al. Direct metal laser sintering (DMLS) of a customized titanium mesh for prosthetically guided bone regeneration of atrophic maxillary arches[J]. Medical & Biological Engineering, 2011, 49(11):1347-1352.
[6] Ciocca L, Ragazzini S, Fantini M, et al. Work flow for the prosthetic rehabilitation of atrophic patients with a minimal-intervention CAD/CAM approach[J]. Journal of Prosthetic Dentistry, 2015, 114(1):22-26.

美学区软硬组织缺损连续缺牙的种植修复

董豫　王丽萍

摘要

目的：探讨隧道瓣行结缔组织移植（CTG）对于相邻种植龈乳头充盈及唇侧龈缘水平及丰满度改善的效果。**材料与方法**：因外伤致11、21全脱位，唇侧骨板缺损，唇侧牙龈缺失的患者可以通过局部麻醉下清创后让牙龈自行愈合。待3个月后牙龈色形质恢复健康，行GBR同期种植体植入，膜钉固定可吸收胶原膜保证膜的稳定性，更好地维持空间。减张缝合保证创口无张力关闭，2周后术区获得一期愈合。6个月进行二期手术，通过腭侧翻半厚瓣，将下方结缔组织内卷，增加21唇侧丰满度，使其与11丰满度一致。2周后戴入临时修复体并对牙龈进行塑形。经过4周2次塑形之后，11、21之间"黑三角"减小，但仍然存在，且11唇侧龈缘位于21唇侧龈缘根方。遂获取8mm×16mm大小CTG瓣，将其切成Y形，通过缝线将其牵引至提前制备的11-21唇侧隧道瓣内，改善11唇侧龈缘水平，增加11、21唇侧丰满度，并关闭11、21之间"黑三角"，通过11、21之间临时冠进行悬吊缝合提升龈乳头高度。4周后拆除缝线，并调整临时义齿。CTG瓣移植后6周，通过个性化印模进行最终修复。采用ASC全瓷修复体实现舌侧螺丝固位。**结果**：手术过程顺利，患者软硬组织稳定，种植义齿唇侧龈缘及丰满度效果理想。修复1年后龈缘水平稳定，唇侧丰满度理想，龈乳头高度理想。**讨论**：通过隧道瓣行结缔组织移植，达到了一举多得的目的，既改善了11唇侧龈缘水平及丰满度，也改善了11、21之间龈乳头的高度，恢复了红色美学。通过ASC基台将切端开孔的种植修复体螺丝通道调整至舌侧，既保证了白色美学，又避免了粘接剂残留引起种植体周炎的风险。**结论**：通过膜钉固定胶原膜、隧道瓣行结缔组织移植改善种植义齿唇侧丰满度、龈缘高度及龈乳头高度，最终修复体采用ASC基台螺丝固位可以获得理想的美学效果。

关键词：美学区；软硬组织；种植修复；隧道瓣；结缔组织移植

随着种植学科的发展，种植医生已不再局限于仅满足硬组织条件的种植治疗，对于软组织的管理也越来越重视。软硬组织增量的已成为美学区种植术必备、常用的治疗方式，对于恢复红白美学也有积极的促进作用。本病例报道的是一名因外伤致双侧上颌门牙缺失的患者，通过软硬组织的重建，恢复了理想的美学效果。

一、材料与方法

1. 病例简介　42岁女性患者。主诉：双侧上颌前牙缺失2周，要求种植修复。现病史：患者2周前，因外地旅游时车祸致双侧上颌前牙缺失，影响美观及饮食，现于我院就诊咨询治疗方案。口内检查：低位笑线，浅覆𬌗、覆盖，11-21缺失，唇侧牙龈缺失，表面覆盖牙碎片与骨碎片，12、22无缺损，叩（－），松（－）。CBCT示：11、21牙槽嵴顶菲薄，唇侧骨板缺损，基骨宽度6~8mm，牙槽骨高度约14mm。

2. 诊断　上颌牙列缺损。

3. 治疗计划　①局部麻醉下清创，处理残留的牙碎片和骨碎片。②骨增量同期植入种植体，选择2颗Nobel Active 3.5mm×11.5mm种植体。③行CTG术改善牙龈生物型。

4. 治疗过程（图1~图43）

（1）种植体植入。必兰局部麻醉下沿牙槽嵴顶做切口，12、22远中轴角做垂直附加切口越过前庭沟，翻梯形瓣。见牙槽嵴顶菲薄，牙槽骨唇侧大量缺损。骨创获取少量唇侧自体骨屑。常规逐级定点备洞，见先锋钻唇侧已大量暴露于牙槽骨外。11、21分别植入Nobel Active 3.5mm×11.5mm种植体，种植体唇侧暴露4~6mm螺纹，初始稳定性约20N·cm，接覆盖螺丝。球钻通过预备滋养孔去皮质化，通过缝线将Bio-Gide膜固定于腭侧黏膜，唇侧充分植入自体骨屑与Bio-Oss骨粉的混合物。胶原膜复位至唇侧紧密包裹骨移植材料，膜钉固定胶原膜。15号刀片行骨膜减张切口，5-0尼龙线严密缝合创口。

（2）2周后，拆除附加切口缝线，4周后拆除褥式缝合及间断缝合缝线。

（3）5个月后，复诊：术区创口愈合良好，未见红肿溢脓，唇侧牙龈较薄，见2颗膜钉金属透色影。

（4）6个月后二期手术。6个月后CBCT示：牙槽骨愈合良好，唇侧牙槽骨宽度＞2mm。为避免损伤龈乳头，减少龈乳头退缩，行腭侧梯形切口。21唇侧丰满度低于11唇侧，21行腭侧半厚瓣切口，将下方结缔组织卷入唇侧增加丰满度，缝线固定结缔组织。行种植常规印模，接入愈合基台，缝合。

（5）临时义齿塑形。二期术后2周戴入临时修复体，2周后再次调改时修复体。临时修复体后4周，仍然存在"黑三角"及唇侧丰满度不足等情

作者单位：广州医科大学附属口腔医院

通讯作者：董豫；Email: dyuandy@163.com

况。遂于患者沟通后进行CTG术改善红色美学。因考虑龈乳头重建，需要足够的血供，细长的龈乳头不利于提供充足的血供。遂再次打开11-21之间邻间隙，留出"黑三角"，让牙龈愈合1个月恢复足够血供。

（6）隧道瓣移植结缔组织重建龈乳头：1个月后拆除11、21临时修复体，使用15c刀片、隧道刀于11-21唇侧牙龈，牙间乳头唇腭侧处做半厚瓣隧道，牙龈剥离越过前庭沟。于13-16腭侧获取厚度约1.5mm，大小约8mm×16mm的结缔组织。将其修整为Y形。通过缝线固定结缔组织的3个端点，将其拉入龈乳头及唇侧隧道内。戴入临时修复体，流动树脂固定11-21之间邻接，尼龙线悬吊缝合牵拉龈乳头。

（7）临时义齿塑形：结缔组织移植术后4周拆除缝线，调整临时修复体关闭龈乳头。2周后龈乳头充盈良好，"黑三角"完全关闭。

（8）个性化印模：通过临时修复体制作个性化转移杆，制取个性化印模。

（9）最终修复：最终义齿采用ASC基台一体冠，将切端穿出的螺丝通道调整至舌侧螺丝通道，同时避免粘接剂的残留。

（10）复查：修复1年后复诊，患者未诉不适，11、12龈缘稳定，龈乳头充盈稍退缩，未见牙龈红肿。患者对形态及功能满意。

二、结果

本病例为外伤后软硬组织缺损的患者，就诊时缺牙位点仍残留大量牙碎片与骨碎片。通过清创，后期GBR、种植及CTG术，改善唇侧软硬组织缺损及塌陷的情况。手术过程顺利，患者红白美学理想，种植义齿唇侧龈缘及丰满度效果理想。修复1年后龈缘水平稳定，唇侧丰满度理想，龈乳头高度理想。

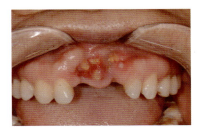
图1　初诊口内唇侧像

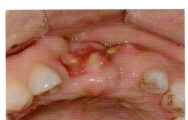
图2　初诊口内殆面像

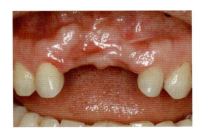
图3　术前口内唇侧像

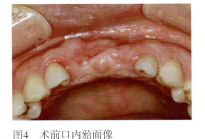
图4　术前口内殆面像

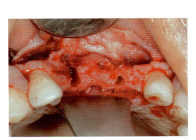
图5　先锋钻定点

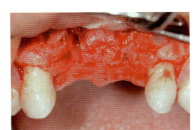
图6　11-21牙槽间隔缺失

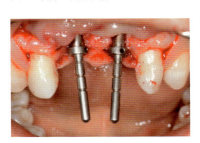
图7　钻针指示轴向

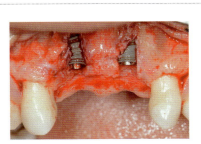
图8　种植体暴露较多螺纹

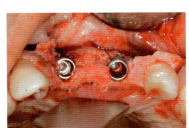
图9　种植体轴向

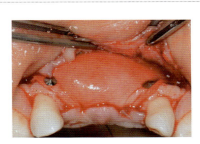
图10　膜钉固定胶原膜

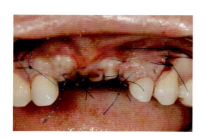

图11　缝合后唇侧像

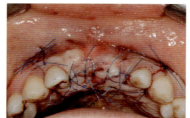

图12　缝合后粘面像

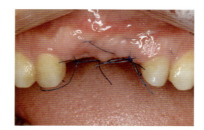

图13　术后1个月拆线唇侧像

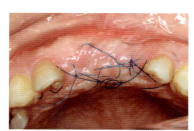

图14　术后1个月拆线粘面像

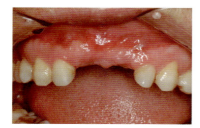

图15　二期术前唇侧像

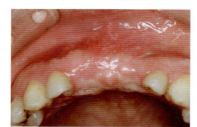

图16　二期术前粘面像

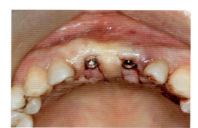

图17　腭侧保留龈乳头切口

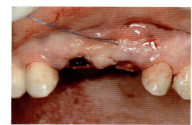

图18　21腭侧结缔组织卷瓣至唇侧缝合

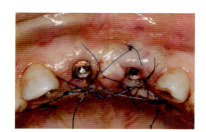

图19　二期缝合

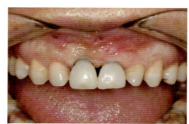

图20　第一次戴入临时修复体

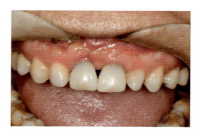

图21　戴入临时修复体2周后唇面像

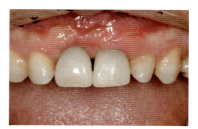

图22　4周后临时修复体唇面像

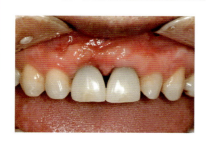

图23　4周后打开牙间隙

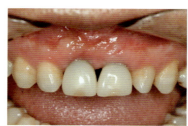

图24　1个月后龈乳头变宽变平

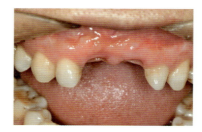

图25　拆除临时修复体后唇面像

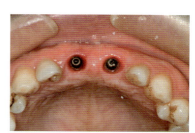

图26　拆除临时修复体后粘面像

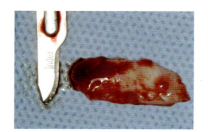

图27　获取8mm×16mm CTG瓣

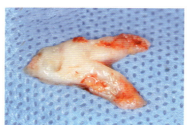

图28　CTG瓣修成Y形

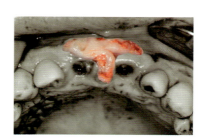

图29　CTG瓣放至唇侧调整位置

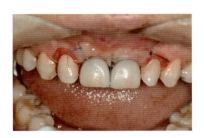

图30　悬吊缝合后唇面像

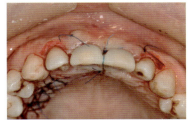

图31　悬吊缝合后殆面像

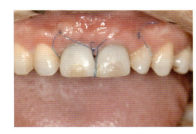

图32　CTG术术后4周唇面像

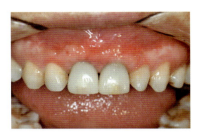

图33　CTG术术后4周调整临时修复体

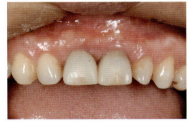

图34　调整临时修复体后2周唇侧龈缘
曲线一致

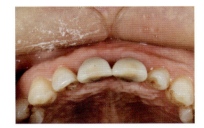

图35　唇侧丰满度移植

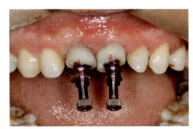

图36　个性化转移杆就位

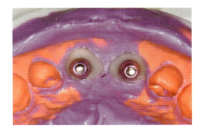

图37　个性化印模

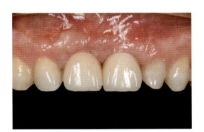

图38　最终修复后唇面像

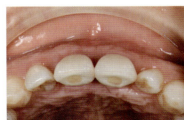

图39　最终修复后殆面像

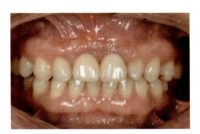

图40　最终修复后咬合像

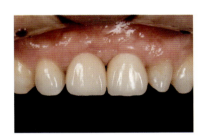

图41　修复后1年唇侧像

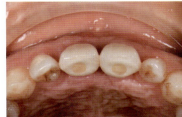

图42　修复后1年殆面像

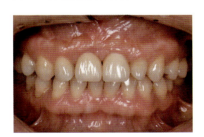

图43　修复后1年咬合像

三、讨论

本病例中患者初诊时外伤仅2周，因创口仍然残留大量的牙碎片和骨碎片，影响牙龈愈合。医生对诊疗方案的制订至关重要，包括创口的处理、种植的方式、种植的时机、骨增量术式的选择。术者在初诊时仅采取清创的方式，并未通过牙龈移植改善覆盖创面，而是让牙龈经过3个月的时间自然愈合，使牙龈与周围颜色质地趋于一致。但是，牙龈原来的点彩则无法恢复，这是本病例中较为遗憾的。

骨增量术式采用常规GBR，通过自体骨与异种骨的混合，增加其成骨性。通过膜钉固定胶原膜，可以将术区更好地包裹起来，降低唇肌及食物等外界压力对于术区的影响，使其有更好的成骨空间。临时修复体对牙龈塑形过程中，通过隧道瓣行结缔组织移植，通过悬吊缝合固定并提拉龈乳头处的结缔组织移植物，改善红色美学，达到了一举多得的目的，不仅改善了11唇侧龈缘水平，使11、21唇侧龈缘水平移植，同时11、21唇侧丰满度增加，也改善了11-21之间龈乳头的高度，恢复了红色美学。通过ASC基台将切端开孔的种植修复体螺丝通道调整至舌侧，既保证了白色美学，又避免了粘接剂残留引起种植体周炎的风险。

四、结论

通过膜钉固定胶原膜、隧道瓣行结缔组织移植改善种植义齿唇侧丰满度、龈缘高度及龈乳头高度，最终修复体采用ASC基台螺丝固位可以获得理想的美学效果。

参考文献

[1] Zucchelli G, Tavelli L, McGuire MK, et al. Autogenous soft tissue grafting for periodontal and peri-implant plastic surgical reconstruction[J]. J Periodontol, 2020, 91(1):9-16.

[2] de Resende DRB, Greghi SLA, Siqueira AF, et al. Acellular dermal matrix allograft versus free gingival graft: a histological evaluation and split-mouth randomized clinical trial[J]. Clin Oral Investig, 2019, 23(2):539-550.

[3] Thoma DS, Mühlemann S, Jung RE. Critical soft-tissue dimensions with dental implants and treatment concepts[J]. Periodontol 2000, 2014, 66(1):106-118.

导航和导板联合应用于美学区连续缺牙的种植修复

王天琪　蔡新杰

摘要

目的：主要探讨导航和导板在美学区连续缺牙种植修复病例中的应用，为临床诊疗提供一定参考。**材料与方法：**患者连续多颗上颌前牙缺失，考虑种植修复，术前参考原可摘义齿，拟合CBCT和口内扫描数据进行数字化设计并打印根尖手术及种植导板；术中在牙体牙髓科的配合下，采用动态导航和静态导板联合应用的方法实施12显微根尖手术及11-23缺牙区种植一期手术，手术同期制备Sticky Bone和CGF膜进行水平向骨增量；一期术后5个月行二期手术，同期制取数字化印模，完成种植临时桥修复，同时应用电子面弓进行前伸、侧方等运动参数验证；临时桥戴用2.5个月建立上下颌前牙咬合轻接触；戴用3.5个月调整临时桥与天然牙接触区位置；戴用4个月龈乳头充满"黑三角"，牙龈位置稳定，此时因12、24牙龈退缩，建议后期更换12、24全瓷冠；数字化口内扫描行11-23种植桥修复，因22基台在模型和口内就位时存在偏差导致种植桥无法被动就位，遂制取基台水平印模，返厂重新制作11-23种植桥；返工后试戴基台及种植桥，拆除12、24全瓷冠后重新牙体预备，制取数字化印模、试戴；修复完成后检查前伸运动、侧方运动、发音情况，电子面弓再次检查下颌运动参数；制作并佩戴保护性殆垫。**结果：**种植桥戴后3个月（12完成根尖手术后14个月）随访，X线片显示未见明显异常，患者对修复效果满意。**结论：**通过多学科合作治疗，应用数字化辅助的方法，为美学区种植治疗实现长久的美学效果提供了必要保障。

关键词：美学区；连续缺牙种植修复；显微根尖手术；导航和导板联合应用；Sticky Bone；CGF膜；电子面弓；数字化印模

一、材料与方法

1. **病例简介**　39岁女性患者。主诉：上颌前牙缺失数年，自述上颌前牙因外伤拔除20余年。现病史：数年前曾在我处行上颌可摘义齿修复，一直使用至今，自觉微笑时金属卡环暴露且义齿摘戴不便，现考虑种植义齿修复缺牙区；自述夜磨牙史。口内检查：12、24龈缘轻度红肿，BOP（＋），12龈缘顶点较13低约3mm，24龈缘轻度退缩；11-23缺失，唇侧丰满度欠佳，颌间距离较低；12、24全瓷冠，不松动，边缘较密合；12牙冠短小，基牙叩（＋），Ⅰ度松动；24基牙叩（－），不松动；16近中邻殆面银汞充填，边缘欠密合，叩（±），不松动；下颌前牙切端磨耗，殆曲线异常，33、34牙本质暴露明显；右侧方运动为组牙功能殆，左侧方运动由24、34引导；口内可见少量牙菌斑及牙结石（图1，图2）。口外检查：面部对称、比例协调、直面型、中位笑线，微笑时原可摘义齿金属卡环暴露（图3～图5）。CBCT示：11-23可用牙槽骨高度12～13mm，宽度4～5mm；12、24已根充，12根尖周暗影，24根尖周无明显异常，16冠部可见低密度影像，根管内无充填物，根尖周无明显暗影（图6）。

2. **诊断**　慢性牙龈炎；12慢性根尖周炎；16继发龋；上颌牙列缺损；24牙体缺损；牙齿磨耗。

3. **治疗计划**　全口龈上洁治；牙体牙髓科会诊12、16；正畸压低下颌前牙；种植修复缺牙区；12牙冠延长术＋重新冠修复；更换24全瓷冠；修复完成后佩戴保护性殆垫。牙体牙髓科建议12行显微根尖手术或拆冠后根管再治疗，16树脂充填修复，患者最终选择12显微根尖手术，拒绝正畸及12冠延长。经沟通，最终将联合应用导航和导板行12显微根尖手术及11-23缺牙区种植一期手术。

4. **治疗过程**

（1）种植术前准备。术前完成全口龈上洁治及16树脂充填修复。

（2）口内扫描（图7）＋拍摄CBCT。制取戴与不戴原可摘义齿的数字化印模；佩戴U型管拍摄CBCT。

（3）术前分析＋导板设计及试戴（图8，图9）。12-23位点牙槽骨存在不同程度水平吸收，11、22位点牙槽骨中上1/3较21、23位点稍宽，因患者连续多颗前牙缺失，相邻位点种植可能导致术后龈乳头难以恢复。综合考虑后拟行12显微根尖手术同期11、22位点种植及12-23水平向骨增量；参考原可摘义齿设计手术方案，打印导板后口内试戴，将方案导入导航软件。

（4）导航和导板联合应用行显微根尖手术＋种植一期手术（图10～图17）。导航术前准备；局部麻醉下行13远中垂直切口及11-23缺牙区牙槽嵴顶横切口，部分翻瓣暴露12根尖，根尖外科导板引导下使用环钻去骨截根，导航辅助根尖定位，显微镜下超声倒预备，iroot BP倒充填，拍摄术中X线片（以上由牙体牙髓科合作完成）；行系带松解并缝合，进一步翻瓣后种植导板引导下定点，先锋钻定深，导航实时监测位点、角度及深度，确认方向后逐级备洞，将2颗ITI BLT 3.3mm×12mm种植体植入11、22窝洞

作者单位：武汉大学口腔医院

通讯作者：蔡新杰；Email: xinjie.cai@whu.edu.cn

中，旋入覆盖螺丝。

（5）制备Sticky Bone及CGF膜+唇侧GBR（图18，图19）。抽取患者静脉血至红、白色离心管中，2400～2700r/min离心12分钟，红色离心管分为3层，从上至下分别为乏血小板血浆（PPP）层、CGF层、红细胞层，白色离心管分为2层，从上至下分别为自体纤维蛋白凝胶（AFG）层、红细胞层，将CGF层分离、挤压制备CGF膜，并将其萃取液及AFG液加入Bio-Oss骨粉中制备Sticky Bone。术区预备滋养孔，12根尖及12-23唇侧植入Sticky Bone，覆盖Bio-Gide膜及CGF膜，3颗膜钉固定，严密缝合。

（6）一期术后2周拆线（图20，图21）。牙槽嵴顶黏膜轻度红肿，唇侧丰满度改善。CBCT示：种植体位置良好，唇侧骨粉稳定。

（7）一期术后1个月复查。术区愈合良好，调改原可摘义齿。

（8）一期术后2.5个月复查（图22）。牙龈愈合良好。

（9）种植二期手术（图23～图26）。一期术后5个月复查，唇侧丰满度尚可。CBCT示：11、22种植位点唇侧少量骨吸收，22位点种植体唇侧颈部至根方1～2mm处骨吸收；局部麻醉下切开11-23黏骨膜瓣，22位点未见种植体螺纹暴露，制取数字化印模，旋入愈合基台，严密缝合。

（10）二期术后2周拆线。术区愈合良好。

（11）试戴种植临时桥（图27～图29）。临时桥就位良好，检查前伸、侧方运动及发音；因12、24牙龈退缩，建议更换12、24全瓷冠，应用电子面弓检查下颌运动参数。

（12）种植临时桥戴用2.5个月复查。建立上下颌前牙咬合轻接触。

（13）种植临时桥戴用3.5个月复查。调整11、23与天然牙接触区位置。

（14）种植临时桥戴用4个月复查（图30，图31）。龈乳头充满"黑三角"；口内扫描记录临时桥穿龈及咬合。

（15）试戴11-23种植桥。因22基台在模型和口内就位存在偏差，致使种植桥无法被动就位，遂制取基台水平印模，返厂重新制作。

（16）返工后试戴（图32，图33）。基台及种植桥就位良好，调𬌗后抛光、消毒、粘固。

（17）拆除12、24原全瓷冠（图34）。排龈，精修，制取数字化印模，戴临时冠。

（18）试戴12、24全瓷冠（图35～图38）。冠就位良好，边缘密合，调𬌗后抛光、消毒、粘固，检查前伸、侧方运动及发音，电子面弓再次检查下颌运动参数，嘱避免咬硬物。

（19）制作保护性𬌗垫（图39）。制作上颌压膜𬌗垫，自凝树脂建立咬合接触，嘱夜间佩戴，定期复查。

二、结果

种植桥戴后3个月（12完成根尖手术后14个月）随访，X线片显示未见明显异常（图40），患者对修复效果满意。

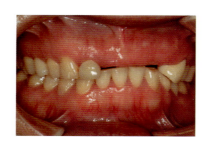

图1 初诊未戴原可摘义齿口内正面像

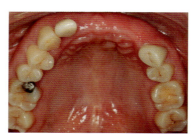

图2 初诊未戴原可摘义齿口内𬌗面像

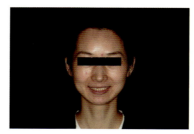

图3 初诊未戴原可摘义齿正面微笑像

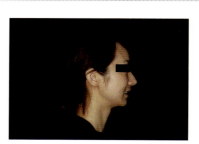

图4 初诊未戴原可摘义齿侧面微笑像

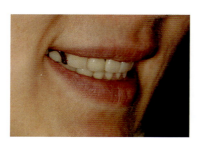

图5 初诊戴原可摘义齿近距离侧面微笑像

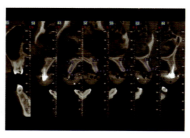

图6 术前CBCT（从左至右分别为16、12-24位点）

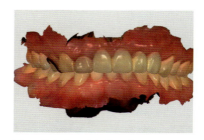

图7 数字化口内扫描（戴/不戴原可摘义齿）

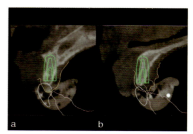

图8 手术方案设计。11位点（a）、22位点（b）

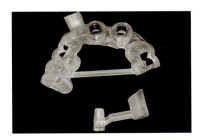

图9　种植及根尖外科导板

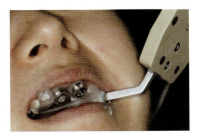

图10　导航术前准备、试戴导板

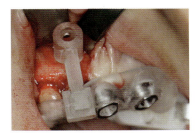

图11　导航及导板辅助去骨截根

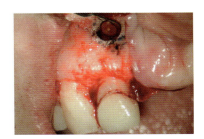

图12　显微镜下超声倒预备、倒充填

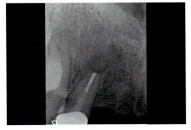

图13　12根尖术后X线片

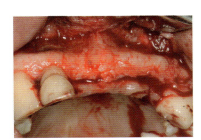

图14　12–23术区翻瓣

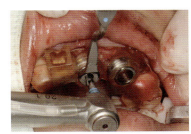

图15　导板辅助11、22位点种植

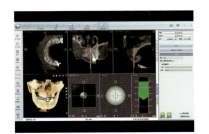

图16　导航辅助11、22位点种植

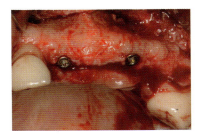

图17　植入2颗ITI BLT 3.3mm×12mm 种植体

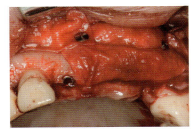

图18　唇侧GBR

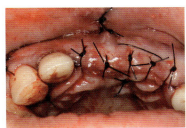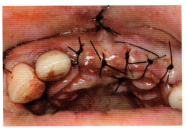

图19　严密缝合

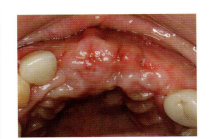

图20　一期术后2周拆线

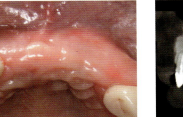

图21　一期术后2周CBCT（从左至右分别为12、11、22位点）

图22　一期术后2.5个月复查

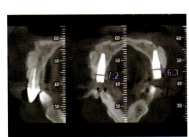

图23　一期术后5个月CBCT（从左至右分别为12、11、22位点）

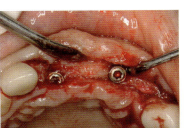

图24　二期手术

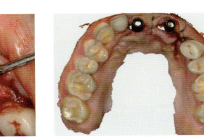

图25　数字化口内扫描

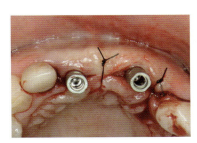

图26　严密缝合

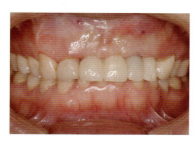

图27 试戴种植临时桥口内正面像

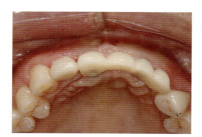

图28 试戴种植临时桥口内𬌗面像

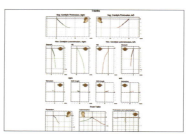

图29 电子面弓验证运动参数

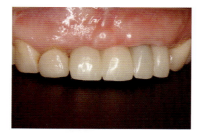

图30 戴种植临时桥4个月后复查

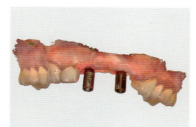

图31 数字化口内扫描

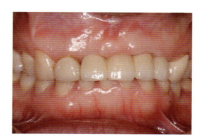

图32 试戴种植桥口内正面像

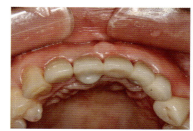

图33 试戴种植桥口内𬌗面像

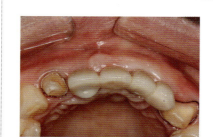

图34 12、24牙体预备

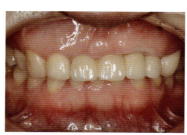

图35 试戴12、24全瓷冠

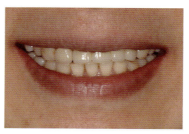

图36 最终修复后近距离正面微笑像

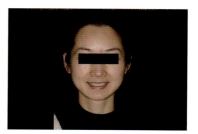

图37 最终修复后正面微笑像

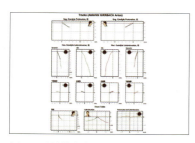

图38 最终修复完成下颌运动参数记录

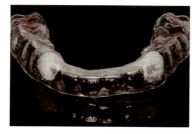

图39 试戴磨牙𬌗垫

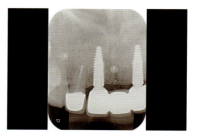

图40 12根尖手术后14个月、11-23种植桥戴后3个月复查X线片

三、讨论

动态导航和静态导板联合应用于美学区连续缺牙种植修复的优势：美学区连续多颗牙缺失时，通常伴随不同程度的水平向或垂直向骨吸收，唇侧牙槽嵴吸收尤其明显，往往导致唇侧骨弓轮廓平坦。临床上翻瓣后通常发现牙槽嵴正常解剖结构丧失，使种植体植入理想三维位置的难度增加，因此应用导板可帮助医生"以修复为导向"种植。尽管相比自由手更具可控性，但在导板设计和手术过程中仍会存在误差，这些误差可能来源于CBCT精度、数据拟合、导板支持方式、患者开口度、术者经验等方面，导致设计的种植体位置与实际种植体位置间产生位置、深度、角度等偏差。而动态导航的应用可以将虚拟与现实相结合，实时监测手术情况，及时纠正因不同因素叠加造成的导板误差，也可根据患者实际骨量调整种植方案，导航和导板的联合应用可以提高美学区复杂种植手术的成功率，减小并发症的发生率。

四、结论

通过多学科合作治疗，应用数字化辅助的方法，为美学区种植治疗实现长久的美学效果提供了必要保障。

参考文献

[1] Salama M, Ishikawa T, Salama H, et al. Advantages of the root submergence technique for pontic site development in esthetic implant therapy[J]. Int J Periodontics Restorative Dent, 2007, 27(6):521–527.

[2] Steigmann M, Wang HL. Esthetic buccal flap for correction of buccal fenestration defects during flapless immediate implant surgery[J]. J Periodontol, 2006, 77(3):517–522.

[3] Sierraalta M, Razzoog ME. A maxillary anterior partially edentulous space restored with a one–piece zirconia implant fixed partial denture: a clinical report[J]. J Prosthet Dent, 2009, 101(6):354–358.

[4] Panchal N, Mahmood L, Retana A, et al. Dynamic navigation for dental implant surgery[J]. Oral Maxillofac Surg Clin North Am, 2019, 31(4):539–547.

[5] Al Yafi F, Camenisch B, Al–Sabbagh M. Is digital guided implant surgery accurate and reliable?[J]. Dent Clin North Am, 2019, 63(3):381–397.

上颌侧切牙即刻种植美学修复1例：随访3年

王娜

摘　要

目的：评估上颌侧切牙即刻种植美学修复的临床效果。**材料与方法**：23岁女性患者上颌前牙外伤折裂无法保留，即刻种植即刻修复，将种植体放置在理想正确的三维位置，根尖穿孔区，半月形切口小范围植骨，保留原有颈缘形态，4个月后完成个性化基台全瓷修复。**结果**：在3年多的随访观察期内，本病例获得了理想的软硬组织美学效果。CBCT及平行投照根尖片检查示：种植体三维位置良好，唇侧骨板厚度＞2mm，边缘骨水平稳定。**结论**：即刻种植即刻修复小范围精准植骨在美学区获得了良好的美学修复效果。

关键词：即刻种植；美学修复

一、材料与方法

1. **病例简介**　23岁女性患者。主诉：上颌前牙外伤折裂1天。现病史：上颌前牙外伤折裂，已在我院急诊科将折断部分拔除，牙根无法保留，要求种植修复。既往史：自述健康，不吸烟，否认系统性疾病及药物过敏史。口内检查：12牙齿折裂，唇侧位于牙龈下1mm，舌侧斜行折裂至龈下3~4mm，残根不松，叩（+），11、21之间有约0.5mm缝隙，12缺牙间隙与22近远中宽度对称，中厚龈生物型，牙龈颜色质地健康，龈缘曲线高度与邻牙协调，咬合关系正常。口外检查：患者中线对称，中位笑线，患者面型左右对称，颌面各部各部比例协调，开口度、开口型正常，双侧颞下颌关节活动度对称，无压痛，无弹响，颞肌、咬肌无压痛。CBCT示：12断根长度7mm，牙根腭侧可用骨量充足，可用骨高度19mm、骨宽度7.2mm，牙槽嵴顶下6mm处唇侧骨板菲薄。术前美学风险评估见表1。

2. **诊断**　12牙体缺损。

3. **治疗过程**（图1~图52）

（1）向患者交代病情及修复种类，患者决定种植修复12，术后拟行临时义齿修复或个性化愈合基台。

（2）术前复方氯己定漱口液含漱3次，每次3分钟。

（3）口周及口内消毒，12局部麻醉下分根，微创拔除12剩余残根，搔刮清理拔牙窝，可探及根尖区拔牙后唇侧有穿孔。腭侧壁上定点，先锋钻确认种植体植入位置。放置指示杆确定种植体方向，方向无误后，逐级备洞，腭侧骨板部分攻丝，植入BLT 3.3mm×14mm种植体。初始稳定性＞

作者单位：大连市口腔医院
Email: 79978204@qq.com

表1　美学风险评估

美学风险因素	风险水平		
	低	中	高
健康状况	健康，免疫功能正常		免疫功能低下
吸烟习惯	不吸烟	少量吸烟，<10支/天	大量吸烟，>10支/天
患者美学期望值	低	中	高
唇线	低位	中位	高位
牙龈生物型	低弧线形 厚龈生物型	中弧线形 中龈生物型	高弧线形 薄龈生物型
牙冠形态	方圆形	卵圆形	尖圆形
位点感染情况	无	慢性	急性
邻面牙槽嵴高度	到接触点≤5mm	到接触点5.5~6.5mm	到接触点≥7mm
邻牙修复状态	无修复体		有修复体
缺牙间隙宽度	单颗牙（≥7mm）	单颗牙（<7mm）	2颗牙或2颗牙以上
软组织解剖	软组织完整		软组织缺损
牙槽嵴解剖	无骨缺损	水平向骨缺损	垂直向骨缺损

35N·cm。ISQ值73，跳跃间隙＞2mm，跳跃间隙内放置Bio-Oss骨粉，根据术前CBCT分析和术中探及唇侧骨板有穿孔，在根尖穿孔区半月形切口，局部翻瓣，暴露穿孔部位，预备滋养孔，放置Bio-Oss骨粉、Bio-Gide膜，缝合。橡皮障隔离术区，取模，制作临时义齿，临时义齿戴入正中、前伸、侧方均无咬合接触，临时树脂材料封闭螺丝通道。根尖片示：临时基台就位良好，无骨阻挡。CBCT示：种植体三维位置良好。

（4）10天后拆线，临时义齿稳定，牙龈愈合良好，局部消毒，拆线，冲洗。

（5）每个月定期复查，临时义齿修复4个月后，个性化取模，个性化基台，口外预粘接，完成修复，定期复查。术后1年和术后3年CBCT示：种植体唇侧骨板厚度＞2mm。牙冠颜色、形态较自然，龈缘高度与邻牙协调，牙龈颜色质地健康，近远中龈乳头充盈完好，轮廓美学得到很好的维持。

二、结果

12最终种植修复体牙冠形态，质地和外形轮廓较好，颜色和透明度都完美的融合。近远中龈乳头完全充满间隙，牙龈色粉、质韧，外形理想，根方凸度与邻牙一致。获得了一致的龈缘曲线高度，获得了较好的红色美学，白色美学、轮廓美学。

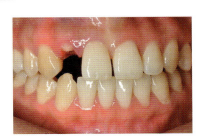
图1 术前口内正面像

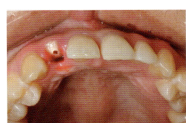
图2 断根舌侧劈裂至龈下3~4mm

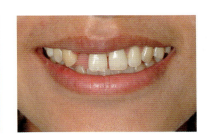
图3 术前微笑面像

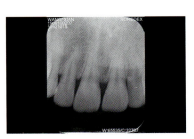
图4 术前根尖区显示12折裂

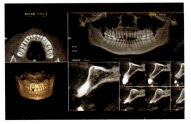
图5 术前CBCT

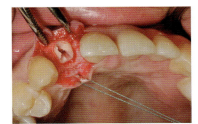
图6 局部翻瓣分根

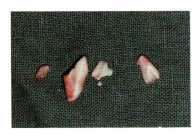
图7 分根微创拔除残根

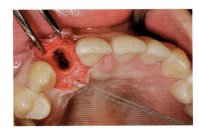
图8 清理拔牙窝

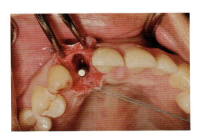
图9 偏腭侧定点

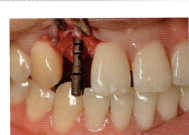
图10 方向杆显示种植体轴向位置

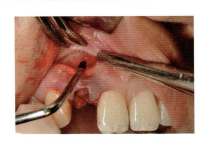
图11 根尖穿孔区半月形切口翻瓣

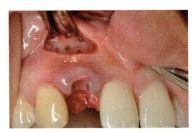
图12 预备滋养孔增加血运

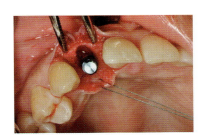
图13 偏腭侧植骨种植体

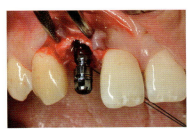
图14 植入深度唇侧骨板下1mm

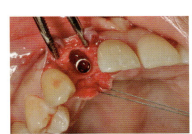
图15 跳跃间隙＞3mm

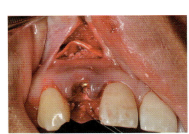
图16 根尖区局部植骨

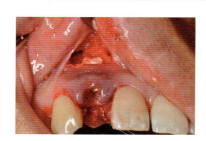

图17 覆盖胶原膜

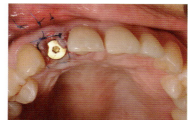

图18 缝合后殆面像

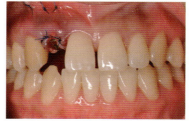

图19 缝合后唇面像

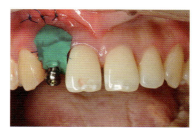

图20 术区橡皮障隔离

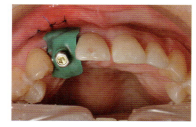

图21 安装转移杆

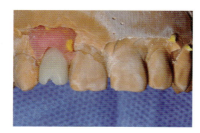

图22 临时义齿完成1

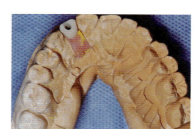

图23 临时义齿完成2

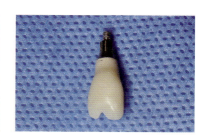

图24 临时义齿穿龈区形态

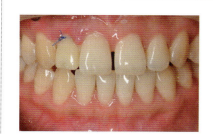

图25 非功能负重的即刻修复

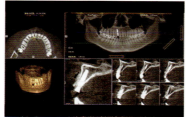

图26 术后CBCT示：种植体三维位置
良好，小范围植骨位置精准

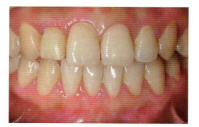

图27 拆线时愈合情况

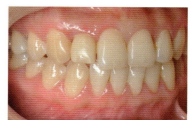

图28 软组织轮廓得到很好的维持

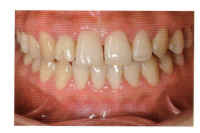

图29 愈合4个月口内正面像

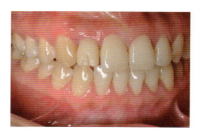

图30 龈乳头充盈

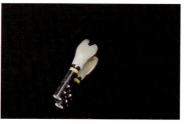

图31 复制临时义齿穿龈

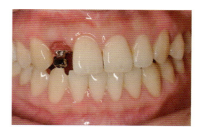

图32 个性化制取印模

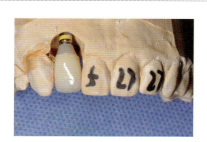

图33 修复体制作完成1

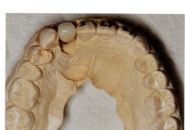

图34 修复体制作完成2

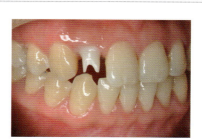

图35 个性化氧化锆基台1

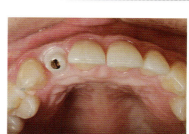

图36 个性化氧化锆基台2

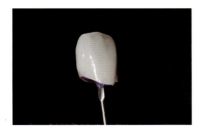

图37 口外预粘接1

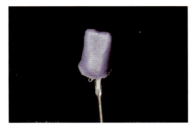

图38 口外预粘接2

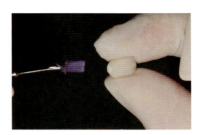

图39 口外预粘接3

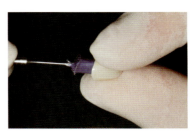

图40 口外预粘接4

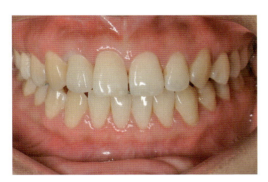

图41 口内完成修复当天1

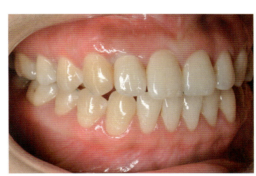

图42 口内完成修复当天2

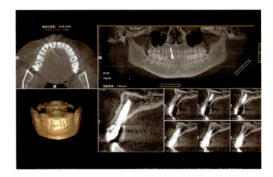

图43 术后1年的CBCT

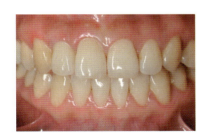

图44 1年后复查口内正面像

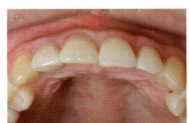

图45 殆面像示：骨弓轮廓丰满

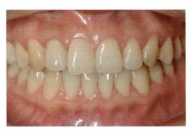

图46 3年后复查正面像

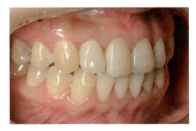

图47 3年后复查牙龈位置稳定，龈乳头充盈

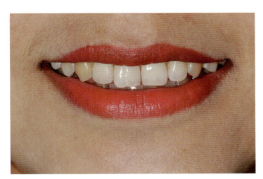

图48 3年后复查微笑像1

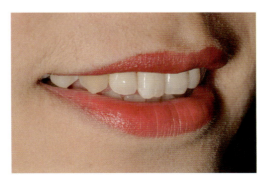

图49 3年后复查微笑像2

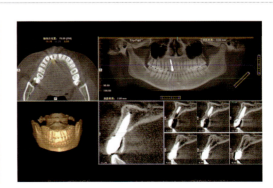

图50 术后3年的CBCT

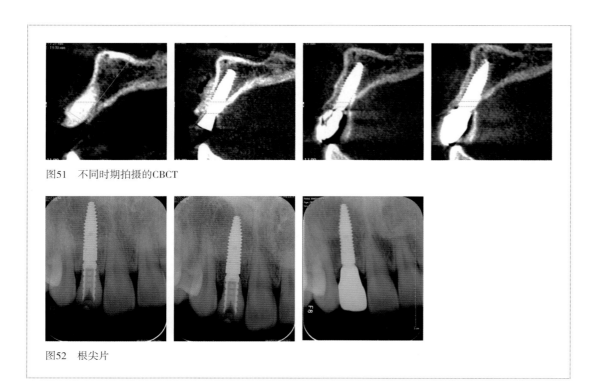

图51   不同时期拍摄的CBCT

图52   根尖片

三、讨论

临床中如何把病例都做到规范化、都有好的效果，对于美学区即刻种植病例的选择尤为重要，2013年第五次国际口腔种植学会（ITI）共识研讨会上提出，即刻种植需要满足以下要求：①种植区局部无急性炎症。②植入的种植体能获得良好的三维位置和初始稳定性。③牙槽窝骨壁完整，颊侧骨壁厚度＞1mm。④厚龈生物型。⑤种植体颈部平台与颊侧骨壁的内壁间至少有2mm的跳跃间隙。本病例为侧切牙种植，牙体空间小，种植体精准的三维位置精准度要求高，对于三维位置的确定我们希望是数字化种植，但患者因为时间没有接受数字化建议，本病例取得非常好的三维位置，自由手的过程时时根据笔者的需求并结合修复理念和外科经验去反复确认种植体的三维位置，获得有超过3mm的跳跃间隙，半月形切口，保留了牙颈部原有的骨弓形态，避免术后瘢痕暴露，并在穿孔区和跳跃间隙精准植入低替代率骨充填材料。即刻修复是确保美学修复的关键步骤，临时冠对骨粉材料和牙龈组织有一定的支撑作用。最后我们使用的是个性化基台+氧化锆冠修复。然而，如果现在做本病例会使用AS转角基台改为螺丝固位一体冠，3年前我们还没有AS转角基台。本病例追踪随访了3年的临床资料，目前取得较好的美学修复效果，仍需要更久的随访观察。

四、结论

即刻种植即刻修复小范围精准植骨在美学区获得了良好的美学修复效果。

美学区多颗牙连续缺失的种植固定修复

白雪莹　周毅

摘要

目的：重建和恢复连续缺失的上颌前牙区的美学和功能。**材料与方法**：①通过调改及评估旧可摘局部义齿龈缘水平以及切端三维位置，做放射性标记拍摄CBCT，检查结果显示大面积水平向骨缺损，诊断排牙模拟种植体三维位置，计算所需骨量，使用自体骨+异种骨1∶1混合，遵循PASS原则，利用"香肠"植骨技术结合"帐篷钉"技术，维持骨增量空间稳定。②该患者全口牙齿Ⅲ度磨耗，既往磨牙症病史，颞下颌关节及咀嚼肌检查未见明显异常，现牙尖交错位与正中关系位基本一致；以功能–美学导向进行咬合重建，最小修复空间结合面型观察法确定升高咬合垂直距离，电子面弓获取患者个性化髁导数据，虚拟𬌗架直接升高咬合，数字化诊断排牙，打印诊断饰面，简化了临床操作，建立了总体治疗目标。③种植一期手术术前着重分析影响种植体间龈乳头美学的因素，制订治疗计划，数字化辅助制作牙支持式全程引导种植导板，确定理想的种植体三维位置，同期移植上皮下结缔组织进行种植体周软组织增量，用于重建龈乳头；螺丝固位临时修复体进行软组织塑形5个月，数字化印模复制穿龈轮廓及临时修复体形态转移至最终修复体。**结果**：修复后3个月复查种植体及修复体检查未见异常，患者对修复效果满意。

关键词："香肠"植骨技术；前牙连续缺失；咬合重建；数字化

一、材料与方法

1. 病例简介　41岁女性患者。主诉：上颌前牙缺失1年余。现病史：患者自述上颌前牙因"桩冠脱落"拔除患牙1年余，曾于我院行可摘义齿修复；自述夜晚磨牙史，曾佩戴"软𬌗垫"，今就诊要求固定修复。否认系统性疾病史。口内检查：①软组织检查：牙龈形态、颜色、质地基本正常；舌、口底、前庭沟等软组织未见异常。②硬组织检查：12、11、21、22缺失，缺牙区牙槽嵴较平整，未见明显骨尖、骨突，唇侧牙槽骨明显塌陷，缺失区近远中间隙基本正常；13、23金属烤瓷冠，松动（－），修复体边缘探及明显间隙，𬌗面无磨穿及高点；14、15、17、35𬌗面磨耗明显，14、15Ⅰ度松动，17松动（－），35松动（－），叩（－），功能尖𬌗面釉质丧失、牙本质暴露，探诊（－）；16种植体支持式金属烤瓷冠，颊侧烤瓷，种植修复体稳固，叩（－），松动（－）；18、38𬌗面龋，叩（－），松动（－）；24、25、33、34、43、44、45高嵌体修复，叩（－），松动（－），修复体边缘未探及明显间隙及龋坏，𬌗面无磨穿及高点；26全瓷全冠，叩（－），松动（－），修复体边缘未探及明显间隙，𬌗面无磨穿及高点；27、37、46、47𬌗面树脂充填，树脂磨耗明显，未探及明显龋坏，叩（－），松动（－）；36金属全冠，叩（－），松动（－），修复体边缘未探及明显间隙，𬌗面无磨穿及高点；32、31、41、42切端磨耗明显，颈部树脂充填物，部分脱落，釉质丧失、牙本质暴露，叩（－），松动（－）。③咬合检查：佩戴活动牙：前牙Ⅱ度深覆𬌗、覆盖正常；ICP稳定，双侧咬合对称；左右侧方运动为尖牙保护𬌗，无侧方𬌗干扰；前伸运动时接触牙位为13、43，无前伸𬌗干扰。④牙周检查：口腔卫生状况良好，OHI–S 1，PD 1～3mm，GR 0mm。口外检查：面部比例基本协调，基本对称；高位笑线；凹面型。颞下颌关节活动度：左右对称；关节弹响：无关节弹响和杂音；开口型：无偏斜；开口度：38mm；外耳道前壁检查：无压痛，双侧关节动度基本一致；下颌侧颌运动检查：尖牙保护𬌗，无侧方𬌗干扰；咀嚼肌检查无异常。CBCT示：12-22缺牙区牙槽骨可用牙槽骨高度为15～16mm，可用骨宽度为3～4mm；颞下颌关节间隙及髁突表面骨质未见明显异常；13、23、24、25、33、35高密度修复体影像，根尖周围未见明显异常；16种植体位置良好，种植体周未见明显异常；27、34、36高密度修复体影像，根管内高密度充填物影像，根尖周围未见明显异常；35高密度修复体影像，根管内高密度充填物影像，根尖周围暗影；余未见明显异常。

2. 诊断　牙列缺损；全口牙齿磨耗（Ⅲ度）；35慢性根尖周炎；32、31、41、42楔状缺损；18、38中龋。

3. 治疗计划

（1）磨耗程度。结合患者磨牙症病史及口内牙齿磨耗情况，根据Smith和Knight牙齿磨耗指数分类，属于Ⅲ度磨耗。

（2）病因分析。结合患者口内情况及夜磨牙病史，分析患者牙齿磨耗情况为机械性因素造成的。患者口内修复体较多，当患者做副功能运动及紧咬牙时，上下颌相对牙齿之间高频度、长时间、𬌗力大的咬合接触，在牙齿𬌗面之间发生机械性摩擦，导致牙齿硬组织进行性丧失。

作者单位：武汉大学口腔医院

通讯作者：周毅；Email: dryizhou@whu.edu.cn

（3）垂直距离。口外像示面下1/3比例基本协调，牙齿磨耗未带来垂直距离的下降。分析原因：牙齿逐渐磨耗的过程缓慢，有时会发生牙槽骨的代偿性增生，骨增生的结果是维持垂直距离不变。前牙区磨耗后为了维持牙齿的接触，牙槽突代偿性增生，则呈现为下颌前牙区龈缘线高于后方龈缘线。结合患者主诉，12-22若行种植体支持式固定义齿修复，因下颌前牙区牙槽骨代偿性增生，修复空间不足，前牙区难以获得较好的种植体轴向位置。

综合以上检查分析，提出治疗方案：①上颌前牙区种植体支持式固定义齿修复。②关于垂直距离：a.不改变现有垂直距离，下颌前牙区行根管治疗+牙冠延长术+全冠修复，获得上颌修复空间。b.不改变现有垂直距离，正畸压低下颌前牙+贴面或美学树脂修复。c.升高咬合垂直距离，获得上颌修复空间，需拆除口内旧修复体，视基牙情况完成后续治疗。

与患者充分沟通，告知患者手术风险以及治疗所需时间及费用，患者同意该治疗方案：①升高咬合垂直距离，获得上颌修复空间，拆除口内旧修复体，视基牙情况完成后续治疗。②上颌前牙区水平向骨增量，延期种植。③35根管再治疗。④拔除18、38。⑤治疗完成后佩戴夜磨牙𬌗垫。

4. 治疗过程（图1～图40）

（1）牙周基础治疗，口腔卫生宣教。告知患者正确的刷牙方法及使用牙线、牙缝刷等。

（2）水平向骨增量（结合"帐篷钉"技术和"香肠"植骨技术）。①发音法评估活动牙切端位置，切端长度参考21，做放射性标记，拍摄CBCT；CBCT检查12-22牙槽骨可用骨宽度不足，为3～4mm，建议患者行上颌前牙水平向骨增量手术，患者知情同意。②全口消毒，局部麻醉下行12-22缺牙区牙槽嵴顶横行切口，13、23近中做垂直减张切口，翻瓣至前庭沟底，完全暴露术区，使用15号刀片切断骨膜，刮匙疏松肌肉纤维组织，减张，使用小球钻于12-22术区打滋养孔；局部麻醉下于48前庭沟处做横行切口及垂直切口，翻瓣，外斜线取自体骨，填入明胶海绵，严密缝合创口；修整可吸收胶原膜（30mm×40mm），于11、21旋入2颗钛钉（7mm），膜钉先固定两侧上方胶原膜，自体骨与Bio-Oss骨粉（0.5g×2）1:1混合植入术区，膜钉再固定腭侧胶原膜，手指稍施加压力检查植骨区稳定性，水平褥式+间断缝合，严密缝合切口。③术后10天拆线、创口愈合良好。

（3）数字化辅助设计功能-美学重建。①使用电子面弓进行下颌运动轨迹描记，左右两侧运动轨迹基本对称、平滑；以最小修复空间为基准升高咬合，数字化诊断排牙。②12-22数字化辅助微笑设计，11、21龈缘高度结合CBCT参考3A2B原则，切端长度参考活动牙进行数据拟合，21宽长比例约77%。③打印诊断饰面、口内试戴、调𬌗、口内扫描记录现有咬合关系，发音检查评估上颌前牙切端位置合适、12-22切端曲线不协调，修改数字化设计，打印诊断排牙模型。

（4）种植一期手术+结缔组织移植。①术后6个月复查、植骨区轮廓良好，黏膜透出钛钉颜色；因患者口内修复体较多，拍摄CBCT伪影较多，影响数据拟合；利用塑料托盘做放射性标记点，制取藻酸盐印模拍摄CBCT，进行双CT数据拟合；前牙临时冠以修复为导向进行龈缘及切端放射性标记；CBCT示：前牙植骨区骨量充足，可用骨宽度为8～10mm；数字化软件辅助设计摆放种植体位置、打印牙支持式全程引导种植导板。②全口消毒，局部麻醉下行12-22缺牙区牙槽嵴顶偏腭侧横行切口，翻瓣，取出钛钉，数字化种植导板引导下用小球钻定位，先锋钻定深，放置标示杆确定种植体方向，方向无误后，扩孔钻逐级预备种植窝洞，使用前牙诊断排牙检查种植体植入深度，将Nobel Active 4.3mm×13mm种植体、扭矩为60N·cm植入11窝洞中，旋入愈合基台；将Nobel Active 4.3mm×13mm种植体、扭矩为60N·cm植入21窝洞中，旋入愈合基台。③局部麻醉下于15-16的腭侧龈缘下2mm做信封切口取结缔组织游离瓣置于21唇侧，增加唇侧软组织厚度；供区放置含银离子的明胶海绵，严密缝合创口；分别于11、21唇腭侧转L型瓣，置于两侧近远中龈乳头处，严密缝合切口。④术后CBCT示：种植体三维位置良好；术后10天拆线，创口愈合良好；制取数字化印模，转移种植体三维位置，加工厂制作种植体支持式临时冠。

（5）口内翻制诊断排牙升高咬合。①口内翻制诊断排牙，升高咬合，下颌前牙区未处理，避免上颌前牙即刻修复阶段受不良侧向力。②口内试戴、调整12-22临时冠形态，关键轮廓区域增加突度，次要轮廓区域呈轻微凹陷型，邻面模拟牙根表面轮廓，近远中预留"黑三角"，利于龈乳头塑形。

（6）诊断性临时修复。①拆除口内旧修复体，去龋及旧充填物；分次牙体预备、分段制取数字化印模，加工厂打印临时冠，口内试戴、调𬌗、抛光。发音检查垂直距离合适、上颌前牙切端位置合适，患者对临时冠形态满意。②上颌前牙区螺丝固位临时修复体利于龈乳头塑形调整，2周复查，调整"黑三角"形态。

（7）最终修复。①患者佩戴诊断性临时修复体5个月，咬合点分布均匀，颞下颌关节及咀嚼肌检查未见明显异常，患者自述无不适；影像学检查颞下颌关节髁突皮质骨连续，未见明显异常；11种植体周骨未见明显异常，21唇侧颈部低密度影像，嘱患者暂观察。②最终修复前，取下临时修复体，显示粘接剂分布均匀；记录现患者已适应的诊断性临时修复体的下颌运动轨迹，左右两侧运动轨迹基本对称、平滑；利用下颌运动轨迹调整咬合，进行下颌前牙数字化诊断排牙，硅橡胶导板下树脂修复；树脂球比色；抛光、调𬌗。③IOS制取数字化印模，分段扫描精确复制和转移现诊断性临时修复体的颌位关系和𬌗面信息，确保印模精度，进行最终修复体制作。④最终修复体口内试戴，修复体就位良好，口内微调𬌗，尖牙保护𬌗，前伸运动由11、21引导，咬合点分布均匀。⑤前牙外形轮廓良好，发音检查正常；患者对最终修复体颜色及外形满意。嘱患者定期随访。

二、结果

戴牙后2周，下颌运动轨迹检查显示左右两侧运动轨迹基本对称、平滑；制作及佩戴夜磨牙𬌗垫，调𬌗；修复后3个月复查种植体及修复体检查未见异常，患者对修复效果满意。

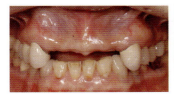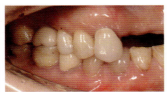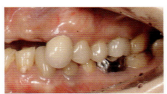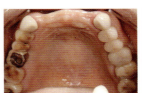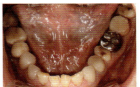

图1 初诊口内像

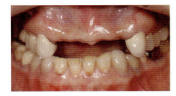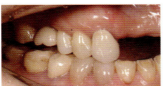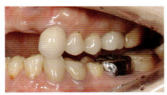

图2 前伸及侧方运动

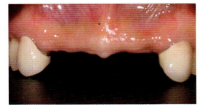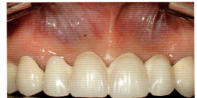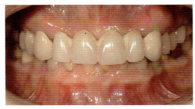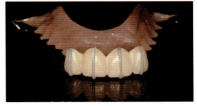

图3 上颌前牙活动牙，做放射性标记

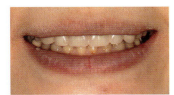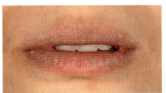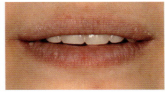

图4 评估活动牙切端位置，切端长度参考21切端长度

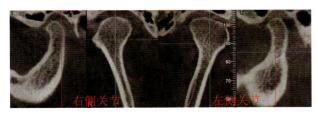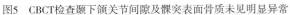

图5 CBCT检查颞下颌关节间隙及髁突表面骨质未见明显异常

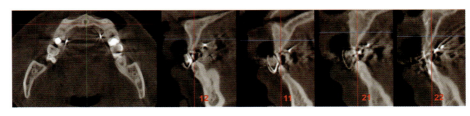

图6 CBCT检查12–22牙槽骨可用骨宽度不足，为3~4mm

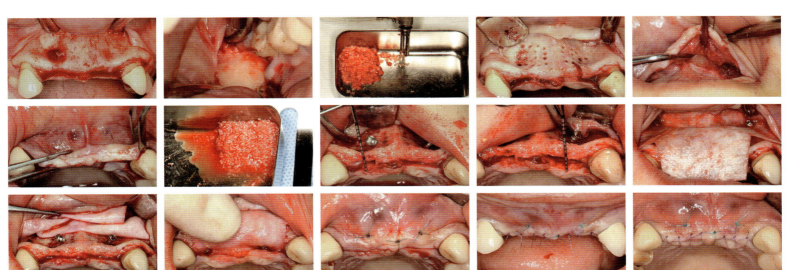

图7 水平向骨增量手术："帐篷钉"技术+"香肠"植骨技术

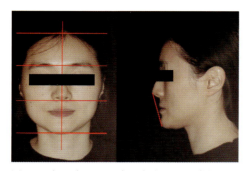

图8 面部观察法：垂直距离未见明显降低、凹面型

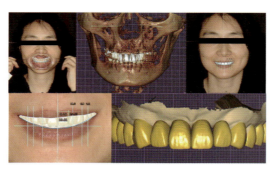

图10 数字化辅助微笑设计，龈缘高度结合CBCT参考3A2B原则，切端长度参考活动牙，21宽长比例约77%

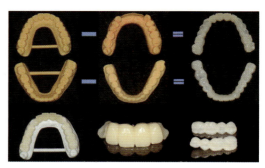

图12 打印诊断饰面、记录咬合垂直距离

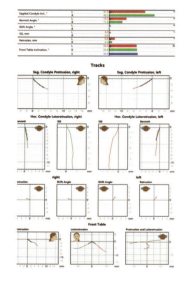

图9 电子面弓进行下颌运动轨迹描记，左右两侧运动轨迹基本对称、平滑

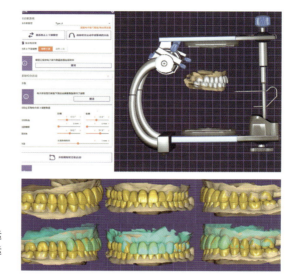

图11 诊断排牙

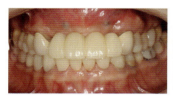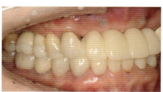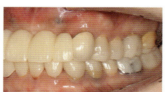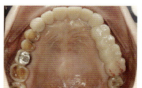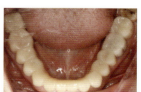

图13 口内试戴诊断饰面，调殆、口内扫描记录现有咬合关系

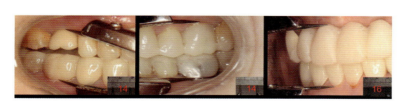

图14 记录口内咬合垂直距离

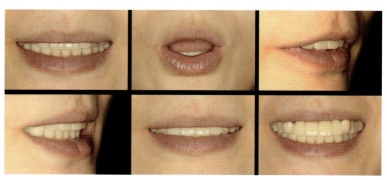

图15 发音检查评估上颌前牙切端位置、12-22切端曲线不协调

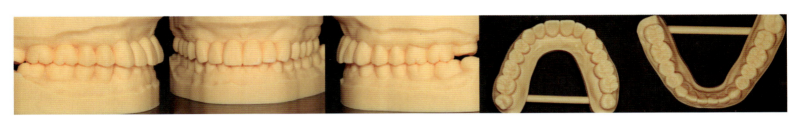

图16　数字化设计后，重新打印模型

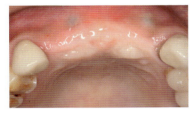

图17　术后6个月复查、植骨区轮廓良好，黏膜透出钛钉颜色

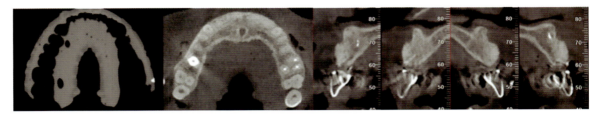

图19　术后6个月CBCT示：前牙植骨区骨量充足，可用骨宽度为8～10mm

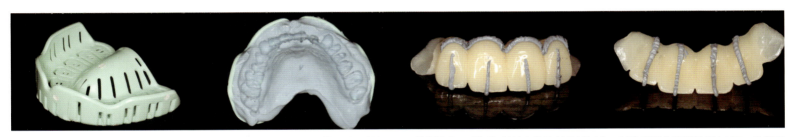

图18　利用前牙临时冠做龈缘及切端放射性标记；因患者口内修复体较多，拍摄CBCT伪影较多，利用塑料托盘做放射性标记点，制取藻酸盐印模拍摄CBCT，进行双CT数据拟合

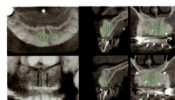

图20　数字化设计摆放种植体位置、打印牙支持式全程引导种植导板

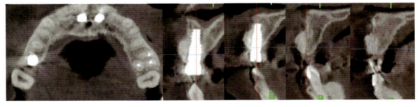

图22　术后CBCT示：种植体三维位置良好

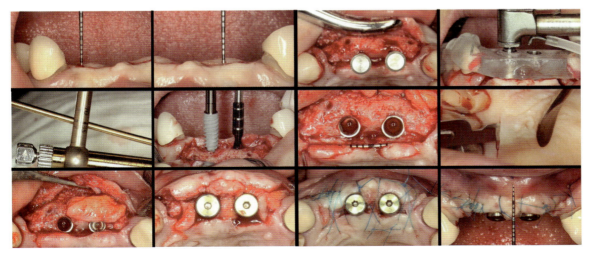

图21　导板引导下种植一期手术+结缔组织移植

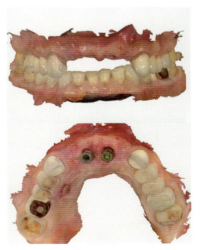

图23　拆线时制取数字化印模，转移种植体三维位置

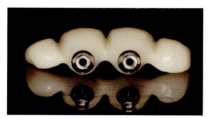
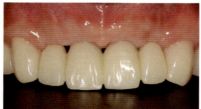
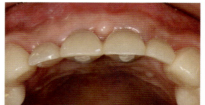
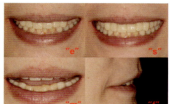

图24 种植体支持式临时冠，口内试戴、调整临时冠，发音检查垂直距离合适

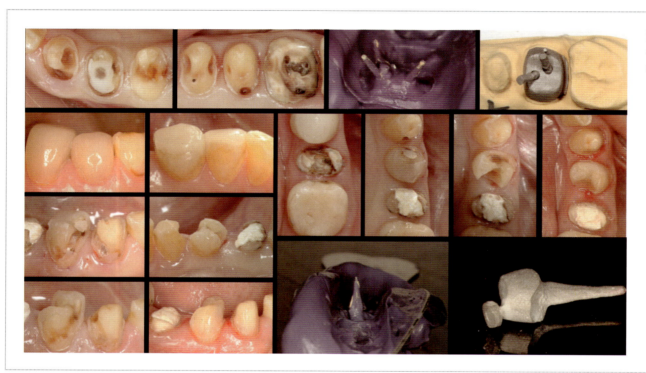

图25 43、44、45拆冠、去旧充填物、牙体预备、45预备桩道、金属桩

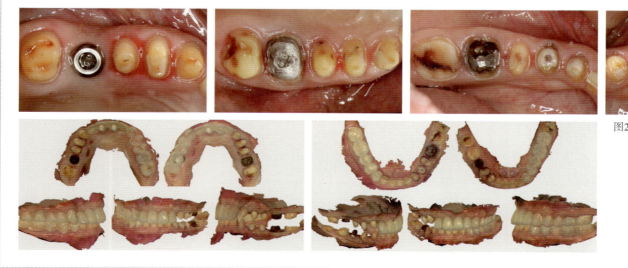

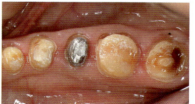

图26 分次牙体预备、分段制取印模

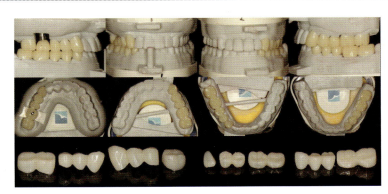

图27 加工厂打印临时冠

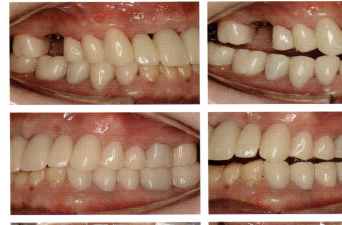

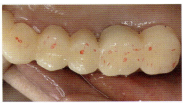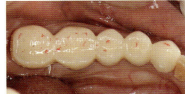

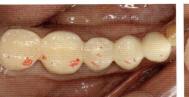

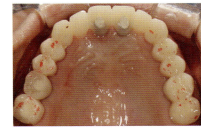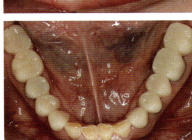

图28 尖牙保护𬌗

图29 口内试戴、调𬌗、抛光

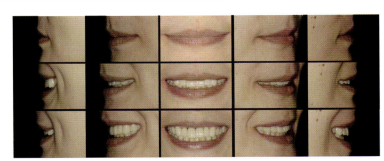

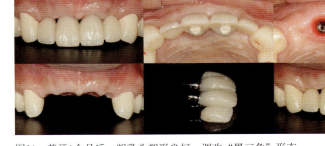

图30 患者对临时冠形态满意

图31 戴牙1个月后，龈乳头塑形良好，调改"黑三角"形态

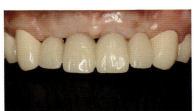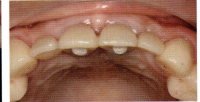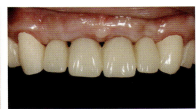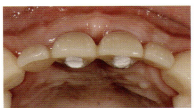

图32 龈乳头塑形后3个月及5个月

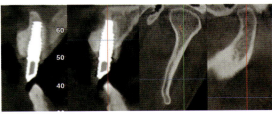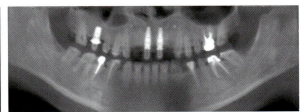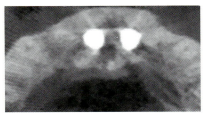

图33 影像学检查

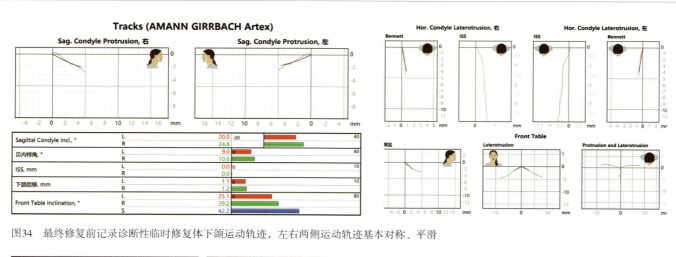

图34　最终修复前记录诊断性临时修复体下颌运动轨迹，左右两侧运动轨迹基本对称、平滑

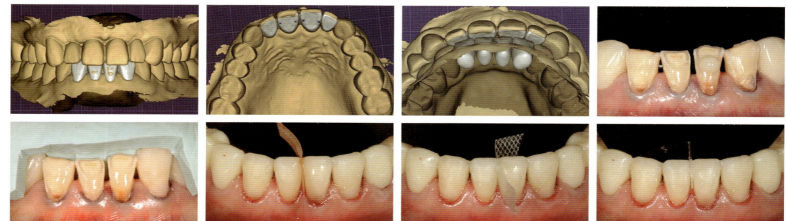

图35　下颌前牙数字化诊断排牙，硅橡胶导板下树脂修复；树脂球比色；抛光条抛光邻面

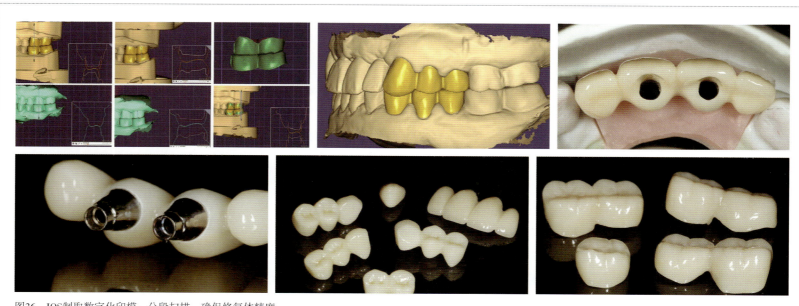

图36　IOS制取数字化印模；分段扫描，确保修复体精度

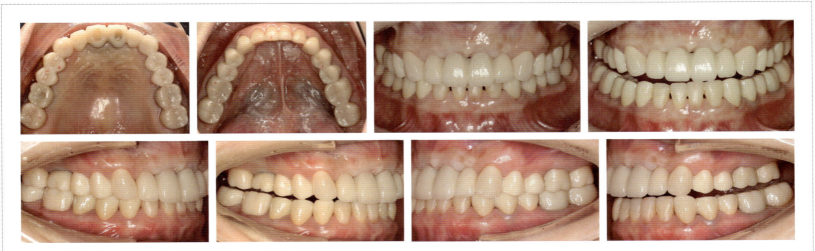

图37 最终修复体，尖牙保护殆，前伸运动由11、21引导，咬合点分布均匀

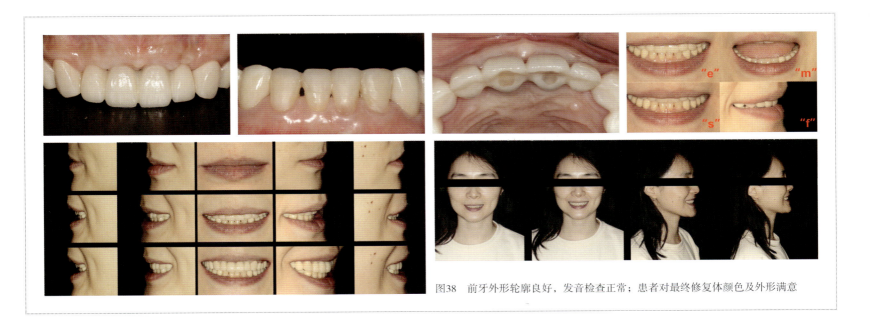

图38 前牙外形轮廓良好，发音检查正常；患者对最终修复体颜色及外形满意

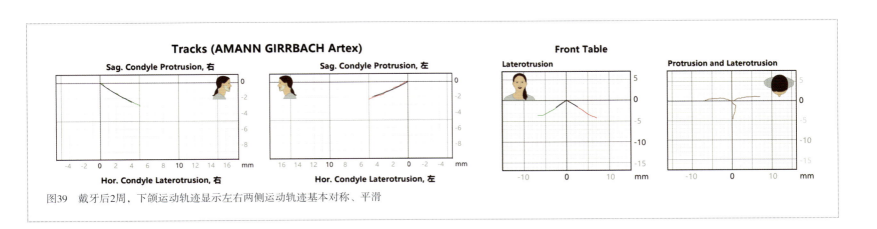

图39 戴牙后2周，下颌运动轨迹显示左右两侧运动轨迹基本对称、平滑

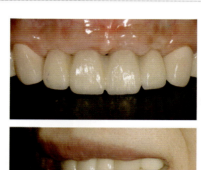
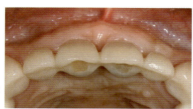
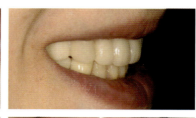
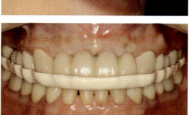

图40　戴牙后3个月，修复体检查未见异常，患者对修复体满意

三、讨论

1. "香肠"植骨技术在水平向骨增量中的应用

（1）"香肠"植骨技术。"香肠"植骨技术是描述骨再生的一种特定技术。由匈牙利牙周病学家Istvan Urban博士提出，使用50%自体骨和50%异种骨。"香肠"植骨技术得名于天然胶原膜的外观，当它像皮肤一样被拉伸时，用膜钉固定阻止骨移植物移动。胶原膜可在愈合和骨再生过程中改善血流，宿主骨通常在6周左右被吸收。Urban等对"香肠"植骨技术的效果进行了回顾性研究，对122颗种植体，随访时间：12～180个月（平均76.5个月），研究结果为：①种植体存活率：100%（满意存活率为97.5%）。②平均骨增量5.6mm：垂直向骨增量为（5.1±1.8）mm，水平向骨增量为（7±1.5）mm。③MBL：（1.4±1）mm。④无并发症报道。

（2）天然胶原膜的优势与不足。优势：①天然胶原制成的膜具有良好的组织整合、快速血管化和生物降解性，且无异物反应。②使用天然胶原膜引导骨组织再生的另一个优点是黏膜裂开时的自发愈合。与不可吸收膜相比，暴露的胶原上皮化达到二次创口闭合是自发的。Jung等比较在GBR中可吸收膜和不可吸收膜的使用效果，对58名患者，平均随访12.5年：①对照组（不需植骨）累积生存率为94.6%，胶原膜（CM）组为91.9%，e-PTFE组为92.6%，差异不具统计学意义。②边缘骨丧失为：CM 2.36mm（SD），e-PTFE 2.4mm（SD），对照2.53mm（SD），差异不具统计学意义，研究结果认为可吸收膜是治疗水平向骨缺损的首选材料。不足：空间维持能力较差。

（3）影响GBR成功的因素。①缺损形态：凹陷/平坦/凸起，骨峰角度高于150°，骨增量明显较低。本病例水平骨嵴凹陷明显，虽为轮廓外植骨，但属于有利型骨缺损。②生物学原则：PASS原则。a. 创口的初期关闭：13、23远中附加垂直减张切口，切断骨膜，不损伤下方结缔组织，刮匙疏松肌肉纤维结缔组织进行充分减张。b. 血管化：通过打滋养孔利于血管化，是骨形成的先决条件；同时通过机械嵌合作用，利于植骨区稳定。c.

空间维持：可以为骨细胞增殖提供空间，因天然胶原膜的空间维持能力差，本病例进行大面积水平向骨增量，为维持空间稳定，使用钛钉支撑，钛钉固位方向与骨斜面一致，以及骨替代材料的使用进行空间维持。d. 血凝块稳定：本病例通过水平褥式+简单间断缝合，达到创口的初期关闭。

（4）"香肠"植骨技术要点。①使用可吸收胶原膜：天然胶原膜比交联膜和人工合成膜更有弹性，这种物理特性在用膜钉固定时能够拉伸，更易于固定骨移植材料。②固定膜钉的顺序：本病例先固定根方膜钉，后固定冠方膜钉。术后6个月CBCT示：嵴顶区骨量虽充足，但比较根方获得骨量稍差，分析原因为填入骨粉方式为根向植入，造成牙槽嵴顶区压力较大。值得改进的是膜钉固定顺序，先固定冠方，再固定根方。③Push-up：手指推而不动，使用膜钉固定，异种骨替代材料混合自体骨利于维持空间稳定。④对膜的弹性有要求，本病例使用牛心包来源的天然胶原膜，弹性和韧性都可达到"香肠"植骨技术对膜的要求。

2. 影响种植体间龈乳头美学的因素

（1）牙槽骨水平。本病例骨缺损类型属于水平向，不涉及垂直向。牙槽嵴水平可保证位于龈缘下方3～4mm，通过数字化辅助设计，制作全程导板控制种植体植入深度，术中再次使用临时冠进行检验。

（2）牙龈表型。本病例属于厚龈生物型，更利于种植体周软组织稳定。

（3）种植体间距。Tarnow等研究发现：当两种植体间距＞3mm时，相邻骨间嵴平均丢失0.45mm；当距离＜3mm时，骨丧失达到1.04mm，因此，种植体与邻牙或种植体间的距离是种植体周龈乳头重建的重要因素。本病例种植体位点设计为11、21，种植体间距设计为3mm。

（4）种植体三维位置。通过数字化软件辅助设计种植体位置，本病例属于延期种植病例，水平向骨增量的目的不仅仅是以修复为导向设计种植体位置，保留颊侧至少2mm骨板厚度，更是为了改善美学，利于软组织稳定。

（5）即刻临时修复。修复体设计为螺丝固位，利于调整12-22临时冠形态，关键轮廓区域增加突度，次要轮廓区域呈轻微凹陷型，邻面模拟牙根表面轮廓，近远中预留"黑三角"，利于龈乳头塑形；桥体形态设计为卵圆形桥体。

上皮下结缔组织移植是增加软组织量的"金标准"，常用于重建龈乳头。同时，本病例结合结缔组织转瓣进行种植体唇侧软组织增量及龈乳头成形，11、21之间龈乳头增量取得了令人满意的效果。

参考文献

[1] Urban IA, Monje A , Lozada JL, et al. Long-term evaluation of peri-implant bone level after reconstruction of severely atrophic edentulous maxilla via vertical and horizontal guided bone regeneration in combination with sinus augmentation: a case series with 1 to 15 years of loading[J]. Clinical Implant Dentistry & Related Research, 2017, 19(1):46-55.

[2] Misch, Craig M. Vertical and horizontal ridge augmentation: new perspectives[J]. Implant Dentistry, 2017, 26(1):2-3.

[3] Jung RE, Fenner N, Hämmerle CH, et al. Long-term outcome of implants placed with guided bone regeneration (GBR) using resorbable and non-resorbable membranes after 12-14years[J]. Clinical Oral Implants Research, 2013, 24(10):1065-1073.

[4] Mordini L, Yong H, Ogata Y, et al. Volumetric changes following lateral guided bone regeneration[J]. International Journal of Oral and Maxillofacial Surgery, 2020, 35(5):e77-e85.

[5] 唐晓琳, 吴倩, 范兴宇. 影响种植体周围龈乳头高度的风险因素及其控制策略[J]. 中国实用口腔科杂志, 2017, 10(7):402-406.

[6] Tarnow DP, Cho SC, Wallace SS. The effect of inter-implant distance on the height of inter-implant bone crest[J]. Journal of Periodontology, 2000, 71(4):546-549.

上颌前牙即刻不翻瓣种植联合邻牙冠修复1例

刘辉　陈庆生

摘要

目的：观察上颌前牙外伤后即刻不翻瓣种植、即刻修复联合软组织移植的美学修复效果。**材料与方法**：选择一名上颌前牙外伤根折的患者，对其进行口内检查及影像学检查评估软组织状况及牙槽骨状况后，进行外伤牙21拔除后即刻不翻瓣种植，并同期取腭部上皮下结缔组织进行种植区软组织增量。术后取模制作21种植体支持式临时修复体。术后3个月对已行根管治疗的11行临时冠修复以及对21种植临时冠的穿龈形态进行调整。术后6个月11、21牙龈形态良好，进行最终修复。**结果**：本病例采用即刻不翻瓣种植即刻修复合并软组织增量，待牙龈塑形完成后与邻牙同期修复，最终取得了良好的红白美学修复效果。

关键词：即刻种植；不翻瓣；即刻修复；软组织增量

一、材料与方法

1. 病例简介　25岁女性患者。主诉：上颌前牙外伤1周。现病史：1周前上颌前牙外伤，1天前于本院行根管治疗，今来要求修复。既往史：患者既往体健，否认系统性疾病史及过敏史。口内检查：11已行纤维桩修复缺损，无明显叩痛及松动。21龈缘红肿，叩（＋），Ⅱ度松动。牙冠卵圆形，中位笑线，角化龈宽度充足，薄龈生物型。根尖片结合CBCT示：11根充良好，21根中1/3折裂，唇侧骨厚约1mm，根尖区骨量充足。

2. 诊断　11牙体缺损；21根折。

3. 治疗计划　21拔除后即刻不翻瓣种植结合软组织增量，临时冠塑形3～6个月，待牙龈塑形完成后行11、21同期最终修复。

4. 治疗过程（图1～图25）

（1）术前分析：21根中1/3折裂需拔除，唇侧骨壁厚约1mm，无急性炎症，根尖区有足量的基底骨可以为即刻种植提供良好的初始稳定性。采用软组织增量的方法使牙龈生物型由薄龈型改善为局部的厚龈型。采用不翻瓣微创的术式进一步减少唇侧骨壁的吸收及软组织的塌陷。

（2）手术过程：微创拔除21，种植窝洞预备，植入Osstem 3.5mm×15mm种植体，于跳跃间隙植入Bio-Oss骨粉，于腭部取游离结缔组织缝合固定于21唇侧黏膜下。

（3）术后取模制作种植体支持式临时冠并戴入，使用期间进行穿龈调整塑形，3个月后行11和21临时冠修复。

（4）术后6个月牙龈形态协调，穿龈袖口形态良好，完成最终修复。

（5）术后1年、2年以及3年10个月复查，修复体使用良好，牙龈状况稳定。

二、结果

本病例通过即刻不翻瓣种植、即刻修复、软组织增量和临时冠塑形，最终完成了上颌前牙外伤后的种植修复，取得了良好的红白美学修复效果，并且在3年10个月的随访中修复效果维持稳定。

作者单位：杭州口腔医院城西院区
通讯作者：陈庆生；Email: 1522178977@qq.com

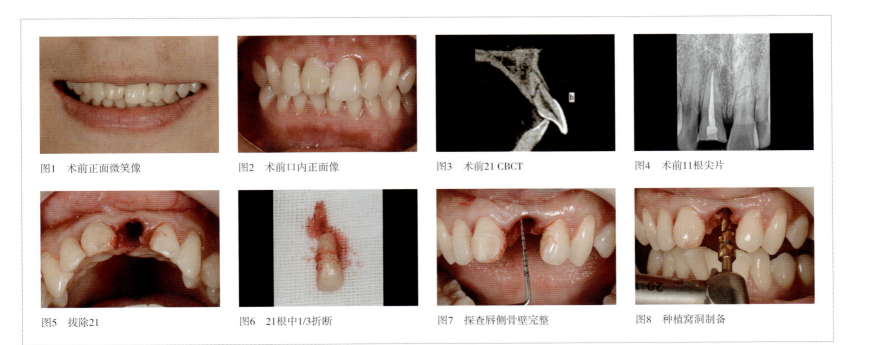

图1　术前正面微笑像　　图2　术前口内正面像　　图3　术前21 CBCT　　图4　术前11根尖片

图5　拔除21　　图6　21根中1/3折断　　图7　探查唇侧骨壁完整　　图8　种植窝洞制备

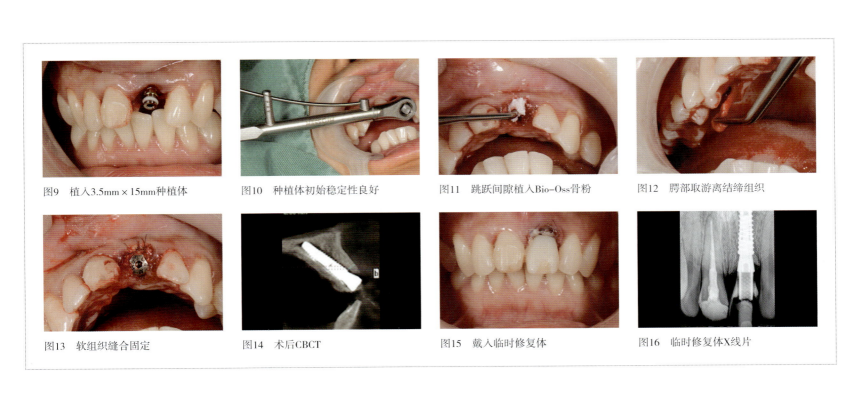

图9　植入3.5mm×15mm种植体　　图10　种植体初始稳定性良好　　图11　跳跃间隙植入Bio-Oss骨粉　　图12　腭部取游离结缔组织

图13　软组织缝合固定　　图14　术后CBCT　　图15　戴入临时修复体　　图16　临时修复体X线片

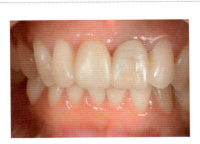
图17　21临时冠塑形及11临时冠

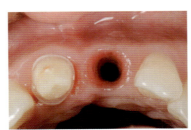
图18　穿龈袖口

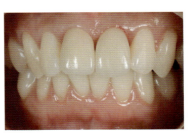
图19　戴入最终修复体

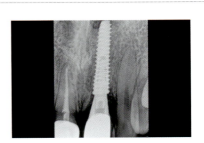
图20　戴入最终修复体后X线片

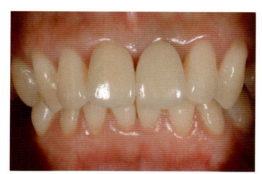

图21　术后1年复查

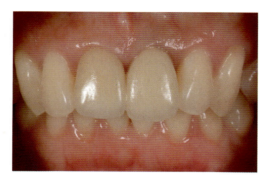

图22　术后2年复查

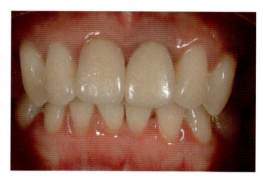

图23　术后3年10个月复查

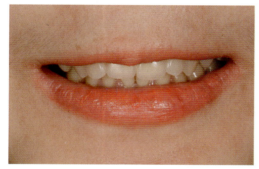

图24　正面微笑像

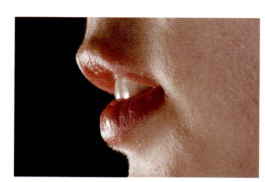

图25　术后侧面微笑像

三、讨论

对于薄龈生物型患者，如果不做即刻种植，而选择早期种植或者延期种植，不论位点保存与否，唇侧骨板都会出现不可避免的改建吸收。在拔牙窝内即刻植入种植体有助于减少手术次数、缩短治疗时间、减少患者的痛苦和不适，而且具有高度可预期性。在牙齿拔除后，来自牙周膜的血供完全丧失，如果再进行翻瓣手术，则来自骨膜的血供也完全丧失，会造成明显的骨吸收。而采用不翻瓣的术式，可以保留来自骨膜的血供，减少翻瓣造成的骨吸收。在跳跃间隙植入骨替代材料可以获得良好的成骨，即使术后原有唇侧骨板完全吸收，新生的骨板也已经形成，不至于造成牙龈退缩和种植体表面暴露。而临时修复一方面可以支撑唇侧龈缘和邻面龈乳头，关闭软组织缺损，另一方面也可以塑造良好的穿龈轮廓。这些都有利于最终取得良好的美学修复效果。

参考文献

[1] Buser D, Chappuis V, Belser UC, et al. Implant placement post extraction in esthetic single tooth sites: when immediate, when early, when late?[J]. Periodontology 2000, 2017, 73(1):84–102.

[2] Guarnieri R, Ceccherini A, Grande M. Single–tooth replacement in the anterior maxilla by means of immediate implantation and early loading: clinical and aesthetic results at 5 years[J]. Clinical Implant Dentistry and Related Research, 2015, 17(2):314–326.

[3] Oh TJ, Shotwell J, Billy E, et al. Flapless implant surgery in the esthetic region: Advantages and precautions[J]. The International journal of periodontics & restorative dentistry, 2007, 27(1):27–33.

[4] Avila–Ortiz G, Elangovan S, Kramer KW, et al. Effect of alveolar ridge preservation after toothextraction: a systematic review and meta–analysis. J Dent Res, 2014, 93(10):950–958.

[5] Naumann M, Reich S, Nothdurft FP, et al. Survival of glass fiber post restorations over 5 years[J]. American journal of dentistry, 2008, 21(4):267–272.

[6] 林野, 邱立新, 胡秀莲, 等. 硬腭结缔组织游离移植在上颌前牙区种植中的应用[J]. 北京大学学报(医学版), 2008(1):58–62.

[7] 贺刚, 张晓真, 赵毅, 等.薄龈生物型患者前牙区的即刻种植即刻修复[J]. 口腔医学, 2014, 34(6):409–413.

[8] Rudolf Fürhauser, Florescu D, Benesch T, et al. Evaluation of soft tissue around single–tooth implant crowns: the pink esthetic score[J]. Clinical Oral Implants Research, 2006, 16(6):639–644.

美学区前牙连续缺失的单端种植修复——水平向及垂直向骨增量病例1例

李朝阳　李笑班　张健

目的：探究上颌前牙水平向及垂直向骨缺损病例的治疗方法。**材料与方法**：对上颌前牙连续缺失伴水平及垂直向骨缺损病例，采用牙槽嵴骨劈开同期植入种植体、Onlay植骨联合GBR技术，实现水平向及垂直向骨增量。同时采用半厚瓣翻转技术，增加种植体唇侧软组织厚度。通过临时修复体诱导种植体周软组织塑形，采用种植体支持式螺丝固位单端桥进行最终修复。**结果**：通过合理、规范的骨增量术式，联合软组织增量术式，临时冠进行软组织塑形等多种技术结合，达到了良好的美观效果。

关键词：美学区；Onlay植骨；水平向骨增量；垂直向骨增量

一、材料与方法

1. 病例简介　22岁男性患者。主诉：要求种植修复。现病史：1年前因外伤相继拔除21、22，曾行固定桥修复，现要求种植修复。全身体健，否认种植相关禁忌证。口内检查可见：11、12牙体预备后，21、22缺失，唇侧牙龈轮廓塌陷，22牙槽骨垂直向吸收。影像学检查可见：11、12根管治疗完善，根尖无暗影。21缺失，剩余骨高度＞15mm，剩余骨宽度为4.5mm，水平向骨缺损量为3～4mm。22缺失，剩余骨高度为10mm，剩余骨宽度为4.7mm，水平向骨缺损为3～4mm，垂直向骨缺损为6～7mm（图1～图7）。

2. 诊断　11、12残冠；21缺失伴水平向骨缺损；22缺失伴水平向骨缺损及垂直向骨缺损。

3. 治疗计划

（1）外科程序：①21位点：牙槽嵴骨劈开同期植入种植体，联合GBR技术，实现水平向骨增量。②22位点：根方取骨，行Onlay植骨，联合GBR技术，实现垂直向和水平向骨增量。

（2）修复程序：①11、12采用单冠修复。②21、22修复采用21种植体支持式单端桥修复。

4. 治疗过程

（1）术前评估及设计：采用ERA美学评估，外科SAC分级，修复SAC分级的评价标准，确定本病例为美学高风险、外科高风险、修复高风险病

作者单位：天津市口腔医院（南开大学口腔医院）

通讯作者：张健；Email：zhangstoma@hotmail.com

例。着重评估21、22位点的剩余牙槽骨高度及宽度，并根据相应指南规定确定术式及植骨方案。

（2）种植手术：常规消毒、局部浸润麻醉下，于21-22牙槽嵴顶做水平切口，11-12做龈沟内切口，13、23唇侧做垂直附加切口，范围超过膜龈联合。全层翻瓣，21位点定点，备洞，骨劈开增加骨宽度，植入Nobel Active 3.5mm×13mm种植体，制备溢出孔；于22位点根方制取环形骨块，采用12mm钛钉将骨块固定于22位点嵴顶。刮取取骨区的松质骨屑，修整骨块边缘。将自体骨屑置于骨面，植入0.5g Geistlich Bio-Oss小颗粒骨粉，使用25mm×25mm Geistlich Bio-Gide可吸收胶原膜，使用膜钉固定可吸收膜（根方唇侧3颗，嵴顶偏腭侧1颗）。无张力关闭创口（图8～图21）。

（3）拆线可见创口愈合良好。术后CBCT示：21种植体三维位置良好，嵴顶骨宽度增加4mm，种植体中央唇侧骨厚度5mm；22位点嵴顶骨宽度增加2mm，垂直向骨高度增加6mm（图22）。

（4）术后6个月软组织愈合良好。CBCT示：骨增量效果显著。常规消毒，局部麻醉下于嵴顶及唇侧行半厚瓣切口，取出钛钉及膜钉，在唇侧根方做全厚瓣，取出膜钉。安放愈合基台，将嵴顶的半厚瓣卷入颊侧，使用可吸收线将半厚瓣固定于颊侧，褥式缝合联合间断缝合关闭创口（图23～图31）。

（5）二次手术后可见软组织愈合良好，21-22唇侧软组织轮廓增加。制取印模，戴入临时树脂冠，调殆（图32～图34）。

（6）临时修复体佩戴3个月后制取最终修复印模（图35）。

（7）戴入最终修复体、调殆，粘接11、12的单冠，21种植体中央螺丝加扭矩35N·cm，树脂封洞。拍摄牙片（图36～图38）。

（8）日常护理及随访：对患者进行日常护理指导，定期复诊检查，酌

情进行调整咬合及种植体周维护。

二、结果

本病例通过细致全面的术前评估，确定了本病例的基础骨量及骨增量所面临的风险，根据指南及决策树，选择了恰当术式。术中规范、细致的操作，减少了术后并发症的发生，确保骨增量效果。通过对软组织的特殊处理，增加了唇侧软组织的厚度，与同名牙的丰满度十分接近。并通过树脂临时冠的诱导，对龈乳头进行充分塑形，利用自身软组织的生长潜力及对临时修复体穿龈轮廓的调整，使21-22位点龈乳头得以充盈，联合11、12的单冠处理，使12-22的美学效果协调一致。

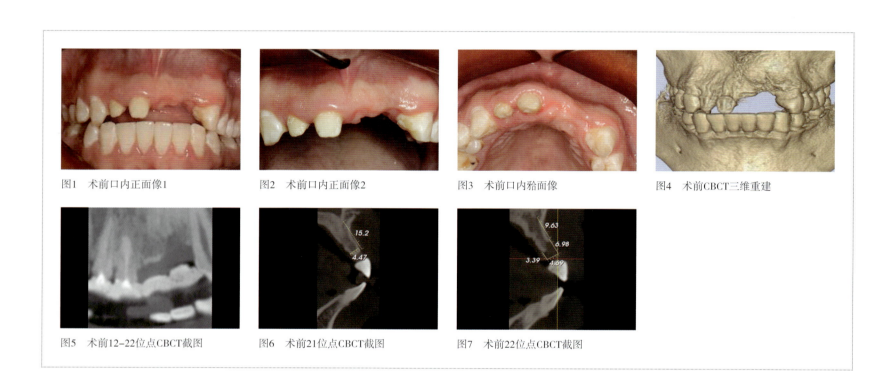

图1　术前口内正面像1　　图2　术前口内正面像2　　图3　术前口内殆面像　　图4　术前CBCT三维重建

图5　术前12-22位点CBCT截图　　图6　术前21位点CBCT截图　　图7　术前22位点CBCT截图

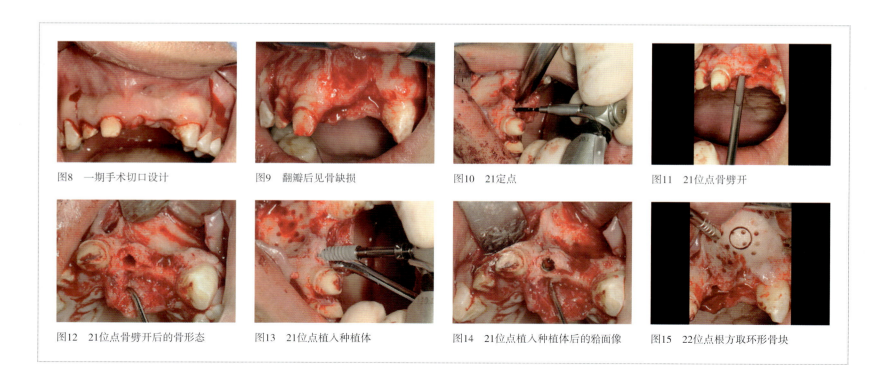

图8　一期手术切口设计　　图9　翻瓣后见骨缺损　　图10　21定点　　图11　21位点骨劈开

图12　21位点骨劈开后的骨形态　　图13　21位点植入种植体　　图14　21位点植入种植体后的殆面像　　图15　22位点根方取环形骨块

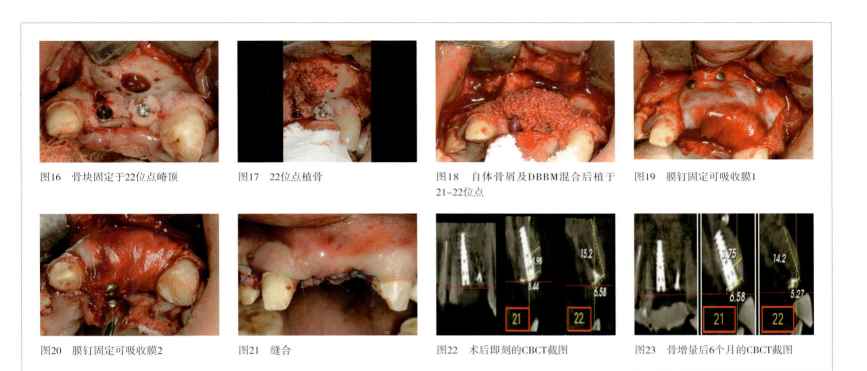

图16　骨块固定于22位点嵴顶　　图17　22位点植骨　　图18　自体骨屑及DBBM混合后植于21-22位点　　图19　膜钉固定可吸收膜1

图20　膜钉固定可吸收膜2　　图21　缝合　　图22　术后即刻的CBCT截图　　图23　骨增量后6个月的CBCT截图

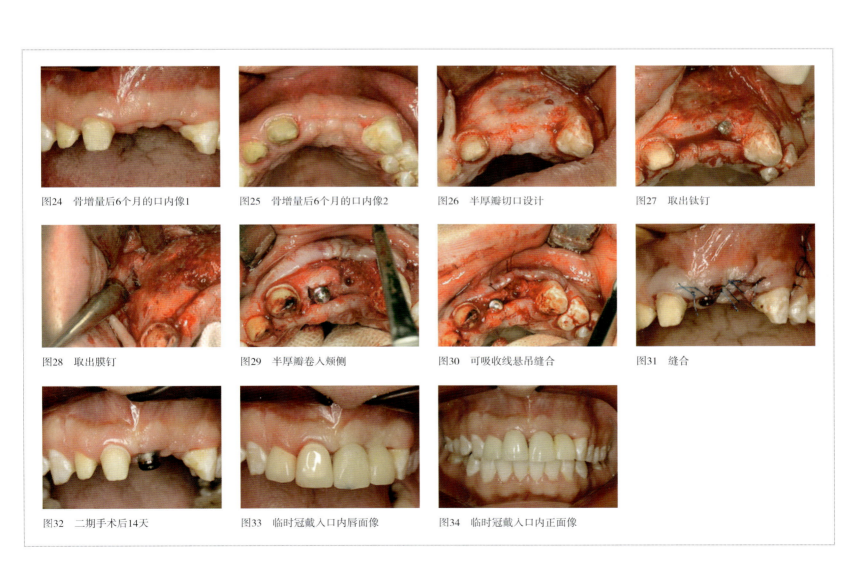

图24　骨增量后6个月的口内像1　　图25　骨增量后6个月的口内像2　　图26　半厚瓣切口设计　　图27　取出钛钉

图28　取出膜钉　　图29　半厚瓣卷入颊侧　　图30　可吸收线悬吊缝合　　图31　缝合

图32　二期手术后14天　　图33　临时冠戴入口内唇面像　　图34　临时冠戴入口内正面像

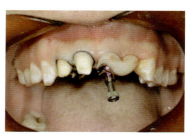
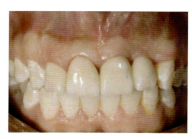
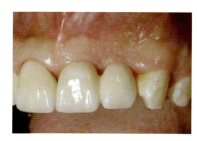
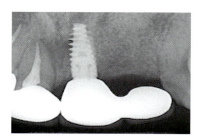

图35　个性化转移杆制取开窗式印模　　图36　最终冠戴入后口内正面像　　图37　最终冠戴入后龈乳头特写　　图38　最终冠戴入后牙片

三、讨论

本病例中所出现的上颌前牙连续缺失同时伴有水平向及垂直向骨缺损的情况，在临床工作中较为常见。本病例中21位点为2/4型缺损可通过联合GBR技术将不利型水平向骨缺损转换为有利型骨缺损。22位点为3/4型骨缺损，采用原位取骨进行Onlay植骨，联合GBR的方式解决水平向及垂直向骨缺损。对于复杂骨缺损病例，我们需要冷静分析其骨缺损类型、剩余骨壁的形态、邻牙骨高度以及位点的血运状态等多方面因素，能将复杂骨缺损转化为相对简单、有利、易于操作的骨缺损。此外，一定要遵循相关指南、决策树等共识性意见，根据病例的不同特点进行充分借鉴。

在临床操作中也一定要规范、细致。例如GBR技术，临床应用广泛，但要严格遵守PASS原则，切不可敷衍了事。必要时可以辅以相应手段，确保骨增量的效果，除了本病例中使用的膜钉技术外，还有双层膜技术、可吸收线固定可吸收膜等多种技术，可在临床中灵活应用。

参考文献

[1] Scipioni A, Bruschi GB, Calesini G. The edentulous ridge expansion technique: a five-year study[J]. Int J Periodontics Restorative Dent, 1994, 14(5):451–459.

[2] Bassetti MA, Bassetti RG, Bosshardt DD. The alveolar ridge splitting/expansion technique: a systematic review[J]. Clin Oral Implants Res, 2016, 27(3):310–324.

[3] Misch CM, Basma H, Misch-Haring MA, et al. An updated decision tree for vertical bone augmentation[J].Int J Periodontics Restorative Dent, 2021, 41(1):11–21.

[4] Daniel Wisemeijer, Stephen Chen, Daniel Buser. ITI Treatment Guide: Extended Edentulous Spaces in the Esthetic Zone[M]. Berlin:Quintessence, 2012.

[5] Man Y, Wang Y, Qu Y, et al. A palatal roll envelope technique for peri-implant mucosa reconstruction: a prospective case series study[J].Int J Oral Maxillofac Surg, 2013, 42(5):660–665.

[6] Wang HL, Boyapati L. "PASS" principles for predictable bone regeneration[J]. Implant Dent, 2006, 15(1):8–17.

上颌右侧前牙早期种植常规修复1例

钱印杰　蔡搏搏　章杰苗　程志鹏　姒蜜思

摘要

目的：报道和评估上颌右侧前牙早期种植后常规行角度螺丝通道（Angulated Screw Channel，ASC）基台全瓷一体冠修复的美学临床效果。**材料与方法**：22岁女性患者。上颌右侧前牙因外伤致反复炎症，6周前拔除，唇侧骨弓轮廓见明显凹陷，影像学检查示唇侧骨开裂式缺损。于拔牙后第8周植入1颗Nobel Active种植体行早期种植，术中同期行引导骨组织再生术（Guided Bone Regeneration，GBR）。术后佩戴压膜式可摘义齿。术后6个月戴用美学临时冠行牙龈塑形。美学临时冠戴用3个月，行上部ASC基台全瓷一体冠终修复。**结果**：该患者拔牙后早期采用GBR同期种植的治疗方式，经软组织塑形，获得了健康美观龈缘轮廓和逐渐丰满的骨弓轮廓。种植修复术后2年余，唇侧骨弓轮廓基本维持，牙龈未见明显萎缩。根尖片及CBCT示：种植体植入位点良好，边缘无明显骨吸收，唇侧骨壁厚度＞2mm。红白美学评分分别为8分和9分。**结论**：早期种植联合常规ASC修复有利于上颌前牙软硬组织轮廓的维持，并能获得良好的美学效果。

关键词：角度螺丝通道基台；骨开裂；前牙美学；早期种植

上颌前牙区患牙拔除后，由于牙槽骨的吸收和改建，会引起软硬组织生理学位置的改变，导致牙龈的萎缩和骨弓轮廓的凹陷，增加了美学区种植修复的难度。尽管即刻种植技术在不断地成熟和完善，但其适应证狭窄，且研究报道，术后牙龈退缩的风险较高。早期种植（Ⅱ型）是指在拔牙后4～8周内植入种植体。在该时期，软组织的愈合可以获得额外的角化龈，并且种植体也可以获得更好的初始稳定性。本病例对骨开裂型缺损采用早期种植同期行引导骨组织再生术的治疗方案，术后6个月行上部ASC基台全瓷一体冠修复。种植修复术后，前牙区骨弓轮廓得到了较好的维持，获得了理想的美学效果。现报道如下。

一、材料与方法

1. **病例简介**　22岁女性患者。主诉：上颌右侧前牙缺失6周，要求种植修复。患者否认"高血压""糖尿病""心脏病"等系统性疾病史，否认药物过敏史。口内检查：11缺失（图1），唇侧轮廓见明显凹陷，骨宽度不足（图2）。缺牙区龈缘轮廓与对侧同名牙不对称（图3），上下颌中线齐，前牙区Ⅰ度深覆𬌗、深覆盖（图4，图5）。全口口腔卫生一般，下颌前牙区牙龈轻微红肿，牙结石（＋），软垢（＋），色素（－）。口外检查：中位笑线（图6），面中线与切牙中线保持一致（图7）。根尖片及CBCT示：唇侧骨板存在骨开裂式缺损，缺损高度约7mm，宽度不足（图8）。美学风险评估（表1）：患者美学期望值高、唇侧骨壁厚度＜1mm，为中高风险型

病例。

2. **诊断**　①11缺失；②慢性牙龈炎。

3. **治疗计划**　①术前常规行牙周洁治及血液学检查。②11早期种植并同期行GBR。③术后6个月，试戴美学临时冠行牙龈塑形。④美学临时冠戴用3～6个月，行上部终修复。⑤定期复查随访。

表1　美学风险评估

美学风险因素	风险水平		
	低	中	高
健康状况	健康，免疫功能正常		免疫功能低下
吸烟习惯	不吸烟	少量吸烟，＜10支/天	大量吸烟，＞10支/天
患者美学期望值	低	中	高
唇线	低位	中位	高位
牙龈生物型	低弧线形 厚龈生物型	中弧线形 中龈生物型	高弧线形 薄龈生物型
牙冠形态	方圆形	卵圆形	尖圆形
位点感染情况	无	慢性	急性
邻面牙槽嵴高度	到接触点≤5mm	到接触点5.5～6.5mm	到接触点≥7mm
邻牙修复状态	无修复体		有修复体
缺牙间隙宽度	单颗牙（≥7mm）	单颗牙（≤7mm）	2颗牙或2颗牙以上
唇侧骨板厚度	≥1mm		＜1mm
软组织解剖	软组织完整		软组织缺损
牙槽嵴解剖	无骨缺损	水平向骨缺损	垂直向骨缺损

作者单位：浙江大学医学院附属口腔医院

通讯作者：姒蜜思；Email: misi_si@zju.edu.cn

4. 治疗过程

（1）术前常规行牙周洁治，减轻牙龈炎症，并完善血液学检查。

（2）术中用肾上腺素阿替卡因注射液（1：100000）行局部浸润麻醉。沿11牙槽嵴顶偏腭侧、12远中及21远中切开，做梯形切口，翻黏骨膜瓣，可见唇侧骨开裂式缺损（图9，图10）。无菌注射器收集切口处血液，留以与骨粉混合备用。球钻行拔牙创内及骨面修整，去除表面软组织残留。唇侧骨面开放骨髓腔，预备滋养孔（图11）。定点，逐级扩孔备洞，于11植入Nobel Active 3.5mm×13mm种植体，置3.5mm×3mm愈合帽（图12，图13）。将与自体血液混合的Bio-Oss骨粉严密充填于唇侧骨板，双层膜覆盖，减张后严密缝合创口（图14～图16）。术后拍摄根尖片及CBCT确认种植体三维位置及骨粉充填情况（图17）。术后2周拆线，取模制作压膜式可摘义齿。

（3）种植术后6个月，拍摄根尖片及CBCT，见种植体周骨愈合良好（图18）。局部麻醉下行二期手术，置换愈合帽（图19～图21）。2周后取模行美学临时冠修复。美学临时冠（图22）试戴，螺丝开口于切缘，龈缘

高度略低于对侧同名牙（图23，图24）。美学临时冠戴用后6周（图25）、3个月（图26）复查，调整穿龈轮廓。3个月后见龈缘高度、牙龈轮廓与对侧同名牙基本一致，近远中龈乳头基本充盈，拟行终修复。数字化口内扫描取模，比色2M1，行ASC基台全瓷一体冠修复（图27）。制作完成后戴于患者口内，形态与对侧同名牙基本一致，龈乳头基本充盈，加扭矩至35N·cm，棉球加树脂封闭螺丝通道（图28～图32）。嘱患者进行渐进性负重，并教授患者种植体自我维护的基本方式。告知患者修复后定期复查随访。

二、结果

种植术后2年，上颌前牙区骨弓轮廓基本维持，骨高度无明显吸收，牙龈状态良好（图33～图35）。影像学检查提示：种植体植入三维位置良好，唇侧骨厚度＞2mm，种植体周骨结合良好，边缘及唇侧未见明显骨吸收（图36）。医生及患者对种植义齿美学修复效果满意，红白美学评分分别为8分和9分。

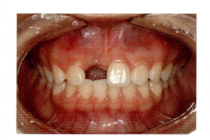

图1 术前口内正面像

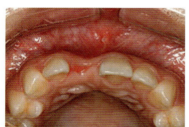

图2 术前口内殆面像

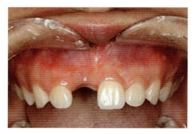

图3 术前口内正面像（前牙区局部）

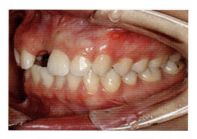

图4 前牙区Ⅰ度覆殆、深覆盖（左侧面）

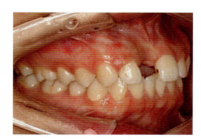

图5 前牙区Ⅰ度覆殆、深覆盖（右侧面）

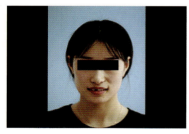

图6 术前正面像（微笑）

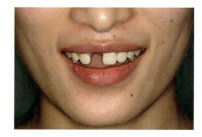

图7 术前面下1/3（微笑）

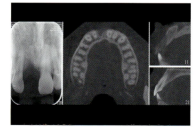

图8 术前影像学

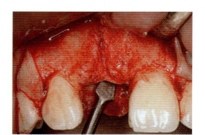

图9 术中骨缺损唇面像

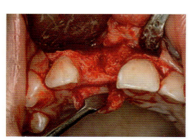

图10 术中骨缺损殆面像

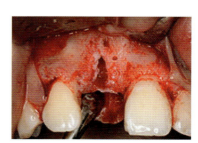

图11 球钻修整并于唇侧预备滋养孔

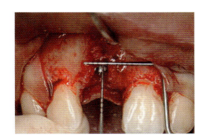

图12　种植体植入深度

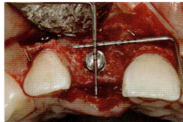

图13　种植体植入唇舌向

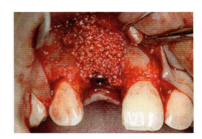

图14　唇侧置骨粉

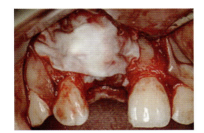

图15　双层膜覆盖

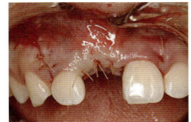

图16　严密缝合创口

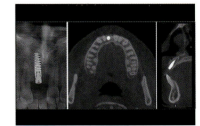

图17　术后即刻影像学

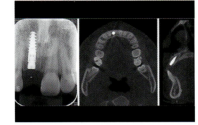

图18　术后6个月影像学

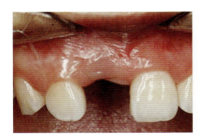

图19　术后6个月口内正面像（前牙区局部）

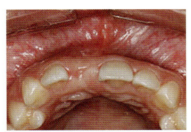

图20　术后6个月口内𬌗面像

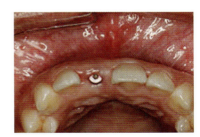

图21　更换愈合帽

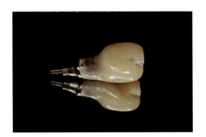

图22　美学临时冠

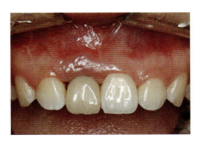

图23　美学临时冠初戴正面像

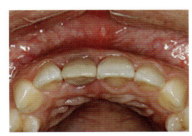

图24　美学临时冠初戴𬌗面像

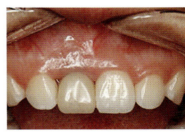

图25　美学临时冠试戴后6周

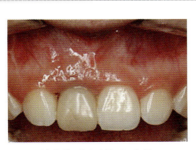

图26　美学临时冠试戴后3个月

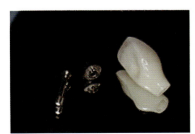

图27　最终修复体

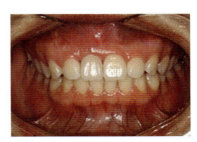

图28　最终修复体口内正面像

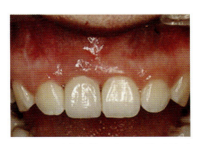

图29　最终修复体口内正面像（前牙区局部）

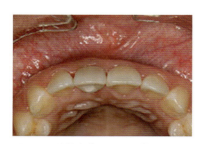
图30　最终修复体口内殆面像

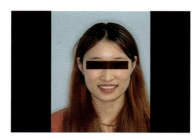
图31　最终修复体戴入后正面微笑像

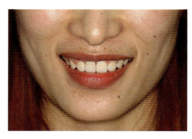
图32　最终修复体戴入后面下1/3微笑像

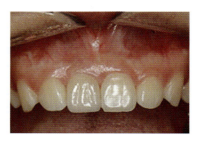
图33　术后2年复查后口内正面像

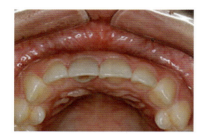
图34　术后2年口内殆面像

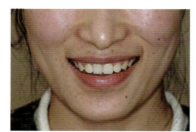
图35　术后2年面下1/3微笑像

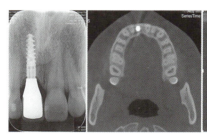
图36　术后2年复查影像学

三、讨论

1. 早期种植在前牙美学中对软硬组织的维持作用

早期种植是指在拔牙后4～8周内，软组织愈合后植入种植体。早期种植存在许多优势：①软组织愈合过程中可以自发形成3～5mm额外的附着龈。②唇侧骨壁较薄或存在骨缺损的患牙位点，牙龈会代偿性增厚。③拔牙位点的急慢性炎症得到一定的控制，以减少感染的风险。④降低破骨细胞活性，促进骨再生。研究表明，早期种植术后6个月，可获得3.09mm的唇侧骨壁厚度，显著高于即刻种植。此外，相比与位点保存后延期种植修复，早期种植可以获得类似而稳定的美学水平，但显著缩短缺牙区治疗时间。

2. ASC

在前牙区，受到牙槽嵴形态及轴向的限制，种植体植入的轴向会向唇侧倾斜以避免根尖部骨开窗等情况的出现，但同时也导致螺丝通道开口位置无法位于腭侧而影响美观。粘接固位可以解决螺丝通道开口的问题，但粘接剂的残留是引起后期生物学并发症的隐患之一。ASC基台可以将开口由唇侧转移至腭侧，实现粘接固位向螺丝固位的转化。前瞻性研究结果显示，ASC基台固位的修复体，获得了98%的成功率，且其边缘骨吸收水平与普通的螺丝固位的修复体结果无显著性差异。尽管ASC基台可以在不影响美观的情况下实现螺丝固位，但研究显示，其抗折应力显著小于直基台，且ASC基台的高度远低于常规基台，就位手感不明确，容易引起不完全就位，而导致微间隙和微动度的存在。因此，在临床使用时，仍需严格把握其适应证。

四、结论

早期种植联合常规ASC修复有利于上颌前牙软硬组织轮廓的维持，并能获得良好的美学效果。

参考文献

[1] Buser D, Chappuis V, Belser UC, et al. Implant placement post extraction in esthetic single tooth sites: when immediate, when early, when late?[J]. Periodontol 2000, 2017, 73(1):84–102.

[2] Graziani F, Chappuis V, Molina A, et al. Effectiveness and clinical performance of early implant placement for the replacement of single teeth in anterior areas: A systematic review[J]. J Clin Periodontol, 2019, 46 (Suppl 21):242–256.

[3] Sun L, Yang M, Zhao J, et al. Analysis of the hard and soft tissue following immediate and early implant placement in the anterior area of maxilla[J]. Zhonghua Kou Qiang Yi Xue Za Zhi, 2020, 55(11):857–863.

[4] Lim HC, Seo S, Thoma DS, et al. Late implant placement following ridge preservation versus early implant placement: A pilot randomized clinical trial for periodontally compromised non-molar extraction sites[J]. J Clin Periodontol, 2020, 47(2):247–256.

[5] 赵佳明, 刘光源, 曲哲, 等.美学区应用角度螺丝通道基台的临床效果评价[J].口腔生物医学, 2018, 9(2):82–86.

[6] Friberg B, Ahmadzai M. A prospective study on single tooth reconstructions using parallel walled implants with internal connection (NobelParallel CC) and abutments with angulated screw channels (ASC) [J]. Clin Implant Dent Relat Res, 2019, 21(2):226–231.

[7] Garcia–Hammaker S, Saglik B, Sierraalta M, et al. Influence of Screw Channel Angulation on the Fracture Resistance of Zirconia Abutments: An In Vitro Study[J]. J Prosthodont, 2021, 30(4):329–334.

牙颌畸形伴牙列缺损患者多学科综合治疗1例

唐子豪　金作林　赵晋龙　权晓刚　丁明超　田磊

摘要

牙颌畸形伴牙列缺损疾病临床特点为缺牙间隙异常、咬合关系异常、面型异常、缺牙区软硬组织量不足等，治疗需要以恢复咬合和面型轮廓为导向进行多学科的协同治疗。在本病例中正颌–正畸–种植多学科诊疗一名偏颌畸形伴牙列缺损的患者，最终完成患者形貌和咀嚼功能的重塑。24岁女性患者，专科检查发现13、23、34伴骨性埋伏牙和异形牙。多学科会诊制订了联合治疗的方案：术前正畸去代偿并调整缺牙间隙为后期缺失牙种植修复创造空间；正颌外科手术改善患者骨性偏颌；术后正畸进一步调整咬合；逐步进行缺牙区硬组织、软组织增量，种植修复缺失牙。正畸和正颌外科手术为牙列缺损种植修复创造了条件，种植系列治疗中，首先应用下颌升支颊侧皮质骨对23区和34缺牙区进行腭侧和颊侧Onlay植骨手术，恢复牙槽嵴宽度；然后应用腭部结缔组织（CTG）瓣增加种植位点的角化龈宽度，同时进行牙种植体植入术，待软组织塑形后佩戴最终修复体。最终患者偏颌畸形得到纠正，面型轮廓对称，牙列整齐，中线居中，咬合关系稳定，颞下颌关节功能良好。缺牙区骨弓形态良好，种植体与骨结合稳定，获得理想的红白美学效果。

关键词：牙颌畸形；牙列缺损；Onlay植骨；CTG

牙颌畸形伴牙列缺损疾病临床特点为缺牙间隙异常、咬合关系异常、面型异常、缺牙区软硬组织量不足等，治疗需要以恢复咬合和面型轮廓为导向进行多学科的协同治疗。本病例通过正颌–正畸–种植多学科诊疗一名偏颌畸形伴牙列缺损的患者，最终完成患者形貌和咀嚼功能的重塑。

一、材料与方法

1. **病例简介**　24岁女性患者。主诉：面型偏斜6年伴先天缺牙。患者全身情况良好，否认系统性疾病史及吸烟史。口内检查：混合牙列，13、23、34缺失，35Ⅱ度松动，缺牙近远中间隙过小；17、27、37、47锁𬌗，14、15、44、45反𬌗。前牙轴向近远中倾斜，牙列中线不齐（图1）。口外检查：正面观面型不对称，面下1/3向右偏斜。侧面观鼻旁凹陷，颏部略显骨性前突（图2）。双侧颞颌关节活动不一致，开口度3.5cm，开口型偏斜。X线片示：颌骨偏斜发育，咬合平面偏斜，左侧低右侧高，双侧下颌骨升支高度、双侧髁突形态不一致。53、35、37牙根吸收，34骨性埋伏（图3）。

作者单位：1. 军事口腔医学国家重点实验室

　　　　　2. 口腔疾病国家临床医学研究中心

　　　　　3. 陕西省口腔疾病临床医学研究中心

　　　　　4. 空军军医大学第三附属医院（第四军医大学口腔医院）

通讯作者：田磊；Email: tianleison@163.com

　　　　　丁明超；Email: blackdoctor@163.com

2. **诊断**　错𬌗畸形；牙列缺损；埋伏牙；乳牙滞留。

3. **治疗计划**　经多学科会诊，排除禁忌证。制订方案：

（1）正畸排齐整平上下牙列、保持缺牙间隙。

（2）正颌外科一期手术纠正偏颌畸形，二期手术进行骨增量。

（3）术后正畸精细调节咬合接触。

（4）种植外科及软组织增量。

（5）义齿修复重建咬合关系。

4. **治疗过程**

（1）拔除影响正畸移动的阻生牙34、38、48后，正畸去代偿，根据牙和牙槽骨调整牙齿倾斜角度。初步排齐整平上牙列，将前牙中线恢复至生理位置，调整锁𬌗、反𬌗关系。

（2）正颌术前完善影像学检查（图4，图5）。应用Proplan软件虚拟正颌手术方案如下：按照虚拟设计，完成正颌手术治疗（图6，图7）。正颌术后6个月拆除植入物，同时取下颌骨升支颊侧皮质骨，分别植入23位点腭侧、34-35位点颊侧，缝隙填充骨碎屑，上覆胶原膜，钛钉固定，供区术区分层缝合（图8，图9）。

（3）术后正畸。三角牵引关闭后牙颌间隙，调整咬合接触点。进一步排齐上下牙列，解除下颌前牙列拥挤，改善31扭转，减小上颌前牙唇倾角度。在缺牙位置使用推簧保持缺牙间隙，防止间隙过小不利于种植修复（图10～图12）。

（4）正畸完成后行种植手术，复查CBCT并测量分析：13牙槽嵴宽度与术前相比增加约3mm（图13，图14）。13、34、35角化龈宽度不足，行软组织增量手术。在距离23-26腭侧龈缘3mm处做切口，深度至黏膜下层，保留骨膜及其上方1mm厚的结缔组织备用（图15）。在13、34、35牙槽骨颊侧做梯形切口后翻瓣，分别移植结缔组织瓣，缝合固定。同期遵循3A2B原则于13、23、34、35牙位点分别植入BLT 3.3mm×12mm、3.3mm×10mm、3.3mm×10mm、4.1mm×10mm种植体（Straumann，瑞士）（图16~图22）。

（5）种植体植入3个月后，使用3Shape扫描仪扫描种植体扫描杆，获得准确的牙齿形态、牙龈形态、邻接关系与咬合关系（图23，图24）。虚拟设计修复基台、排牙，3D打印工作模型，制作氧化锆修复体，口内试戴

形态满意。制作最终义齿，在口外预粘接，排除多余粘接剂后，最终在应用螺丝固定和粘接方式戴牙，调整咬合，抛光。

二、结果

患者偏颌畸形纠正，牙列整齐，中线对正，咬合功能恢复，颞下颌关节功能良好，面型改善。种植术区原有骨弓形态恢复，种植体与骨结合稳定，软组织愈合良好，牙冠外形颜色似天然牙，患者满意度高（图25~图27）。

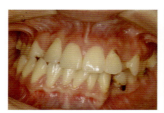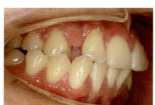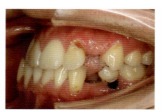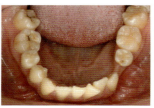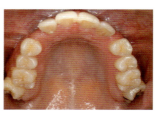

图1　治疗前口内像

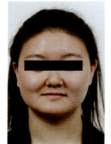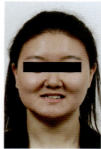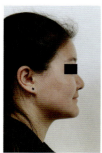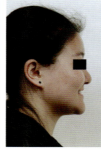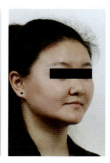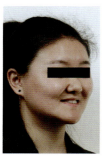

图2　治疗前面像

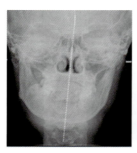

图3　术前影像

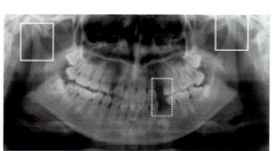

图4　术前正畸

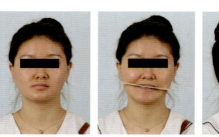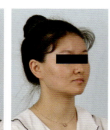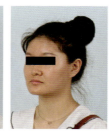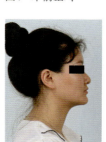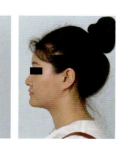

图5　正颌前面像

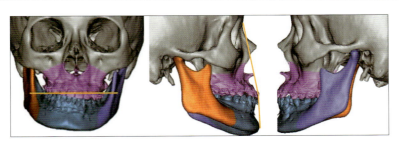
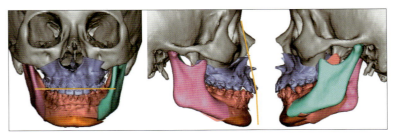

图6　数字化虚拟正颌手术方案（调整前）　　　　图7　数字化虚拟正颌手术方案（调整后）

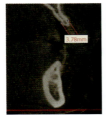
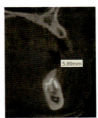
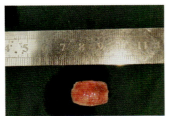
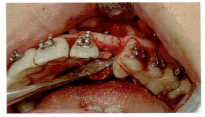
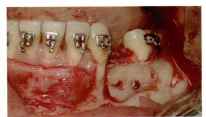

图8　植骨前23区牙槽嵴宽度为3.78mm，34、35区牙槽嵴宽度为5.89mm　　　图9　正颌术中为23、34、35区植骨

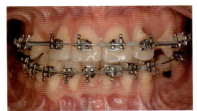
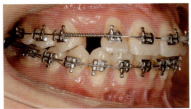
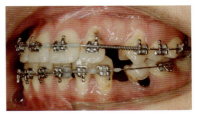

图10　术后正畸

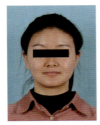
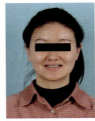
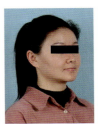
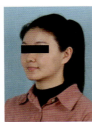
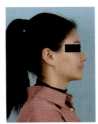
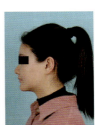

图11　术后正畸面像

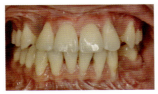
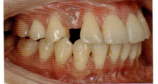
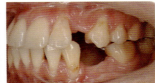
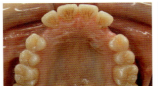
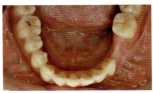

图12　术后正畸结束口内像

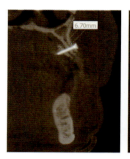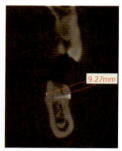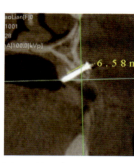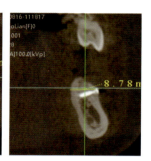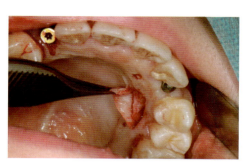

图13　植骨术后即刻　　　　　　　图14　植骨术后6个月　　　　　　　图15　CTG供区

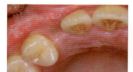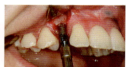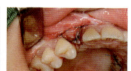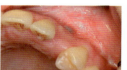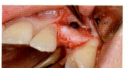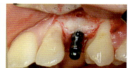

图16　13区植入3.3mm×12mm种植体　　　　　　图17　23区植入3.3mm×10mm种植体

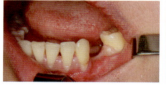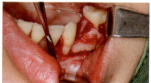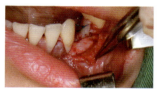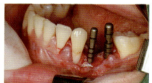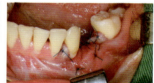

图18　34、35区黏膜移植并植入3.3mm×10mm、4.1mm×10mm种植体

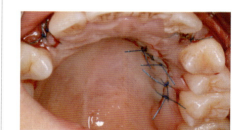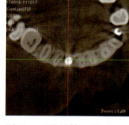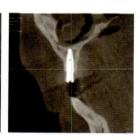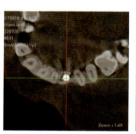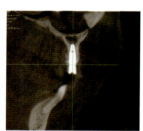

图19　腭部CTG供区缝合后　　　　图20　13种植体CT检查　　　　　图21　23种植体CT检查

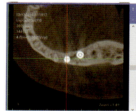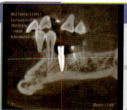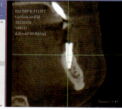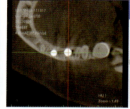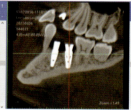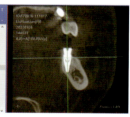

图22　34、35种植体CBCT检查

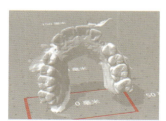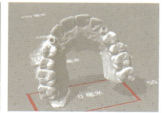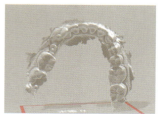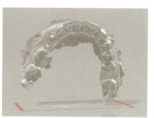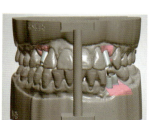

图23　口内扫描与工作模型

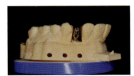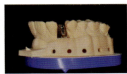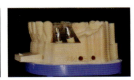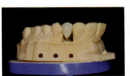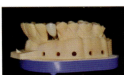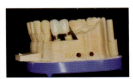

图24　工作模型与修复体

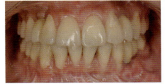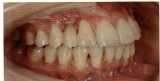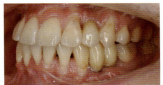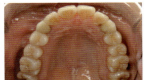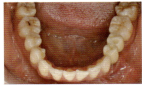

图25　修复后口内情况

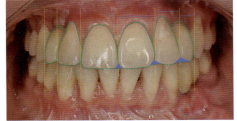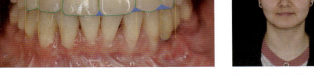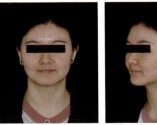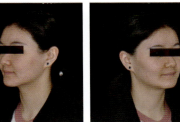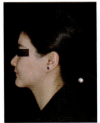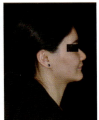

图26　前牙比例评估：侧切牙：尖牙为1：0.61，切外展隙逐渐增大　　图27　术后面像

三、讨论

本病例为牙颌畸形伴牙列缺损。先天性牙列缺损由于颌骨在发育期时缺乏功能性刺激，缺牙区牙槽骨骨量和角化黏膜组织量不足，该系列疾病的种植治疗具有很高的挑战性。偏颌畸形通常意味着面型、骨型、颞下颌关节、咬合功能等多方面的形态异常与功能障碍，偏颌畸形综合治疗方案的系统研究较为欠缺。偏颌畸形的种植修复需要多学科会诊讨论制订方案，有序治疗，才能达到恢复形态和功能重建的目的。

本病例的种植修复难点在于先天缺牙区缺牙间隙异常，34牙位根方骨性阻生牙，35牙位乳牙滞留，且所有缺牙位点均存在骨宽度不足、角化黏膜量不足。首诊治疗时若只关注正畸-正颌治疗偏颌畸形，最后再考虑种植修复，会延长治疗时间，且有可能与开始的治疗方案相互违背。因此，本病例需要正颌-正畸-种植-修复等多学科联合诊治。在多学科开始治疗前期，根据种植需要制订个性化的正颌正畸计划、在治疗过程中配合正颌正畸手术程序进行软硬组织增量手术变得尤为重要。

正颌术前的正畸去代偿治疗过程中，需要精确预留种植位点的缺牙间隙同时根据牙颌畸形的特征，充分去代偿，为后续前牙的美观修复和正颌手术创造基础。正颌手术创伤较大，待正颌术后二期拆除钛板的同时，考虑骨增量手术，缩短整体的治疗周期。上颌牙槽骨腭侧黏骨膜致密、下颌牙槽骨颊侧皮质骨为Ⅰ类骨，GBR手术不利于成骨。有文献表明取下颌升支外侧皮质骨抗吸收性较好，因此本病例选择下颌骨升支外侧皮质骨Onlay植骨的术式。在坚韧的腭黏膜下进行骨增量手术，自体皮质骨相比于异体骨粉有着易操作和抗吸收双重优势。

先天缺牙区角化龈宽度不足对种植体的长期稳定性及美观存在消极作用，特别是角化龈组织。对于本病例下颌前磨牙缺牙区角化黏膜缺失，腭部游离龈瓣可以达到很好的效果。据此，使用腭部结缔组织改善种植体软组织环境，可以获得良好的红色美学效果。对于前牙间隙，我们在使用数字化设计同时采用小直径种植体与个性化修复基台，精准获得出色的白色美学外形。

经过多学科协同治疗，恢复患者关节正常活动状态、咬合平面、中线重建、咬合功能、改善患者软组织形貌、重塑患者自信心。该类疾病的治疗周期长，手术次数多，容易引起患者的恐惧心理。为此，我们课题组后续将以功能重建和美学重建兼顾的原则，进一步讨论治疗流程，在不影响最终效果的同时，缩短治疗周期，对患者投入更多的人文关注。

参考文献

[1] 沈刚. 偏颌与颜面不对称畸形的诊断、分类及临床意义[J]. 上海口腔医学, 2021, 30(1):1-6.

[2] 高益鸣, 邱蔚六, 唐友盛, 等. 发育性下颌骨不对称畸形的正颌外科治疗探讨[J]. 中华整形外科杂志, 2000, 16(4):24-27.

[3] Baldwin P, Li DJ, Auston DA, et al. Autograft, allograft, and bone graft substitutes: Clinical evidence and indications for use in the setting of orthopaedic trauma surgery[J]. Journal of orthopaedic trauma, 2019, 33(4):203-213.

[4] Thoma DS, Naenni N, Figuero E, et al. Effects of soft tissue augmentation procedures on peri-implant health or disease: A systematic review and meta-analysis[J]. Clin Oral Implants Res, 2018, 29(Suppl 15):32-49.

[5] 赵萌, 高益鸣. 种植体周围软组织的临床意义和研究进展[J]. 口腔颌面外科杂志, 2019, 29(2):105-109.

"以终为始"——数字化助力前牙延期种植即刻修复1例

龚伶玲　冯波

摘要

目的：本文通过简单GBR技术对缺损牙槽嵴进行骨增量后6个月，在数字化导板下植入种植体并进行即刻修复，最终通过数字化印模制取穿龈轮廓及复制临时修复体的穿龈轮廓，完成最终修复并探究其效果。**材料与方法**：本文中上颌前牙剩余牙槽嵴唇侧虽有大量缺损，但近远中牙垂直向及水平向骨量正常，可起到支撑作用，因此仅使用简单GBR技术进行骨增量，通过临时粘接桥的卵圆桥底外形支撑软组织轮廓，并在6个月后，通过数字化技术打印种植导板及种植体支持式临时修复体，在数字化导板引导下植入种植体及即刻修复。对比21的形态及美学标准，力求仅通过一次临时体修复外形轮廓调整达到良好的牙龈及软组织外形。摘戴临时修复体前扫描全牙列，摘戴修复体后迅速制取穿龈轮廓和种植体位置，以及临时修复体的外形3个数字化模型，制作最终修复体，并戴入最终修复体。**结果**：通过术前全面的分析骨缺损的范围以及邻牙牙槽骨水平，通过简单的GBR手术获得了良好的骨增量效果，临时粘接桥帮助支撑缺牙处软组织轮廓以及抵挡部分唇肌力量。在数字化导板的引导下，植入种植体，即刻修复。3个月后，通过少次的临时修复体外形调整，对牙龈轮廓进行塑形，通过数字化印模，精确地复制临时修复体的穿龈轮廓和外形，完成最终修复，并取得了良好的美学和功能重建。

关键词：GBR；数字化；即刻修复；袖口塑形

前牙区是美学的主导区，该部位牙齿缺失后的修复不仅仅需要恢复咀嚼功能、发音功能，还需要重建美学。在上颌前牙区，往往因炎症外伤或拔牙后束状骨板的吸收，使唇侧骨板往往在短时间内大量丧失，上颌前牙剩余牙槽嵴严重水平缺损常用的骨增量方法有：骨劈开术、Onlay块状骨移植、"香肠"植骨技术、"帐篷钉"技术等。这些术式均可取得较好的骨增量效果，但往往需增加成本、创伤、术式难度等，若在对缺损区进行全面的分析，例如在本病例中，或许可用简单的术式即达到好的增量效果。应用数字化技术，可精准、安全、微创地完成植入手术，并在术前即设计出即刻修复的临时修复体，节约手术时间，缩短患者缺牙时间。数字化技术还能精确复制临时修复体的形态，维持软组织轮廓，最终取得了令人满意的修复效果。

一、材料与方法

1. 病例简介　24岁女性患者。主诉：要求种植修复。现病史：因上颌前牙无法保留于我院拔除后1个月，来我处就诊，要求种植修复。口内检查：患者11缺失，缺牙处近远中径及颌龈距离正常，剩余牙槽嵴唇侧可见一明显塌陷，牙龈菲薄，角化龈可，近远中龈乳头存，牙龈黏膜未见明显肿胀，邻牙未见明显异常。牙齿呈尖圆形。下颌前牙可见少量牙结石，可见牙

作者单位：长沙市口腔医院

通讯作者：冯波；Email: 1424449447@qq.com

龈退缩（图1～图3）。口外检查：患者呈直面型，左右脸较对称，面部无明显肿胀，颞下颌关节无弹响等病理性症状，患者为中高位笑线（图4，图5）。CBCT示：11缺牙处牙槽嵴缺损，唇侧缺损垂直向达10mm，剩余牙槽嵴宽度仅余2mm左右（图6）。

2. 诊断　牙列缺损；牙周炎。

3. 治疗计划　以终为始，根据修复体的位置确定种植体理想的三维位置及需要的骨增量及其术式，6个月后延期在导板下植入种植体，若初始稳定性＞35N·cm，则行即刻修复，袖口塑形后永久修复。

4. 治疗过程

（1）以终为始。在设计软件中导入患者口内扫描数据及CBCT数据，根据邻牙及美学原则设计出最终治疗效果，并根据修复体的位置确定种植体理想的三维位置，确定需要的骨增量及其术式。

（2）术前。血液检查，签署知情同意书。告知患者，因11缺牙处剩余牙槽嵴水平向严重缺损，需先行GBR，可行粘接桥或舌侧基托的可摘局部义齿临时修复，6个月后再根据牙槽骨成骨情况决定种植治疗方案，患者知情同意。

（3）骨增量手术。术前1小时服用抗生素。必兰局部麻醉，沿13、12、21龈做沟内切口及保留龈乳头切口，并于11远中，23远中做梯形的垂直切口。翻黏骨膜瓣，暴露术区。因牙龈过于菲薄，11远中处牙龈撕裂，在此处做垂直附加切口，暴露骨缺损，可见一垂直向10mm、近远中向6mm的凹坑（图7）。但邻牙牙槽骨垂直向及近远中向骨水平正常。在凹坑内预备滋养孔（图8），填入Bio-Oss骨粉与CGF的混合液制成的Sticky

Bone，过量填入骨粉，覆盖Bio-Gide骨胶原膜，上覆盖CGF膜（图9），减张后严密缝合（图10）。术后CBCT示：牙槽嵴缺损已被骨粉填满，牙槽嵴顶水平向骨量增加到6.8mm（图11）。术后口服消炎药及止痛药5~7天，术后氯己定漱口，保持口腔卫生。7天后拆线。

（4）拆线（图12）。黏膜愈合可，牙槽嵴顶可见少量白膜。制作粘接桥，桥底设计为卵圆形，支撑缺牙处的近远中龈乳头（图13），维持轮廓。光固化树脂粘接至邻牙上，调整咬合至基本无接触。

（5）骨增量术后6个月复查。黏膜愈合良好，临时桥存，唇侧轮廓可（图14）。复查CBCT示：牙槽嵴顶水平向骨量约5.9mm，牙槽嵴顶下3mm、6mm处水平宽度为8~9mm，骨密度可（图15）。

（6）拆除粘接桥，重新扫描口内信息，制取数字化印模。并调整种植体位置（图16），打印数字化种植导板、基台及种植体支持式临时冠（图17，图18），约诊行一期手术。

（7）种植一期手术及即刻修复。11处行必兰局部麻醉，偏腭侧做水平向切口，稍翻开全厚瓣，暴露牙槽嵴顶，可见骨粉愈合良好。导板引导下植入Strauman BLT 4.1mm×12mm种植体，初始稳定性>35N·cm（图19~图24）。CBCT示：植入位点良好，与术前设计基本吻合（图25）。行即刻修复，并根据对颌牙形态牙龈轮廓，修整穿龈轮廓。调整咬合至无咬合接触，高度抛光，加力，封闭螺丝通道。创口对位缝合。7天后拆线（图26~图29）。

（8）种植体支持式临时冠袖口塑形。3个月后X线片，示11处种植体骨结合良好，未见明显骨吸收（图30）。取出临时冠，调整穿龈轮廓，次关键区尽量凹陷，使软组织尽量充盈，根据21龈缘形态设计11关键区形态，2

个月后引导牙龈形态达到与邻牙基本一致（图31~图33）。

（9）数字化模型制取。首先，不取下临时修复体，扫描全牙列，作为终修复体设计的参考；然后，将临时冠取下后，迅速制取袖口的形态及戴入数字化印模杆后扫描印模杆位置；最后，扫描临时修复体穿龈轮廓及形态。结合以上3个数字化模型，设计出与临时修复体形态一致的最终修复体（图34）。

（10）最终修复。取下临时修复体后，在Key引导下戴入基台，加扭矩至25N·cm，试戴最终全瓷冠（图35，图36）。检查边缘，在龈下1mm左右，检查邻接、颜色、形态等，患者满意，调整咬合，通过玻璃离子粘接代型，去除多余材料。约诊1个月后复查。

二、结果

通过术前对缺损处的分析，运用简单的GBR手术，即达到了较好的骨增量效果，通过临时粘接桥维持住了近远中龈乳头的轮廓。数字化导板引导下的种植，完成了精确、微创、安全的种植体植入。术前根据11及美学标准，对临时修复体穿龈轮廓，次关键区，关键区完成修整，可达到尽量少次地修改临时修复体外形的结果，减少基台的摘戴次数同时达到了较好的红色美学效果。通过3个数字化印模的制取，精确复制临时修复体的穿龈轮廓，较好维持住了已塑形好的牙龈轮廓，以及通过对相邻天然牙的颜色、外形、通透度、特殊颜色等记录，本病例达到了个性化白色美学修复的效果。最终以上所有努力的加成，达到了好的最终修复效果及较高的红白美学评分。患者对治疗效果满意。

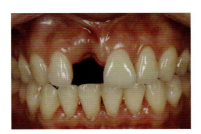

图1　缺牙处术前唇面咬合像

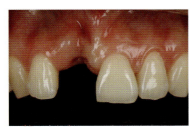

图2　缺牙处术前唇面像

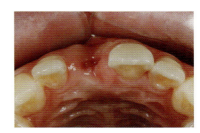

图3　缺牙处术前𬌗面像

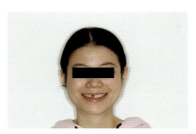

图4　术前正面大笑像

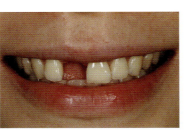

图5　术前正面微笑像

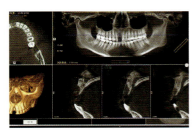

图6　术前CBCT

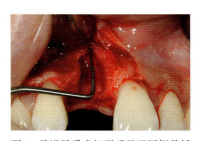

图7　骨增量手术切开后显示唇侧骨板最大垂直向骨缺损达10mm

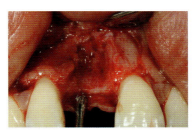

图8　预备滋养孔

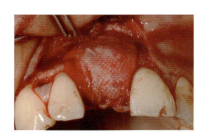

图9　缺损处填塞骨粉，覆盖骨膜

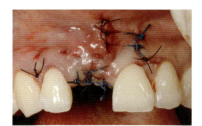

图10　严密缝合

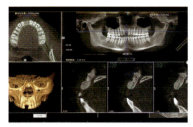

图11　骨增量术后CBCT

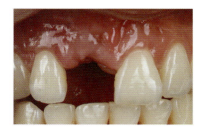

图12　拆线

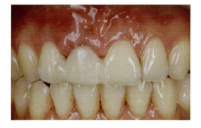

图13　制作临时粘接桥，做卵圆形桥底，支撑近远中龈乳头

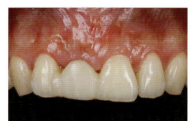

图14　骨增量术后6个月

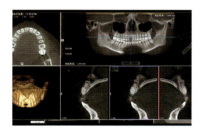

图15　骨增量术后6个月复查CBCT，显示骨量满足植入条件

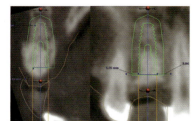

图16　调整种植体植入位置

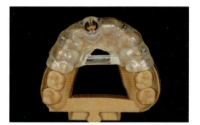

图17　数字化导板

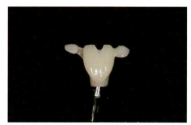

图18　临时基台及预成冠

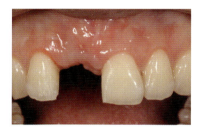

图19　拆除粘接桥后唇面像，龈乳头轮廓维持较好

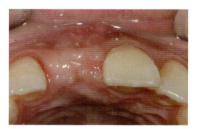

图20　拆除粘接桥后𬌗面像，骨弓轮廓维持良好

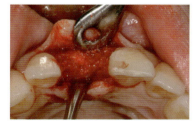

图21　植入手术切口，稍翻瓣

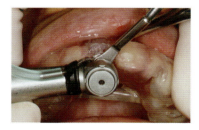

图22　导板下备洞

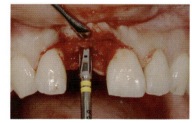

图23　植入位点，方向良好

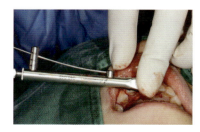

图24　植入扭矩＞35N·cm

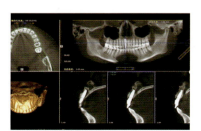

图25　植入种植体后CBCT示：植入位点良好，唇侧骨板厚度可

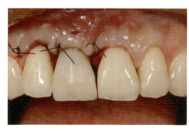

图26　戴入提前制作好的种植体支持式临时修复体

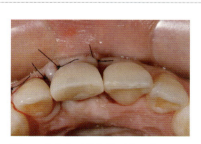

图27　戴入临时修复体后𬌗面像

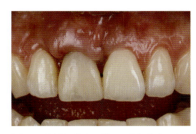

图28　拆线后唇面像，牙龈恢复可，可见"黑三角"

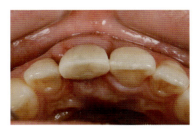

图29　拆线后殆面像，唇侧骨弓轮廓可

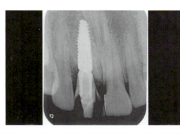

图30　植入术后3个月复查，显示种植体骨结合良好

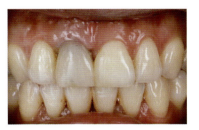

图31　修整临时修复体穿龈轮廓，2个月后复查，红色美学可

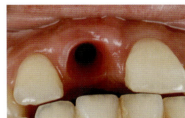

图32　穿龈轮廓

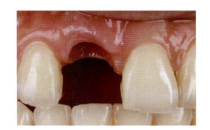

图33　龈乳头基本充盈，牙龈健康

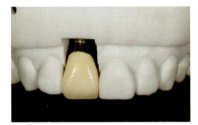

图34　最终修复体

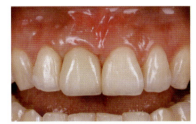

图35　戴牙完成后唇面像

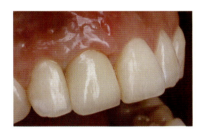

图36　戴牙完成后侧面像

三、讨论

随着材料学的发展、临床技术的精进、器械的改良，针对牙槽嵴骨量不足的骨增量术式越来越多，增量效果佳，但往往术中需借助帐篷钉、膜钉、钛条、钛网等，增加了手术成本，手术难度以及术后需二次翻瓣取出，或增加二次手术的手术创伤。但若能在术前通过全面地分析，对于有利型骨缺损，可能通过简单的手术即达到较好的骨增量效果。本病例中，唇侧缺损在垂直向达10mm，近远中向达6mm，骨量无法满足同期植入种植体，需行骨增量手术，但相邻牙骨量正常，可起到支撑作用，因此仅进行滋养孔的预备，填入Bio-Oss骨粉与CGF的混合物制成的Sticky Bone，上覆盖Bio-Gide骨膜及CGF膜。最终6个月后CBCT示：植骨区骨密度增加，骨量满足种植体的植入。

数字化技术的发展，使种植体植入更加精准、安全。通过数字化手段设计及提前制作好的基台及临时冠，且根据美学标准及对颌同名牙提前设计好的穿龈轮廓及外形，可实现即刻修复体的一次性戴入，缩短治疗时间，在保证美学效果的同时避免多次地摘戴临时修复体而破坏软组织封闭。当软组织轮廓达到理想时，采用数字化印模技术，并使用CAD/CAM技术完成最终修复体的切割，精确复制临时修复体的穿龈轮廓，使已塑形好的软组织轮廓得以更好的维持。白色美学同样重要，通过比色照片的拍摄、天然牙唇面形态、切断通透度以及特殊脱矿横纹的记录，增加最终修复体的个性化，从而最大限度地达到仿生。最终修复效果令人满意，但其长期效果有待持续追踪随访。

参考文献

[1] Buser D, Chappuis V, Belser UC, et al. Implant placement post extraction in esthetic single tooth sites: when immediate, when early, when late?[J]. Periodontology, 2017, 73(1):84–102.

[2] Oscar González-Martin, Ernesto Lee, Arnold Weisgold, et al. Contour Management of Implant Restorations for Optimal Emergence Profiles: Guidelines for Immediate and Delayed Provisional Restorations[J]. The International journal of periodontics & restorative dentistry, 2019, 40(1):61–70.

[3] Oh KC, Jeon C, Park JM, et al. Digital workflow to provide an immediate interim restoration after single-implant placement by using a surgical guide and a matrix-positioning device[J]. The Journal of Prosthetic Dentistry, 2019, 121(1):17–21.

[4] MG Araújo, Lindhe J. Dimensional ridge alteration following tooth extraction. An experimental study in the dog[J]. Journal Of Clinical Periodontology, 2005, 32(2):212–218.

[5] Wittneben JG, Buser D, Belser UC, et al. Peri-implant soft tissue conditioning with provisional restorations in the esthetic zone: the dynamic compression technique.[J]. International Journal of Periodontics & Restorative Dentistry, 2013, 33(4):447–456.

美学区单颗牙微创种植与隧道软组织增量1例病例报告

庄娇玲　姚江武

摘要

　　美学区单颗牙的种植修复经常会遇到植入部位的组织塌陷。临床上解决此类问题的两种不同的方法是GBR和软组织增量。本文涉及美学区伴有组织塌陷的单颗牙种植，所采用的技术为保留龈乳头的数字化导板引导的微创种植，修复组织凹陷的方法是隧道技术和腭部上皮下结缔组织移植，后期通过临时冠塑造种植牙的穿龈轮廓和软组织外形高点，获得了令人期待的满意效果，通过1年后的随访，种植修复体周围软组织稳定，但长期效果仍有待观察。美学区单颗牙的种植植入部位的组织塌陷，可以通过软组织增量的方法加以解决，隧道技术和上皮下结缔组织移植能够完美地修复美学区单颗牙植入部位的组织塌陷。

关键词：美学；微创；种植；隧道；软组织

一、材料与方法

　　1. **病例简介**　26岁男性患者。主诉：前牙缺失3个月，要求种植修复。现病史：患者上颌前牙因外伤拔除3个月余，自觉面部塌陷，影响美观。既往史：否认全身性疾病及药物过敏史。口内检查：21缺失，隐形义齿修复（图1）。牙槽嵴顶黏膜愈合欠佳，缺失区宽度正常，牙槽嵴水平向萎缩，角化龈宽度>2mm，11方形牙（图2，图3）。全口牙结石（+），伴轻度牙龈红肿，牙周探诊深度1～2mm（图4）。31扭转，33、43轻度拥挤，磨牙关系为安氏Ⅰ类（图5～图7）。TMJ触压诊未见异常。微笑显露下颌前牙切端3mm和上颌前牙切端2mm（图8）。影像学检查：CBCT示：TMJ未见明显异常（图9）。21植入部位的牙槽嵴宽度6mm，高度>15mm（图10）。

　　2. **诊断**　牙菌斑性牙龈炎；31扭转错位；21缺失。

　　3. **治疗计划**

　　（1）全口龈上洁治。

　　（2）片段直丝弓矫正下颌拥挤前牙。

　　（3）种植修复21缺失。方案一：翻瓣种植21，同期行GBR，二期修复21。方案二：数字化导板微创种植21，同期行隧道和上皮下结缔组织增厚唇侧软组织，择期全瓷冠修复21。患者选择方案二。

　　4. **治疗过程**

　　（1）正畸治疗。排齐下颌前牙，11、12之间的龈乳头轻度红肿（图11）。

　　（2）牙周基础治疗。全口龈上洁治后，11、12的龈乳头红肿消退（图12）。

　　（3）设计和制作微创的数字化种植导板（图13～图16）。

　　（4）微创种植。在数字化种植导板的引导下（图17），21微创逐级备洞，植入Nobel PMC 3.5mm×11.5mm的种植体（图18），上愈合基台（图19），种植体扭矩>35N·cm（图20）。测量21软组织移植受区所需的长度（图21），从腭部获取上皮下结缔组织（图22），测量上皮下结缔组织的长、宽、厚，均达到要求（图23），交叉水平褥式悬吊缝合关闭供区创口（图24）。采用制备隧道专用工具预备11–22软组织隧道（图25），用缝线将上皮下结缔组织拖入11–22隧道中，并单悬吊和褥式缝合固定移植软组织（图26，图27）。术后1、2、4周的侧面像和𬌗面像可见，21颊侧丰满度尚佳（图28）。

　　（5）21行临时冠和全瓷冠修复。种植术后2个月，下颌前牙已排齐，故21行临时冠修复，对穿龈轮廓进行塑形（图29）。术后3个月CBCT示：21种植体位置正常（图30）。21行全瓷冠修复，此时21近中有小的"黑三角"（图31，图32）。

二、结果

　　永久修复1年后随访，下颌前牙排列整齐（图33），种植牙与天然牙的邻间隙已被龈乳头充满（图34），21颊侧软组织仍维持着良好的丰满度（图35）。

作者单位：厦门麦芽口腔医院

通讯作者：姚江武；Email: dentyjw@126.com

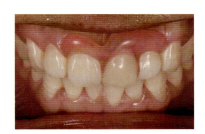

图1　术前口内正面像

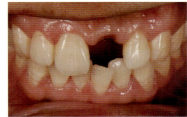

图2　术前口内正面像

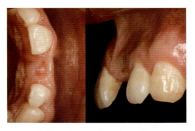

图3　术前口内𬌗面像和侧面像

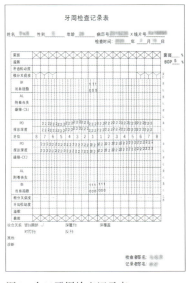

图4　全口牙周检查记录表

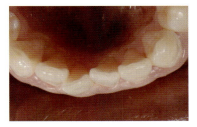

图5　术前下颌𬌗内像

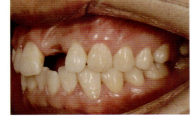

图6　术前左侧口内像

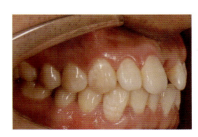

图7　术前右侧口内像

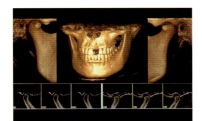

图8　术前正面微笑像

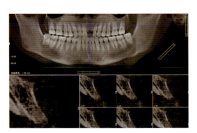

图9　术前TMJ CT影像

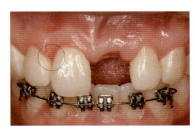

图10　术前21植入部位的CBCT影像

图11　正畸治疗过程中口内正面像

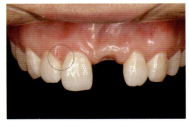

图12　全口洁治1周后口内正面像

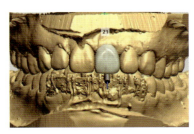

图13　数字化种植导板设计

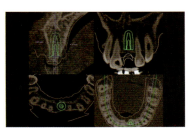

图14　数字化种植导板设计21植入位置

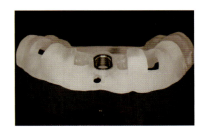

图15　数字化种植导板打印完成

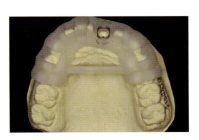

图16　数字化种植导板顺利就位于模型

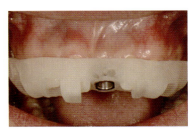

图17　术中口内正面像

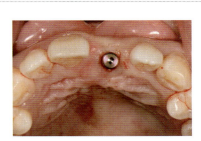

图18　术中21植入种植体后𬌗面像

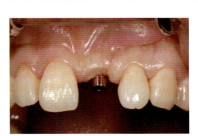

图19　术中21上愈合基台后正面像

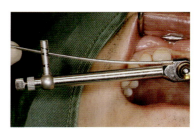

图20 术中植入的种植体的扭矩值

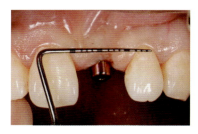

图21 术中口内正面像（测量移植受区的长度）

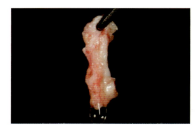

图22 从腭部收获的上皮下结缔组织

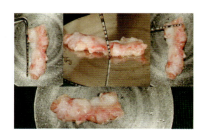

图23 从腭部收获的上皮下结缔组织

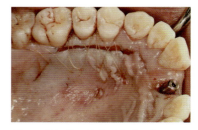

图24 腭部供区缝合后的殆面像

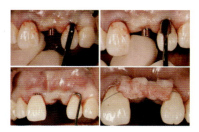

图25 术中受区制备软组织隧道的口内正面像

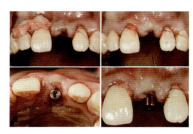

图26 软组织移植术中口内正面像及殆面像

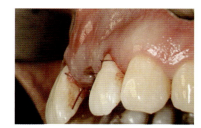

图27 软组织移植手术完成时的侧面像

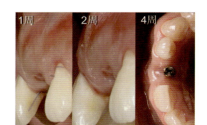

图28 术后1、2、4周的侧面像和殆面像

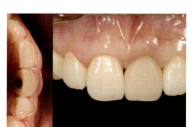

图29 临时冠修复后的殆面像和正面像

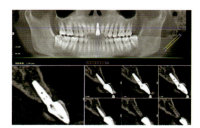

图30 植入种植体3个月后的CBCT

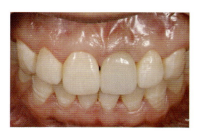

图31 全瓷修复完成时的正面像

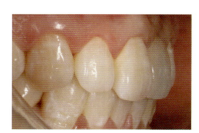

图32 全瓷修复完成时的侧面像

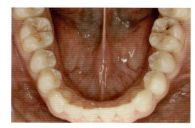

图33 永久修复1年后下颌殆面像

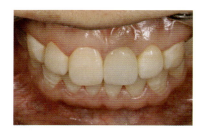

图34 永久修复1年后正面像

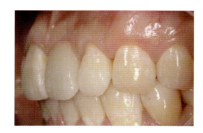

图35 永久修复1年后侧面像

三、讨论

1. 美学区微创种植与软组织增量

微创种植具有许多优点：不翻瓣，软硬组织损伤小；保护植入区的血供；减少义齿修复部件的制作流程；通过临时冠诱导种植体周软组织成形；不伤及龈乳头；手术时间短，对患者的损伤小；植入部位精确，创口愈合周期短等。就种植牙和天然牙而言，周围软组织厚度＜2mm，易导致牙菌斑积聚、组织炎症、黏膜退缩、附着丧失。再者，种植体周软组织薄，种植体易透过软组织，影响修复的美观性。软组织增量恢复软组织外形高点，有利于进食时食物冲击软组织，产生生理性刺激，达到按摩周围软组织的生理作用。

2. 增厚种植体唇侧软组织的术式

增厚种植体唇侧软组织的术式包括：①信封技术和信封瓣结合上皮下CTG，增厚唇颊侧软组织，需翻瓣，不能冠向提升瓣且伤及龈乳头。②隧道技术及改良隧道技术结合CTG是目前比较时兴的软组织增厚技术，其最大的特点是不伤及龈乳头，其次是血供好。③冠向复位瓣结合CTG或去角化上皮的游离龈（DFGG）可以冠向提升瓣，有利于关闭创口，一期愈合，但伤及龈乳头。④改良折叠瓣移植系列仅限于上颌区域，因为折叠的软组织为带蒂的腭部上皮下结缔组织。⑤带蒂骨膜技术、膜龈囊袋技术及膜龈囊袋瓣结合CTG临床少用。本病例为上颌前牙美学区的种植牙，为了保护种植区的龈乳头，遂在微创种植术的同期行隧道和CTG移植，增厚唇侧软组织，收到了美观的效果。

3. 可预测促进龈乳头生长的方法

临时冠穿龈轮廓对种植修复后的软组织外形高点以及龈乳头丰满与否至关重要。给予软组织适应性压力，保持受压的组织在恰当的时间内恢复，有助于形成美观的软组织外形轮廓，并促进龈乳头的生长，最终获得满意的软组织形态。其次，修复体的形态对软组织外形也会造成影响，方形牙冠可促进龈乳头的生长。Tarnow在头颅上研究了天然牙邻面接触点与牙槽嵴顶距离与龈乳头的关系，指出当此距离≤5mm时，龈乳头全部存在；该距离为6mm时，仅有56%的龈乳头存在；距离≥7mm时，龈乳头仅存在27%。对于单颗种植体而言，情况也是如此。本病例中，邻牙为方形牙冠，因此能够将种植临时冠的邻面接触点尽量向龈方移动，为将来龈乳头再生长提供自然条件。1年后随访，笔者发现种植牙和天然牙之间的龈乳头完全充满了邻间隙。

四、结论

本病例通过正畸消除种植牙与对颌牙的咬合干扰，有利于种植牙的长期稳定和健康。不翻瓣的微创植入术和隧道技术结合上皮下结缔组织移植，保护了龈乳头，增厚了种植体唇侧的软组织，形成了美观效果。

参考文献

[1] Oates TW, West J, Jones J, et al. Long–term changes in soft tissue height on the facial surface of dental implants[J]. Implant Dent, 2002, 11(3): 272–279.

[2] Cardaropoli G, Lekholm U, Wennstrom JL. Tissue alterations at implant–supported single–tooth replacements: a 1–year prospective clinical study[J]. Clin Oral Implants Res, 2006, 17(2): 165–171.

[3] Zucchelli G, Mazzotti C, Mounssif I, et al. A novel surgical - prosthetic approach for soft tissue dehiscence coverage around single implant[J]. Clinical Oral Implants Research, 2012, 24 (9): 957–962.

[4] Bruno JF. Subepithelial connective tissue graft[J]. Int J Periodontics Restorative Dent, 1994, 14(2):130–137.

[5] Allen. Use of the supraperiosteal envelope in soft tissue grafting for root coverage. I. Rationale and Technique[J]. IJPRD, 1994, 14(3): 216–27.

[6] Allen. Use of the supraperiosteal envelope in soft tissue grafting for root coverage. II. Clinical results[J]. IJPRD, 1994, 14(4):302–315.

[7] Renzo G Bassetti, Alexandra Stähli, Mario A, et al. Bassetti Soft tissue augmentation around osseointegrated and uncovered dental implants: a systematic review[J]. Clin Oral Investig, 2017, 21(1):53–70.

[8] Becker W, Goldstein M, Becker B, et al. Minimally invasive flapless implant surgery: a prospective multicenter study[J].Clin Implant Dent Relat Res, 2005, 7 (Suppl): S21–S27.

[9] Coachman C, Van Doren E, Gurel G, et al. Minimally invasive reconstruction in implant therapy: the prosthetic gingival restoration[J]. Quintessence of Dental Technology, 2010, 41(33):1–5.

[10] Becker W, Goldstein M, Becker BE, et al. Minimally invasive flapless implant placement: follow–up results from a multicenter study[J]. J Periodontol, 2009, 80(2): 347–352.

[11] Adibrad M, Shahabuei M, Sahabi M. Significance of the width of keratinized mucosa on the health status of the supporting tissue around implants supporting overdentures[J]. J Oral Implantol, 2009, 35(5):232–237.

[12] Bruno JF. Connective tissue graft technique assuring wide root coverage[J]. Int J Periodontics Restorative Dent, 1994, 14(2):126–137.

[13] Carlo Monaco, Lorenzo Scheda, Paolo Baldissara, et al. Implant digital impression in the esthetic area[J]. Journal of Prosthodontics, 2019, 28(5):536–540.

[14] Scharf DR, Tarnow DP. Modified roll technique for localized alveolar ridge augmentation[J]. Int J Periodontics Restorative Dent, 1992, 12(5): 415–425.

[15] Santana RB, de Mattos CM. Efficacy of vascularized periosteal membranes in providing soft tissue closure at grafted human maxillary extraction sites[J]. Int J Oral Maxillofac Implants, 2009, 24(1): 81–87.

[16] Garber DA, Rosenberg ES. The edentulous ridge in fixed prosthodontics[J]. Compend Contin Educ Dent, 1981, 2(4): 212–223.

[17] Jiang–Wu Yao, Hom–Lay Wang. Assessment of peri–implant soft tissue adaptive pressure and time after provisional restorations[J]. Int J Periodontics Restorative Dent, 2019, 39(6): 809–815.

[18] Tarnow DP, Magner AW, Fletcher P. The effect of the distance from the contact point to the crest of bone on the presence or absence of the interproximal dental papilla[J]. J Periodontol, 1992, 63(12): 995–996.

[19] Salama H, Salama MA, Garber D, et al. The interproximal height of bone: A guidepost to predictable aesthetic strategies and soft tissue contours in anterior tooth replacement[J]. Pract Periodontics Aesthet Dent, 1998, 10(9): 1131–1141.

[20] Grunder U. Stability of the mucosal topography around single–tooth implants and adjacent teeth: 1–year results[J]. Int J Periodontics Restorative Dent, 2000, 20(1): 11–17.

[21] Choquet V, Hermans M, Adriaenssens P, et al. Clinical and radiographic evaluation of the papilla level adjacent to single–tooth dental implants. A retrospective study in the maxillary anterior region[J]. J Periodontol, 2001, 72(10): 1364–1371.

上颌中切牙外伤根盾术即刻种植即刻修复1例

刘玉洁　孙岩

摘要

根盾术通过保留牙根或部分牙根，以维持固定到牙槽骨上的牙周膜纤维，从而保留束状骨上的血供系统，防止牙槽嵴吸收。本病例中患者上颌前牙美学区单颗牙缺失，采用即刻种植结合根盾术有效地保留了唇侧骨板完整性，采用即刻修复尽可能地保留了患者软硬组织形态，获得了较为良好的美学效果。

关键词：根盾术；即刻种植；即刻修复

一、材料与方法

1. **病例简介**　66岁女性患者。主诉：上颌前牙折断1天。现病史：咬到硬物至上颌前牙折断1天，冷风酸痛，影响美观，于我院就诊，转诊我处种植修复。既往史：糖尿病药物控制。口内检查：21牙颈部折裂，唇侧断面达龈下3mm，间隙约10mm，前牙深覆𬌗；缺牙区牙龈生物型为中厚龈型，唇舌侧角化龈宽度约3.5mm；11、22松动（－），21外形呈方圆形，颈部轻微缩窄；口腔卫生状况良好，牙结石（－）（图1，图2）。术前CBCT示：唇侧骨板厚度不足2mm（图3）。

2. **诊断**　21牙体缺损。

3. **治疗计划**　21即刻种植即刻修复。

4. **治疗过程**

（1）手术当天制备根盾，如植入Straumann SLActive Roxolid BLT 3.3mm×14mm NC种植体，扭矩30N·cm，唇侧跳跃间隙约3mm，跳跃间隙内植入Bio-Oss胶原骨（图4）。

（2）术后当天取模，复制穿龈轮廓制作临时修复体（图5）。

（3）临时修复体戴入后可见龈缘高度对称合适，龈乳头丰满，骨弓轮廓丰满（图6，图7）。

（4）戴入临时修复体后拍摄CBCT，可见种植体三维位置理想，唇侧骨板厚度＞2mm（图8）。

（5）经过4个月的牙龈塑形后，可见患者口内牙龈色粉，质地坚韧，无红肿瘘，龈缘水平一致，无"黑三角"，龈乳头丰满，唇侧丰满度良好，袖口形态良好（图9～图11）。

（6）术后4个月CBCT示：唇侧骨板无明显吸收，维持良好，种植体周无暗影（图12）。

（7）个性化取模，制作最终修复体（图13）。

（8）最终修复体戴入后可见龈缘高度较对称合适，龈乳头丰满，牙齿长宽比和谐，轴向对称美观，种植体周牙槽骨无暗影，无明显骨吸收（图14，图15）。

（9）使用材料：Straumann SLActive Roxolid BLT 3.3mm×14mm NC种植体；Bio-Oss胶原骨；Variobase冠用AS基台。

二、结果

本病例中21通过根盾术即刻种植即刻修复，更好地维持了软硬组织形态，尤其在前牙区可以获得较为理想的美学效果。

作者单位：杭州口腔医院

通讯作者：刘玉洁；Email: 1219535713@qq.com

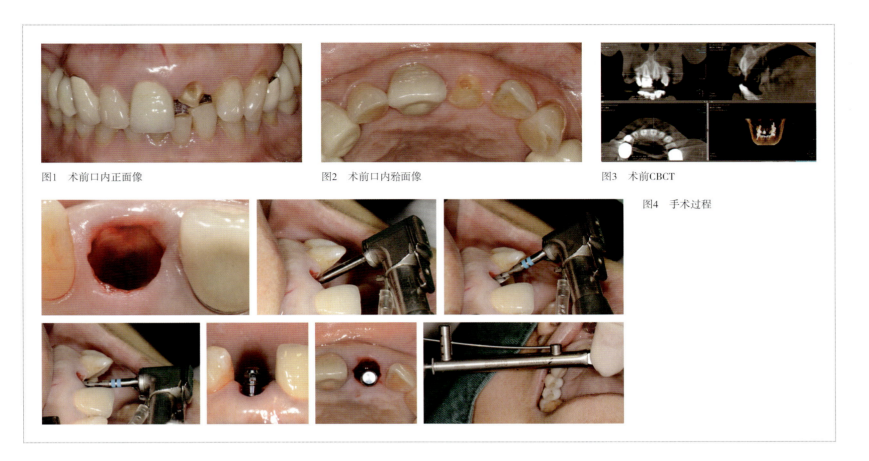

图1 术前口内正面像　　　　　　　图2 术前口内殆面像　　　　　　　图3 术前CBCT

图4 手术过程

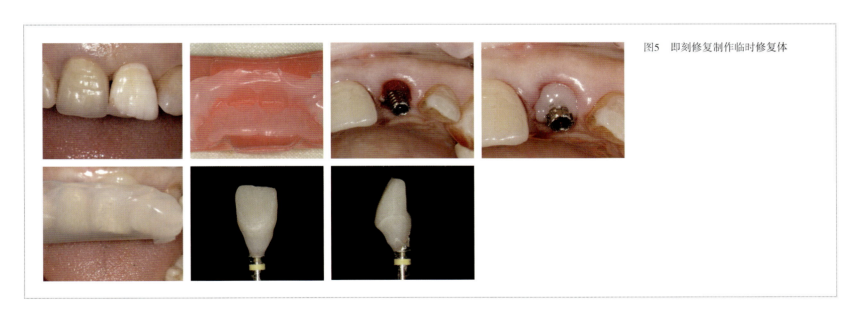

图5 即刻修复制作临时修复体

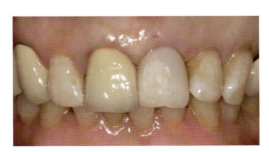

图6 手术当天即刻修复口内正面像

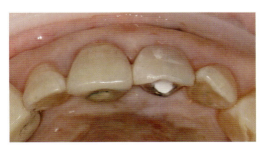

图7 手术当天即刻修复口内殆面像

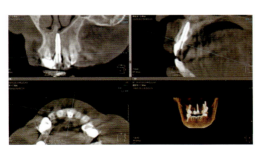

图8 术后当天CBCT

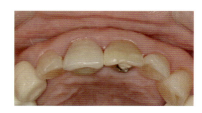

图9 术后4个月口内殆面像

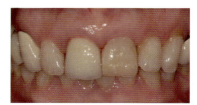

图10 术后4个月口内正面像

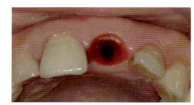

图11 术后4个月袖口形态

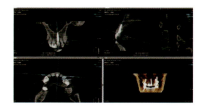

图12 术后4个月CBCT

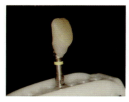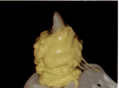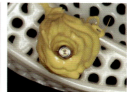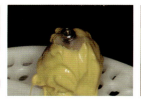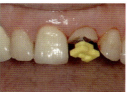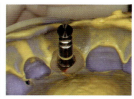

图13 个性化取模，制做最终修复体

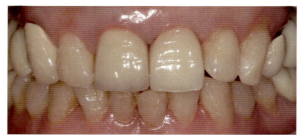

图14 永久修复体戴入后口内正面像

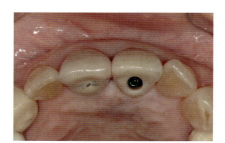

图15 永久修复体戴入后口内殆面像

三、讨论

1. 设计根盾时，厚度不建议过厚，但为了同时满足强度和空间的要求，认为根盾理想厚度为1～2mm；冠方预备至唇侧骨水平上方1mm处或平齐牙槽嵴。

2. 美学区种植要求植体与唇侧骨板间隙≥2mm，种植体长度需超过原有根尖部3～5mm。

3. 根盾术与即刻种植同期建议使用个性化穿龈基台或解剖临时修复体进行拔牙窝封闭，并且这两种方式的穿龈轮廓必须与拔牙窝软组织边缘契合一致。

4. 根盾术的技术敏感性较高，临床远期效果有待继续观察。

参考文献

[1] Gluckman Howard, Salama Maurice, Du Toit Jonathan. A retrospective evaluation of 128 socket-shield cases in the esthetic zone and posterior sites: Partial extraction therapy with up to 4 years follow-up[J]. Clinical implant dentistry and related research, 2018, 20(2):122–129.

[2] Chen L, Yang Z, Liu X, et al. CAD–CAM titanium preparation template for the socket-shield technique[J]. J Prosthet Dent, 2020, 123(6):786–790.

[3] Schwimer CW, Gluckman H, Salama M, et al. The socket-shield technique at molar sites: A proof-of-principle technique report[J]. J Prosthet Dent, 2019, 121(2):229–233.

[4] Gluckman H, Nagy K, Du Toit J. Prosthetic management of implants placed with the socket-shield technique[J]. J Prosthet Dent, 2019, 121(4):581–585.

[5] Gluckman H, Salama M, Du Toit J. Partial extraction therapies (PET) Part 2: Procedures and technical aspects[J]. Int J Periodontics Restorative Dent, 2017, 37(3):377–385.

"变废为宝"——上颌中切牙冠折不翻瓣即刻种植即刻修复1例

刘润恒 陈卓凡

摘要

目的：采用不翻瓣即刻种植的手术方式，对患者外伤脱落的天然牙牙冠进行改造，"变废为宝"制作即刻修复体，完成了上颌前牙外伤冠折后的美学重建。**材料与方法**：微创拔除11患牙，自由手下植入种植体（Straumann BLT SLA NC 3.3mm×12mm），同期植入100mg Bio-Oss Collagen，口内通过速凝树脂和开窗转移杆，制作个性化转移杆，在口外制作、调整天然牙牙冠和临时基台，制作即刻修复体，术后6.5个月完成最终修复。**结果**：本病例采用不翻瓣即刻种植即刻修复的方法，通过将外伤脱落的天然牙冠进行改造，制作即刻修复体，随访修复后1年，美学效果稳定，患者满意度高。**结论**：①利用天然牙冠制作即刻修复体可简单、快速且最大限度恢复患者的唇面美观。②在美学区薄骨壁型（＜1mm）位点进行即刻种植即刻修复，可预期唇侧骨板会吸收并带来唇侧轮廓的塌陷，如果能联合CTG术则有利于维持唇侧轮廓的丰满度。

关键词：即刻种植；即刻修复；不翻瓣

一、材料与方法

1. **病例简介** 29岁男性患者。主诉：因摔跤后自觉上颌前牙松动1天，到我院口腔急诊科就诊。患者无吸烟、酗酒史，全身健康状况良好，否认既往系统性疾病史。口内检查：11牙体完整，龈缘处可见裂纹，龈沟内见少量渗血，周围黏膜稍红肿，冠部Ⅱ度松动，叩（+），牙龈生物型属低线弧形、中厚型，前牙覆𬌗正常、Ⅰ度深覆盖（约5mm），口腔卫生状况尚可，牙周情况良好。初步诊断为牙根折，建议患者拔除松动部分后，视具体情况制订下一步治疗方法。局部麻醉下拔除松动部分，牙髓被完整抽出（图1），冠部颊侧折裂处齐龈（图2），腭侧折裂处位于龈下约4mm（图3）。根尖片及CBCT示：11处有冠折线，腭侧折裂处位于龈下约4mm，骨下1mm，颊侧骨壁完整连续，厚度0.73～0.98mm，11根尖腭侧及根方有5mm以上的骨量（图4，图5）。美学风险评估（ERA）为低风险（表1）。

2. **诊断** 11冠根折。

3. **治疗计划**

（1）术区可用骨量充足，颊侧骨板完整连续，拟微创拔除11残根，当天即刻种植，植入Straumann BLT NC 3.3mm×12mm种植体，跳越间隙植骨，并通过断冠，制作临时修复体。

（2）术后4～6个月，待种植体完成骨结合，牙龈形态稳定后，拟行氧化锆全瓷冠修复。

（3）定期复查。

4. **治疗过程**

（1）术前藻酸盐取模，灌制石膏模型。局部麻醉下微创拔除11，探查颊侧骨板完整，通过牙周探针测量植入位点，用球钻在缺牙区牙槽窝腭侧定点，使用种植体及其配套器械（Straumann，瑞士），根据拟植入种植体长

表1 美学风险评估

美学风险因素	风险水平		
	低	中	高
健康状况	健康，免疫功能正常		免疫功能低下
吸烟习惯	不吸烟	少量吸烟，<10支/天	大量吸烟，>10支/天
患者美学期望值	低	中	高
唇线	低位	中位	高位
牙龈生物型	低弧线形 厚龈生物型	中弧线形 中龈生物型	高弧线形 薄龈生物型
牙冠形态	方圆形	卵圆形	尖圆形
位点感染情况	无	慢性	急性
邻面牙槽嵴高度	到接触点≤5mm	到接触点5.5～6.5mm	到接触点≥7mm
邻牙修复状态	无修复体		有修复体
缺牙间隙宽度	单颗牙（≥7mm）	单颗牙（≤7mm）	2颗牙或2颗牙以上
软组织解剖	软组织完整		软组织缺损
牙槽嵴解剖	无骨缺损	水平向骨缺损	垂直向骨缺损

作者单位：中山大学附属口腔医院

通讯作者：刘润恒；Email: liurh28@mail.sysu.edu.cn

度以及直径大小，逐级备洞，植入1颗骨水平种植体（Straumann，BLT，NC，3.3mm×12mm），初始稳定性＞25N·cm（图6，图7）。取下携带体，接入配套的开窗转移杆，通过速凝树脂连接，覆盖两侧邻牙，注意避免进入倒凹，卸下开窗转移杆，重新接入携带体，由于颊侧骨板完整且种植体与唇侧有2mm以上的间隙，因此在不翻瓣的情况下，在跳跃间隙植入Bio-Oss Collagen（Geistlich Bio-Oss，瑞士）100mg，保留种植体携带体不取下，在牙槽嵴顶处填入胶原塞（可即邦，中国）封闭创口（图8）。CBCT示：种植体三维位置良好（图9）。

（2）将替代体接入开窗转移杆。通过直机修整石膏模型，在缺牙区磨除可以容纳替代体的通道，检查个性化转移杆的就位情况，确认就位后，通过白石膏固定替代体，待石膏硬固后，卸下转移杆，成功将种植体在口内的位置转移到石膏模型上（图10~图12）。

（3）将临时基台拧入替代体，将断冠通过快机修整，从舌隆突处磨出可以容纳临时基台的通过，涂布粘接剂，在断冠和临时基台间通过流动树脂

表2　调改穿龈轮廓

区域	唇侧	邻面	腭侧
关键区（边缘龈下1mm）	磨除0.5~1mm	与天然牙一致	与天然牙一致
次关键区（关键区到种植体平台之间的区域）	尽量凹	尽量凹	尽量凹

充填间隙，充分光固化后形成临时冠，取下临时冠，调整、抛光穿龈轮廓（图13，表2）。随后清洁、消毒后在患者口内试戴，检查咬合，调𬌗，锁紧螺丝，封口。

（4）患者术后3天、11天进行复查，创口恢复可，牙龈无明显红肿。术后5.5个月，牙龈健康，龈缘及龈乳头趋于稳定，取下临时冠后迅速通过口内扫描取模扫描穿龈轮廓。永久冠参考临时冠制作，螺丝固位，美学效果理想。

二、结果

术后即刻恢复患者的有牙状态（图14，图15），患者术后3天（图16，图17）、11天（图18，图19）进行复查，创口恢复可，牙龈无明显红肿。术后5.5个月复查（图20，图21），牙龈健康，龈缘及龈乳头趋于稳定。最终修复体参考即刻修复体制作，螺丝固位。患者在术后6.5个月戴入了最终修复体（图22~图24），虽然唇侧轮廓有部分塌陷，但是患者对整个治疗过程和最终效果表示满意，拒绝了软组织增量的手术建议。戴牙后1年复查，可以看到牙龈健康、点彩清晰，红白美学评分分别为9分和10分。CBCT示：种植体唇侧骨量仍有3mm（图25~图28）。

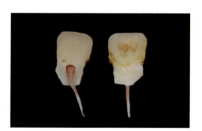
图1　拔除折断的天然牙冠

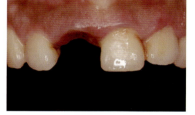
图2　术前正面像

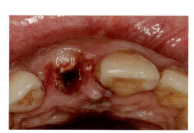
图3　术前𬌗面像

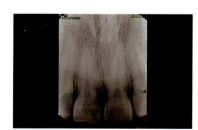
图4　术前根尖片

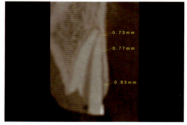
图5　术前CBCT

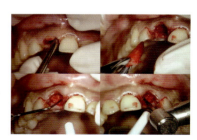
图6　微创拔除患牙和定位

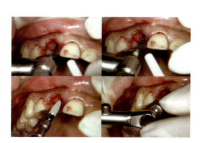
图7　逐级备洞植入种植体

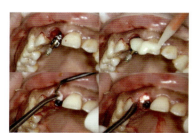
图8　口内制作个性化转移杆

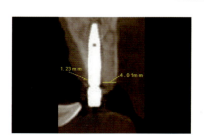
图9　术后即刻CBCT

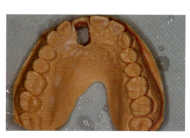
图10　修整术前已取模灌制的石膏模型

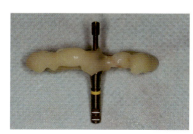
图11　连接个性化转移杆及替代体

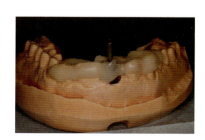
图12　个性化转移杆在石膏模型上就位

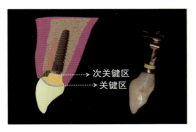

图13 调改即刻修复体穿龈轮廓

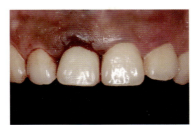

图14 术后即刻正面像

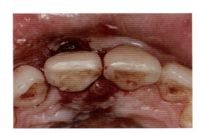

图15 术后即刻殆面像

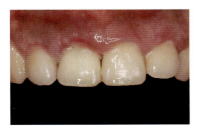

图16 术后3天正面像

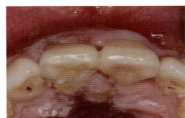

图17 术后3天殆面像

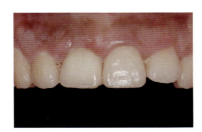

图18 术后11天正面像

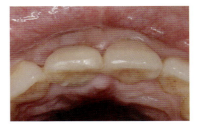

图19 术后11天殆面像

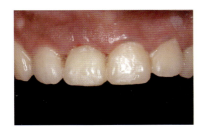

图20 术后5.5个月正面像

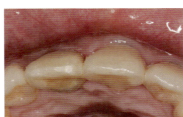

图21 术后5.5个月殆面像

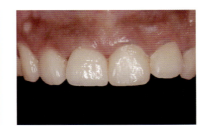

图22 术后6.5个月戴牙正面像

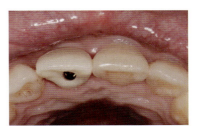

图23 术后6.5个月戴牙殆面像

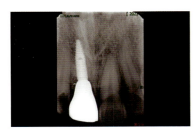

图24 术后6.5个月戴牙根尖片

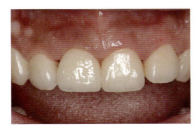

图25 戴牙后1年正面像

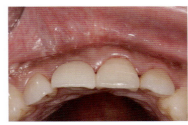

图26 戴牙后1年殆面像

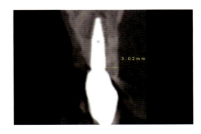

图27 戴牙后1年CBCT

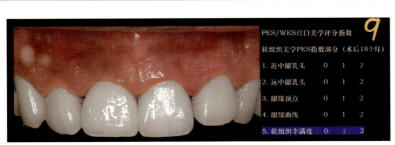
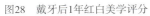
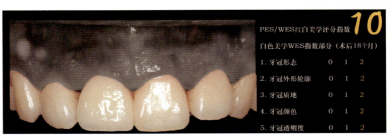

图28 戴牙后1年红白美学评分

三、讨论

1. 使用自体天然牙冠制作即刻修复体的优势

目前，临床上即刻修复多采用树脂、热（自）凝的聚甲基丙烯酸甲酯、CAD/CAM切削或者PEEK材料制作即刻修复体，这类即刻修复体牙冠的颜色、形态以及质地较天然牙存在很大差异，与邻近天然牙存在较大反差，而天然牙冠的牙釉质切端的天然的乳光光晕和其他光学性能，是多层复合树脂叠加难以获得的美学目标。通过"改造"自体牙冠，可以在短时间内可获得极佳的临时修复美学效果，是一种极其具有临床应用意义的治疗方案。此外，通过自体天然牙冠，可以完美复制穿龈轮廓，保持软组织的天然形态。此外天然牙冠的表面形貌是任何一种临时冠材料都无法模拟的，这对早期形成软组织封闭，提高种植成功率具有重要的意义。在本病例中，患者对于即刻修复的效果也表示非常满意。

2. 唇侧轮廓的塌陷

在2018年第六次国际口腔种植学会（ITI）共识研讨会中提到了即刻种植即刻修复的有利条件有以下8点：①拔牙窝骨壁完整。②唇/颊侧骨壁至少有1mm厚度。③厚龈生物型。④位点无急性感染。⑤腭侧及根方有足够的骨量保证种植体的初始稳定性。⑥植入扭矩在25～40N·cm，且ISQ值＞70。⑦无静态和动态的咬合接触。⑧患者良好的依从性。但本病例中，术前唇侧骨板的厚度＜1mm，并不完全符合即刻种植即刻修复的有利条件。对比

术后即刻和术后18个月的CBCT我们可以清楚地发现，唇侧骨板几乎完全吸收，推测这也是唇侧轮廓塌陷的主要原因。但有学者发现，只有4.6%的患者中切牙唇侧骨板厚度是＞1mm的，那么是不是意味着绝大部分患者都不应该做即刻种植即刻修复呢？在2020年国内学者发表的一项随机对照临床研究中，他们发现在前牙即刻种植即刻修复的病例中，同期使用CTG进行软组织增厚，可在术后6个月，于龈下2～5mm的区域获得0.4～0.8mm的软组织轮廓增量效果，且在他们纳入的病例中，有90%是薄骨壁型的。因此，提示我们对于薄骨壁型的患者，前牙区即刻种植即刻修复联合CTG术，有利于补偿唇侧骨板的吸收带来的唇侧轮廓塌陷。但是结缔组织移植物的获取，需要开辟第二术区，这就意味着更长的手术时间、更高的技术要求和更重的术后反应，所以一般不容易被患者接受。在本病例中，患者追求微创的术式且对最终修复效果表示满意，于是也拒绝同期和术后进行结缔组织移植手术，这也是导致本病例在最终修复时出现唇侧轮廓塌陷。

四、结论

（1）利用天然牙冠制作即刻修复体可简单、快速且最大限度恢复患者的唇面美观。

（2）在美学区薄骨壁型（＜1mm）位点进行即刻种植即刻修复，可预期唇侧骨板会吸收并带来唇侧轮廓的塌陷，如果能联合CTG术则有利于维持唇侧轮廓的丰满度。

参考文献

[1] 陈卓凡, 张晓聪. 种植即刻修复与即刻负载[J]. 中国实用口腔科杂志, 2008, 1(6):333-336.

[2] 刘艳, 朱靖恺, 胡文军, 等. 自体牙冠在前牙即刻种植修复中的应用[J]. 实用口腔医学杂志, 2020, 36(2):340-345.

[3] Braut V, Bornstein MM, Belser U, et al. Thickness of the anterior maxillary facial bone wall–a retrospective radiographic study using cone beam computed tomography[J].Int J Periodontics Restorative Dent, 2011, 31(2):125-131.

[4] Gallucci GO, Hamilton A, Zhou W, et al. Implant placement and loading protocols in partially edentulous patients: A systematic review[J]. Clinical Oral Implants Research, 2018, 29(Suppl 16):106-134.

[5] Jiang X, Di P, Ren S, et al. Hard and soft tissue alterations during the healing stage of immediate implant placement and provisionalization with or without connective tissue graft: A randomized clinical trial[J]. J Clin Periodontol, 2020, 47(8):1006-1015.

美学区连续缺牙种植病例1例

姚倩倩

摘 要

目的：探讨上颌前牙美学区2颗中切牙接替根折病例，通过选择合适的种植手术时机和方法，获得良好的种植美学效果。**材料与方法**：1例患者21缺失6周，缺牙区牙槽嵴唇侧骨板尚存，根尖无明显炎症，牙龈为厚龈生物型。采用早期种植延期修复的治疗方案为患者修复21缺失。21种植修复2年后11根折，唇侧牙根中份出现瘘道，拔除11后早期种植延期修复11。**结果**：最终修复时11和21达到较好的美学修复效果及牙槽骨唇侧丰满度。**结论**：前牙美学区种植修复，早期种植延期修复是风险较小并可控的一种修复方式。

关键词：前牙美学；引导骨组织再生；红白美学；种植牙

对于前牙美学病例，都属于美学高风险病例，通常需要进行美学风险评估并选择合适的治疗方案，才可完成种植牙治疗修复。本病例报道1例上颌骨前牙区中切牙不同时间接替拔除后种植修复的病例，均采用早期种植延期修复种植治疗方案，最终获得较满意的修复效果。

一、材料与方法

1. 病例简介　18岁女性患者。主诉：6周前因21残根拔除，现要求种植修复。否认全身系统性疾病史及吸烟史。现病史：6年前因牙外伤导致上颌左侧前牙折断，6周前拔除上颌左侧前牙残根。既往史：6年前行11、22根管治疗术，余无口腔治疗史。口内检查：口腔卫生较好，21缺失，11、22冠色偏暗，22反𬌗（图1）；唇侧丰满度欠佳（图2）；牙龈为厚龈生物型。口外检查：前牙美观区为中笑线（图3）。CBCT示：21缺失牙唇侧骨板较完整，但嵴顶有少量吸收，牙槽窝内低密度影像（图4）。颞下颌关节CT分析：髁突形态正常，关节间隙未见异常（图5）。

2. 诊断　牙列缺损（21缺失）；11、22根管治疗术后；22反𬌗。

3. 治疗过程

（1）21早期种植延期修复。首先，在21缺牙区嵴顶及邻牙沟内切口切开，全厚瓣翻开后腭侧定位植入种植体（Nobel Active 4.3mm×10mm）（图6），唇侧跳跃间隙内填入小颗粒骨替代材料。术后即刻CBCT示：种植体位置方向尚可（图7）。21一期手术术后4个月进行二期手术，并采用临时冠修复塑形穿龈轮廓（图8）；临时冠塑形6周后见穿龈袖口愈合良好，附着上皮形成（图9），个性化转移杆取模复制牙龈轮廓，最终采用全

瓷基台一体化冠、螺丝固位修复21（图10，图11）。同时，行11和22全瓷冠修复（图10）。种植上部修复后获得了满意的红白美学及唇侧骨弓轮廓丰满度（图11）。

（2）11根折后微创拔除、早期种植延期修复。2年后，在21种植复查时发现11牙根中份唇侧出现2个瘘道（图12），CBCT影像学检查发现11牙根唇腭侧均出现骨吸收及牙根根折影像（图13）。由于11牙龈瘘道及相应唇侧骨板吸收，治疗方案选择微创拔除11后早期种植延期修复。首先微创拔除11（图14），11根折位于牙根中1/3处（图15）。11拔除7周后患者复诊（图16，图17），于11缺牙区嵴顶行保留11近中龈乳头翻瓣，保护11及21间龈乳头（图18），全厚瓣翻开后腭侧定位进行种植体窝洞预备（图19）。植入种植体1颗（Straumann Roxolid BLT 3.3mm×12mm）（图20），唇侧预留>2mm跳跃间隙（图21），内填入小颗粒骨替代材料（图22），严密缝合（图23）。术后即刻CBCT示：种植体位置方向尚可，唇侧骨板厚度>3mm（图24）。11一期手术术后6个月复查（图25）。CBCT示：种植体唇侧嵴顶处仍有2mm厚度（图26），进行二期手术，并完成最终修复（图27，图28）。种植上部修复后获得了较满意的红白美学及唇侧骨弓轮廓丰满度。修复后患者微笑像示唇齿关系和谐一致（图29）。

二、结果

修复1个月后患者复查，种植牙唇侧龈乳头高度与对侧同名牙协调一致，前牙区牙龈曲线协调，龈乳头充填丰满，双侧种植修复体唇侧骨弓轮廓也协调一致（图30）。

作者单位：中南大学湘雅二医院

Email: dent_qianqianyao@csu.edu.cn

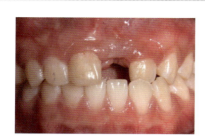

图1 术前缺牙区正面像

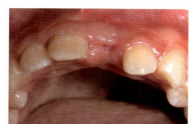

图2 术前缺牙区殆面像

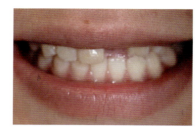

图3 术前缺牙区微笑像示中笑线

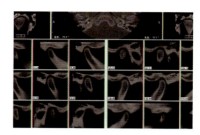

图4 术前颞下颌关节CT检查

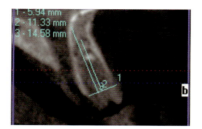

图5 术前缺牙区CBCT检查

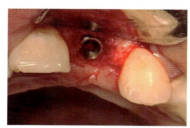

图6 21一期手术植入种植体

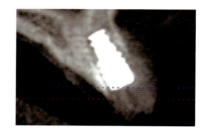

图7 21植入后即刻影像学检查

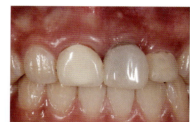

图8 21种植临时修复塑形牙龈

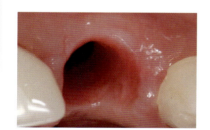

图9 21种植穿龈轮廓上皮袖口形成

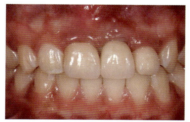

图10 21最终种植全瓷冠修复后唇面像

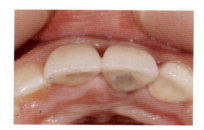

图11 21最终种植全瓷冠修复后殆面像

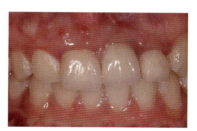

图12 21修复2年后11唇侧出现瘘道

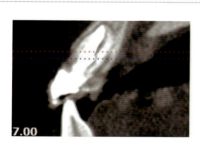

图13 21修复2年后11 CBCT检查

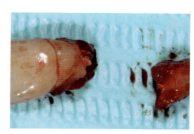

图14 11拔除后示根折于中1/3

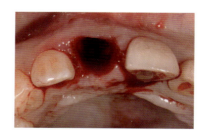

图15 11微创拔除

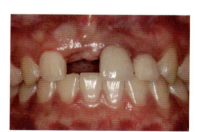

图16 11拔除7周后唇面像

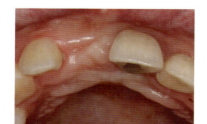

图17 11拔除7周后殆面像

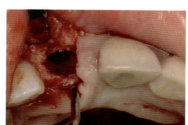

图18 11术区保留近中龈乳头翻瓣

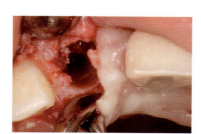

图19 11腭侧定位窝洞预备

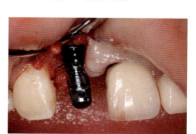

图20 11种植体植入唇面像

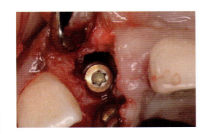

图21　11种植体唇侧跳跃间隙

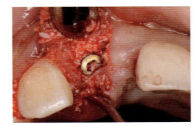

图22　11种植体唇侧跳跃间隙内植骨

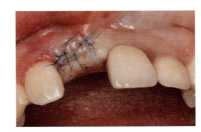

图23　11种植体植入后缝合

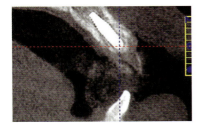

图24　11种植体植入后CBCT检查

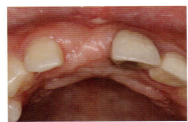

图25　11种植体植入后6个月复查

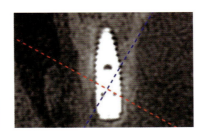

图26　11种植体植入后6个月复查CBCT

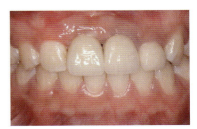

图27　11最终上部全瓷冠修复

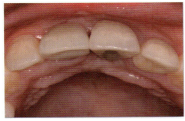

图28　11最终上部全瓷冠修复后殆面像

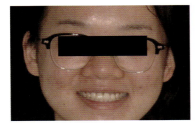

图29　11及21最终修复后微笑像

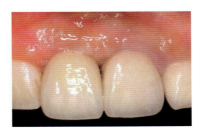

图30　11及21完成修复后复诊

三、讨论

美学区种植修复，首先需要判断所面临的情况，做出正确的判断和临床决策。这个患者首先是已拔牙后（21）缺牙区的处理，需要判断进行软组织愈合的早期种植（拔牙后4~8周）、部分骨组织愈合的早期种植（12周）或完全骨愈合的延期种植（＞16周）。同时，她也面临着未拔牙时（11）对于拔牙窝的管理，是进行即刻种植，还是位点保存，抑或待其自然愈合后延期种植。根据Buser教授的推荐，我们选择了绝大多数情况下美学风险较低的早期种植治疗方案，在其拔牙窝唇侧骨壁尚未完全吸收又有足够软组织的情况下进行种植外科手术及后续修复。而早期种植延期修复方案，也是经过循证医学论证的可靠的治疗方案，从而使患者最终获得了较为理想的美学修复效果。

在Type 2型早期种植治疗中，推荐进行翻瓣GBR轮廓增量手术，来补偿后期唇侧骨板吸收的部分骨塌陷。而本病例在治疗过程中未进行轮廓过增量，仅在唇侧骨板范围内（轮廓内）填入低替代率骨粉预防骨吸收，导致后期唇侧骨弓轮廓丰满度仍有所降低。

四、结论

本病例上颌中切牙接替缺牙，通过早期种植延期修复方案，维持了种植体间龈乳头高度，获得了较满意的软硬组织美学效果。

参考文献

[1] Chappius V, Martin W. ITI treatment guide Volume10:Implant therapy in esthetic zone[M]. Berlin: Quintessence publishing, 2017.

[2] Dawson A, Martin W, Polido WD. The SAC Classification in Implant Dentistry, second edition[M]. Berlin: Quintessence publishing, 2022.

[3] Buser D, Chappuis V, Belser UC, et al. Implant placement post extraction in esthetic single tooth sites: when immediate, when early, when late?[J] Periodontol 2000, 2017, 73(1):84–102.

ASC基台在前牙美学区即刻种植病例中的应用

徐东前　丁熙

摘要

目的：探讨上颌美学区应用角度螺丝通道（ASC）基台种植的临床修复效果。**材料与方法**：本病例中患者因外伤致上颌前牙冠根折，微创拔除患牙后即刻种植，待种植体与骨结合完成后通过ASC基台一体冠行永久修复。**结果**：种植体周支持组织稳定，修复体无松动，咬合关系正常，牙龈形态自然、质地正常，丰满度尚可，患者对治疗过程以及最终功能、美学效果满意。

关键词：角度螺丝通道基台，螺丝固位，美学修复

前牙美学区种植义齿修复始终是口腔种植领域的关注点和难点，首先患者对前牙美学要求高；其次前牙区骨量常不足，因此对种植体植入的位置和方向有很高的要求。在美学区，如果要设计螺丝固位的修复体，种植体的长轴就需要偏向牙冠的腭侧。然后，美学区牙槽骨的轴向常常与理想牙冠长轴存在一定的角度，我们往往不得不选择粘接固位的修复体。ASC基台允许修复体的螺丝通道与种植体长轴最大成25°，能够在一定程度上解决一些临界问题，进而降低美学区种植的植骨压力。

一、材料与方法

1. 病例简介　28岁女性患者。主诉：外伤致上颌前牙折裂2周，要求种植固定修复，遂来我院就诊。既往体健，否认系统性疾病，无吸烟史。口内检查：口腔卫生良好，牙龈为中厚龈，无明显炎症，前牙覆𬌗、覆盖浅，上颌牙列中线偏右。11、21牙冠折，腭侧断面位于龈下，Ⅰ度松动，龈乳头及唇侧龈缘高度正常。口外检查：颌面部基本对称，开口度、开口型正常，双侧关节区无弹响压痛。中位笑线。CBCT示：11、21牙冠根折，根长约11.8mm，唇侧骨板完整，厚度约1.2mm。患者美学风险评估见表1。

2. 诊断　11、21牙冠根折。

3. 治疗计划　根据11、21临床检查和影像学检查情况，桩核冠修复效果不佳，经与患者协商，在完全告知患者的情况下，经患者同意，制订了相应的治疗计划：微创拔除11、21后即刻种植；待种植体与骨结合完成后行永久修复。

4. 治疗过程（图1～图29）

（1）术前完善凝血功能，常规消毒，铺巾，局部麻醉下微创切断11、21牙周膜，拔除患牙，尽量保护唇、腭侧骨板，小心搔刮拔牙窝内残留的根尖炎症组织，反复生理盐水冲洗。使用定位钻在牙槽窝内偏腭侧定点，逐级扩孔，完成种植窝的制备。在11植入Nobel Active 3.5mm×15mm种植体，植入扭矩约20N·cm，在21植入1颗Nobel Active 4.3mm×13mm种植体，植入扭矩约15N·cm。可见种植体与唇侧骨板之间的跳跃间隙约2mm，植入Bio-Oss骨粉，安装愈合帽，拢缝合。术后拍摄CBCT确认种植体三维位置。

（2）术后4个月复查CBCT，种植体与骨结合良好，唇侧骨板厚度约2mm。取下愈合帽，安装取模转移杆，硅橡胶取模，替代体就位，灌注人

表1　美学风险评估

美学风险因素	风险水平		
	低	中	高
健康状况	健康，免疫功能正常		免疫功能低下
吸烟习惯	不吸烟	少量吸烟，<10支/天	大量吸烟，>10支/天
患者美学期望值	低	中	高
唇线	低位	中位	高位
牙龈生物型	低弧线形 厚龈生物型	中弧线形 中龈生物型	高弧线形 薄龈生物型
牙冠形态	方圆形	卵圆形	尖圆形
位点感染情况	无	慢性	急性
邻面牙槽嵴高度	到接触点≤5mm	到接触点5.5～6.5mm	到接触点≥7mm
邻牙修复状态	无修复体		有修复体
缺牙间隙宽度	单颗牙（≥7mm）	单颗牙（≤7mm）	2颗牙或2颗牙以上
软组织解剖	软组织完整		软组织缺损
牙槽嵴解剖	无骨缺损	水平向骨缺损	垂直向骨缺损

作者单位：温州医科大学附属第一医院

通讯作者：丁熙；Email: 328421739@qq.com

工牙龈，灌注石膏模型，送技工室制作最终修复体。

（3）最终修复体为Nobel Procera ASC角度螺丝通道一体冠，制作完成后戴入患者口内，调整咬合后，患者对美学修复效果满意。嘱患者定期复查。

（4）修复后8个月复查，可见21颊侧根尖区有一脓包。取下修复体后探针触及脓包位于种植体颈缘以上、穿龈轮廓位置。CBCT示：种植体周骨组织未见明显吸收。过氧化氢、生理盐水交替反复冲洗脓包后，涂抹盐酸米诺环素软膏。反复冲洗上药1周后，脓包消退，瘘管逐渐愈合。

（5）瘘管愈合1个月后复查，修复体无松动，牙龈颜色质地正常。未见红肿出血。对患者进行口腔卫生宣教，定期复查。

二、结果

随访至术后2年，种植体周支持组织稳定，修复体无松动，咬合关系尚可，牙龈形态自然、质地正常，软组织轮廓稳定，丰满度尚可，患者对治疗过程以及最终功能、美学效果满意。

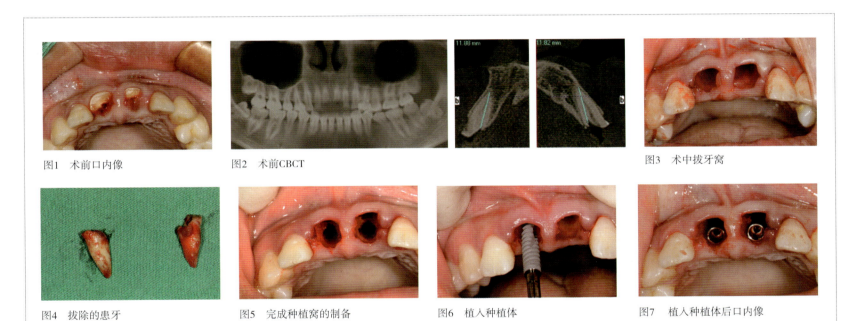

图1　术前口内像　　　图2　术前CBCT　　　　　　　　　　　图3　术中拔牙窝

图4　拔除的患牙　　　图5　完成种植窝的制备　　图6　植入种植体　　　图7　植入种植体后口内像

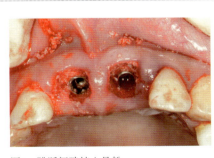
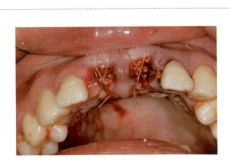
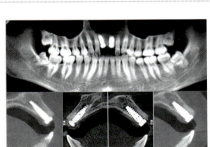

图8　跳跃间隙植入骨粉　　　图9　术后口内像　　　图10　术后CBCT

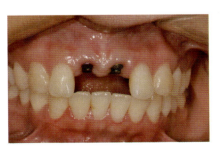
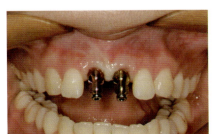
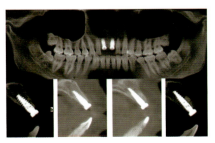

图11　术后4个月口内像　　　图12　术后4个月取模　　　图13　取模时CBCT

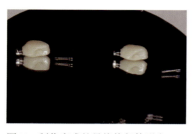

图14 制作完成的最终修复体形态

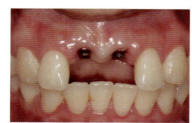

图15 戴牙前口内像

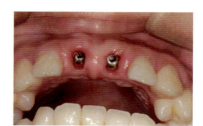

图16 戴牙前穿龈袖口

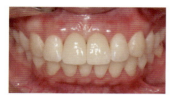
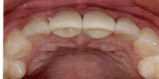
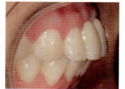
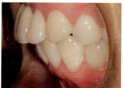
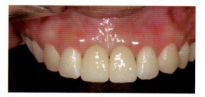

图17 戴牙后口内像

图18 戴牙后遮光板下唇面像

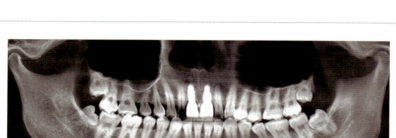

图19 戴牙后CBCT

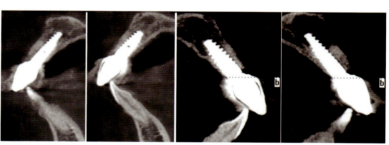

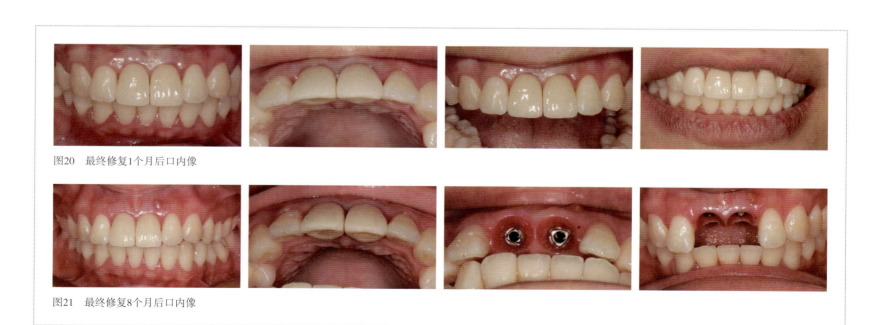

图20 最终修复1个月后口内像

图21 最终修复8个月后口内像

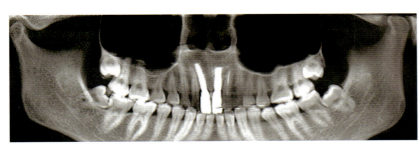
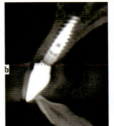
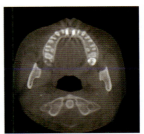
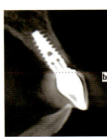

图22　最终修复8个月后CBCT

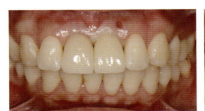
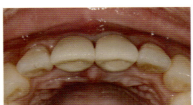
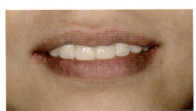
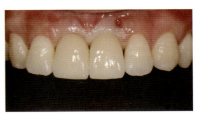

图23　种植体周黏膜炎处理后口内像

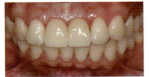
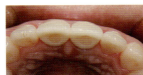
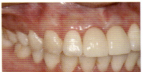
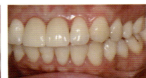
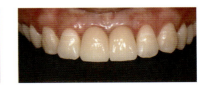

图24　再修复1个月后口内像

图25　再修复1个月后遮光板下唇面像

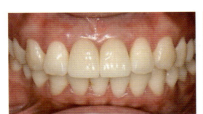
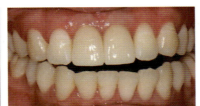
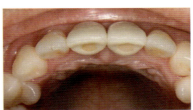
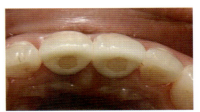

图26　2年后随访口内像

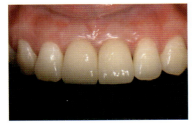
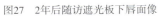
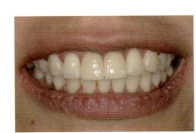
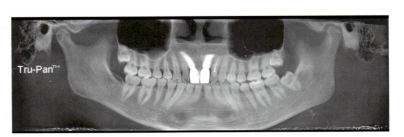

图27　2年后随访遮光板下唇面像

图28　2年后随访口外像

图29　2年后随访CBCT

三、讨论

目前，种植上部结构的固位方式主要是粘接固位与螺丝固位。据文献报道，许多因素影响着种植体以及修复体的成功率，包括患者的全身状况、种植位点的选择、固位方式选择、生物力学因素、咬合负重情况及口腔卫生维护等。固位方式作为其中一个重要的方面，有文献指出两种固位方式在种植体存留率以及修复失败率等方面无明显统计学差异。两种固位方式各有优缺点，例如粘接固位具有美观、机械并发症少等优点，但也存在基台边缘位置控制不佳、粘接剂去除不彻底可能造成后期种植体周软硬组织炎症等缺点；螺丝固位对殆龈距离要求较低，具有便于拆卸、方便后期维护等优点，同时存在因其螺丝通道开口的影响，对种植体植入的三维位置要求更为严格等缺点。

角度螺丝通道基台通过Omnigrip螺丝及螺丝刀的巧妙设计，可实现成角度上扭力，提供在任意方向上 0 ~ 25° 的螺丝通道。同时，使用的冷粘接技术，基台金属适配器与氧化锆全瓷基底依靠机械固位，即可达到非常高的精确就位和密合程度。其既能将就现有牙槽骨长轴方向植入种植体，尽量减少唇侧GBR的发生或其难度，又能实现种植体上部修复的螺丝固位。

根据2018年国际口腔种植学会（ITI）共识研讨会，将种植体周病分为具有轻探出血、黏膜红肿、溢脓等临床指征的种植体周黏膜炎以及具有相同临床指征并伴有进行性支持骨组织丧失等指征的种植体周炎。种植体周黏膜炎类似于牙龈炎，是一种可逆性疾病，可以通过有效的治疗方案使疾病好转。一旦发生必须马上治疗，否则会累及种植体周骨组织，进而发展为种植体周炎，增加治疗难度。常见的治疗方式包括非手术治疗和手术治疗。同时对种植患者进行口腔卫生宣教，术后定期复查，从而提高种植体的存活率。

参考文献

[1] Vohra F, Habib R. Knowledge and attitude of dentists toward implant retained restorations in Saudi Arabia[J]. Niger J Clin Pract, 2015, 18(3):312–317.

[2] Kotsakis GA, Zhang L, Gaillard P, et al. Investigation of the association between cement retention and prevalent peri-implant diseases: a cross-sectional study[J]. J Periodontol, 2016, 87(3):212–220.

[3] Berglundh T, Armitage G, Araujo MG, et al. Peri-implant diseases and conditions: Consensus report of workgroup 4 of the 2017 World Workshop on the Classification of Periodontal and Peri-Implant Diseases and Conditions[J]. Periodontol, 2018, 89 (1):S313–S318.

[4] 毛舜, 谢辉. 种植体周围病治疗新进展[J]. 中国口腔种植学杂志, 2020, 25(2):85–89.

保留根盾的前牙美学区即刻种植1例

毕润宏　傅旭城　陈斌科

摘 要

　　前牙拔除后唇侧牙槽骨常由于生理或病理性骨吸收，常导致种植时不能留存2mm的厚度余量，并且伴有软组织的塌陷与萎缩，严重影响种植修复的功能及美学效果。近年来，学者们提出各种方案来预防拔牙位点软硬组织的吸收，甚至拔牙后即刻种植以尽量保留天然牙槽嵴与牙龈的形态，其中根盾术成为美学种植修复的新治疗方法，本病例就前牙美学区保留根盾的即刻种植修复做一报告。

　　关键词：即刻种植；根盾术

一、材料与方法

　　1. **病例简介**　56岁男性患者。主诉：上颌左侧前牙外伤折断数个月，自觉影响美观及功能，前来就诊。否认传染病史以及药物过敏史。口内检查：21牙冠缺失，边缘损颊侧齐龈，腭侧剩余牙体组织2mm，断面髓腔暴露，冷热敏感，叩（－），松动度无，牙龈未见明显红肿，龈缘曲线与对侧同名牙协调一致，中厚龈生物型（图1）。CBCT示：21可用骨宽度约7mm、高度约17mm，根周膜清晰连续，根尖周未见明显异常，唇侧骨板完整，腭侧骨量足够（图2）。

　　2. **诊断**　21残留牙根。

　　3. **治疗计划**　21保留唇侧根盾即刻种植，延期修复。

　　4. **治疗过程**

　　（1）铺巾消毒，21位点局部麻醉下使用裂钻分根，微创牙挺去除腭侧牙根（图3），保留牙根至唇侧牙槽骨上约1.5mm，牙片未暴露于唇侧牙龈（图4）。

　　（2）种植窝预备：使用直先锋钻在植体植入的理想位置定点，长轴方向位于同名牙舌侧窝位置，植入Nobel Active种植体（图5）。

　　（3）在种植窝内偏唇侧放入骨粉（Bio-Oss Geistlich，瑞士）（图6）。

　　（4）种植后植入扭矩＞30N·cm，使用临时基台制作个性化愈合基台，以避免唇侧牙片和植入骨增量材料在口腔内的直接暴露，同时应尽量模仿天然穿龈袖口形态，以获得良好的软组织保存效果。

　　（5）术后CBCT见明显的根盾影像（图7）。

　　（6）2周后进行临时修复体制作，注意不要压迫种植位点，且无咬合干扰（图8）。

二、结果

　　种植体植入后6个月完成骨结合，种植体周软硬组织基本稳定（图9）。使用原厂基台和氧化锆瓷冠，完成永久修复（图10）。

　　种植修复后3个月、1年随访，种植修复体龈缘位置和龈缘曲线与对侧同名牙协调一致，种植修复体周围牙龈颜色、质地与天然牙一致，点彩结构保存完好，软组织轮廓、丰满度满意。术后1年CBCT示：种植体唇侧牙片和牙槽骨保存完好（图11）。

作者单位：宁波口腔医院

通讯作者：陈斌科；Email: chenbinke@163.com

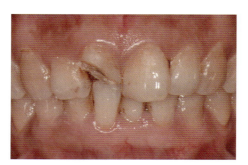

图1 术前口内像

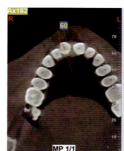

图2 术前CBCT

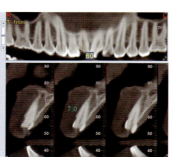

图3 分根拔牙

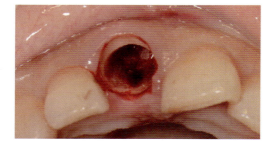

图4 牙片位于龈下2mm

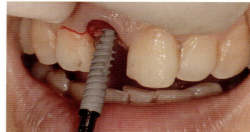

图5 植入种植体

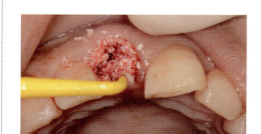

图6 跳跃间隙植入骨粉

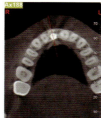
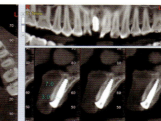

图7 术后CBCT

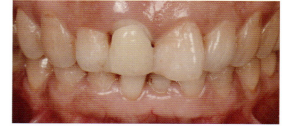

图8 临时冠

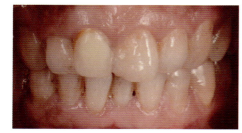

图9 6个月后复查口内像

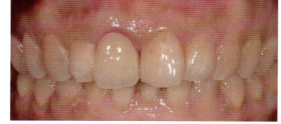

图10 永久修复后口内像

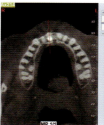
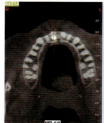

图11 永久修复1年后复查CBCT

三、讨论

较多学者对根盾术应用于前牙美学区的种植临床效果给予肯定。Baumer等认为，根盾降低了手术对牙槽骨的侵袭性，对患者来说更经济，术后疼痛更少。Bramanti等的研究报道显示，根盾术能显著改善种植体生存率、边缘骨水平的维持等方面，术后美学区表现出更自然的轮廓外观，无须再行唇侧软组织移植。起初，根盾多保留在健康牙根的唇侧，Baumer等成功对纵折牙实施该技术，防止了唇侧骨板塌陷的现象。为解决拔牙后龈乳头易退缩等美学问题，Cherel等证实了近端根盾术的可行性。Tribst等进行有限元分析后发现，该技术不会对种植体的生物力学行为产生负面影响。

Zuhr等发表了1篇有关术后6年的病例出现根盾松动、脱落等并发症的处理策略，并认为这是一项不断发展的新技术，虽然会有失败的风险，但并发症是可控的。本病例也展示了根盾术最大限度地保存了拔牙后牙槽嵴，预防唇侧骨板吸收，在上颌前牙即刻种植中取得了良好的美学与功能的统一。

四、结论

根盾术旨在解决前牙美学种植难题，有利于维持良好的龈缘位置和软硬组织轮廓，该患者取得良好的种植修复效果。术后1年随访结果仍相对稳定，但是长期的随访与疗效评价还需要进行。

参考文献

[1] Hurzeler MB, Suhr O, Schupbach P, et al. The socket shield technique: A proof-of-principle report[J]. J Clin Periodontol, 2010, 37(9):855-862.

[2] Baumer D, Suhr O, Rebele S, et al. Socket-shield tech nique for immediate implant placement-clinical, radiographic and volumetric data after 5 years[J]. Clin Oral Implants Res, 2017, 28(11):1450-1458.

[3] Bramanti E, Norcia A, Cicciu M, et al. Postextraction den tal implant in the aesthetic zone, socket-shield technique versus conventional protocol[J]. J Craniofac Surg, 2018, 29(4):1037-1041.

[4] Baumer D, Suhr O, Rebele S, et al. The socket-shield technique: First histological, clinical, and volumetrical ob servations after separation of the buccal tooth segment-a pilot study[J]. Clin Implant Dent Relat Res, 2015, 17(1) 71-82.

[5] Cherel F, Etienne D. Papilla preservation between two implants: A modified socket-shield technique to maintain the scalloped anatomy? A case report[J]. Quintessence Int, 2014, 45(1):23-30.

[6] Tribst JPM, Dal Piva AMO, Borges ALS, et al. Influence of socket-shield technique on the biomechanical response of dental implant: Three-dimensional finite element analysis[J]. Comput Methods Biomech Biomed Engin, 2020, 23(6):224-231.

[7] Zuhr O, Staehler P, Huerzeler M. Complication management of a socket-shield case after 6 years of function[J]. Int J Periodontics Restorative Dent, 2020, 40(3):409-415, 191.

多学科联合治疗上颌前牙种植美学修复2年随访1例

谢长富　吴为良　叶晓昂

摘要

目的：本文详细介绍1例存在明显水平向骨缺损，且具有邻牙美学缺陷的美学区种植病例的治疗过程，探讨运用相关种植修复技术在此类病例中获得良好红白美学效果的临床经验，为今后的临床治疗提供参考。**材料与方法**：术前对患者进行病史询问及口腔检查，对患者客观存在的美学风险进行评估，与患者充分交流沟通后，最终制订治疗方案，应用了功能美学设计、数字化导板设计、骨增量及结缔组织移植、穿龈轮廓塑形及复制等技术最终完成个性化的美学修复。**结果**：上颌前牙区修复体获得良好的功能与美学效果，与术前设计相一致。随访修复后2年，前牙粉红色龈乳头健康饱满，游离龈质地健康稳定，患者对最终修复效果满意。

关键词：前牙美学修复；骨增量；结缔组织移植；红白美学分析

一、材料与方法

1. 病例简介　44岁男性患者。主诉：6个月前因上颌前牙牙根纵折及根尖脓肿拔除，现自觉上颌前牙不美观要求种植修复。口内检查：上下牙列轻度拥挤，咬合呈中性关系，覆𬌗、覆盖正常；11缺失，缺牙间隙较21宽度＞1.5mm；45、46烤瓷冠修复体、边缘不密合，邻接不良，食物易嵌塞；上颌前牙牙龈厚龈生物型（图1～图5）。存在的主要美学问题：11缺失，缺牙间隙较21宽约2mm，11位点唇侧龈缘相较21更靠近根方，并且存在点状缺损（图6）。𬌗面观，可见11位点骨弓轮廓有轻微塌陷（图7）。CBCT示：11处存在水平向骨缺损，骨高度足（图8，图9）。术前进行美学分析，结果如下：静息时上颌中切牙暴露量位于唇下1mm（图10），上颌中切牙正面观牙冠的宽长比为0.85（21）、0.90（11）左右，略大于美学标准的宽长比；上颌前牙正面观宽度比为1.48：1：0.88（21：22：23）；1.51：1：0.88（11：12：13）接近preston比例（1.515：1：0.84）（图11）。上颌前牙龈缘外形大体协调、对称；但11龈缘存在点状缺损，约退缩3mm（图12）。微笑时上颌前牙中线与面中线重合，左右对称；口角连线、瞳孔连线与水平面平行，因此在美学设计时我们考虑以水平连线作为中切牙切缘连线的参考线（图13）。微笑曲线较为平直，但与下唇线呈近似平行关系。患者为高笑线，增加种植修复的美学风险（图14）。

2. 诊断　上颌牙列缺损；错𬌗畸形；16、26、35、36牙体缺损。

3. 治疗计划　11种植修复+GBR+软组织移植；12、21贴面修复，以改善上颌前牙空间分布。

4. 治疗过程

（1）术前数据采集与拟合：通过3Shape口腔内扫描获取患者口内牙体、牙列与咬合情况，生成stl数据，设计虚拟修复体，11、21修复体需平分前牙空间。再与CBCT获得的患者口内硬组织信息的DICOM数据在软件拟合下，进而设计种植体的轴向与植入深度。按设计方案，制作种植导板（图15）。

（2）种植体植入手术：与患者术前沟通手术风险及并发症后，签署患者知情同意书。局部消毒后，阿替卡因局部麻醉后，做14~24龈沟内切口，翻黏骨膜瓣，做信封瓣，暴露手术区域，刮净手术区域内的肉芽组织，种植导板就位后，在导板引导下制备窝洞，备洞完成后，植入1颗4.1mm×11.5mm种植体，唇侧植入0.25g Geistlich Bio-Oss骨粉，覆盖Geistlich可吸收胶原膜（25mm×25mm），用缝线固定胶原膜。在14~16腭侧制取游离结缔组织瓣，移植至11处，行软组织增量。松解唇侧黏骨膜瓣，减张缝合（图16~图21）。术后CBCT示：种植体三维位置良好（图22）。

（3）术后5个月，11获得了理想的牙槽突轮廓，但牙缘顶点仍然有0.5mm的退缩。临时冠进行11龈缘轮廓的塑形，通过3次的穿龈轮廓修整，达到了我们理想的状态。并通过电刀修整21的龈缘形态使11、21龈缘形态协调。6周后，左右龈缘形态协调稳定。12、21贴面预备。个性化取模复制种植体穿龈轮廓。面弓转移上𬌗架；在𬌗架上调𬌗，完成最终全瓷修复体。11种植修复体螺丝固位，12、21瓷贴面粘接。戴牙后牙槽突轮廓、龈缘轮廓协调对称，11龈缘定点仍有0.5mm（图23~图29）。

二、结果

1. 修复后咬合功能检查：前伸引导，左右侧方运动，没有出现𬌗干扰。正中𬌗时种植体咬合轻接触，非正中𬌗前伸及左右侧方运动时，种植体

作者单位：福建医科大学附属口腔医院

通讯作者：谢长富；Email: 525366991@qq.com

咬合轻接触。

2. 红白美学分析验证我们的美学设计：上颌中切牙唇下暴露量约1mm，正面观牙冠的宽长比及上颌前牙正面观宽度比，在美学标准的宽长比范围内，龈缘外形大致对称协调（图30，图31）。微笑时上颌前牙中线

与面中线重合，左右对称，同修复前一致（图32）。修复后2年患者复诊，前牙粉红色龈乳头健康饱满，游离龈质地健康稳定，患者对最终修复效果满意（图33，图34）。

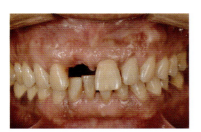

图1　术前全牙列正面咬合像

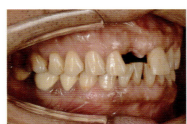

图2　术前右侧后牙咬合像

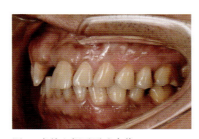

图3　术前左侧后牙咬合像

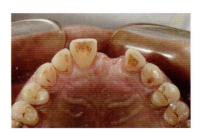

图4　术前上颌𬌗面像

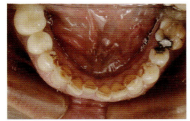

图5　术前下颌𬌗面像

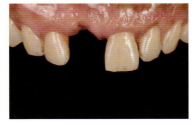

图6　术前上颌前牙正面像

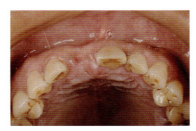

图7　术前上颌前牙𬌗面像

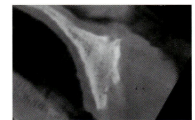

图8　术前CBCT（矢状面）

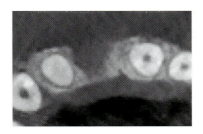

图9　术前CBCT（水平面）

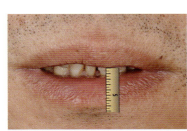

图10　术前静息时上颌中切牙暴露量

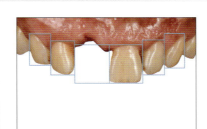

图11　术前上颌中切牙正面观宽长比及上颌前牙正面观宽度比

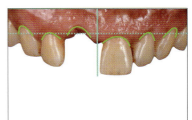

图12　术前上颌前牙龈缘位置

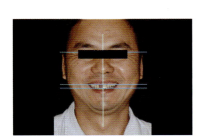

图13　术前正面像

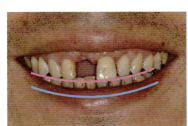

图14　术前正面微笑像

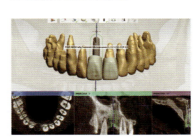

图15　术前计算机虚拟设计

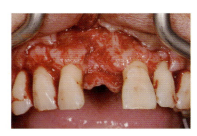

图16　切开翻瓣

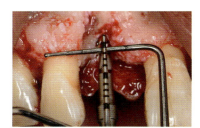

图17　种植导板引导下备洞

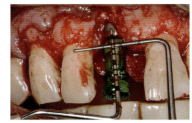

图18　植入种植体

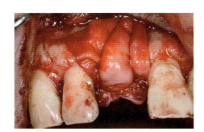

图19　行引导骨组织再生术

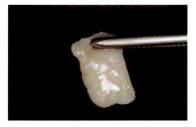

图20　制取腭侧游离结缔组织

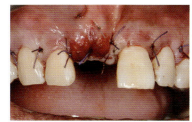

图21　减张缝合

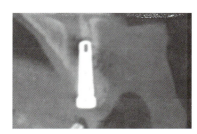

图22　术后CBCT（矢状面）

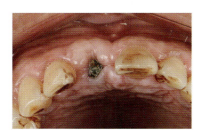

图23　术后5个月口内像

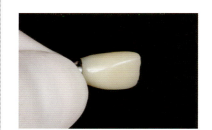

图24　11临时树脂冠

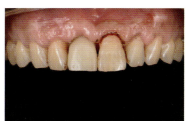

图25　21修整牙龈

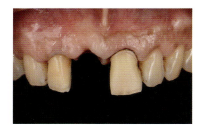

图26　12、21牙体预备

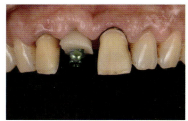

图27　取模

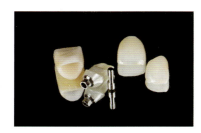

图28　最终修复体

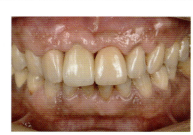

图29　戴入修复体

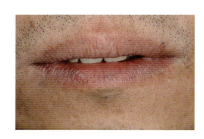

图30　术后静息时上颌中切牙暴露量

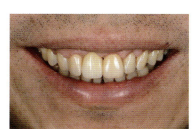

图31　术后微笑像

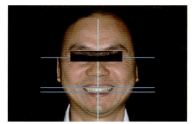

图32　术后正面像

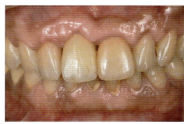

图33　术后2年正面咬合像

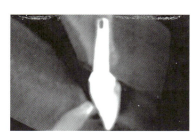

图34　术后2年CBCT（矢状面）

三、讨论

面部特征对于理解个体个性特点很重要。实际上，形体上的特征、特点与细致的心理特点相关联，甚至还与某些特殊的个体特点相关联。常通过水平和垂直参考线来实现对这些特点的分析，从而把患者的面部和牙列在三维空间上相互联系起来。前牙美学修复确定上颌中切牙切缘连线时，通常用瞳孔连线作为水平面的参考线。然而，两侧瞳孔甚至是口角不在同一高度，导致瞳孔连线、口角连线、水平面彼此不平行；常将水平面作为理想的参考平面，再根据临床检查，与患者协商选择其中一条连线为中切牙切缘连线参考线。

上颌前牙唇侧骨壁薄，在牙拔除后，容易吸收，造成骨缺损。前牙区种植时通过软组织移植来增厚软组织厚度，对骨组织的稳定和最终的美学效果呈现都有积极的意义。但结缔组织移植考虑几点注意事项：①腭部取下的结缔组织，注意上皮要片切干净，彻底去除表皮。②结缔组织保留有1.5mm厚就足够。③缝合减张要足量，要能完全关闭窗口，避免结缔组织的暴露，术中尽量减小对血运的破坏，由于水平褥式缝合会减少附着龈血供的来源，要慎重使用。

参考文献

[1] Kokich VO Jr, Kiyak HA, Shapiro PA. Comparing the perception of dentists and lay people to altered dental esthetics[J]. J Esthet Dent, 1999, 11(6):311-324.

[2] Chappuis V, Engel O, Reyes M, et al. Ridge alterations post-extraction in the esthetic zone: a 3D analysis with CBCT[J]. J Dent Res, 2013, 92(12 Suppl): 195-201.

[3] Robert A Levine, Guy Huynh-Ba, David L Cochran. Soft tissue augmentation procedures for mucogingival defects in esthetic sites[J]. Int J Oral Maxillofac Implants, 2014, 29(Suppl): 155-185.

[4] Zucchelli G, Mazzotti C, Mounssif I, et al. A novel surgical-prosthetic approach for soft tissue dehiscence coverage around single implant[J]. Clin Oral Implants Res, 2013, 24(9):957-962.

第4章
数字化种植治疗
Digital Implant Therapy

数字化技术辅助下颌牙列缺损的种植修复及咬合重建

梁超 耿威

摘要

目的：本文旨在探讨数字化技术辅助下颌牙列缺损的种植修复及精准咬合重建治疗的整体流程并评估其临床效果。**材料与方法**：52岁女性患者，33-37、44-46缺失，要求种植修复。检查见患者颌龈距离过小，面下1/3高度不足。设计制作诊断蜡型戴入患者口内，验证咬合关系良好，而后在诊断蜡型上放置5颗锆珠获得放射导板，戴入放射导板拍摄CBCT获取颌骨解剖结构信息，模型扫描获取软组织、修复体及天然牙信息。整合后基于全信息化模型设计种植体植入位置，Dental Wings软件生成外科导板并3D打印完成制作。进入种植外科阶段，在外科导板引导下于33、34、36、44、46位点处共植入5颗Straumann BLT种植体，初始稳定性均＞35N·cm。术后采用数字摄影测量技术获取种植体三维位置信息，口内扫描获取牙齿及黏膜信息，整合并建立数字化模型，基于诊断蜡型牙合面信息CAD/CAM即刻修复体并戴入口内。3个月后，根据头影测量分析及K7神经肌肉分析系统获取的咀嚼肌神经肌肉路径和前牙"黄金高度"，重新确定下颌位置并增加垂直距离2mm，应用CAD/CAM技术制作螺丝固位的第二副临时修复体并戴入口内，患者面下1/3高度及头影测量分析数据理想。3个月后，采用Zebris电子面弓获取患者下颌运动数据，基于运动轨迹设计牙合平面及牙尖形态，CAD/CAM纯钛支架及氧化锆人工牙列，戴入永久修复体完成咬合重建治疗。**结果**：种植体植入位置精准，种植体支持式永久修复体被动就位良好，边缘密合，咬合关系稳定，美学效果理想，患者面下1/3高度比例协调。2年复诊未见外科及修复并发症，患者满意度良好。**结论**：本病例在数字化技术的辅助下完成了下颌牙列缺损的种植修复及咬合重建治疗，实现了种植体的精准植入，并完成了以K7神经肌肉分析数据和Zebris下颌运动数据为指导的精准咬合重建，CAD/CAM技术制作的永久修复体同时满足了功能、美学、长期稳定的需求，最终获得了个性化的理想治疗效果。

关键词：牙列缺损；口腔种植；咬合重建；神经肌肉分析；下颌运动轨迹描记

一、材料与方法

1. 病例简介 52岁女性患者。主诉：下颌后牙缺失5年，要求种植固定修复。否认既往病史。口内检查33-37、44-46缺失，缺牙区牙槽嵴呈刃状（图1）。11种植修复体，21全瓷冠，12-15、22-26金属烤瓷冠桥修复，12-15严重崩瓷，47金属全冠，16、32-43为天然牙；牙合曲线不佳，前牙深覆牙合。面下1/3高度缩短，下颌轻度后缩（图2）。

2. 诊断 下颌牙列缺损。

3. 治疗计划 33-37、44-46数字化种植固定修复及咬合重建，12-15重新修复。

4. 治疗过程

（1）诊断评估与术前准备：制取印模灌制石膏模型后在下颌模型上制作美学蜡型，此时采用了患者原有的咬合关系，口内试戴，咬合稳定。在美学蜡型上放置5颗锆珠制作放射导板（图3）。嘱患者戴放射导板拍摄CBCT获取颌骨解剖学信息（图4），采用模型扫描仪获取放射导板、天

然牙和牙龈软组织的数字化信息，并采用Dental Wings口腔种植辅助规划设计软件整合颌骨解剖学、牙龈软组织表面和修复体3组信息，获得全信息化模型。以修复为导向于33、34位点设计3.3mm×12mm，44位点设计4.1mm×12mm，36、46位点设计4.8mm×8mm，共5颗Straumann Bone Level Taper Guided种植体（图5）。Dental Wings软件生成数字化外科导板，3D打印技术完成导板制作（图6，图7）。

（2）数字化种植外科：在外科导板引导下，根据术前设计植入5颗种植体（图8，图9），初始稳定性良好，植入扭矩＞35N·cm。术后CBCT示：种植体位置良好（图10）。种植体植入精度测量数据理想。

（3）数字化技术辅助即刻修复：术后采用数字摄影测量技术捕捉口外扫描体，获取种植体三维位置信息（图11）；口内扫描获取天然牙、牙龈及口内扫描体的数字化信息（图12）；整合并建立数字化模型（图13）。基于美学蜡型牙合面信息CAD/CAM即刻修复体，戴入口内，即刻恢复患者部分美学及咀嚼功能（图14，图15）。

（4）数字化技术辅助咬合重建：3个月后，种植体愈合良好。头影测量数据表明，患者下面高偏小，下颌后缩，提示患者需要在抬高及前伸的位置重建咬合。为了获取与患者最优化肌肉状态相适应的颌位关系，首先采用K7神经肌肉分析系统进行评估（图16）。在咀嚼肌神经肌肉路径上建立前伸颌位关系，并参考前牙"黄金高度"抬高垂直距离2mm。硅橡胶记录

作者单位：首都医科大学附属北京口腔医院

通讯作者：耿威；Email: gengwei717@aliyun.com

重建后的颌位，并将颌位关系转移至𬌗架，仓扫后配准数字化模型，CAD/CAM第二副临时修复体，戴入口内（图17，图18）。

（5）12-15拆除旧修复体重新修复：患者上颌𬌗曲线不佳，12-15旧修复体严重崩瓷。因此，重新设计上颌右侧牙列形态，在微笑面部扫描中验证唇齿关系（图19，图20）；上颌左侧标记需要临床调改的内倾颊尖。制作口内Mock-up硅橡胶模具，临床完成Mock-up临时修复，精细调𬌗。再次进行头影测量分析，SNB角增大至正常范围，面下1/3高度也达到理想数值。

（6）数字化技术辅助永久修复：3个月后，为了获得与患者双侧髁突运动相协调的功能性咬合重建效果，我们开始在Zebris电子面弓的辅助下设计理想牙尖形态（图21）。首先采集患者下颌及髁突运动数据，将颌位关系和运动轨迹转移至虚拟全可调𬌗架，设计牙尖高度斜度（图22）。CAD/CAM纯钛支架及树脂临时牙列进行咬合验证。再次进行K7评估，可见患者下颌运动幅度增加，曲线平滑。最后CAD/CAM氧化锆人工牙列，𬌗面预留螺丝通道，颊侧牙龈饰瓷弥补软组织不足。口内戴入永久修复体，可见颌位关系理想，咬合稳定（图23，图24）。

二、结果

在数字化技术的辅助下，本病例成功实现了精准的种植固定修复及咬合重建效果。种植体植入位置精准，种植体支持式永久修复体被动就位良好，边缘密合，咬合关系稳定，美学效果理想，患者面下1/3高度比例协调。2年后复诊，未见外科及修复并发症，咬合重建效果及双侧颞下颌关节均稳定、健康，患者满意度良好。至此，我们的种植修复治疗真正实现了咬合重建三要素（神经肌肉、颞下颌关节和牙齿）之间的相互协调。

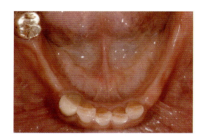

图1　初诊口内像

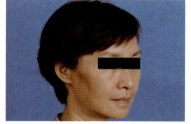

图2　初诊面像

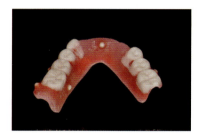

图3　放射导板

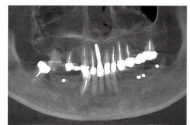

图4　戴放射导板CBCT

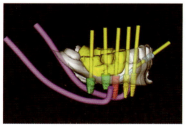

图5　种植外科方案设计

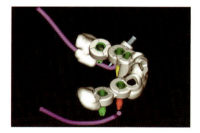

图6　数字化外科导板设计

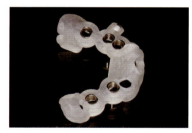

图7　种植外科导板

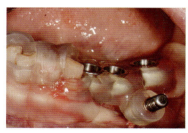

图8　外科导板戴入口内

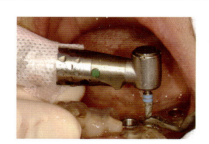

图9　种植外科手术

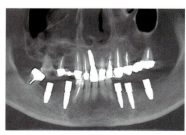

图10　种植术后CBCT

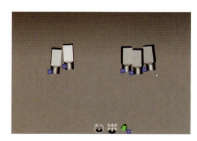

图11　数字摄影测量数据

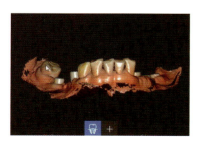

图12　口内扫描数据

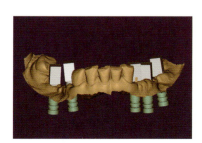

图13　整合后数字化模型

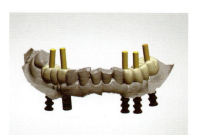

图14　即刻修复体设计

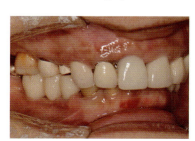

图15　即刻修复后口内像

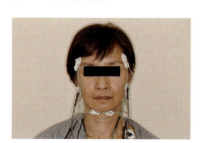

图16　K7神经肌肉分析系统

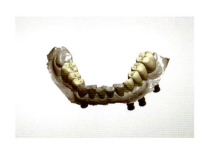
图17 第二副临时修复体设计

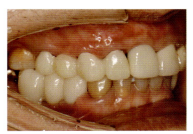
图18 戴入第二副临时修复体后口内像

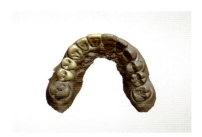
图19 上颌右侧牙列形态设计

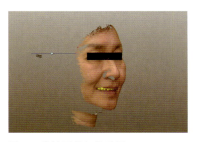
图20 微笑面部扫描验证

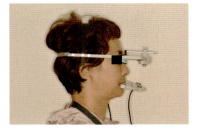
图21 Zebris电子面弓

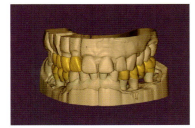
图22 永久修复体设计

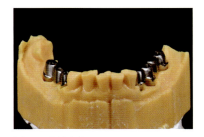
图23 纯钛支架

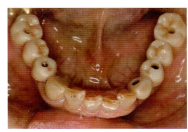
图24 永久修复后口内像

三、讨论

本病例中数字化技术的应用使种植治疗和咬合重建更加高效精准。我们首先在诊断评估阶段采用Dental Wings口腔种植辅助规划设计软件制订种植外科方案，通过全程外科导板的引导完成种植手术，术后验证了种植体植入的精度，保证了以修复为导向的精准种植外科。

在即刻修复阶段，本病例采用数字摄影测量技术联合口内扫描技术获取真正意义的数字化印模，相比于传统印模和Pick-up技术更加简单、快捷、精准。上述方法获取的数字化模型具备可靠和理想的正确度和精密度。本课题组最新体内外研究均表明，数字摄影测量技术获取的种植体相对位置信息优于传统印模技术，并优于口内扫描技术，同样证实了这一方法的优势性和可行性。

在咬合重建阶段，我们首先联合应用K7神经肌肉系统和投影测量分析评估患者的咀嚼肌状态和颌位关系。以K7肌松仪、肌电仪和下颌运动轨迹描记仪获取的神经肌肉路径和"黄金高度"数据为指导，计算患者理想的垂直距离，并以面型和头影测量数据为参考和验证，制作临时修复体。而后，采用Zebris电子面弓获取患者下颌运动轨迹，辅助设计制作理想的𬌗平面和牙尖形态，最终完成种植体支持式固定修复及精准咬合重建治疗。在这一过程中，全程数字化技术的应用辅助我们实现了神经肌肉、颞下颌关节、修复体的可视化，使咬合重建的三维协调不再是难题。

在永久修复体的材料选择方面，纯钛支架生物相容性理想，重量较轻，对颌骨的负担较小；一体式高透氧化锆加牙龈饰瓷的设计，同时满足了美学和功能的需求，高透氧化锆含50%四方晶和50%立方晶，强度可达约700MPa，既可以保证强度，又能避免由于饰瓷薄弱引发的修复体崩瓷；人工牙列𬌗面预留的螺丝通道也同时方便了修复体的复查和长期维护。

本病例从诊断评估到永久修复采用了全程数字化辅助治疗手段，数据导向、步步为营，使咬合重建三要素（神经肌肉、颞下颌关节和牙齿）相互协调，真正帮助我们实现个性化且长期稳定的理想咬合重建效果。

参考文献

[1] Ma B, Yue X, Sun Y, et al. Accuracy of photogrammetry, intraoral scanning, and conventional impression techniques for complete-arch implant rehabilitation: an in vitro comparative study[J]. BMC Oral Health, 2021, 21(1):636.

[2] Yan Y, Lin X, Yue X, et al. Accuracy of 2 direct digital scanning techniques-intraoral scanning and stereophotogrammetry-for complete arch implant-supported fixed prostheses: A prospective study[J]. J Prosthet Dent, 2022, S0022-3913(22)00216-5.doi:10.1016/j.prosdent.2022.03.033. Epub ahead of print.

[3] Liang C, Lin X, Li J, et al. A digital workflow for implant treatment and occlusal reconstruction in a patient with an edentulous mandible: A case history report[J]. Int J Prosthodont, 2020, 33(5):565-571.

[4] Cooper BC, Adib F. An assessment of the usefulness of Kinesiograph as an aid in the diagnosis of TMD: a review of Manfredini et al.'s studies[J]. Cranio, 2015, 33(1):46-66.

[5] Kijak E, Lietz-Kijak D, Frączak B, et al. Assessment of the TMJ dysfunction using the computerized facebow analysis of selected parameters[J]. Biomed Res Int, 2015, 2015:508069.

借助数字化手段"软硬兼施"修复上颌前牙多颗牙缺失病例1例

苗新海

摘 要

通过数字化手段的应用以修复为导向在手术方案的设计到后期种植以及修复过程中，可减少种植体周的机械并发症和生物并发症。大范围植骨角化龈不足的概率是非植骨组的1.65倍（简单植骨）或2.62倍（复杂植骨），角化龈≥2mm对于减少种植体周黏膜炎是非常有必要的。二期手术的同时进行了软组织移植确保种植体周有足够角化龈。软组织稳定后在临时修复体上通过关节肌电、关节音、电子面弓验证颌位准确。牙龈塑形，取终模，戴冠调殆。

关键词：数字化；角化龈；软组织移植；骨增量

一、材料与选择

1. 病例简介　28岁男性患者。主诉：上颌前牙区缺失要求固定修复。现病史：上颌多颗牙缺失，曾行可摘义齿修复。既往史：7岁上颌肿瘤手术史。口内检查：11、12、14、21、22、23、24缺失；13、15、25松动。口外检查：面下1/3高度不足，上唇凹陷。

2. 诊断　上颌牙列缺损。

3. 治疗计划　拔除13、15、25松动牙，行种植固定义齿修复。

4. 治疗过程（图1～图29）

（1）根据诊断蜡型与模拟摆放种植体位置确定骨增量范围。从CBCT上可以看到美蜡和现有牙槽骨之间有颊舌向的悬臂存在，悬臂存在种植体倾斜的受力、穿龈角度过大都是种植体周炎的风险因素。从减少生物并发症和同时减少机械并发症两个方面，选择先骨增量手术再进行种植手术。

（2）骨增量手术。采用"贝壳"技术外斜线取骨，片切骨块，拔除13、15、25在压膜导板指示下确定骨壳位置，口外旋入骨钉。CGF压成膜剪碎与自体骨及骨替代材料混合制作黏性骨饼（Sticky Bone）固定骨壳，保留间隙，填塞黏性骨饼可吸收缝线固定胶原膜，水平褥式+间断缝合关闭创口。

（3）6个月后戴放射导板拍摄CBCT根据放射导板数据设计种植位点全程导板下植入6颗ITI BLT 4.1mm×10mm种植体。术后CBCT确认种植体位置，方向尚可。误差范围在临床可接受范围内。

（4）一期种植手术后6个月复诊，种植体唇侧角化龈不足，前庭沟变浅。软组织手术采用条带技术增加角化龈。上颌术区15-25翻起半厚瓣，4-0可吸收线内卷缝合根向固定半厚瓣由双侧第二磨牙近中开始向近中在腭侧龈缘下2mm开始取角化龈条带（长20mm、宽5mm、厚1mm），各片切成两段，5-0可吸收线，间断缝合固定角化龈条带两端，交叉外8字缝合固定条带中间部分更换愈合帽，交叉外8字缝合固定CGF膜，为唇侧构造角化环境，诱导半厚瓣区黏膜再角化的形成。根据种植导板设计的DICOM数据和口内扫描的3OXZ数据拟合，提前制作带翼的临时冠桥，以免在唇肌运动造成根向复位半厚瓣的唇侧移位。

（5）术后4个月角化龈稳定，在临时修复体上通过关节肌电、关节音、电子面弓验证合位准确。取模型制作牙龈塑形临时修复体进行牙龈塑形。牙龈塑形3个月后复查，桥体底部卵圆形态种植体穿出位点周围有足够角化龈。个性化取模通过面部扫描模拟牙齿美学位置形态设计制作最终冠，氧化锆全瓷基台口内就位。全景片确认基台就位戴终冠中咬合：均匀接触，前牙无红色（30μm）咬合印记。功能咬合检查：前伸引导均匀，侧方尖牙引导，磨牙区无前伸和侧方引导。最终冠戴入后再次电子面弓检查咬合运动轨迹连续可重复，患者无不适。

二、结果

最终修复体戴入后6个月，CBCT示：种植体骨结合良好。

作者单位：四川大学华西口腔医院

Email: miaoxinhai@126.com

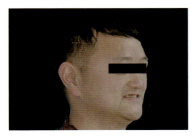

图1　术前面像

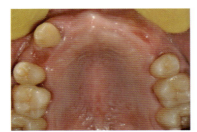

图2　上颌口内像

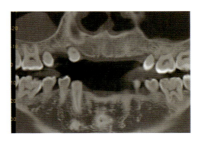

图3　13、15、25牙根未发育

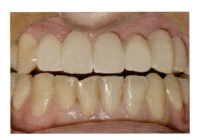

图4　口内试戴诊断蜡型

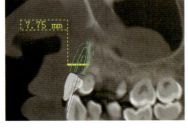

图5　根据诊断蜡型与模拟摆放种植体位置确定骨增量范围

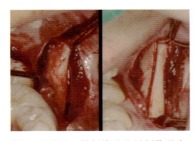

图6　超声骨刀外斜线处取骨制作骨壳

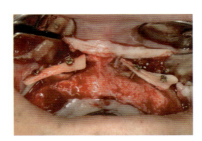

图7　固定骨壳，保留间隙，填塞黏性骨饼

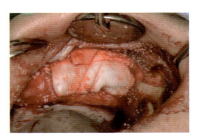

图8　可吸收缝线固定胶原膜，水平褥式+间断缝合关闭创口

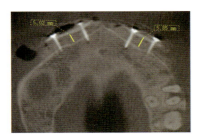

图9　术后骨增量CBCT

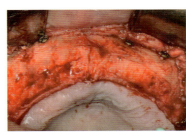

图10　术后6个月切开翻瓣可见植骨区成骨尚可，骨质硬，可见少量皮质骨片

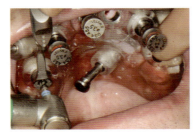

图11　按照全程导板设计要求制备植体窝洞，骨膜钉孔

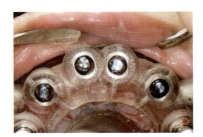

图12　植入6颗ITI BLT种植体，扭矩35N·cm

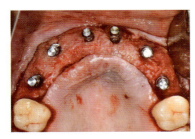

图13　种植体植入后颊腭侧与近远中位置尚可

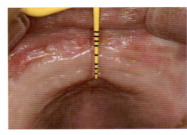

图14　一期种植手术后6个月复诊，种植体唇侧角化龈不足，前庭沟变浅

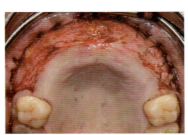
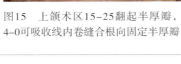

图15　上颌术区15-25翻起半厚瓣，4-0可吸收线内卷缝合根向固定半厚瓣

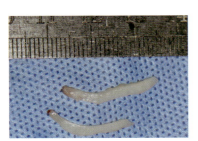

图16　切取角化龈

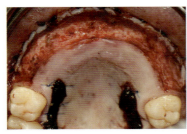

图17　间断缝合固定角化龈

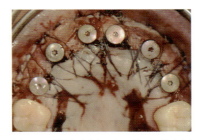

图18　更换愈合帽，交叉外8字缝合固定CGF膜

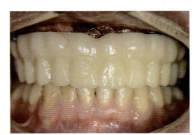

图19　制作带翼的临时冠桥

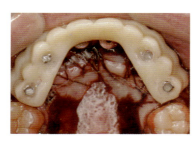

图20 腭护板保护腭侧创口

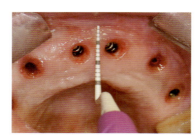

图21 软组织术后4个月种植体角化龈

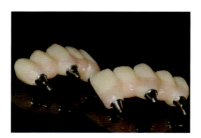

图22 取模型制作牙龈塑形临时冠桥

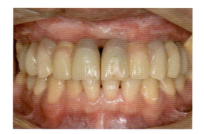

图23 临时冠桥戴入牙龈塑形

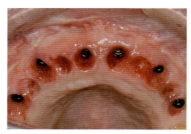

图24 牙龈塑形3个月后复查，桥体底部卵圆形态种植体穿出位点周围有足够角化龈

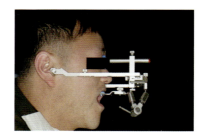

图25 面弓转移颌位关系

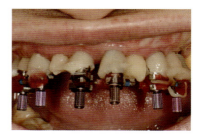

图26 个性化取模

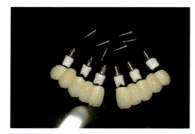

图27 制作最终冠

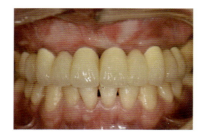

图28 最终冠戴入

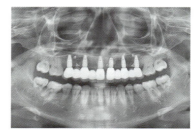

图29 最终修复体戴入后6个月CBCT示：种植体骨结合良好

三、结论

以修复为导向，通过数字化手段的应用在手术方案的设计、种植体植入以及修复过程中，可减少种植体周的机械并发症和生物并发症。

参考文献

[1] Roozbeh Sadrimanesh, Hakimeh Siadat, Pooyan Sadr-Eshkevari, et al. Alveolar bone stress around implants with different abutment angulation: an FE-analysis of anterior maxilla[J].Implant dentistry, 2012, 21(3):196–201.

[2] Katafuchi M, Weinstein BF, Leroux BG, et al. Restoration contour is a risk indicator for peri - implantitis: A cross-sectional radiographic analysis[J]. Journal of clinical periodontology, 2018, 45(2):225–232.

[3] Restoy-Lozano A, Dominguez-Mompell JL, Infante-Cossio P, et al. Reconstruction of mandibular vertical defects for dental implants with autogenous bone block grafts using a tunnel approach: clinical study of 50 cases[J]. Int J Oral Maxillofac Surg, 2015, 44(11):1416–1422.

[4] Urban IA, Tavelli L, Barootchi S, et al. Labial Strip Gingival Graft for the Reconstruction of Severely Distorted Mucogingival Defects: A Prospective Case Series[J]. International Journal of Periodontics & Restorative Dentistry, 2020, 40(6):845–852.

[5] Kabir L, Stiesch M, Grischke J. The effect of keratinized mucosa on the severity of peri-implant mucositis differs between periodontally healthy subjects and the general population: a cross-sectional study[J]. Clinical oral investigations, 2021, 25(3):1183–1193.

[6] Golmayo P, Barallat L, Losada M, et al. Keratinized tissue gain after free gingival graft augmentation procedures around teeth and dental implants: A prospective observational study[J]. Journal of Clinical Periodontology, 2021, 48(2):302–314.

[7] Wang Q, Tang Z, Han J, et al. The width of keratinized mucosa around dental implants and its influencing factors[J]. Clinical implant dentistry and related research, 2020, 22(3):359–365.

[8] Gomez-Meda R, Esquivel J, Blatz MB. The esthetic biological contour concept for implant restoration emergence profile design[J]. Journal of Esthetic and Restorative Dentistry, 2021, 33(1):173–184.

数字化技术辅助穿颧种植治疗在外胚层发育不全患者中的临床应用

袁珊珊　汤春波

摘要

本病例为外胚层发育不全患者，运用了数字化技术辅助完成无骨增量微创穿颧种植手术，最终完成全口种植固定义齿修复。患者由于先天缺牙，上下颌颌骨骨量不足，尤其上颌后牙区骨量严重萎缩。手术计划在上颌后牙区2颗穿颧种植，上颌前牙区2颗即刻种植；下颌导板引导下进行All-on-4种植治疗。术中采用静态导板与动态导航相结合的形式进行，术中首先采用了导航配准钉导板以及上颌窦外侧壁开窗导板，进行了种植位点的精准定位与上颌窦侧壁的精准开窗，并打开穿颧手术路径的视野。随后在动态导航全程引导下完成穿颧种植体的植入，并完成上颌前牙区以及下颌种植手术。术后完成即刻修复。在一期手术6个月后，采用面部扫描、电子面弓、PIC扫描等数字化技术简化了修复临床操作的同时获得了精准的数字化修复数据。并最终完成了计算机切削支架+高强度树脂牙的全口种植固定义齿修复，并完成1年随访。本病例数字化技术贯穿始终，术前模拟手术预测手术风险；术中全程监测降低手术技术敏感度，提高手术精确性，减少创伤；并简化修复临床操作过程。最终完成了以修复为导向全口种植固定义齿修复，恢复了患者的美观与功能，获得患者的满意。

关键词：外胚层发育不全；穿颧种植；数字化

一、材料与方法

1. 病例简介　35岁男性患者。主诉：先天缺牙，无法正常咀嚼进食。患者面部干燥，毛发稀少，面下1/3高度不足，口唇部组织塌陷（图1）；口内仅余留13、23、33、43 4颗锥形牙，牙槽骨低平狭窄（图2）。术前CBCT示：双侧上颌后牙区牙槽骨高度严重不足，上颌结节区也吸收明显，双侧颧骨宽度约6mm；下颌后牙区骨高度不足，颏孔间骨量尚可（图3）。

2. 诊断　外胚层发育不全；上下颌牙列缺损。

3. 治疗计划　上颌后牙区植入2颗穿颧种植体+前牙区即刻种植2颗种植体；下颌进行导板引导下All-on-4种植手术治疗。

4. 治疗过程

（1）手术方案设计：术前首先制作放射导板（图4，图5），并计划在13、23位点进行即刻种植；双侧颧骨区域各植入1颗颧骨种植体，穿出位点为16、26（图6）。手术计划采用了静态导板与动态导航多种数字化技术相结合形式进行。首先设计制作了第一副导航配准钉导板，以及共享固位钉位置的第二副上颌窦外侧壁开窗导板，为穿颧种植术中尽可能增加操作可视范围（图7~图9）。随后，在术前按1∶1比例3D打印上颌颌骨模型并模拟进

行穿颧种植手术，提前预估手术误差，降低手术风险（图10）。

（2）种植手术阶段：①术中首先在戴入第一副导航配准钉导板，并在导板引导下植入6颗导航配准钉（图11）；随后，戴入共享固位钉的第二副上颌窦外侧壁开窗导板，并在导板引导下定位双侧上颌窦外侧壁开窗位置后，进行超声骨刀开窗、窦黏膜分离，放入骨胶原，保护窦黏膜（图12），开放穿颧种植路径的手术视野。②上颌窦侧壁开窗完成后，在实时动态导航技术全程引导下，上颌双侧后牙区16、26位点各植入1颗4.4mm×42.5mm穿颧种植体（图13），上颌前牙区13、23位点即刻植入1颗3.5mm×10mm种植体（图14，图15），戴入复合基台及保护帽。下颌我们常规进行导板引导下的All-on-4种植手术（图16）。③种植术后CBCT示：各颗种植体植入位置良好（图17）。其中穿颧种植体手术误差均在可接受范围。

（3）即刻修复：术后患者进行即刻修复体的取模，并在术后1周时戴入即刻修复的临时义齿（图18~图20），较好地恢复了患者咬合功能。即刻修复完成后，患者双侧关节未见明显异常。

（4）最终修复：种植手术6个月后进行永久修复，运用口内扫描、面部扫描加电子面弓精准确定患者颌位关系和下颌运动轨迹（图21）。同时，采用PIC口外扫描技术，结合口内扫描技术，可以快速精准地获得种植体的位置信息，数字化设计排牙，并与面部信息拟合（图22，图23），并试戴支架与排牙（图24，图25）。最后，结合患者的颌骨条件与口内情况，为其制作了计算机种植切削纯钛支架+烤塑修复，最终患者戴入永久修复体，影像检查种植体骨结合良好，修复体就位良好，未见明显异常（图

作者单位：南京医科大学附属口腔医院

通讯作者：汤春波；Email: cbtang@njmu.edu.cn

26～图28），恢复了患者的咀嚼功能与美观。

（5）1年随访后全景片示：种植体骨结合良好，修复体未见明显异常，患者对修复效果满意（图29～图31）。

二、结果

在本病例中，患者诊断为外胚层发育不全，全口仅余留4颗畸形牙，上

下颌牙槽骨重度萎缩。最终该患者完成了无骨增量微创穿颧手术，术中采用静态导板与动态导航相结合形式，在患者上颌后牙区植入2颗穿颧种植体，前牙区即刻植入2颗种植体；下颌进行常规All-on-4种植手术，并进行了即刻负重。最终完成了种植体支持式的全颌固定义齿修复，并完成术后1年随访，患者的咀嚼功能与美观得到良好的恢复，患者对治疗效果满意。

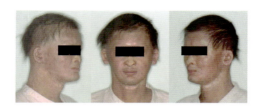

图1 术前正面像与侧面像

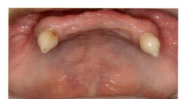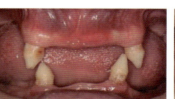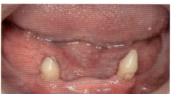

图2 术前口内像

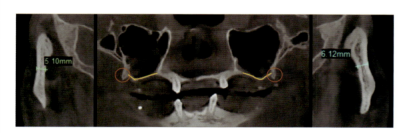

图3 术后CBCT

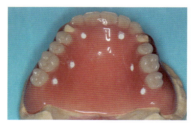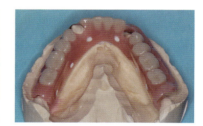

图4 术前制作放射导板（上颌）　　图5 术前制作放射导板（下颌）

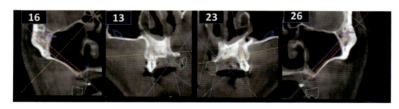

图6 术前种植位点设计，在13、23位点进行即刻种植；双侧颧骨区域各植入1颗颧骨种植体，穿出位点为16、26

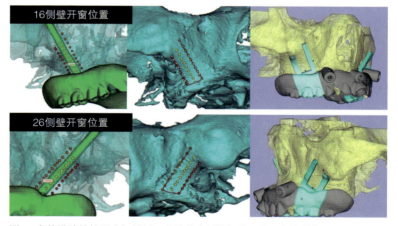

图7 术前设计导航配准钉导板，以及共享固位钉位置的上颌窦外侧壁开窗导板

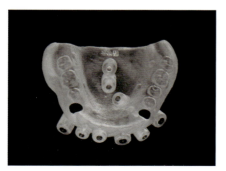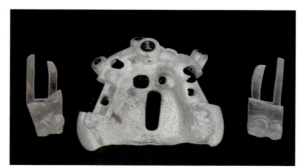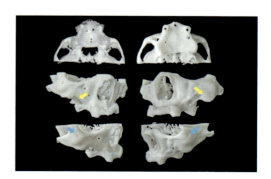

图8 第一副导航配准钉导板　　图9 共享固位钉位置的第二副上颌窦侧壁开窗导板　　图10 术前3D打印颌骨模型并进行模拟种植，黄色箭头为上颌窦开窗位置，蓝色箭头为穿颧种植体位点

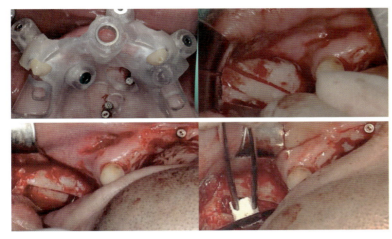

图11　术中戴入第一副配准钉导板，在导板引导下植入6颗配准钉

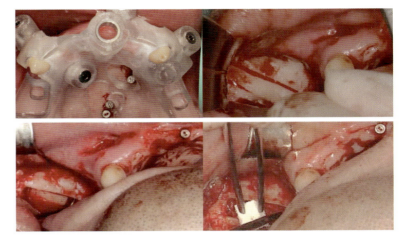

图12　戴入第二副配上颌窦侧壁开窗导板，在导板引导下进行双侧上颌窦侧壁开窗，剥离窦黏膜，放入骨胶原

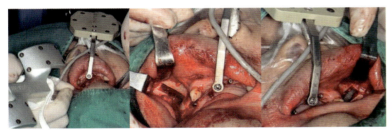

图13　双侧侧壁开窗后，实时动态导航技术引导下，上颌双侧后牙区各植入1颗穿颧种植体

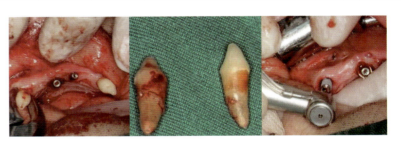

图14　13、23位点即刻植入2颗种植体

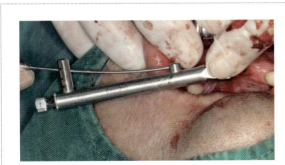

图15　种植体初始稳定性均达到35N·cm

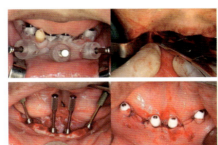

图16　下颌手术过程

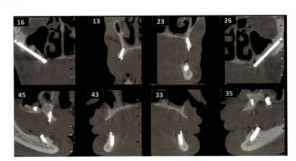

图17　术后CBCT

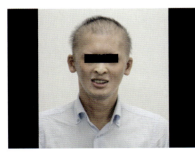

图18　即刻修复完成时正面像

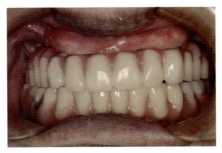

图19　即刻修复完成时口内像

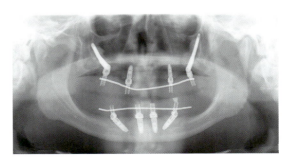

图20　即刻修复完成时全景片

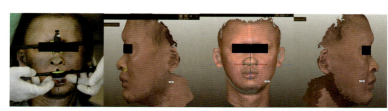

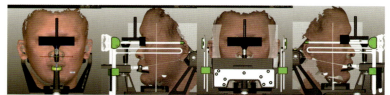

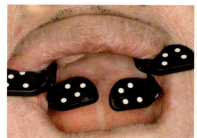

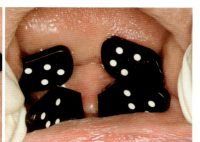

图22　PIC口外扫描技术，结合口内扫描技术，快速精准地获得数字化无牙颌种植体的位置信息

图21　最终修复时，运用口内扫描、面部扫描加电子面弓精确定位患者颌位关系和下颌运动轨迹

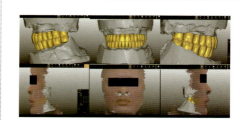

图23　数字化设计排牙，并与面部信息拟合

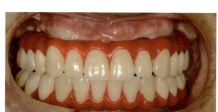

图24　试支架与排牙时口内像

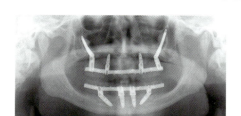

图25　试支架与排牙时全景片

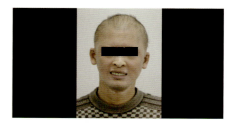

图26　最终修复完成时正面像

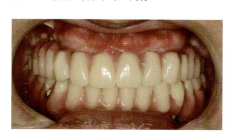

图27　最终修复完成时口内像

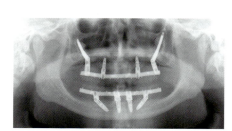

图28　最终修复完成时全景片

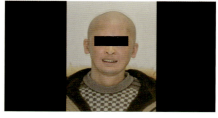

图29　修复后1年随访时正面像

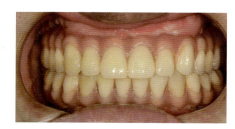

图30　修复后1年随访时口内像

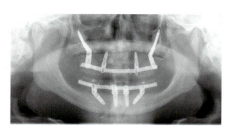

图31　修复后1年随访时全景片

三、讨论

1. 数字化外科难点：如何运用数字化技术降低穿颧种植难度及风险？

本病例术前采用了放射导板通过设计软件精确设计定位种植体穿出位置，从而做到修复导向种植。术中采用导板与导航这种静态与动态相结合的方式，进行精确种植体定位、获得穿颧种植体路径从而精准进行上颌窦侧壁开窗，获得穿颧种植手术视野。同时采用动态导航实时监测穿颧种植体走向。来实现对穿颧种植手术的全程监测，保护重要解剖结构，以降低穿颧种植手术技术敏感度和手术风险。

2. 数字化修复难点：如何运用数字化技术完成无牙颌的功能重建？

本病例的最终修复采用了面部扫描获取患者面部信息，采用电子面弓来精确的记录患者已经是适应的下颌运动轨迹以及颞突位置，使用PIC扫描技术简化无牙颌种植取模操作并取得精确的数字化印模，并将多种数据进行拟合。最终在考虑患者综合情况下，制作了计算机切削支架+高强度树脂牙这样的一个的永久修复体，实现了以功能为导向的全程数字化种植过程。

数字化技术在前牙美学区连续缺失即刻修复1例

王娜

摘要

目的：评估数字化技术在前牙美学区连续缺失即刻修复的临床效果。**材料与方法**：27岁男性患者，上颌中切牙外伤脱落，术前设计数字化导板+预成临时修复体，一期手术即刻修复，精准地将种植体放置在理想的三维位置，临时义齿牙龈塑形，术后4个月行3Shape口内扫描制取数字化印模，完成螺丝固位一体冠修复。**结果**：本病例获得理想的龈缘曲线及健康的牙龈点彩，轮廓美学自然、对称、饱满。获得理想的红白美学修复效果。CBCT示：种植体三维位置良好，唇侧骨板厚度充足。**结论**：数字化精准的预测和精准的实施是保障美学区种植能够成功的关键。

关键词：数字化；美学；即刻修复

一、材料与方法

1. 病例简介　27岁男性患者。主诉：上颌前牙外伤脱落3个月。现病史：上颌前牙打篮球外伤脱落3个月，来诊要求种植修复。既往史：自述健康，不吸烟，否认系统性疾病及药物过敏史。口内检查：11、21缺失，缺牙区牙龈颜色质地健康，龈缘曲线高度基本一致，中厚龈生物型，殆面观骨弓丰满度良好，无明显凹陷，咬合关系正常，双侧颞下颌关节区无压痛，张闭口无弹响，高位笑线。CBCT示：21可用骨高度18mm、骨宽度7mm；11可用骨高度15mm，骨宽度6.4mm；22根尖区低密度影像，22未进行根管治疗。

2. 诊断　22牙体缺损；上颌牙列缺损。

3. 治疗计划　向患者交代病情及修复种类，对患者进行美学风险评估（表1），并经牙体牙髓科专家会诊，22根管治疗，没有临床症状，炎症得到控制的情况下开始种植设计。治疗计划为：①数字化导板+预成临时修复体。②一期手术+即刻修复。③临时义齿牙龈塑形。④数字化正式修复。

4. 治疗过程（图1～图67）

（1）术前复方氯己定漱口液含漱3次，每次3分钟。

（2）口周及口内消毒，12局部麻醉下导板准确就位，确认准确就位后，偏腭侧切口，翻全厚瓣，在导板引导下逐级备洞，植入Strauman BLT 3.3mm×14mm种植体，种植体植入后唇侧骨板厚度>2mm，三维位置与术前设计一致，初始稳定性>35N·cm，ISQ值72。安装冠用临时基台，橡皮障隔离术区，口内直接法Pick-up，临时冠设计为单冠，取出口内Pick-up后的修复体，用流动树脂充填临时基台与修复体之间的缝隙，去掉辅助固定

表1　美学风险评估

美学风险因素	风险水平		
	低	中	高
健康状况	健康，免疫功能正常		免疫功能低下
吸烟习惯	不吸烟	少量吸烟，<10支/天	大量吸烟，>10支/天
患者美学期望值	低	中	高
唇线	低位	中位	高位
牙龈生物型	低弧线形 厚龈生物型	中弧线形 中龈生物型	高弧线形 薄龈生物型
牙冠形态	方圆形	卵圆形	尖圆形
位点感染情况	无	慢性	急性
邻面牙槽嵴高度	到接触点≤5mm	到接触点5.5～6.5mm	到接触点≥7mm
邻牙修复状态	无修复体		有修复体
缺牙间隙宽度	单颗牙（≥7mm）	单颗牙（<7mm）	2颗牙或2颗牙以上
软组织解剖	软组织完整		软组织缺损
牙槽嵴解剖	无骨缺损	水平向骨缺损	垂直向骨缺损

的翼板，临时修复体高度抛光，调整正中，前伸及侧方咬合无接触，腭侧半厚瓣唇侧卷入技术，增加唇侧丰满度，加力扭矩为15N·cm，弹性树脂封闭螺丝通道。

作者单位：大连市口腔医院

Email: 79978204@qq.com

（3）临时冠调整：即刻修复后愈合10天，我们发现龈乳头充盈完全，修复体固位是稳定的，牙龈颜色质地是健的康，种植体根方可见牙龈点彩。术后2个月复查，种植术后4个月复查，修复体稳定，软组织轮廓获得很好的维持，种植体之间获得了龈乳头的重建，软组织轮廓获得很好的维持。

（4）数字化印模，口内保留临时修复体不取下，扫描临时修复体，近远中邻牙及周围软组织态。在软件中将11、21抠除。拆下临时修复体后，快速扫描11、21穿龈袖口锁定软组织形态，标记牙位，数字化设计，我们设计的是Veriobase螺丝氧化锆固位一体冠，完成修复当天，牙冠的颜色、形态、个性化设计、透明度都很好地与邻牙融合。获得美学区理想的龈缘曲线及健康的牙龈点彩，根方凸度近乎完美，点彩的形成也证实牙周状况是非常稳定的。

二、结果

最终修复体唇侧龈缘曲线高度一致，龈乳头充盈，牙龈颜色质地健康，唇侧轮廓协调，患者对最终修复效果满意。美学评分，PES为14分，WES为9分。术后CBCT与术前设计对比，三维偏移量最大0.82mm，角度最大偏差1.1°。

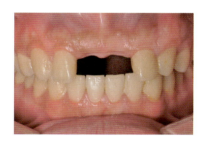

图1　术前口内正面像

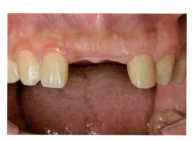

图2　11、21缺失，缺牙区牙龈颜色质地健康

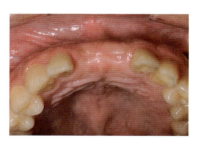

图3　殆面像示：轮廓丰满度良好

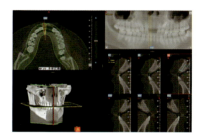

图4　术前CBCT测量21可用骨宽度7.3mm、骨高度14.5mm

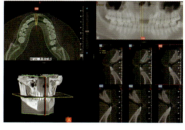

图5　术前CBCT测量11可用骨宽度6.4mm、骨高度14.5mm

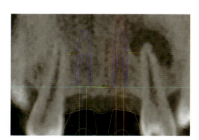

图6　22根尖低密度影像

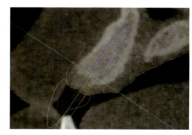

图7　以修复为导向模拟11种植体三维位置

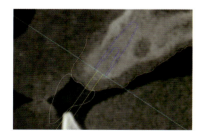

图8　以修复为导向模拟21种植体三维位置

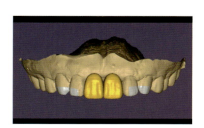

图9　术前设计预成临时修复体

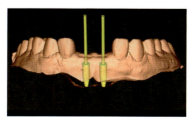

图10　术前设计预成临时修复体殆面像

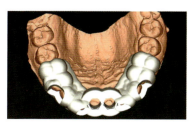

图11　数字化导板设计

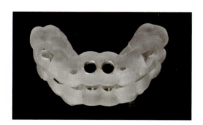

图12　数字化外科导板

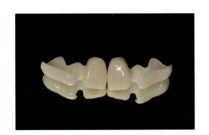

图13 预成临时修复体

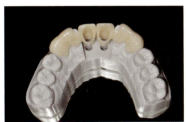

图14 预留舌侧螺丝通道

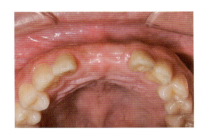

图15 术前口内𬌗面像

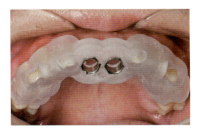

图16 检查导板口内就位情况

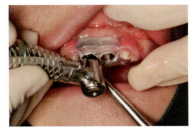

图17 种植导板引导下种植窝预备1

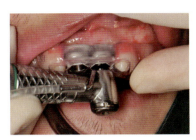

图18 种植导板引导下种植窝预备2

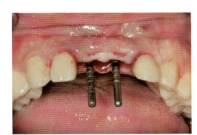

图19 术中核对种植体三维位置

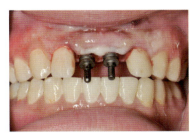

图20 术中核对导板的准确性

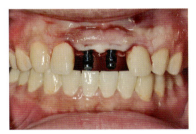

图21 种植体植入的位置

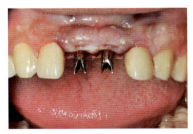

图22 安装临时修复基台

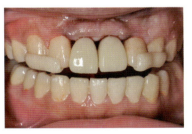

图23 口内试戴预成临时修复体

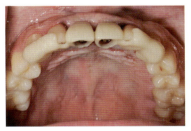

图24 试戴预成临时修复𬌗面像

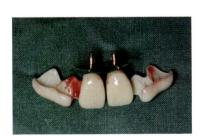

图25 取出Pick-up后修复体1

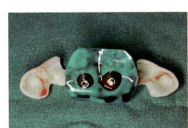

图26 取出Pick-up后修复体2

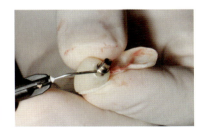

图27 树脂充填修复体与基台之间缝隙

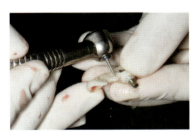

图28 去除修复体固定翼板

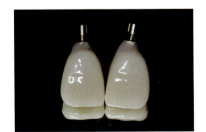

图29 临时修复体完成高度抛光

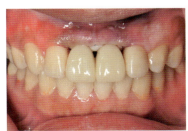

图30 即刻修复后口内正面像

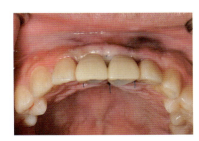

图31 即刻修复后口内𬌗面像

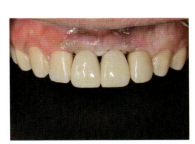

图32 临时修复体预留龈乳头生长空间

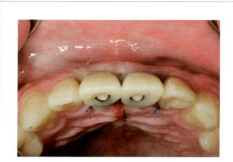

图33 骨弓轮廓

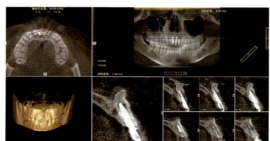

图34 术后即刻CBCT 1

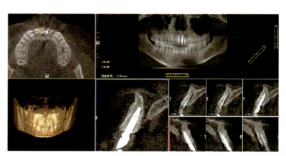

图35 术后即刻CBCT 2

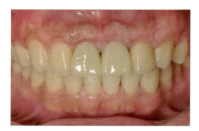

图36 拆线后1周复查

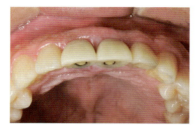

图37 骨弓轮廓丰满

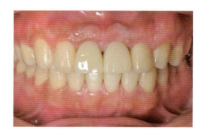

图38 可见健康的牙龈点彩

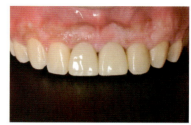

图39 龈乳头充盈完全

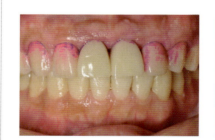

图40 定期复查，口腔卫生宣教

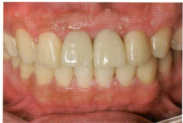

图41 愈合4个月口内像

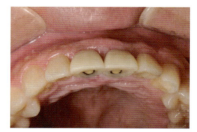

图42 骨弓轮廓维持良好

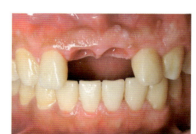

图43 重塑了种植体之间龈乳头

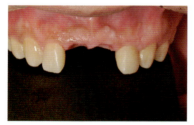

图44 龈缘曲线高度一致

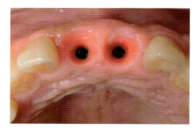

图45 健康的穿龈轮廓

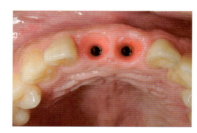

图46 种植区的轮廓与邻牙协调

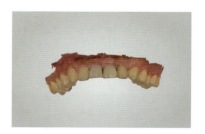

图47 戴临时修复体口内扫描

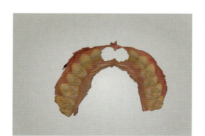

图48 将种植体局部挖洞

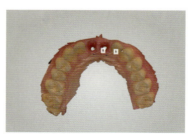

图49 拆下临时修复体，快速扫描袖口

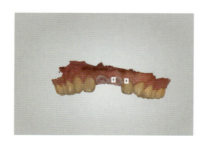

图50 软组织锁定信息

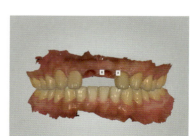

图51 标记牙位

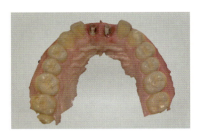

图52 放置扫描杆

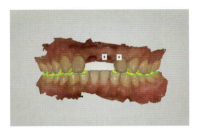

图53 扫描咬合信息

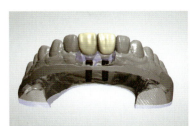

图54 数字化设计修复体

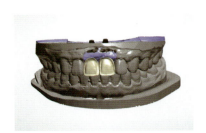

图55 舌侧整切，唇侧部分上瓷

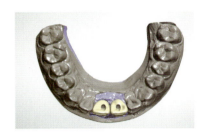

图56 舌侧螺丝开孔

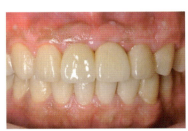

图57 完成修复口内戴牙当天

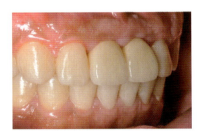

图58 龈缘曲线协调

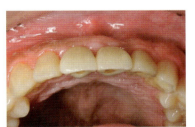

图59 骨弓轮廓维持良好

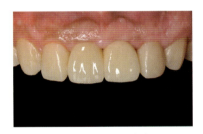

图60 近远中龈乳头充盈完全

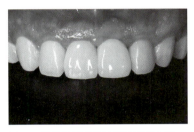

图61 种植体周可见健康的牙龈点彩

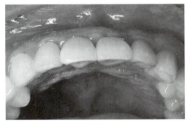

图62 根方凸度与邻牙协调

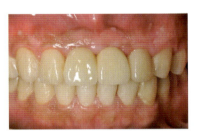

图63 3个月后复查

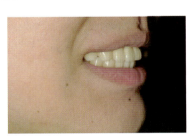

图64 微笑侧面像

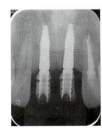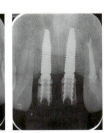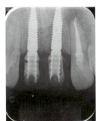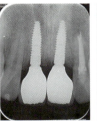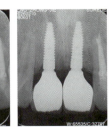

图65 不同时期根尖片

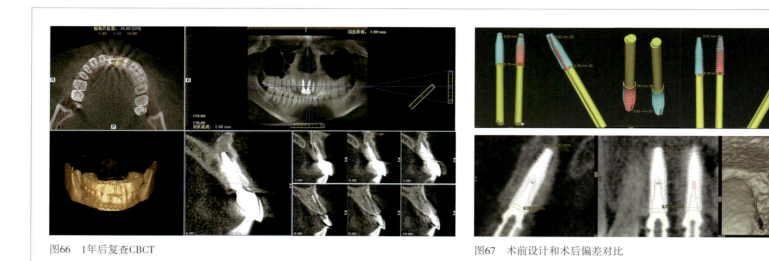

图66　1年后复查CBCT

图67　术前设计和术后偏差对比

三、讨论

1. 数字化精准的预测和精准的实施是保障美学区种植能够成功的关键。

2. 腭侧半厚瓣唇侧卷入技术，增加唇侧软组织轮廓丰满度和龈乳头重塑。

3. 数字化预成临时修复，术后立即戴牙，节省了临时修复体加工制作的时间，从而实现真正意义上的即刻修复。

4. 数字化印模，锁定软组织信息，精准复制穿龈袖口，完成修复。

数字化技术辅助全口种植固定修复1例

金佳杨　林海燕

摘要

目的：应用数字化技术贯彻实施精准种植、美学及功能修复，提高全口种植固定修复患者的治疗效果。**材料与方法**：选取1例杭州口腔医院种植科就诊的全口多数牙齿缺失要求行种植固定修复的患者为研究对象。术前对患者进行全面的口腔检查及CBCT检查，参照原可摘义齿设计，取模制作硫酸钡放射义齿，进行DSD美学设计，调整后二次制作放射义齿，同期于种植软件中进行以修复为导向的种植体三维位置规划，确定数字化导板引导下共植入12颗Straumann BLT种植体（上颌6颗、下颌6颗），术中26、36位点种植体初始稳定性欠佳，设计埋入式愈合，延期负重，其余10颗种植体初始稳定性均 >35N·cm，即刻负重。临时修复体过渡期应用电子面弓记录下颌运动轨迹，提示前伸及侧方引导欠佳，CAD/CAM3D打印树脂𬌗垫，调整咬合，从而获得稳定颌位关系。应用数字化技术复制临时修复体的美学及功能状态，最终行螺丝固位一体式CAD/CAM纯钛支架及上部氧化锆冠永久修复，美学效果良好，功能稳定。**结果**：本病例从种植外科到修复，应用数字化技术具备高效、精准、安全、微创等优点。最终种植体骨结合良好，颌位关系稳定，患者对修复体的美学及功能效果满意。**结论**：应用数字化技术辅助全口种植固定修复，实现以修复为导向的目标，可快速高效恢复美观及咀嚼效能，远期边缘骨稳定，咬合稳定协调，在数字化时代值得推广使用。

关键词：种植体；数字化导板；DSD；咬合重建

一、材料与方法

1. 病例简介　54岁男性患者。主诉：要求种植修复。现病史：数年来，患者口内多颗牙齿相继因无法保留拔除，曾行可摘义齿修复，现可摘义齿固位欠佳，影响咀嚼及美观，前来我院要求种植固定修复。既往体健。口内检查：17-25、34-47缺失，缺牙区黏膜未见红肿瘘，修复空间充足；26、36烤瓷冠修复，边缘不密合，远中可探及龋坏，27近中龋坏，冷（疼痛），35𬌗面牙色充填物，37𬌗面及近中龋坏。全口口腔卫生一般，软垢（+），无明显龈上结石，牙龈色暗，BOP（+），PD 4～6mm，附着丧失2～3mm（图1）。口外检查：开口度3指半，双侧颞下颌关节区无扪痛，未闻及弹响及杂音。CBCT示：上下颌缺牙区骨未见空腔，拟植牙位点可用骨量可，26远中根可见低密度影近髓，27近中邻面低密度影及髓，牙槽骨吸收至根中1/2；35根管内有高密度充填物，恰填，根尖未见明显异常；36远中根面低密度影；37近中低密度影达牙本质浅中层，根尖未见低密度影，牙槽骨吸收至根中1/2，右侧上颌窦内可见一2cm×1.7cm大小的团块影，双侧颞下颌关节未见明显器质性损害（图2）。

2. 诊断　上下颌牙列缺损；慢性牙周炎；26、36、37龋齿；27慢性牙髓炎；右侧上颌窦囊肿。

3. 治疗计划　①数字化导板引导下上下颌全口种植固定义齿修复缺失牙，术中拔除26、35、36。②27行牙髓治疗术，37充填修复，暂留27、37，维持颌距。

4. 治疗过程

（1）参照原有义齿设计，制作硫酸钡放射义齿。拍摄面像照片进行DSD设计（图3），调整二次制作，戴放射义齿拍摄CBCT，将所得数据导入六维牙种植设计软件，根据牙齿及黏膜信息进行信息配准，颌骨重建（图4），已修复为导向行种植体三维位置规划。选用Straumann BLT种植体，上下颌设计植入6颗种植体，制作2副外科导板。

（2）术前27行牙髓失活术，记录原垂直距离。第一副导板确认固位良好，无翘动，局部麻醉下备洞，拔除26、35、36。第二副种植导板确认固位良好，无翘动，进行26、36种植窝洞的预备，完成后种植位点处翻瓣，牙槽骨修整，探查备洞情况，用Straumann种植系统工具进行最后种植窝洞预备，于11、14、16、21、24、26、33、34、36、43、44、46位点行种植体植入术（图5，图6）。26、36种植体扭矩15N·cm，设计埋入式愈合，其余种植体初始稳定性均 >35N·cm。测量种植体颊舌侧及近远中ISQ值，均 >65，安装多牙基台及开窗式取模杆，严密缝合黏膜。术后即刻CBCT示：种植体植入位点三维位置良好（图7）。

（3）术后即刻取模，拍摄全景片确认取模杆完全就位后，参照27、37咬合关系及原垂直距离，确定颌位关系。根据DSD设计的放射义齿形态制作临时义齿，戴入患者口内（图8）。拍摄全景片确认临时修复体完全就位（图9）。

作者单位：杭州口腔医院

通讯作者：林海燕；Email: lhaiyanlily@163.com

（4）术后10天复诊拆线，牙龈愈合良好，口腔卫生良好，患者无明显疼痛、出血等情况，口内调𬌗（图10）。

（5）临时修复期间，患者自觉27、37不适，检查见松动加剧，松动Ⅱ度，予以拔除。拍摄牙片确认26、36种植体骨结合良好，测量种植体颊舌侧及近远中ISQ值，均＞65，二期手术，安装保护帽。电子面弓记录下颌运动轨迹，反映咬合欠佳及下颌运动不稳定问题（图11）。制作树脂定位垫，获取CR位，咬合硅橡胶记录，3Shape扫描口内临时冠，CAD/CAM 3D打印临时修复体（图12，图13）。虚拟𬌗架转实体𬌗架，上吉尔巴赫全可调𬌗架，CAD/CAM 3D打印树脂𬌗垫，粘接至临时冠，口内调𬌗（图14~图16）。适应1.5个月，下颌运动稳定，患者适应现有的咬合状态。

（6）适应期结束后，电子面弓重新记录咬合数据，将CBCT数据、面部扫描数据、3Shape数据、电子面弓数据拟合，模拟张闭口、前伸、侧方咬合，提示咬合稳定，无明显干扰点（图17~图19）。

（7）硅橡胶取模，通过模型扫描将模型形态输入计算机进行数字化，制作CAD/CAM切削纯钛桥支架（图20，图21）。X线片示支架被动就（图22）。最后在桥支架上完成最终氧化锆冠的制作，粘接固位。永久修复后

于口内检查咬合，前伸及侧方引导良好，摄片提示支架被动就位，最终修复效果患者满意（图23~图25）。取模制作保护性𬌗垫（图26）。

（8）戴牙3个月后复查：电子面弓记录下颌运动轨迹，咬合关系协调，下颌运动稳定（图27，图28）。

（9）戴牙1年后复查：患者口腔卫生尚可，修复体未见明显异常（图29）。全景片示：种植体周牙槽骨未见明显吸收（图30）。

二、结果

本病例应用数字化导板，种植体分布合理，三维位置稳定，术后即刻修复，缩短患者缺牙时间，减轻患者痛苦。采用DSD美学设计，获得良好的美学效果。应用电子面弓记录得到患者下颌运动轨迹描记曲线，通过分析曲线的质量、数量、形状和重复性等，判断患者口颌系统的功能状态，并将数据拟合，模拟张闭口、前伸、侧方咬合，获取颌面部咬合3D模型，为后期下颌位置的确定提供客观的参考依据。采用数字化扫描技术可复刻临时冠状态至最终修复体，上部采用螺丝固位一体式CAD/CAM纯钛支架及上部氧化锆冠永久修复，实现被动就位，患者对临时及最终修复体的效果满意。

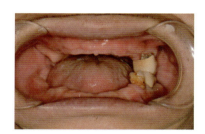

图1　术前口内正面像

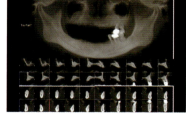

图2　术前CBCT

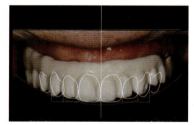

图3　DSD美学设计

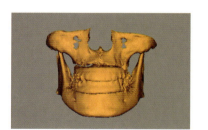

图4　CBCT数据配准、颌骨重建

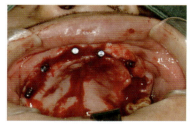

图5　上颌植入种植体

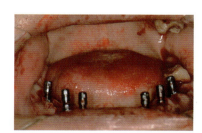

图6　下颌植入种植体

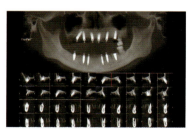

图7　术后即刻CBCT

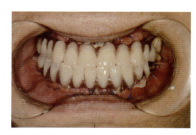

图8　即刻负重

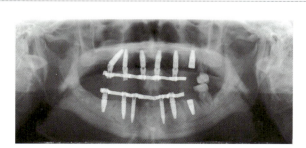

图9　即刻负重全景片

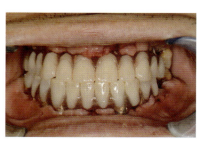

图10　术后拆线、调𬌗

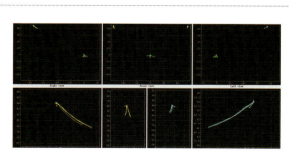

图11　电子面弓记录下颌运动轨迹

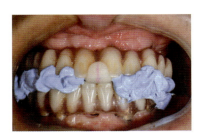

图12　树脂定位垫、硅橡胶记录咬合

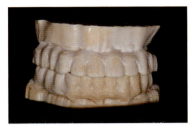

图13　CAD/CAM 3D打印临时修复体

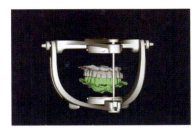

图14　临时修复体转移至虚拟𬌗架

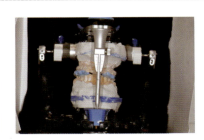

图15　转移至吉尔巴赫全可调实体𬌗架

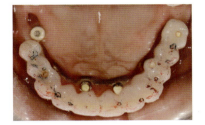

图16　粘接树脂𬌗垫，口内调𬌗

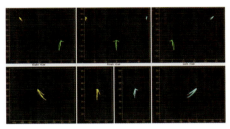

图17　戴树脂𬌗垫后电子面弓记录下颌运动轨迹

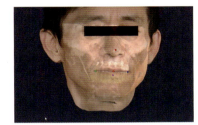

图18　面部扫描+电子面弓+CBCT+3Shape口内扫描数据拟合

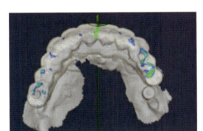
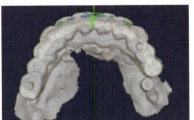
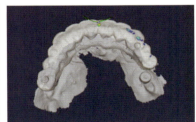
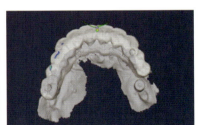

图19　戴树脂𬌗垫后记录咬合情况

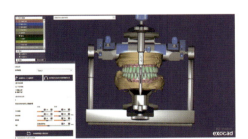

图20　设计纯钛支架

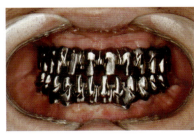

图21　口内试戴

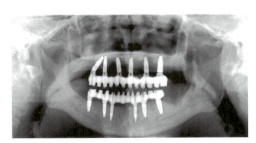

图22　X线片示支架被动就位

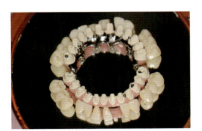

图23　最终修复体

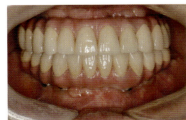

图24　最终修复完成像

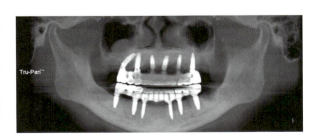

图25　最终修复X线片

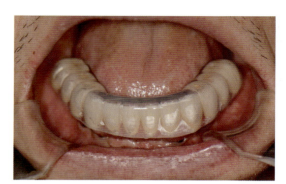

图26 制作保护性殆垫

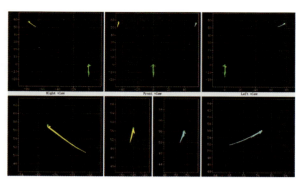

图27 最终修复后电子面弓记录下颌运动轨迹

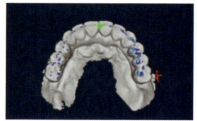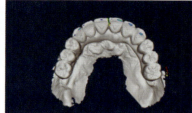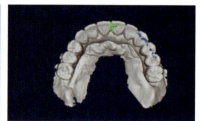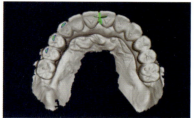

图28 最终修复后记录咬合情况

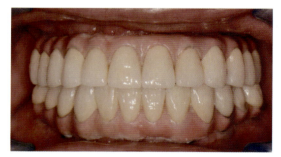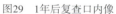

图29 1年后复查口内像

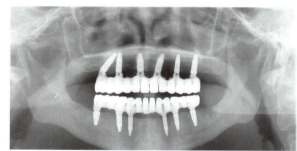

图30 1年后复查全景片

三、讨论

数字化和计算机技术的进步促进了口腔种植学的发展，本病例采用数字化导板引导下种植固定修复，上颌植入6颗种植体，下颌植入6颗种植体。Roccuzzo等研究认为下颌无牙颌即刻修复4～6颗种植体即可取得良好的临床效果；上颌骨质相对疏松，一般需要植入6～8颗种植体。

为缩短患者缺牙时间，本病例选择在术后24小时内完成即刻修复、即刻负重的方式，在治疗过程中，需严格把握适应证，否则会增大种植体失败风险。即刻负重种植体必须有足够的初始稳定性，目前普遍认为植入扭矩应 > 35N·cm，或ISQ值 > 65。

数字化种植导板的应用，简化手术过程，减少患者手术创伤，种植体三维位置良好，符合以修复为导向的种植理念。DSD设计对美学修复治疗的结果进行可量化的数码模拟，获得直观的数字化修复效果，可以极大地提高患者的参与度，改善医患沟通，为医医/医技沟通也提供了有效的方式。

咬合重建不能简单定义为颌位、曲线及垂直距离的纠正与改变，必须充分认识到不同个体、不同年龄段及骨骼的生长模式等对于咬合重建的影响，要遵守规范化的诊疗流程。

四、结论

本病例从种植外科到修复，应用数字化技术，包括数字化种植术前诊断、数字化种植手术设计、数字化颌位关系转移和CAD/CAM种植修复。数字化技术具备高效、精准、安全、微创以及舒适等优势，在本病例中得到充分展现，医生和患者满意度高。目标是实现"精准医疗"和"以修复为导向"的种植修复治疗。

面部美学为导向的半口无牙颌全数字化流程种植修复计划

黎曙光　王楠

摘要

数字化种植技术如今已经比较普及。本病例报告介绍了一种全新的数字化种植计划：面部美学为导向的无牙颌即刻种植，一次完成计算机导航手术和戴入即刻负重临时修复体。治疗前，收集的数据包括：DSD照片、口内模型（扫描）、CBCT数据。根据面部的美学基础，用三维数字化微笑设计（3D DSD）创建出一个符合特点的虚拟数字化三维牙模。再将虚拟数字化三维牙模跟CBCT数据叠加，从而可以设计种植体的三维位置。根据设计的数据，生产出一整套的导板和临时修复体，便可在术中一步一步快速、精确地完成种植手术和上部即刻负重临时修复。

关键词：数字化种植；微笑设计；即刻负重；虚拟

常规的数字化种植导航技术（种植导板和实时导航），大多以口内牙齿修复为导向，利用口内模型、种植放射导板和CBCT数据叠加，设计种植体的合理位点。这使种植治疗获得了更好的安全性和更高的可预测性。然而，对于复杂的上颌（或全口）无牙颌患者来说，如果仅仅以口内牙齿修复为导向，还是比较局限的。因此，在种植治疗计划中，应该以面部美学为导向，通过三维的微笑美学设计，首先获得患者认可的上颌整体美学修复效果（包括笑线、唇齿关系、牙齿比例等）。在此基础上，把三维美学设计跟CBCT、口内模型数据叠加整合，就可以设计出合理的种植位点。其中，最大的挑战，就是二维照片和三维虚拟模型的整合。目前，3D DSD技术已经可以解决这个问题：Nemo微笑设计软件（Nemotec，西班牙）可以把二维照片跟三维虚拟模型叠加整合，之后还可以继续叠加CBCT数据。本病例报告展示了如何利用3D DSD来改善数字化无牙颌种植计划的整体效果。

一、材料与方法

1. 病例简介　70岁女性患者。主诉：上颌义齿松动1年。现病史：曾在8年前佩戴了上下固定和活动义齿，一直使用尚可。1年前出现上颌前牙整体松动，导致上颌活动牙也无法正常使用，逐渐加重，咬物无力，有时有肿痛，无夜间痛，无冷热刺激痛，影响吃饭和生活，求诊。既往史：否认相关系统性疾病史，否认药物过敏史，否认家族遗传病史。全身情况：否认高血压、糖尿病、心脏病，平素体健。口内检查：上下颌牙列缺损，13-23为六单位固定烤瓷桥，已经整体松动Ⅲ度；14、15、17、24、25、26、27缺失；16（伸长，根部龋坏，有咬合痛）；18、48松动（−）。下颌36、37、44、45、46、47缺失，33-43为六单位金属烤瓷桥，无明显松动。口

外检查：双侧颞下颌关节区无压痛，咀嚼肌无压痛，开口度正常，开口型正常。双侧关节无弹响。前伸、侧方运动不稳（上颌33-43松动）。上颌牙中线比面中线偏右2～3mm，上颌前牙牙龈曲线不协调。CBCT示：13、12、11、23牙周膜增宽，16根尖只有不到1/3在牙槽骨内。

2. 诊断　牙列缺失；牙周炎。

3. 治疗计划　上颌半口种植（6颗），即刻修复，最终纯钛支架+氧化锆全瓷冠。下颌暂时维持不变。

4. 治疗过程（图1～图15）

（1）术前收集资料。制取上下颌数字化印模。同时，拍摄照片、视频、取咬合记录、CBCT扫描（图1，图2）。

（2）术前数字化设计。①使用微笑设计（DSD App）软件，用照片和数字化印模，进行面部美学引导的3D DSD美学设计，确定上颌12颗修复体的形态和位置（图3）。②跟患者沟通过之后，继续对照片、数字化印模、CBCT进行叠加和分析，获得最理想的种植位点设计。以修复为导向，设计上颌6颗种植体的位点（图4）。③在确定种植计划后，在手术操作中一共设计制作了4种外科导板（Clic Guide System）：一个基础导板（同时也是截骨导板）、一个牙支持定位导板、一个种植外科导板、一个多功能导板。这些导板都是使用3D打印技术进行设计和打印。此外，使用切削技术制造即刻负重临时修复体（PMMA材料）（图5，图6）。

（3）术中，在局部麻醉下，做上颌软组织切口（并松解）。①首先使用牙支持定位导板，把基础导板固定好位置，再用4颗固位钉（唇侧3颗、腭侧中央1颗）固定基础导板（图7）。②基础导板同时是截骨导板，引导骨成形（图8）。③骨成形之后，将种植外科导板固定在基础导板上，用于引导以修复为导向的虚拟计划确定的种植位点，此为全程导板，从先锋钻到放置种植体，全程引导（图9）。④使用多功能导板检查种植体位置（图10）。⑤在多牙复合基台和临时钛基台上，修整和粘接即刻负重临时修复体（图11）。

作者单位：杭州口腔医院城西院区

通讯作者：王楠；Email：12475698@qq.com

二、结果

术前术后CBCT比较，种植体最终位点基本跟设计位点一致（图12）。

面部美学效果也获得患者的认可（图13）。治疗完成1年后复查，种植体的稳定性和修复的美观、咬合功能都保持稳定，患者表示非常满意（图14）。治疗前后的对比，患者表示非常满意（图15）。

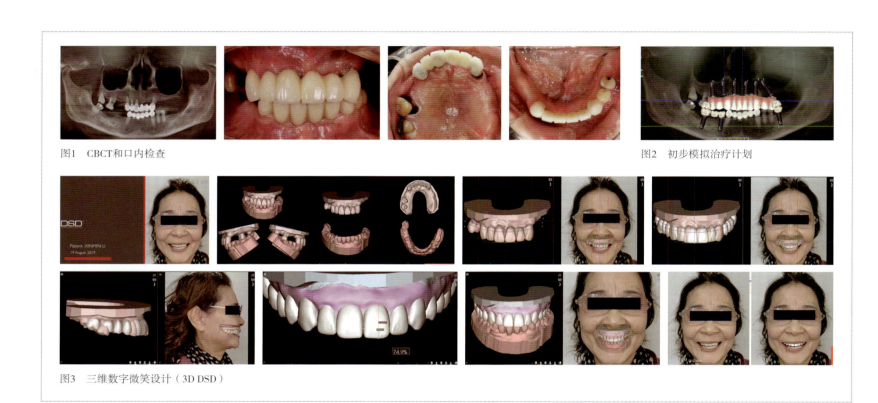

图1　CBCT和口内检查

图2　初步模拟治疗计划

图3　三维数字微笑设计（3D DSD）

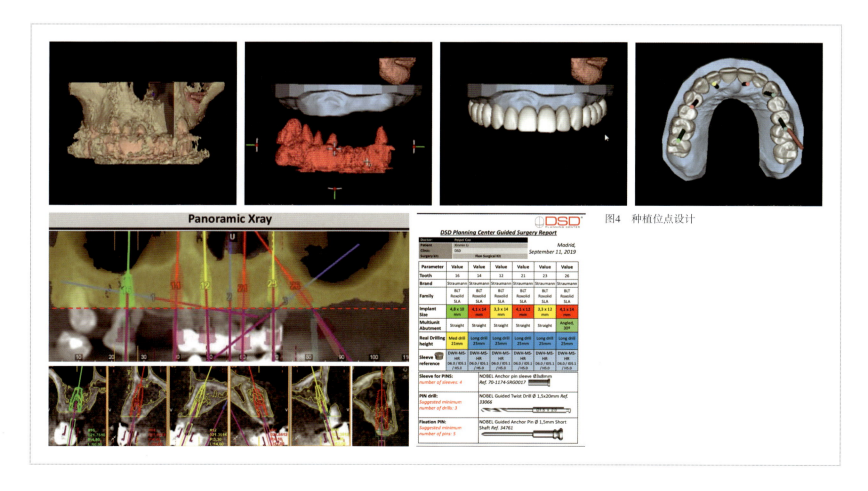

图4　种植位点设计

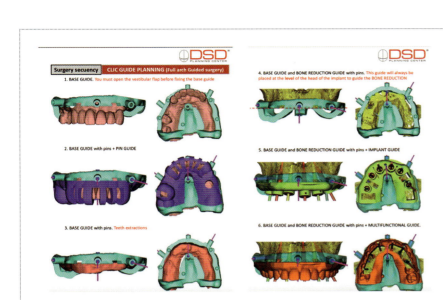

图5 种植导板和即刻负重临时修复体设计图

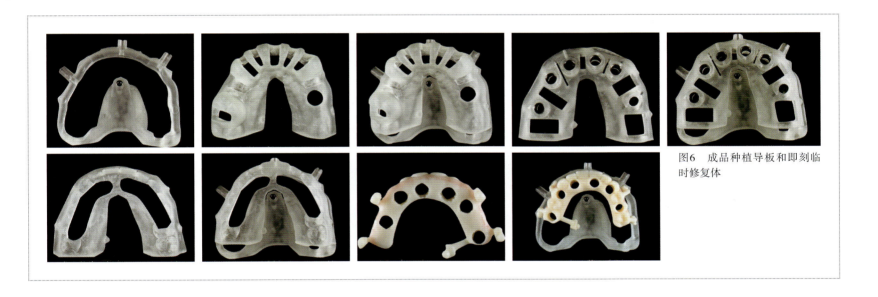

图6 成品种植导板和即刻临时修复体

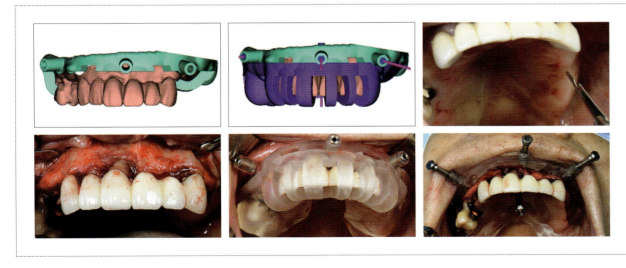

图7 牙支持定位导板帮助基础导板稳定位置，并用固位钉固定好基础导板

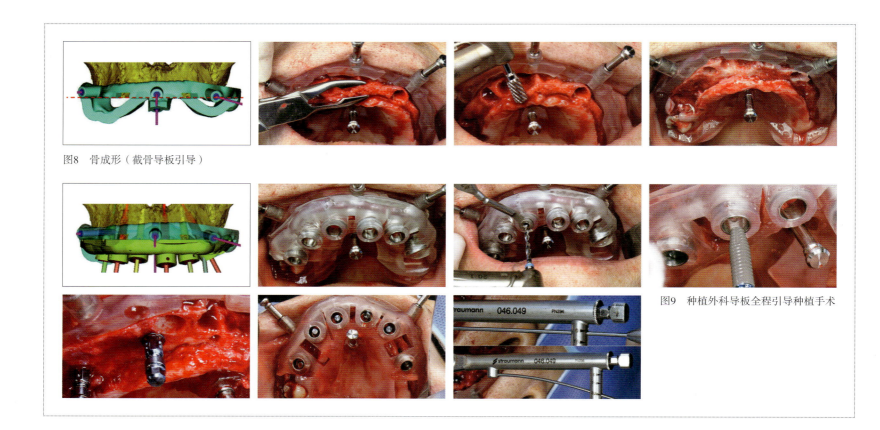

图8 骨成形（截骨导板引导）

图9 种植外科导板全程引导种植手术

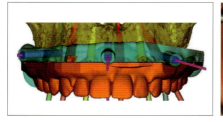
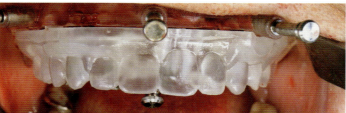
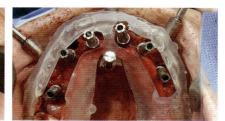

图10 使用多功能导板检查种植体位置

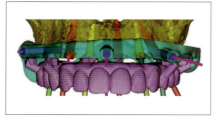
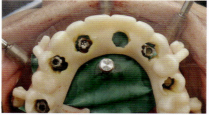
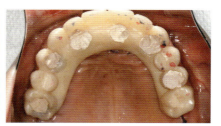

图11 完成即刻负重临时修复体

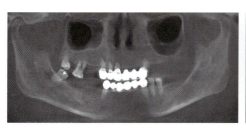
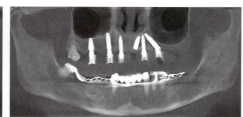
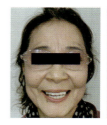
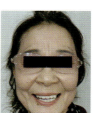
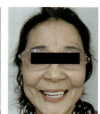

图12 种植术前术后CT

图13 治疗前后面部美学特征对比（获得患者满意的效果）

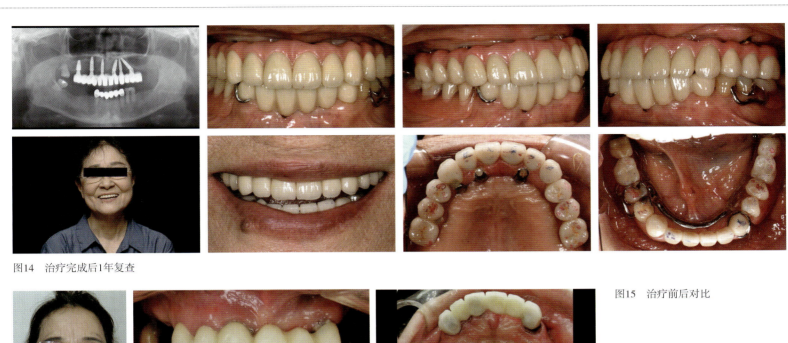

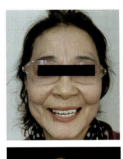
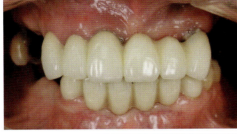
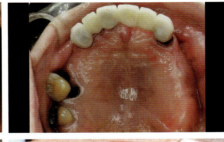

图14 治疗完成后1年复查

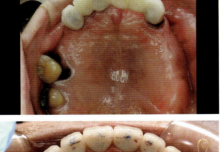
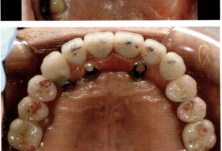

图15 治疗前后对比

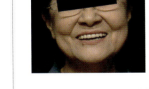
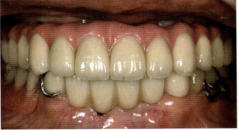
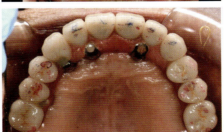

三、讨论

本病例展示了使用数字化方式进行复杂牙科种植修复治疗带来的好处。复杂的种植修复治疗（无牙颌患者）常常会涉及整体的美学和功能。所以，在以往的以口内牙齿修复位置为导向的种植治疗基础上，把面部美学引导作为整个治疗计划的起点，可以获得最合理（患者认可的）的美学和功能效果。本病例是上颌半口即拔即种即修复病例，需要以美学修复为导向的全局种植计划。

使用微笑设计软件（DSD App）和Nemo种植设计软件，把二维照片、三维数字化印模、三维CBCT数据叠加和整合，所获得的面部美学引导的全局种植治疗计划，在促进医患沟通方面和提高种植手术安全性、可预测性方面都有非常重要的作用。

四、结论

数字化技术和患者的数据资料在本病例报告中合理地结合在一起，改进了复杂种植治疗计划的美学效果。同时在安全、可预测方面获得了稳定的临床效果。

参考文献

[1] Coachman C, Calamita MA, Coachman FG, et al. Facially generated and cephalometric guided 3D digital design for complete mouth implant rehabilitation: A clinical report. Journal of Prosthetic Dentistry, 2017, 117(5):577–586.

[2] Katsoulis J, Pazera P, Mericske–Stern R. Prosthetically driven, computer–guided implant planning for the edentulous maxilla: a model study[J]. Clin Implant Dent Relat Res, 2009, 11(3):238–245.

[3] Coachman C, Calamita M. Digital Smile Design: a tool for Tteatment planning and communication in esthetic dentistry[J]. Dentistry Today, 2007,26(5):100, 102, 104–105.

[4] Joda T, Gallucci GO. The virtual patient in dental medicine[J]. Clin Oral Implants Res, 2015, 26(6):725–726.

[5] Harris BT, Montero D, Grant GT, et al. Creation of a 3–dimensional virtual dental patient for computer–guided surgery and CAD–CAM interim complete removable and fixed dental prostheses: A clinical report[J]. J Prosthet Dent, 2017, 117(2):197–204.

[6] Cascon WP, de Gopegui JR, Revilla–Leon M. Facially generated and additively manufactured baseplate and occlusion rim for treatment planning a complete–arch rehabilitation: A dental technique[J]. J Prosthet Dent, 2019, 121(5):741–745.

全数字化机器人下颌All-on-4 1例

孙明旭　刘兴旺　高云飞

摘要

目的：种植机器人在新型种植钉支持式配准件的引导下，完成下颌牙列缺失的半口即刻种植，并实现患者的即刻修复和即刻负重，恢复患者的美观和咀嚼功能。**材料与方法**：术前拔除下颌余留牙，并避开种植位点植入3颗支抗钉，树脂堆核。结合CBCT及口内扫描数据，以修复为导向，模拟种植位点，并制作种植钉支持式临时诊断义齿，通过3D打印机制作种植体支持式机器人配准件。机器人按预设程序环切牙龈，预备窝洞，植入4颗种植体，口内连接直复合基台，术后全景片确认种植体位置，戴入术前预成好的临时修复体，并在4个月后最终实现纯钛桥架和全瓷牙修复。**结果**：利用种植钉支持式配准件的引导，种植机器人精准的植入4颗种植体，且实现了即刻负重，6个月复查显示种植体周骨结合稳定，修复体功能良好。**结论**：微种植钉和种植牙机器人系统的结合在本病例展示了极高的精度，非常值得推广应用。

关键词：全数字化；种植钉支持式配准件；机器人；无牙颌种植

一、材料与方法

1. 病例简介　62岁男性患者。主诉：下颌牙齿松动，要求固定修复。现病史：下颌牙齿松动数年，影响咀嚼，来诊。既往体健。口内检查：上颌全牙列固定修复体，边缘不密合，松动（－）。下颌43残根，34、33、32、42 Ⅱ～Ⅲ度松动。牙结石（＋＋）。其余牙齿缺失。口外检查：开口度、开口型无异常，关节无弹响、不适。X线示：下颌余留牙槽骨吸收至根尖1/3，下颌骨量、骨质较好。颞下颌关节无异常。

2. 诊断　上颌不良修复体；下颌牙列缺损；慢性牙周炎。

3. 治疗计划　①系统牙周治疗。②上颌：建议拆除不良修复体（患者考虑暂时保留）。③下颌：4颗或6颗种植体支持式桥架修复。

4. 治疗过程（图1～图28）

采集患者照片，术前DSD二维微笑美学设计。在CBCT的初步诊断分析下，术前拔除下颌余留牙，并避开种植位点植入3颗支抗钉，树脂堆核。结合CBCT及口内扫描数据，以修复为导向，模拟种植位点，并制作种植钉支持式临时诊断义齿。通过3D打印机制作种植体支持式机器人配准件。综合各种因素考虑确定种植体和复合基台型号，优化种植体穿出位点。机器人按预设程序环切牙龈，预备窝洞，植入4颗Dentium Superline种植体，34（4.5mm×12mm）、44（4.5mm×12mm）、36（5mm×12mm）、46（5mm×12mm），口内连接直复合基台，术后全景片确认植体位置，戴入术前预成好的临时修复体，调𬌗、抛光。4个月后最终实现纯钛桥架和全瓷牙修复。

二、结果

高效地进行了种植钉支持式临时诊断义齿和配准件的设计及制作，并借助种植机器人，精准地实现了种植体的植入，实现了即刻负重。患者表示满意。

数字化技术在半口、全口种植伴咬合重建中能发挥重要的作用，整套椅旁数字化系统的应用大大地减少了术前准备时间，减少了治疗周期，缩短无牙期，提高了治疗效率。并且可以实现预期的治疗效果。

作者单位：青岛平度建波口腔医院

通讯作者：孙明旭；Email: mingxusun3@126.com

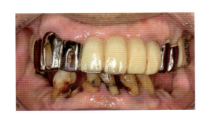

图1 术前口内咬合像

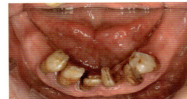

图2 术前口内下颌𬌗面像

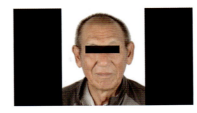

图3 术前正面像

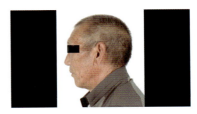

图4 术前侧面像

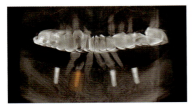

图5 术前初步模拟植入X线全景片数字化排牙

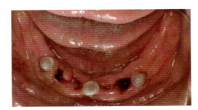

图6 临时固位钉植入

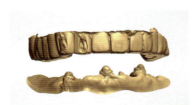

图7 数字化咬合状态

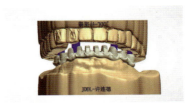

图8 术前设计临时诊断义齿

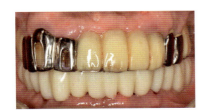

图9 术前试戴临时诊断义齿

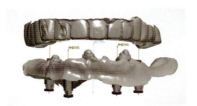

图10 种植机器人软件设计种植体位置

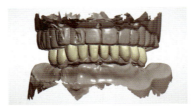

图11 设计临时修复体

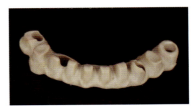

图12 制作临时修复体PEEK桥架基底

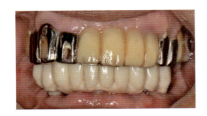

图13 预成PEEK桥架临时修复体口内试戴

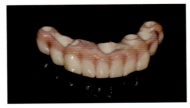

图14 预成PEEK桥架临时修复体制作完成

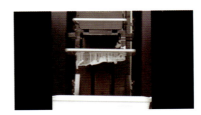

图15 3D打印制作定位辅助件

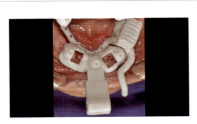

图16 定位辅助件口内固定

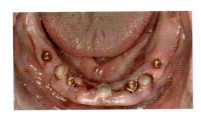

图17 手术完成植入4颗种植体

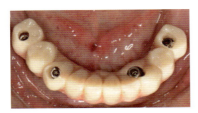

图18 预成临时修复体术后Pick-up

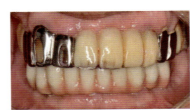

图19 临时修复体口内像

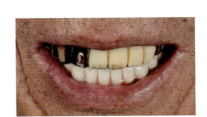

图20 临时修复体面像

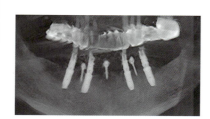
图21　术后X线检查

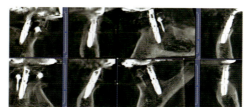
图22　术后X线检查颊舌向

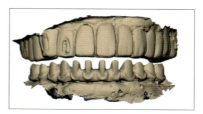
图23　最终修复体桥架设计

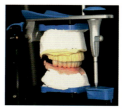
图24　最终修复体上殆架

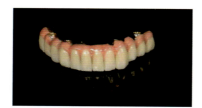
图25　最终修复体制作完成

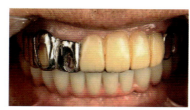
图26　最终修复体口内咬合像

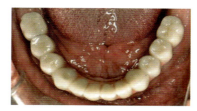
图27　最终修复体口内殆面像

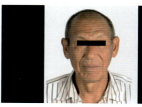
图28　最终修复后正面像

三、讨论

以3D打印机、CBCT、口腔扫描仪和数字化牙科软件为核心的整套数字化设备的应用可以最大限度地发挥数字化的优势。常用的无牙颌导板分为黏膜支持式和骨支持式导板，文献显示黏膜支持式的精度是比较高的，骨支持式导板应用比较少。但是，黏膜支持式导板也会有误差，文献显示黏膜支持式导板的平均误差在1mm以上，因为误差，医生在使用导板的时候大多只是起到定点的作用，之后需要切开翻瓣，确认位点是否精准可控。然而，在翻瓣之后，导板往往就会再就位困难，即便导板比较精准，也无法在后续备洞中实现种植体的全程植入，这对植入的精度有了更多不利的影响，目前机器人无牙颌配准件也多是这种传统的黏膜支持式导板的变形。

种植体支持式配准件是一种新的无牙颌导板形式，文献上并无过多记载。理论上精准度和牙支持式导板接近，甚至更高，误差更小；并且就位方便，不需要额外固位钉，翻瓣之后不影响再就位，可以实现全程引导。无须制作放射导板，取模要求低，设计制作过程1小时可完成。微种植钉和种植牙机器人系统的结合在本病例展示了极高的精度，非常值得推广应用。

全程数字化种植修复1例

李永军

摘 要

目的：探讨应用计算机辅助设计/计算机辅助（CAD/CAM）制作数字化种植导板、数字化取模行全口种植修复的技术。**材料与方法：**本病例为全口牙周病拔除后2个月软组织充分稳定后全口种植病例，拔牙前面部扫描和CBCT颌骨数据输入EXO软件设计修复沟通可预期效果，确认方案后拔除全口松动牙。2个月后，使用Zirkonzahn的颌面信息采集、数字化虚拟设计，评估修复体在动态情境下进行功能行使和美学模拟，实现以修复为导向，术前可预见性的修复设计放置导板及全口临时修复，半程导板植入上下共12颗种植体，冷焊技术行即刻临时全口修复。术后6个月，ICam 4D口外扫描，电子面弓转移颌位关系，模拟口内动运轨迹、髁导切导斜度，转移至制作加工端，3D纯钛一体切割，制作马龙桥支架，全瓷冠修复。**结果：**通过全程数字化设计、精细的手术操作，患者全口种植牙最终得到满意的修复效果。

关键词：数字化导板；无牙颌种植修复；虚拟修复设计；全口种植

一、材料与方法

1. 病例简介　56岁男性患者。主诉：全口多颗牙松动数年。现病史：患者数年前出现刷牙出血，牙齿松动，近1年自觉咬物疼痛，伴食物嵌塞，未经治疗，今来我院就诊。既往史：否认系统性疾病史，否认新冠史及药物过敏史。口内检查：11、12、21颊颈部龋损至龈下，深及髓腔，探痛，松动Ⅰ度。22、23旧修复体边缘欠密合，颈部龋。13颈部龋，探酸，无明显松动。15-17、24、27、32-37、42、43、45、46牙槽骨吸收至根尖1/3、Ⅲ度松动。47𬌗面龋，松动Ⅱ度，牙龈红肿，14、18、38残根，Ⅲ度松动，根面龋坏，龈红肿。25、26、31、41、44缺失，牙槽嵴低平，邻牙倾斜。

2. 诊断　11、12、21牙髓炎；22、23不良修复体；13深龋；14、18、38残根；25、26、31、41、44缺失；48水平低位阻生；15-17、21、24、27、32-37、42、43、45-47牙周病。

3. 治疗计划　①术前面部扫描虚拟排牙，沟通预期效果。②常规实验室检查。③拔牙。④制作外科导板，数字化导板设计。⑤外科导板引导下手术植入。⑥临时修复。⑦6个月后制作最终修复体。

4. 治疗过程（图1～图37）

（1）术前CBCT检查，面部扫描，设计修复效果，沟通可预期的修复，评估缺牙区牙槽骨条件，确认手术方法，拔除口内全部牙齿，等软组织愈合。

（2）进行数字化放射导板制作并设计制作外科导板，上下全口临时义齿壳。

（3）术前常规消毒，局部麻醉下切开全厚瓣，修整部分牙槽嵴，数字化导板辅助下定点，生理盐水冷逐级备洞，冲洗，并植入Nobel种植体12颗（表1），16、26内提升后植入，上愈合螺丝。6个月后二期手术，其余10颗种植体植入扭矩均≥35N·cm，放置复合基台，同时上钛筒，冷焊刚性固定，行临时义齿修复。

（4）严密缝合，关闭创口。术后CBCT示：种植体植入位置良好，15天拆线。

（5）术后6个月复诊，16、26二期手术，放复合基台。

（6）4周后行ICam 4D口外扫取模制作纯钛桥支架全瓷修复。

（7）术后复查。

表1　种植体型号

牙位	种植体型号	牙位	种植体型号
16	4.3mm×8.5mm	45	4.3mm×10mm
15	4.3mm×11.5mm	44	3.5mm×11.5mm
12	4.3mm×11.5mm	42	3.5mm×10mm
22	3.5mm×11.5mm	43	3.5mm×13mm
25	4.3mm×13mm	34	4.3mm×10mm
26	4.3mm×8.5mm	36	4.3mm×10mm

作者单位：武汉大众口腔医院

Email: 105634644@qq.com

二、结果

通过数字化全程的设计与精准手术植入，患者获得了面部轮廓丰满度的增加、咬合功能的恢复、上下颌修复体红白美学比例协调、种植体稳定、修复体位置理想、外形自然、牙龈健康。患者使用舒适，感觉满意。

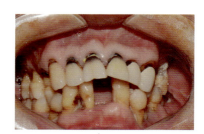
图1　口内正面像

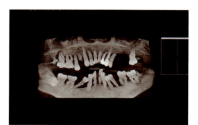
图2　曲面断层片

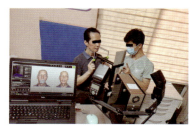
图3　患者Zirkonzahn颌面信息采集设计

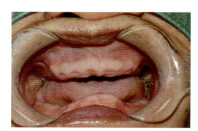
图4　拔牙后2个月

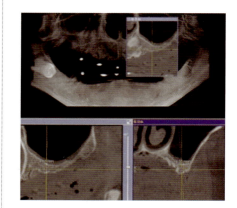
图5　主要牙位CBCT分析（26）

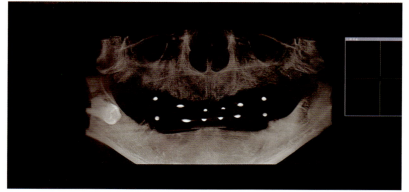
图6　放射导板拍摄CBCT

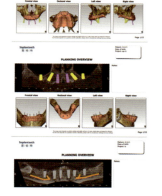
图7　种植导板设计并制作

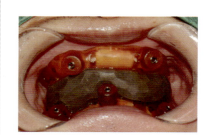
图8　术中上下导板就位密合

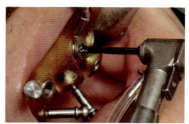
图9　术中像1

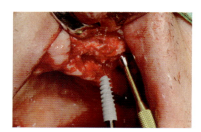
图10　术中像2

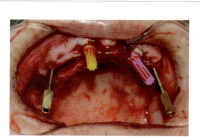
图11　术中像3

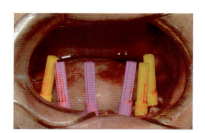
图12　术中像4

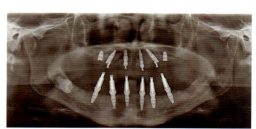
图13　复合基台就位曲面断层片

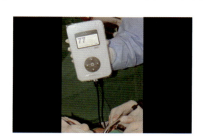
图14　术中ISQ值测量

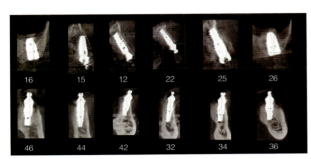

图15　术中植入种植体规格及影像图

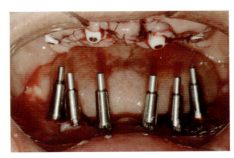

图16　术中钛筒安装

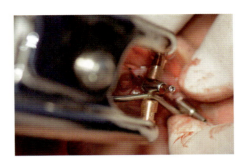

图17　术中钛筒冷焊焊接

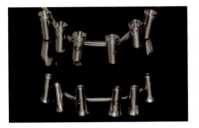

图18　钛筒刚性支架连接

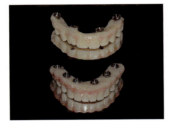

图19　制作临时修复体

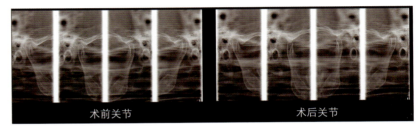

图20　术前术后关节影像对比

术前关节　　　术后关节

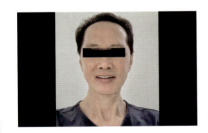

图21　即刻修复口外像

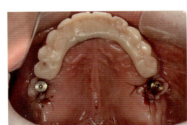

图22　术后6个月16、26二期手术龈面像

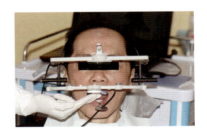

图23　电子面弓记录颌位运动轨迹数据

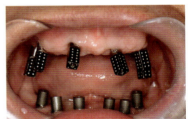

图24　ICam 4D口外扫描1

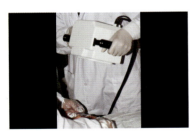

图25　ICam 4D口外扫描2

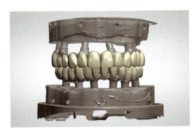

图26　3Shape设计牙冠外形

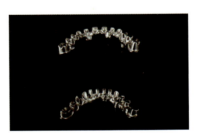

图27　数字化设计切削一体式马龙桥纯钛支架

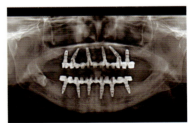

图28　试戴主动就位良好

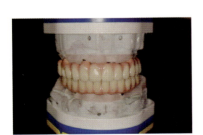

图29　最终修复体完成

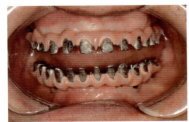

图30　佩戴最终修复马龙桥纯钛支架

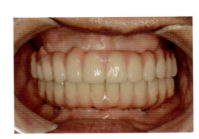

图31　最终修复后口内正面咬合像

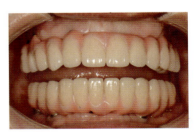

图32　最终修复后口内正面开口像

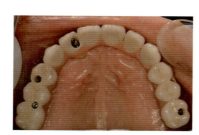

图33 最终修复上颌殆面像

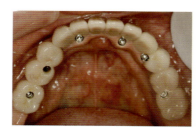

图34 最终修复下颌殆面像

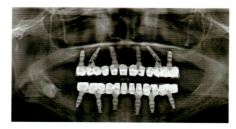

图35 最终修复曲面断层片

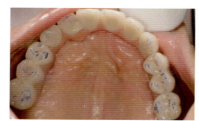

图36 最终修复咬合均匀接触检查

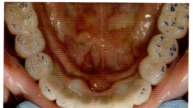

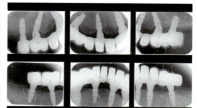

图37 复查口内正面咬合像、根尖片

三、讨论

本病例在初诊时进行口外面部扫描，行三维空间的修复设计，让患者提前获取可预期的修复效果。术前采集患者自然头位及口内、口外的相关信息。咀嚼系统中所有结构的协调相互作用，是和谐的、相互作用的结果。咬合系统不是一个独立的系统，而人体系统的一部分。在修复时除了牙齿，上下颌、牙周组织、咀嚼肌群、颞下颌关节、牙齿病史和全身骨骼参数都要考虑，评估修复体在虚拟情境下进行功能和美学模拟设计。术前通过数字化虚拟排牙，预制义齿牙壳，口内冷焊加衬，缩短椅旁时间，当天戴牙。术中利用意大利Medi Weld冷焊接技术，短时间内完成种植即刻固定修复，减少患者复诊次数，缩短椅旁操作时间。数字化技术在全口种植病例的应用中，能有效果缩短椅旁操作时间。采用ICam 4D的数字化印模技术，可以确保数据的精准度、缩短椅旁操作时间、提高患者舒适度，成为口腔种植无牙颌种植患者的有效解决方案。ICam 4D技术将有助于解决困扰口腔种植及修复医生多年的手工取模的难题，打通种植修复全程数字化的最后一个难关。

在全口缺失的种植术中，利用外科导板可缩短一定的手术时间，减少创口暴露时间，符合微创原则。本病例在术中存在一定的不足，可能是由于本病例设计和制作的导板时模型的误差率，CAD/CAM的设计和制作存在相应的误差，数字化扫描数据在传送过程中也存在一定的丢失。在导板手术时种植区骨质的密度差异会使钻针在方向或深度发生偏移，而种植体的就位都是沿阻力小的部位进行的。所以，在数字化的设计与临床应用中还存在很大的精度提升空间。

数字化微创种植上颌即刻修复病例1例

陈汉林

摘 要

目的：本文数字化微创种植上颌即刻修复病例1例。**材料与方法：**58岁男性患者，上颌缺牙6个月余，要求种植修复，身体体健。口内检查：上颌牙列缺失，牙槽轮廓丰满，下颌烤瓷固定桥修复。诊断为上颌牙列缺失。治疗方案：数字化微创种植即刻负重。治疗过程：制作放射导板，一期手术，临时即刻修复，4个月最终修复取模，最终修复体试戴。**结果：**最终修复体正中咬合稳定，患者满意最终修复体。戴牙1.5年后的口内像示：患者使用良好，咬合稳定，修复体上有少许色素。**结论：**数字化导板更精确、误差更小。不翻瓣种植可减少唇侧骨吸收和术后肿胀、疼痛。全程导板比半程导板更加精准。

关键词：数字化种植；微创；即刻负重；口内扫描；电子面弓；局部马龙桥

一、材料与方法

1. **病例简介**　58岁男性患者。主诉：上颌缺牙6个月余，要求种植。现病史：6个月前在我院拔除上颌松动牙齿，未经修复，现来我院要求种植修复。口内检查：上颌牙列缺失，牙槽轮廓丰满，下颌烤瓷固定桥修复。口外检查：患者面下1/3呈现"苍老"面型。

2. **诊断**　上颌牙列缺失。

3. **治疗计划**　根据术前的主诉和影像学检查，最终患者选择方案为：上颌种植6颗种植体，行数字化微创种植即刻负重。

4. **治疗过程（图1～图34）**

（1）治疗计划与导板制作。导板设计为12、14、16、22、24、26位点植入6颗种植体，行微创即刻负重。

（2）外科手术过程。局部麻醉下环切行12、14、16、22、24、26位点环切，Dentium全程导板预备种植窝洞，植入Dentium种植体（12、22：4mm×8mm；14、24、26：4.5mm×8mm；16：4.5mm×10mm），扭矩均>35N·cm。6颗种植体均上了复合基台，扭矩达30N·cm。CBCT示：种植体位点良好，数字化设计和术后误差小。

（3）临时修复体制作。行开窗制取印模，内固定印模杆，硅橡胶制取印膜，定咬合，转移至𬌗架，制作临时修复体。临时修复体制作完成，口内就位和检查正中咬合稳定。

（4）最终修复和复诊。佩戴临时冠4个月，患者使用良好，咬合稳定，临时冠上有少许色素。口内扫描取模，电子面弓转移临时冠咬合情况。记录临时冠咬合轨迹。试戴最终修复体临时冠，试戴内冠密合。制作局部马龙桥钴铬合金修复体。检查最终修复体正中咬合稳定，患者满意最终修复体。

二、结果

戴牙1.5年后的口内像示：患者使用良好，咬合稳定，修复体上有少许色素。

作者单位：信德过口腔门诊部

Email: 393412731@qq.com

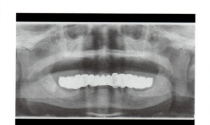

图1　术前全景片

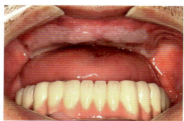

图2　术前口内像

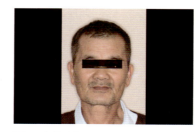

图3　术前面像

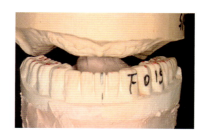

图4　模型分析

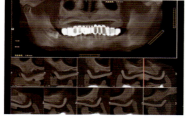

图5　导板就位后拍摄CBCT

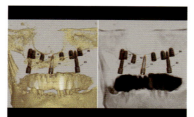

图6　上颌导板设计6颗种植体

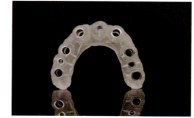

图7　导板制作完成

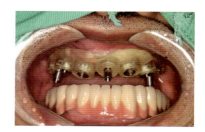

图8　导板使用固位钉口内就位

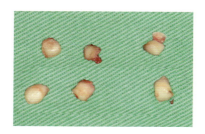

图9　使用环切刀环切6个位点

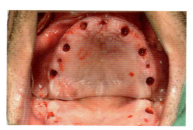

图10　环切后口内像

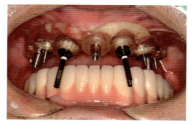

图11　预备定位，检查预备位点

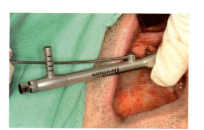

图12　植入种植体，扭矩均＞35N·cm

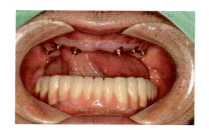

图13　种植体上复合基台

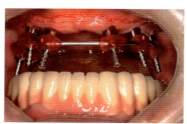

图14　上印模杆

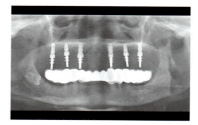

图15　拍片检查就位情况

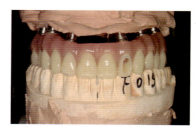

图16　临时冠制作完成

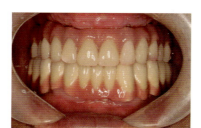

图17　临时冠口内就位

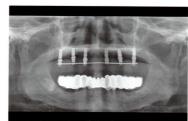

图18　临时冠就位后全景片

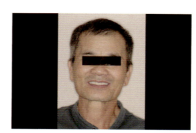

图19　即刻修复后面像

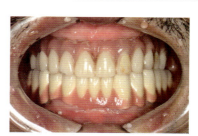

图20　临时冠使用4个月后咬合稳定，有少许色素

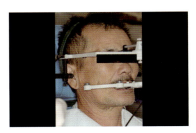

图21 电子面弓转移临时冠咬合

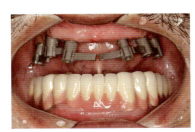

图22 使用口内扫描印模

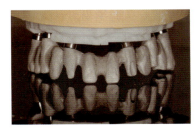

图23 试戴内冠

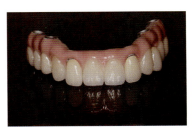

图24 局部马龙桥钴铬合金烤瓷修复

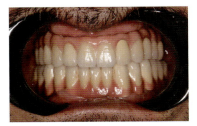

图25 最终修复就位

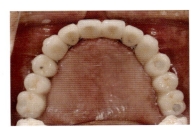

图26 最终修复后𬌗面像

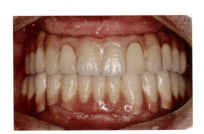

图27 戴牙1年后口内正面像

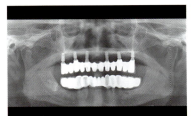

图28 戴牙1年后全景片

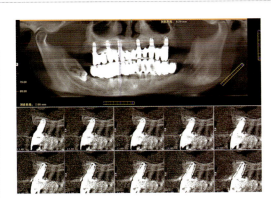

图29 戴牙1年后12 CBCT

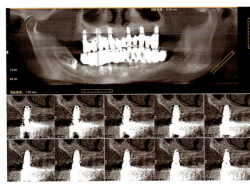

图30 戴牙1年后14 CBCT

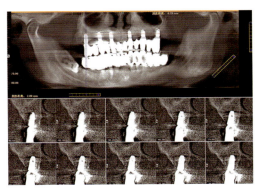

图31 戴牙1年后16 CBCT

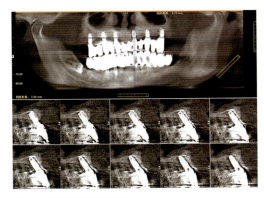

图32 戴牙1年后22 CBCT

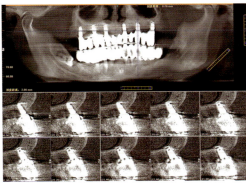

图33 戴牙1年后24 CBCT

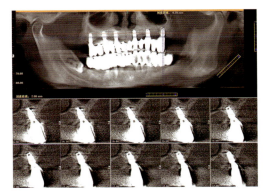

图34 戴牙1年后26 CBCT

三、结论

数字化导板更精确、误差更小。不翻瓣种植可减少唇侧骨吸收和术后肿胀、疼痛。全程导板比半程导板更加精准。

基于数字化力学分析的倾斜种植理念在上颌后牙区重度骨缺损病例中的应用

赵洪永　郑玲玲　舒婷婷　王超　王园园

摘要

目的：报告1例基于术前生物力学分析的倾斜种植在上颌后牙区重度骨缺损病例中的应用，为牙列缺损伴垂直向骨量不足的种植治疗提供参考。**材料与方法**：65岁男性患者，11–17缺失数10年，既往种植桥修复，脱落后要求再治疗。拟采用4颗种植体支持式桥架修复，首先进行多种倾斜种植方案的数字化设计，生成数字化导板并导入有限元分析软件。建立与各方案对应颌骨、种植体、修复体的有限元模型并进行有限元分析。评估各方案种植体及种植体周颌骨的应力应变大小与分布情况，选择生物力学效果最佳的方案，3D打印外科导板，进行导板引导的数字化种植外科。后通过数字化印模制取、3D切削种植桥架及全瓷冠，完成最终冠修复。**结果**：共设计出6种具有不同种植体倾斜角度组合、临床可行的倾斜种植方案。有限元分析显示方案六4颗种植体上具有相对均匀的应力分布（97.06～177MPa），其余各方案均存在明显应力集中于12种植体。颌骨应力、应变分析得出类似结果。术后CBCT示：种植体植入理想三维位置。最终取得了理想的修复效果。**结论**：三维有限元技术能术前模拟倾斜种植体的生物力学行为，提高倾斜种植治疗的可预期性，为倾斜种植的临床推广提供了潜在的、更好的解决方案。

关键词：倾斜种植；生物力学分析；机械并发症；数字化

一、材料与方法

1. **病例简介**　65岁男性患者。主诉：要求种植再治疗。现病史：上颌右侧牙齿缺失数10年，既往种植桥修复，脱落后要求种植再治疗。患有高血压、糖尿病、肺气肿等全身疾病。重度吸烟史，每天60多支。口内检查：11–17连续缺失，前庭沟变浅，𬌗龈距离过高。CBCT示：缺牙区牙槽骨吸收至基骨层面（图1～图3）。

2. **诊断**　11–17连续牙列缺损，伴严重牙槽骨吸收。

3. **治疗计划**

（1）术式选择。由于缺牙区跨度大，垂直向骨量严重不足，既往种植失败，且伴随系统性疾病及重度吸烟史，种植再治疗充满挑战。同时患者长期饱受系统性疾病困扰，要求更加微创、省时的治疗方案，故考虑采用倾斜种植。但倾斜种植存在生物机械并发症风险高的缺点。为兼顾微创与力学稳定，我们在实践上结合倾斜种植、数字化设计，以及生物力学分析，以期提高倾斜种植的力学效果可预期性。

（2）风险评估。结合SAC种植外科风险评估表进行手术风险评估，本病例牙槽骨吸收至基骨水平，邻近上颌窦，缺牙区域横跨美学区与后牙区，若进行牙槽骨重建或上颌窦底提升，并发症风险高，故判断为高风险病例。

而倾斜种植能实现更加微创的治疗，能降低治疗风险。

（3）多方案临床设计。共设计出6种临床可行的倾斜种植方案。其中12、16位置种植体的倾斜角度分别恒定为17°、0°；13位置共有0°、17° 2种角度；17位置有0°、17°、30° 3种角度。

（4）生物力学分析及方案筛选优化。比较各方案种植体应力分布，方案六（12=17°；13=17°；16=0°；17=30°）4颗种植体应力分布均匀（97～177MPa），我们认为该方案避免了应力集中，具有更高的生物力学稳定性。种植体周组织应力与形变量分布提示该方案为最佳方案。

4. **治疗过程**

（1）多种倾斜植入方案的临床设计。首先通过CT双扫描法获取软硬组织模型，导入3Shape Studio软件匹配，并进行种植体位置设计（图4～图6）。采用4颗种植体方案（17：Nobel CC 4.3mm×13mm；16：Nobel CC 4.3mm×10mm；13：Nobel CC 3.5mm×13mm；12：Nobel CC 3.5mm×10mm）及种植桥架修复。结合解剖条件及临床可用的3种基台角度（0°、17°、30°），通过设计多种符合现有倾斜种植技术水平的倾斜植入方案，生成6个方案数字化导板数据（图7，图8）。

（2）通过生物力学分析进行最优方案筛选。将CBCT、虚拟种植体、导板数据依次导入MIMICS、SolidWorks、Materialise 3-Matic等软件进行三维有限元建模。根据导板复制各方案中种植体的倾斜角度，形成与各方案对应的三维有限元模型。组合的模型导入ANSYS Workbench软件，模拟生理咬合力，并进行有限元分析（图9，图10）。分别评估种植体应力和种植体周组织应力、应变及形变情况（图11～图14），最后筛选出具有最佳生

作者单位：重庆医科大学附属口腔医院

通讯作者：王园园；Email: 464247028@qq.com

物力学性质的倾斜植入方案。

（3）导板引导的种植外科。3D打印最佳方案的外科导板（图15）。在导板下逐级预备12、13、16、17种植窝，最终植入与术前设计和有限元模拟相同的4颗Nobel种植体，并获得良好的初期稳定。使用非潜入式愈合基台并上基台保护帽（图16～图20）。术后即刻CBCT确认种植体植入三维位置理想（图21）。

（4）使用材料：MIMICS软件；SolidWorks软件；Materialise 3-Matic软件；ANSYS Workbench软件；3Shape Studio 种植导板设计软件；Nobel CC种植体及种植器械。

二、结果

因患者中途系统性疾病发作，延缓了修复进程。种植体植入术后8个月，在数字化取模的基础上，结合数字化设计，3D切削种植桥架及全瓷冠，完成最终修复。患者对治疗效果表示满意（图22～图28）。

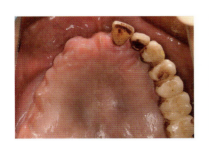
图1　术前口内殆面像

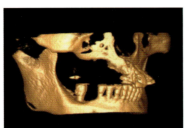
图2　术前CBCT三维重建

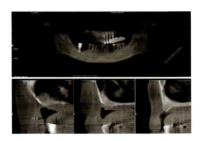
图3　术前CBCT

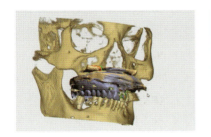
图4　CT双扫描法获取软硬组织模型

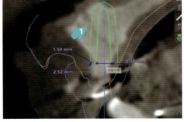
图5　数字化种植方案设计1

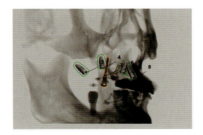
图6　数字化种植方案设计2

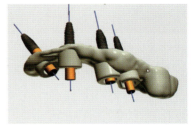
图7　生成数字化导板数据

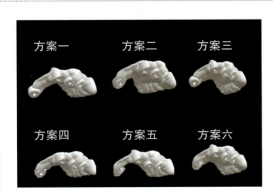
图8　导出导板stl数据到力学分析软件

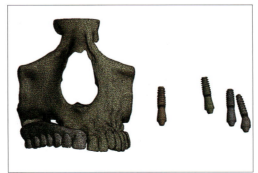
图9　有限元模型建立

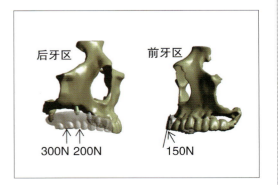
图10　模拟生理咬合力

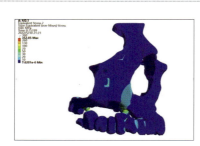

图11　应力分析

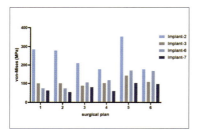

图12　各方案种植体应力分布

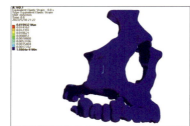

图13　应变分析

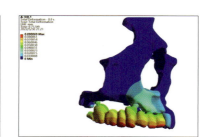

图14　形变分析

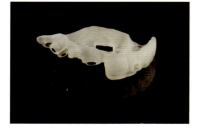

图15　3D打印优选方案的导板

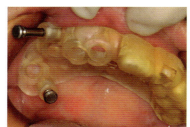

图16　导板固定

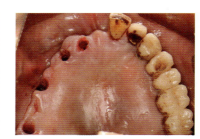

图17　种植窝洞预备

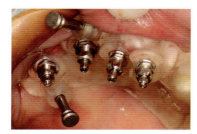

图18　植入种植体

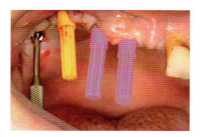

图19　植入种植体后方向杆

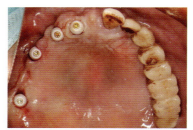

图20　上愈合帽

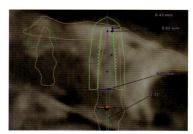

图21　术后精准度分析

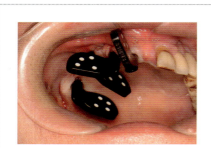

图22　数字化取模

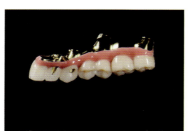

图23　3D切削种植桥架

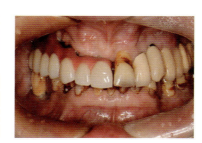

图24　试戴

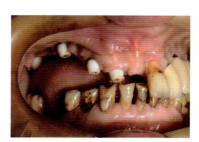

图25　最终修复前口内像

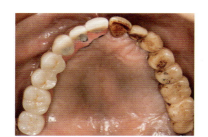

图26　最终修复后口内殆面像

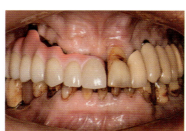

图27　最终修复后口内正面像

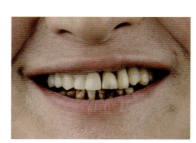

图28　最终修复微笑像

三、讨论

本病例为上颌后牙区大范围水平向及垂直向联合骨缺损，根据Terheyden分类，剩余骨属于4/4类。根据国际口腔种植学会（ITI）口腔种植临床指南第七卷《口腔种植的牙槽嵴骨增量程序：分阶段方案》，本病例有2种推荐治疗牙槽嵴增量方案：分阶段骨块移植以及在空间维持装置下进行分阶段GBR。然而，对于此类重度骨缺损，这两种方案以及临床常用的上颌窦底提升，都存在增量有限、创伤大、治疗周期长、术后并发症风险高等不足。另外，患者长期饱受系统性疾病困扰，要求更加微创、省时的治疗方案。而倾斜种植提供了一个新的治疗思路。但传统倾斜种植生物力学性质不确切，存在生物力学并发症风险。为了兼顾微创与力学稳定性，需要一种新的治疗策略。那么倾斜种植能不能做到既能让患者感觉舒适（微创），又能让长期力学效果稳定，让患者用得舒服呢？

基于数字化力学分析，术前通过三维有限元对多种操作可行的倾斜种植方案进行筛选优化，可以提高生物力学可预期性，保证远期治疗效果。该方法打破了倾斜种植生物力学性质不可预测的困境，为倾斜种植的临床推广提供了潜在的、更好的解决方案。

参考文献

[1] Cucchi A, Giavatto MA, Giannatiempo J, et al. Custom-made titanium mesh for maxillary bone augmentation with immediate implants and delayed loading[J]. Journal of Oral Implantology, 2019, 45(1):59-64.

[2] Kucukkurt S, Alpaslan G, Kurt A. Biomechanical comparison of sinus floor elevation and alternative treatment methods for dental implant placement[J]. Comput Methods Biomech Biomed Engin, 2017, 20(1/4):284-293.

[3] Bruschi E, Manicone PF, Angelis PD, et al. Comparison of Marginal Bone Loss Around Axial and Tilted Implants: A Retrospective CBCT Analysis of Up to 24 Months[J]. The International Journal of Periodontics & Restorative Dentistry, 2019, 39(5):675-684.

[4] Gümrükçü Z, Korkmaz YT, Korkmaz FM. Biomechanical evaluation of implant-supported prosthesis with various tilting implant angles and bone types in atrophic maxilla: A finite element study[J]. Computers in Biology & Medicine, 2017, 86:47-54.

[5] Lin WS, Eckert SE. Clinical performance of intentionally tilted implants versus axially positioned implants: A systematic review [J]. Clin Oral Implants Res, 2018, 29(Suppl 16): 78-105.

[6] Liao M, Wang C, Wang C, et al. Influence of bone morphology on the mechanobiological stimuli distribution of maxillary anterior labial bone: A biomechanical study [J]. J Esthet Restor Dent, 2022, 34(7): 1085-1095.

[7] Osman AH, Mansour H, Atef M, et al. Computer guided sinus floor elevation through lateral window approach with simultaneous implant placement [J]. Clinical Implant Dentistry and Related Research, 2018, 20(2): 137-143.

[8] Monje A, Chan HL, Suarez F, et al. Marginal bone loss around tilted implants in comparison to straight implants: a meta-analysis [J]. Int J Oral Maxillofac Implants, 2012, 27(6): 1576-1583.

[9] Szabó ÁL, Nagy ÁL, Lászlófy C, et al. Distally Tilted Implants According to the All-on-Four(R) Treatment Concept for the Rehabilitation of Complete Edentulism: A 3.5-Year Retrospective Radiographic Study of Clinical Outcomes and Marginal Bone Level Changes [J]. Dent J (Basel), 2022, 10(5):82.

美学区全程数字化即刻种植即刻修复1例

严宇巍　耿威

摘 要

目的：本文旨在探讨1例美学区跨牙弓全数字化流程的即刻种植即刻修复过程并评估本病例的临床治疗效果。**材料与方法**：56岁男性患者，上颌牙列缺损，12、24缺失，17、16、25、26为种植体支持式单冠，余留牙松动Ⅰ～Ⅲ度不等，缺牙区邻牙倾斜移位影响美观，患者要求拔除上颌余留牙后行种植修复。CBCT扫描获取颌骨解剖结构信息，面部扫描获取颜面部信息，间接数字化印模技术获取患者的牙齿黏膜及咬合信息，下颌运动轨迹描记获取下颌个性化运动数据，多源数据整合建立虚拟患者。设计拔除上颌余留牙，分别在15、13、21、23位点植入Straumann软组织水平种植体，在Dental Wings软件内设计种植外科导板。术中拔除患者上颌余留牙，导板引导下植入种植体，4颗种植体初始稳定性均>35N·cm。术后即刻传统印模制取患者口内模型，模型扫描后在Exocad软件内设计临时修复体，戴入临时修复体完成即刻修复，见修复体就位良好，美学、发音功能良好，咬合均匀接触。3个月后复诊，修复体完整，下颌运动轨迹描记评估患者下颌运动曲线平滑连续、对称。拆除临时修复体，夹板开窗式印模制取种植体水平印模，模型扫描获取种植体三维位置信息及临时修复体信息，Exocad软件内设计螺丝固位跨牙弓一体式钛支架和氧化锆人工牙列，计算机数控切削制作永久修复体，戴入患者口内。**结果**：种植体支持式永久修复体被动就位良好，边缘密合，咬合关系良好，发音功能良好，美学效果良好。CBCT示：修复体与基台无明显间隙，种植体周骨结合良好。**结论**：该全数字化流程通过获取多源数据整合构建虚拟患者，实现了兼具美学和功能的预期修复体设计，在数字化技术的辅助下实现了种植体精准植入，最终完成"以终为始""以修复为导向"的美学区即刻种植即刻修复治疗。

关键词：美学区；虚拟患者；即刻种植；即刻修复

一、材料与方法

1. **病例简介**　58岁男性患者。上颌两侧牙齿缺失数年。口内检查：前牙深覆𬌗、深覆盖。12缺失，近远中间隙丧失，邻牙向缺隙侧倾斜移位。24缺失，颌龈距离基本正常，近远中间隙基本正常。16、26为Bicon种植体支持式单冠，17、25为Straumann软组织水平种植体支持式单冠，种植体周黏膜无红肿。15、14、11、22、23Ⅲ度松动，13、21Ⅰ度松动，21与22间存在间隙。口外检查：患者两侧面部基本对称，中位笑线，开口度、开口型正常，两侧关节无弹响、压痛，活动度正常（图1~图5）。CBCT示：15、14、11、22、23牙槽骨吸收至根尖1/3。13、21牙槽骨吸收至根中1/3（图6）。

2. **诊断**　上颌牙列缺损。

3. **治疗方案**

方案一：①拔牙方案：外科拔除15、14、11、22、23。②种植方案：分别在14、11、22、23植入种植体。③修复方案：11、22、23行种植体支持式单冠修复；14、15行种植体支持式单端桥修复。

方案二：①拔牙方案：外科拔除15、14、13、11、21、22、23。②种植方案：分别在14、12、21、23植入种植体。③修复方案：拆除25修复体；15-26行种植体支持式跨牙弓一体式固定修复。

最终，患者要求行方案二治疗。

4. **治疗过程**

（1）数字化信息采集与整合：①拍摄CBCT获取颌骨解剖结构信息，将CBCT扫描数据转换为stl格式文件。②Zirkonzahn面部扫描获取患者佩戴𬌗叉和不佩戴𬌗叉两种状态下的面部体表三维信息。③传统印模制取患者口内模型，获取患者牙齿、黏膜、咬合信息。④Zebris下颌运动轨迹描记仪获取患者下颌运动信息，见下颌运动曲线平滑连续，两侧髁突运动基本对称。⑤多源信息整合构建虚拟患者（图7）。

（2）数字化技术辅助设计与制作诊断模板：①调取牙齿黏膜咬合信息，完成三维虚拟排牙。②调取面部体表三维信息，完成数字化微笑设计，美学功能指导下完成诊断模板的唇面外形设计。③调取下颌运动数据信息，完成虚拟𬌗架调𬌗，咬合功能指导下完成诊断模板的舌面轮廓设计。最终，完成预期修复体的设计（图8）。

（3）数字化技术辅助设计与制作外科导板：以诊断模板为指导，在Dental Wings软件内设计外科方案，计划拔除15、14、13、11、21、22、23，分别于14、12、21、23位点设计植入Straumann软组织水平种植体（图9），利用3D打印技术制作外科导板（图10）。

作者单位：首都医科大学附属北京口腔医院

通讯作者：耿威；Email: gengwei717@aliyun.com

（4）外科手术：局部浸润麻醉下，拔除15、14、13、11、21、22、23（图11）。15-24牙槽嵴顶切口附加垂直切口，翻瓣暴露术区。就位固定外科导板，见导板就位与稳定性良好（图12）。导板引导下完成种植窝洞预备，于14、12、21、23位点植入种植体（图13），所有种植体初始稳定性均达到35N·cm，拧入愈合基台，于跳跃间隙内植入引导骨组织再生材料（图14），缝合术区（图15）。

（5）即刻修复程序：①种植体水平印模制取患者口内模型，模型扫描获取患者牙齿黏膜表面信息及种植体三维位置信息，即数字化工作模型。②将数字化工作模型导入修复设计软件，根据术前设计的理想诊断模板，应用CAD/CAM技术完成PMMA种植体支持式临时修复体（图16）。③为患者戴入种植体支持式临时修复体（图17），见获得被动就位，少量调殆，见临时修复体美学及发音功能理想，咬合均匀。④戴用临时修复体3个月后，未见并发症，患者咬合稳定，曲面断层片示种植体周骨结合稳定（图18）。⑤Zebris下颌运动轨迹描记仪检查患者下颌运动信息，见下颌运动曲线平滑连续，两侧髁突运动基本对称，与种植术前基本一致。

（6）永久修复程序：传统夹板开窗式印模制取患者口内模型，模型扫描获取患者牙齿黏膜表面信息及种植体三维位置信息，模型扫描临时修复体获取临时修复体表面信息，应用CAD/CAM技术制作永久修复体纯钛支架（图19）及氧化锆牙冠，口外粘接。将永久修复体戴入患者口内，检查就位，少量调殆，检查发音、美学及咬合功能（图20）。

二、结果

种植体支持式永久修复体被动就位良好，边缘密合。语音验证，患者发音清楚连续。T-scan设备数字化分析咬合功能，患者正中咬合后牙广泛均匀接触，前牙轻接触，前伸咬合12-22均匀引导控制，侧方咬合尖牙引导。修复体美学效果理想（图21）。曲面断层片示：修复体与基台无明显间隙，种植体周骨结合稳定（图22）。

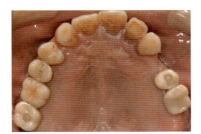

图1　初诊上颌殆面像

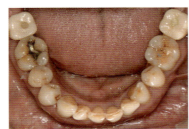

图2　初诊下颌殆面像

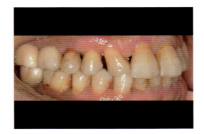

图3　初诊口内右侧45°像

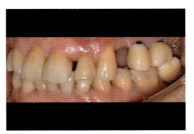

图4　初诊口内左侧45°像

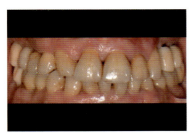

图5　初诊口内正面像

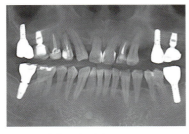

图6　初诊曲面断层片

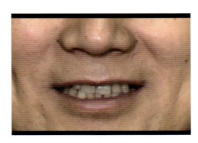

图7　虚拟患者面下1/3像

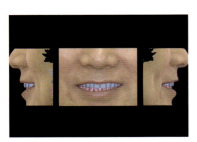

图8　在虚拟患者上设计预期修复体

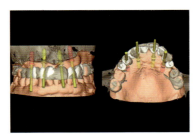

图9　数字化技术辅助设计种植外科导板

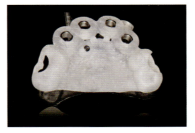

图10　3D打印技术制作种植外科导板

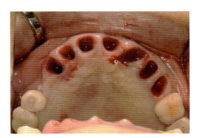

图11　拔除15、14、13、11、21、22、23

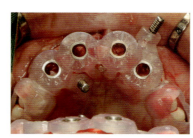

图12　就位种植外科导板

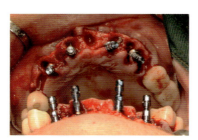

图13　种植外科导板引导下植入种植体

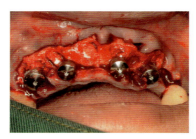

图14　于跳跃间隙内植入引导骨组织再生材料

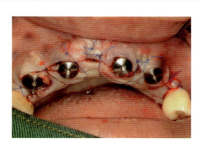

图15　缝合术区

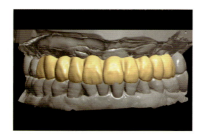

图16　数字化技术辅助设计种植体支持式临时修复体

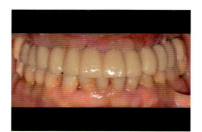

图17　口内戴入种植体支持式临时修复体

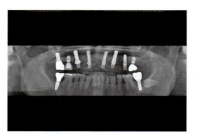

图18　种植体支持式临时修复体戴用3个月后曲面断层片

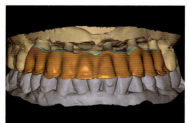

图19　数字化技术辅助设计螺丝固位跨牙弓一体式钛支架

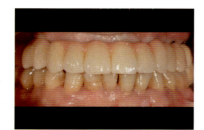

图20　口内戴入种植体支持式永久修复体

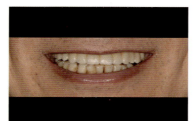

图21　戴入种植体支持式永久修复体后面下1/3像

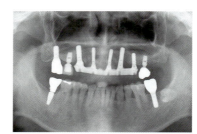

图22　戴入种植体支持式永久修复体后曲面断层片

三、讨论

虚拟患者的定义由Galluci教授等于2015年提出，是配准整合患者的口内扫描数据、面部扫描数据和CBCT扫描数据，用于医患沟通、方案设计等环节。本病例在数字化信息采集与整合阶段，配准整合了模型扫描数据、面部扫描数据、CBCT扫描数据和下颌运动数据，建立了兼具咬合和美学信息的虚拟患者，并在咬合和美学的指导下设计预期修复体的舌面和唇面外形，在诊断设计阶段，即完成了理想修复体的设计。根据预成的理想修复体，在数字化技术的辅助下完成种植外科方案的设计与实施，实现了更精准的种植体植入。临时修复及永久修复阶段，在数字化技术的辅助下将理想修复体的外形复制和转移至临时修复体和永久修复体，最终实现"以终为始"的种植修复治疗。

参考文献

[1] Joda T, Gallucci GO. The virtual patient in dental medicine[J]. Clin Oral Implants Res, 2015, 26(6):725–726.

[2] Li Q, Bi M, Yang K, et al. The creation of a virtual dental patient with dynamic occlusion and its application in esthetic dentistry[J]. J Prosthet Dent, 2021, 126(1):14–18.

数字化导板+预成临时修复体完成牙周病患者即刻种植即刻修复1例

王娜

摘要

目的： 本文介绍数字化导板+预成临时修复体牙周病患者即刻种植即刻修复1例。**材料与方法：** 选取大连市口腔医院种植中心就诊的牙周病患者即刻种植即刻修复1例，术前牙周序列治疗，采用Straumann 360数字化导板+预成临时修复，即刻种植，利用Pick-up技术行即刻修复，利用临时修复体维持软组织形态，4个月后永久修复。**结果：** 本病例获得了理想的软硬组织美学效果。CBCT及平行投照根尖片检查示：种植体三维位置良好，唇侧骨板厚度>2mm，边缘骨水平稳定。牙周病患者在全口牙周系统治疗，定期维护，口腔宣教，即刻种植即刻修复获得了良好的美学修复效果。

关键词： 数字化导板；预成临时修复体；即刻种植；即刻修复

一、材料与方法

1. 病例简介　43岁男性患者。主诉：下颌前牙松动多年。现病史：下颌前牙因牙周病松动多年，牙根无法保留，要求种植修复。既往史：自述健康，无高血压，无糖尿病史，不吸烟，无磨牙症。口内检查：41、42、31、32排列拥挤，Ⅲ度松动，32、42远中有缝隙，邻牙43、33稳定不松，全口大量牙结石，牙龈红肿，出血，溢脓，探及大量龈下牙石，颌间距离正常，面下1/3比例正常。咬合关系：正常，患者中线对称，中位笑线，BOP普遍（+），PD 4~6mm。牙周探针检查：90%牙周袋深度>3.4mm；出血：168位点（100%）出血，BOP=100%。口外检查：患者面型左右对称，颌面部各部分比例协调，开口度、开口型正常，双侧颞下颌关节活动度对称，无压痛，无弹响，颞肌咬肌无压痛。CBCT示：41、42、31、32牙根在骨内长度1~2mm；根尖区剩余骨高度充足，42可用骨高度18.8mm、骨宽度6.6mm；32可用骨高度17.7mm、骨宽度6.5mm。美学风险评估见表1。

2. 诊断　重度牙周炎。

3. 治疗计划　①术前牙周科牙周序列治疗，口腔卫生宣教。②手术过程采用Straumann 360数字化导板+预成临时修复。③即刻种植，利用Pick-up技术行即刻修复。④利用临时修复体维持软组织形态。⑤4个月永久修复。⑥定期牙周维护及口腔卫生。

作者单位：大连市口腔医院

Email: wangna8362@163.com

表1　美学风险评估

美学风险因素	风险水平		
	低	中	高
健康状况	健康，免疫功能正常		免疫功能低下
吸烟习惯	不吸烟	少量吸烟，<10支/天	大量吸烟，>10支/天
患者美学期望值	低	中	高
唇线	低位	中位	高位
牙龈生物型	低弧线形 厚龈生物型	中弧线形 中龈生物型	高弧线形 薄龈生物型
牙冠形态	方圆形	卵圆形	尖圆形
位点感染情况	无	慢性	急性
邻面牙槽嵴高度	到接触点≤5mm	到接触点5.5~6.5mm	到接触点≥7mm
邻牙修复状态	无修复体		有修复体
缺牙间隙宽度	单颗牙（≥7mm）	单颗牙（≤7mm）	2颗牙或2颗牙以上
软组织解剖	软组织完整		软组织缺损
牙槽嵴解剖	无骨缺损	水平向骨缺损	垂直向骨缺损

4. 治疗过程（图1~图55）

（1）向患者交代病情及修复种类，患者同意牙周系统治疗后，制作Straumann 360数字化导板+预成临时修复体，择期即刻种植修复31、32、41、42，术后拟行预成临时义齿修复。

（2）术前复方氯己定漱口液含漱3次，每次3分钟。

（3）口周及口内消毒，31、32、41、42局部麻醉下微创拔除，搔刮清理拔牙窝，冲洗，放置外科导板，确定导板就位稳定，先锋钻确认种植体植入位置，放置指示杆确定种植体方向，方向无误后，逐级备洞，植入BLT3.3mm×14mm种植体，初始稳定性＞35N·cm，ISQ值73，放置临时基台，橡皮障隔离术区，临时义齿口内直接法Pick-up，用树脂材料将临时基台与预成临时修复体连接固定，口外树脂填补临时修复体与临时基台颈部处间隙，口外去除临时修复体两侧翼板，口外高度抛光，临时义齿戴入正中，前伸侧方均无咬合接触。根尖片示：临时基台就位良好，无骨阻挡。CBCT示：种植体三维位置良好。

（4）10天后拆线。临时义齿稳定，牙龈愈合良好。局部消毒，拆线，冲洗。

（5）每个月定期复查，口内牙菌斑染色，指定患者如何口腔清洁维护，临时义齿修复4个月后，个性化开窗取模，完成螺丝固位修复。复查

牙周佛罗里达探针检查显示术前90%牙周袋深度＞3.4mm，术后降低为30%。术后出血：48点位（31%）出血，BOP=73%。数字化精准设计，精准手术，获得了修复体长轴与骨长轴，种植体长轴协调的螺丝固位一体冠，方便牙周病患者定期复查和长期维护。术后CBCT示：种植体唇侧骨板厚度＞2mm。牙冠颜色形态较自然，龈缘高度与邻牙协调，牙龈颜色、质地健康，近远中龈乳头充盈完好，轮廓美学，牙周健康，得到很好的治疗效果。

二、结果

本病例牙周病患者在术前牙周序列治疗，手术过程采用Straumann 360数字化导板+预成临时修复体，即刻种植，利用Pick-up技术行即刻修复，获得了理想的软硬组织美学效果。

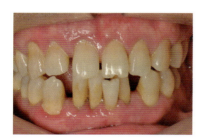
图1 治疗前口内像

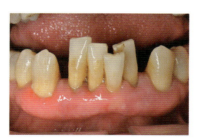
图2 治疗前口腔卫生状况不佳

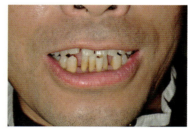
图3 治疗前微笑像

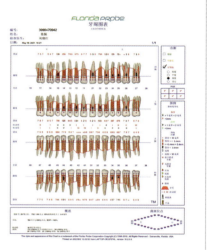
图4 90%牙周袋深度＞3.4mm。出血：168位点（100%）出血

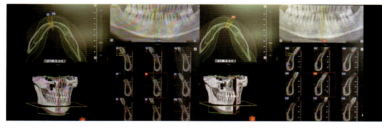
图5 41、42、31、32牙根在骨内高度不足，根尖区骨量充足，根尖区剩余骨高度充足，可用骨高度18mm、骨宽度6.6mm

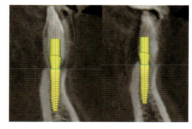
图6 Straumann coDiagnostiX导板软件设计种植体植入的位点和方向

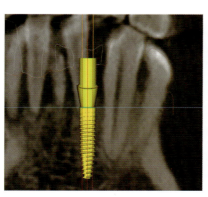
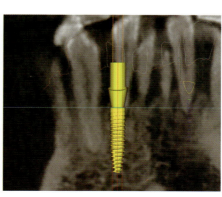
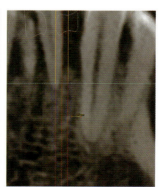
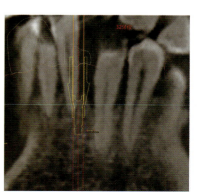
图7 距离天然牙根预留1.5mm安全距离

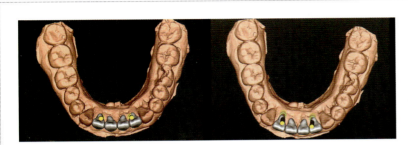

图8　数字化设计预成临时修复

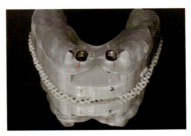

图9　外科导板

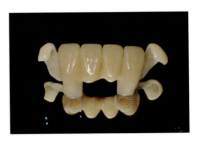

图10　预成临时修复体

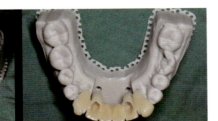

图11　临时修复体

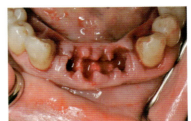

图12　微创拔除松动牙，清理拔牙窝

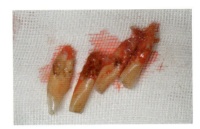

图13　患牙根尖区大量肉芽

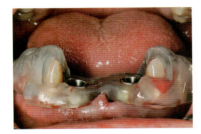

图14　检查导板就位

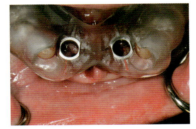

图15　种植术中固定导板

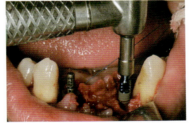

图16　自由手植入42

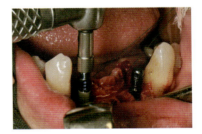

图17　自由手植入32

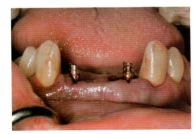

图18　种植体植入后方向、位置理想

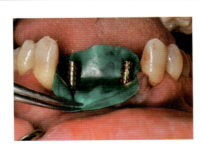

图19　临时基台就位，放置橡皮障隔离

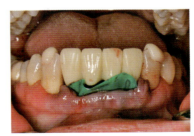

图20　口内直接法Pick-up

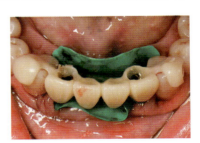

图21　树脂粘接时螺丝通道畅通

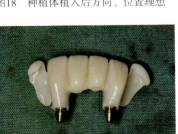

图22　口外树脂填补临时修复体与临时基台之间缝隙

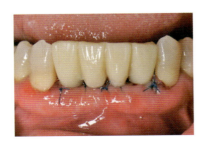

图23　术后即刻临时修复

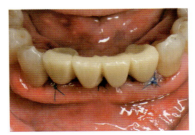

图24　唇侧轮廓丰满

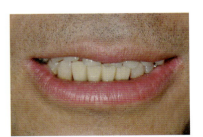

图25　手术当天微笑像

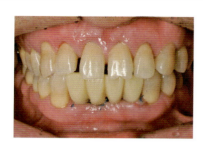

图26 术后10天口内像

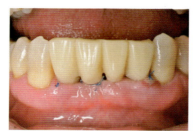

图27 愈合良好

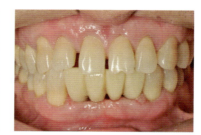

图28 拆线当天

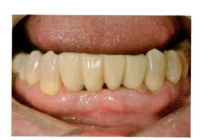

图29 口腔卫生良好

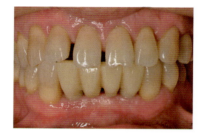

图30 术后1个月口内像

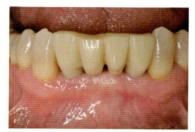

图31 牙龈颜色质地健康

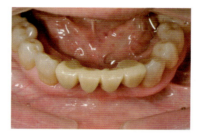

图32 术后1个月唇侧骨弓轮廓丰满

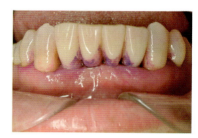

图33 术后2个月复查，牙菌斑染色，卫生指导

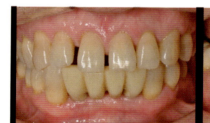

图34 术后4个月口内像

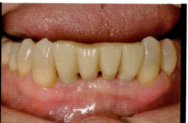

图35 确认开窗转移杆就位

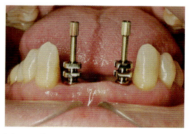

图36 连接固定转移杆

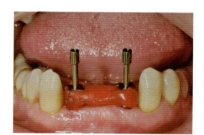

图37 中切2/3比色2R2.5

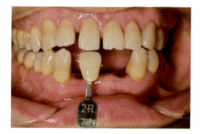

图38 颈部1/3比色3M3

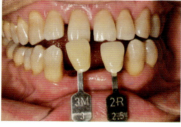

图39 使用桥用Base螺丝固位一体冠

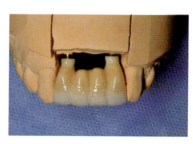

图40 修复体舌侧螺丝开孔

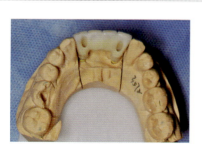

图41 健康的邻牙牙周环境

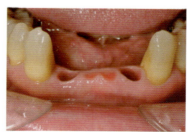

图42 健康的穿龈袖口

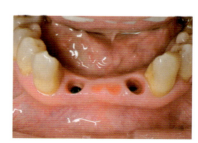

图43 牙冠大小比例协调

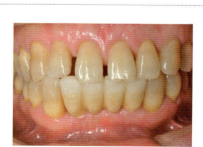

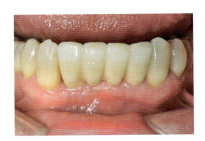
图44 牙齿的颜色形态协调

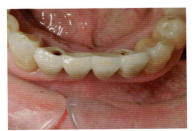
图45 舌侧螺丝开口，方便后期维护

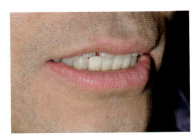
图46 修复后微笑像

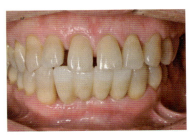
图47 完成修复1个月后复查

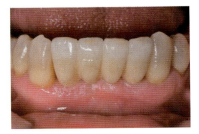
图48 牙周健康稳定

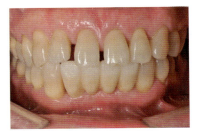
图49 术后1年口内像

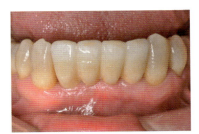
图50 牙龈色粉质韧

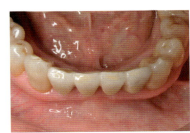
图51 根方凸度较好

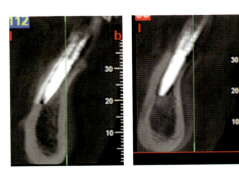
图52 术后CBCT示：种植体三维位置良好

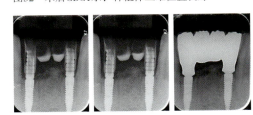
图54 不同时期根尖片情况

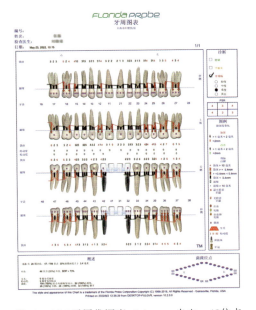
图53 30%牙周袋深度>3.4mm。出血：48位点（31%）出血，BOP=73%

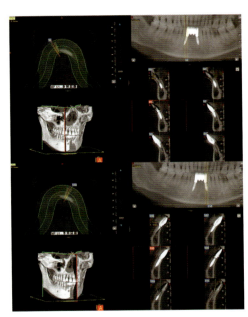
图55 术后1年CBCT

三、讨论

1. Straumann 360数字化导板引导是以修复引导外科的理念设计种植导板，精准的预测和精准的实施将种植体植入理想的三维位置的关键，实现精准种植。预成临时修复技术，术前即可获得临时修复体，种植术后立即戴牙，从而实现真正意义的即刻修复，"以始为终"的种植治疗。Straumann 360数字化导板保证种植设计与种植实施的一致性、可重复性。治疗过程患者体验感好、安全、舒适、微创、美学，收获可预期的美学修复效果。

2. 我们使用Straumann原厂桥用Base螺丝固位一体冠，理想的种植体轴向获得舌侧螺丝开孔。完成修复后，牙齿颜色自然逼真，牙齿比例协调，牙龈颜色质地健康，龈乳头丰满，唇侧骨弓轮廓丰满。数字化精准设计，精准手术实施，获得了修复体与骨长轴、种植体长轴的一致，最终获得了螺丝固位一体冠，方便牙周病患者长期的维护。同时关注患者全口的牙周情况，定期维护，健康指导，实现了美学区种植的修复的红白美学和轮廓美学，牙龈色粉、质韧、外形理想，根方凸度近乎天然牙，修复体与天然牙协调融合。患者在历经1年多的前牙种植修复治疗后，得到了总体较好的功能修复和美观效果。本病例总体达到了预期的治疗效果，患者较为满意。

应用coDiagnostiX软件+口腔手术机器人+预成临时修复体辅助下颌前牙种植并即刻修复1例

滕敏华　赵保东

摘要

本病例为中年男性患者，由于下颌前牙缺失，寻求治疗方案。通过检查诊断为牙列缺损。采用多种数字化的手段进行种植治疗，包括coDiagnostiX软件进行修复体和种植方案设计，使用口腔手术机器人进行种植体植入，术前切削预成临时修复体，通过Pick-up技术行即刻修复，最终获得精准的种植体植入和良好的即刻修复效果。

关键词：口腔手术机器人；预成修复体；即刻修复

一、材料与方法

1. 病例简介　50岁男性患者。主诉：下颌前牙缺失3个月余。现病史：患者下颌前牙排列不齐，3个月前因牙周病拔除31、32、41、42，并制作局部可摘义齿，曾行牙周基础治疗，现要求种植修复。既往史：体健，否认全身系统性疾病史，吸烟1包/天。口内检查：牙列拥挤，31、32、41、42缺失，缺牙区近远中间隙不足，中厚龈生物型；16、17、26、27、37缺失，16已行种植体植入术；牙结石（−），色素（＋）（图1～图3）。CBCT示：缺牙区骨高度充足，骨宽度稍有不足，余留牙槽嵴不同程度吸收（图4）。

2. 诊断　牙列缺损；慢性牙周炎。

3. 治疗计划

（1）应用coDiagnostiX软件进行种植术前设计。

（2）采用口腔手术机器人实现种植体精准植入，种植体颊侧行水平向骨增量。

（3）制作预成临时修复体，通过Pick-up技术行即刻修复，恢复患者的美观、发音及咀嚼功能。

（4）口内扫描制取印模，CAD/CAM技术制作最终修复体。

（5）口腔卫生宣教，定期随访。

4. 治疗过程

（1）术前设计准备。①采用coDiagnostiX软件，进行修复体设计，因缺牙间隙近远中距离较小，经与患者沟通，参考其局部可摘义齿，决定在缺牙区设计32、41、42共3颗牙冠（图5，图6）。②遵循以修复为导向的设计原则，结合患者骨量情况，在32、42牙位设计2颗Straumann 骨水平种植体（3.3mm×14mm NC，SLA），计划于种植体颊侧进行水平向骨增量（图7，图8）。③将设计数据导入3Shape Dental System软件，设计临时修复体形态，并进行切削制作（图9，图10）。

（2）种植体植入、即刻修复。①影像扫描。选择合适的Marker，擦干U形槽和拟粘贴的牙位，用棉球填充牙间隙，用临时冠材料固定Marker，全程避免用力按压，以免轻微形变。患者佩戴Marker拍摄CBCT，扫描范围包含Marker上的U形槽，包裹7个小瓷珠，确认影像质量，小瓷珠清晰无伪影（图11，图12）。②确认手术规划。将佩戴Marker扫描的DICOM影像导入口腔手术机器人软件，在患者注册板块导入Marker参数，随后提取7个Marker点，完成患者预注册。当天影像与术前规划融合，确认手术规划（图13）。③种植体植入。进行患者注册、机械臂注册、自动校准、翻瓣，使用口腔手术机器人进行种植体植入，2颗种植体初始稳定性均为40N·cm（图14）。④即刻修复。安装临时基底，将预成临时修复体就位于邻牙固定，修复体可以精确就位，口内Pick-up后取下修改、抛光（图15）。⑤骨增量手术，戴入修复体。种植体颊侧行引导骨组织再生手术，瓣复位，缝合，安装临时修复体，调𬌗（图16，图17）。

（3）永久修复。2个月后临时修复体稳固，牙龈健康。CBCT示：种植体周骨量稳定（图18～图20）。口内扫描制取印模，参考术前的修复体设计制作全瓷固定桥，实现舌侧螺丝固位（图21～图25）。

作者单位：青岛大学附属医院

通讯作者：赵保东；Email: dentisteng@qdu.edu.cn

表1　精度分析结果

牙位	32	42
种植体信息	Straumann骨水平种植体（3.3mm×14mm NC, TiSLA）	Straumann骨水平种植体（3.3mm×14mm NC, TiSLA）
植入点偏差（mm）	0.28	0.4
理想值（mm）	< 1	< 1
根尖点偏差（mm）	0.35	0.21
理想值（mm）	< 1	< 1
角度偏差（°）	0.88	0.88
理想值（°）	< 5	< 5

二、结果

术后CBCT示：种植体位置良好，临时修复体就位良好，调改少，咬合关系可。精度分析显示种植体实际位置与设计位置高度吻合，距离偏差为0.2~0.4mm，角度偏差不足1°。永久修复体实现舌侧螺丝固位，获得了可预期的美学和功能效果（图26，表1）。

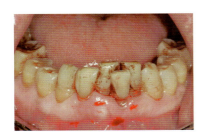

图1　拔牙前口内下颌正面像

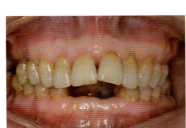

图2　术前口内正面像

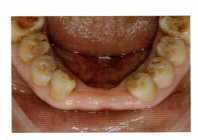

图3　术前口内下颌殆面像

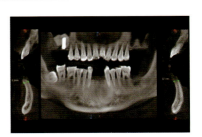

图4　术前影像片及断层CBCT

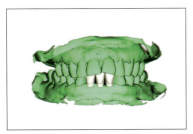

图5　术前修复体设计正面像

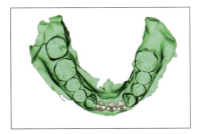

图6　术前修复体设计殆面像

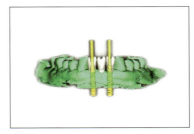

图7　术前计算机虚拟植入三维重建

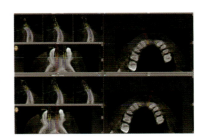

图8　术前计算机虚拟植入

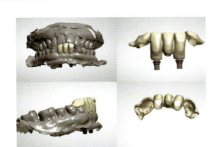

图9　术前设计制作临时修复体

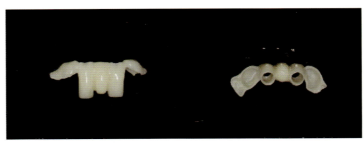

图10　术前切削制作临时修复体

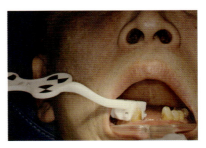

图11　选择合适的Marker，用临时冠材料将其固定于术区邻牙上

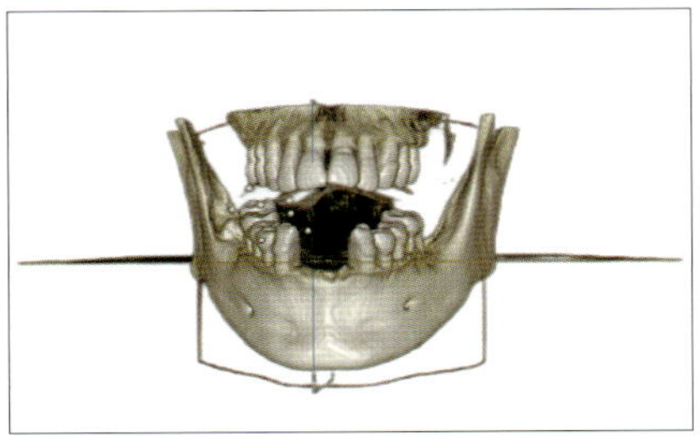

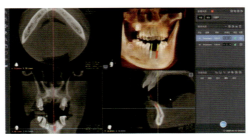

图12　患者佩戴Marker拍摄CBCT三维重建

图13　口腔手术机器人软件确认手术规划、进行手术注册

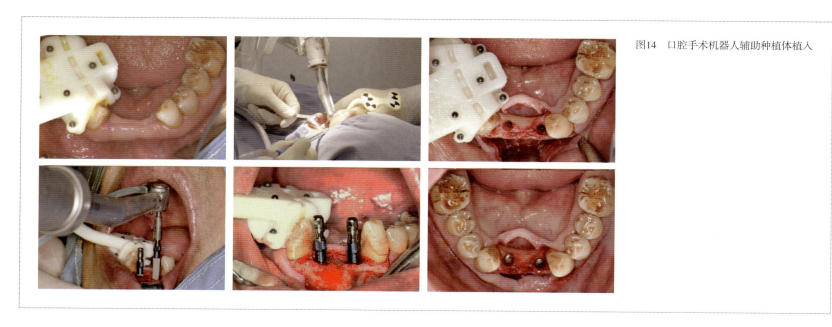

图14　口腔手术机器人辅助种植体植入

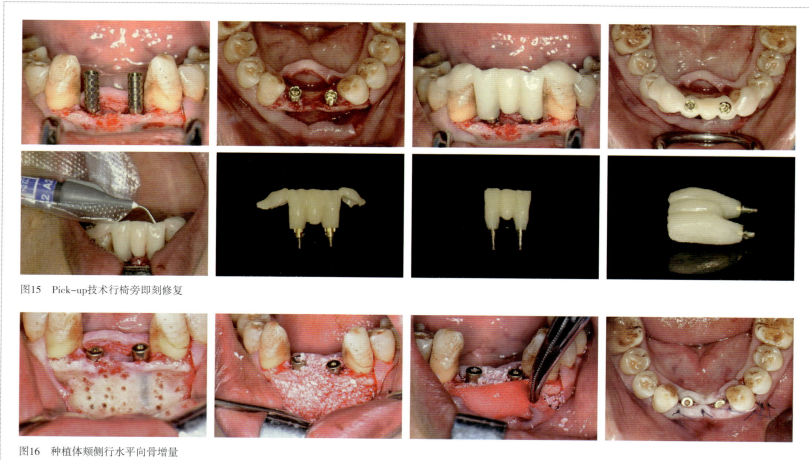

图15　Pick-up技术行椅旁即刻修复

图16　种植体颊侧行水平向骨增量

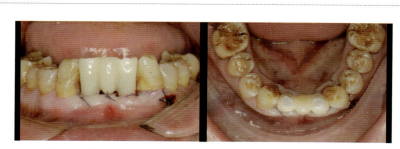
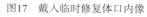

图17　戴入临时修复体口内像

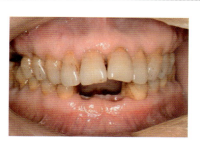

图18　术后2个月口内正面像

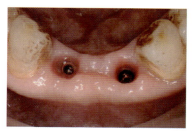

图19　术后2个月口内殆面像

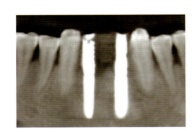

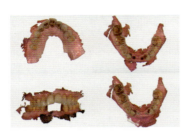

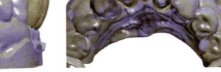

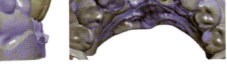

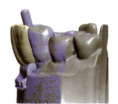

图20　术后2个月CBCT截图　　　图21　口内扫描制取印模　　　图22　设计制作永久修复体

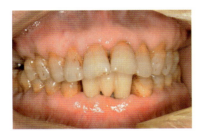

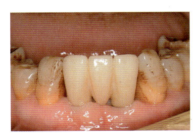

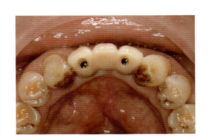

图23　永久修复后口内正面像　　　图24　永久修复后口内唇面像　　　图25　永久修复后口内殆面像

图26　种植体实际位置与设计位置高度吻合

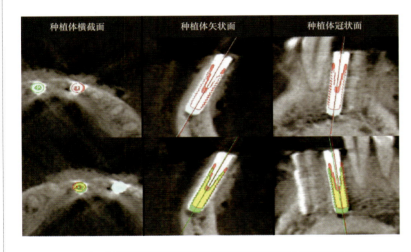

三、讨论

1. 口腔手术机器人的应用

精准的种植位点有助于获得更好的修复效果和咬合功能，实现软硬组织的长期稳定、健康。数字化导板及动态导航技术的应用可提高种植体植入的精确性，但各有缺点，限制了其临床应用。

口腔手术机器人主要由眼、脑、手三部分构成：机械臂按照规划路径自主精准运动到预定位置，并依据术前设计方案进行窝洞预备、种植体植入。可实时捕捉患者微小的移动，随时调整机械臂的位置以保证手术精准。从而消除手部或器械振颤的有害影响，减少并发症的发生。研究表明，机器人组种植体颈部偏差、根部偏差、角度偏差均显著小于导板组。

口腔种植手术机器人由于精度的提高以及可以实时显示钻针在颌骨内的三维位置，特别适用于以下情形：不翻瓣种植；需精确控制种植体位置，规避重要解剖结构，患者开口度过小或者手术部位位于后牙区无法直视；以

及需同期修复的患者。

2. 数据同源，以终为始

通过"数据同源"的手段制作临时修复体、引导种植方案设计、完成最终修复，贯彻"以修复为导向"的治疗理念，真正实现"以终为始"。

四、结论

1. 数字化手段贯穿本病例治疗全流程，缩短了椅旁操作时间，实现永久修复体舌侧螺丝固位，获得了可预期的美学和功能效果。

2. 口腔手术机器人辅助种植手术具有创伤小、定位精度高等优点，可降低治疗复杂性，减少并发症，操作简便，值得普及和推广，但其应用仍处于起步阶段，需要进一步的临床及临床前研究提供支持。

3. 数字化技术的应用需要医生从始至终进行适当的临床监督和判断，任何先进的技术和设备都不能取代临床决策，只是增强执行力。

360导板助力前牙美学区即刻修复1例

魏永祥

摘要

目的：在骨宽度5~6mm的美学区使用种植导板，实现非翻瓣植入种植体和即刻修复。**材料与方法**：筛选美学区骨宽度为5~6mm的患者，行种植导板下植入，同时行即刻修复行牙龈塑形。唇侧丰满度欠佳使用软组织移植恢复。**结果**：在骨宽度仅5~6mm的美学区使用种植导板，既可行非翻瓣手术，减少创伤，还能行即刻修复，缩短牙龈塑形的时间。同时软组织移植可恢复美学区骨弓轮廓，维持硬组织的长期健康稳定。

关键词：美学区；种植导板；即刻修复；软组织移植

一、材料与方法

1. **病例简介**　33岁男性患者。主诉：上颌右侧前牙变色、松动3个月，要求处理。现病史：患者3个月前自觉上颌右侧前牙变色、松动，曾在外院行根管治疗，现影响美观，要求处理。既往体健，否认系统性疾病史、药物过敏史，否认吸烟、酗酒史，否认双膦酸盐等抗骨质疏松药物的使用。口内检查：12牙体完整，变色，叩（+），松动Ⅱ度，唇侧龈缘可见一瘘管，按压有少量脓液溢出。唇侧骨弓轮廓丰满，未见塌陷。咬合浅覆盖、浅覆𬌗。口外检查：颌面部基本对称，开口度、开口型正常，双侧关节区无压痛，肌肉扪诊无不适。CBCT示：12根尖周可见7mm×7mm阴影，边界不清，唇侧骨板不完整，根尖区有>5mm的剩余骨量。

2. **诊断**　12慢性根尖脓肿。

3. **治疗计划**　12拔除后行位点保存，6个月后行种植修复。

4. **治疗过程**（图1~图43）

（1）微创拔除12，搔刮清创，使用光动力消毒清理拔牙创，植入骨替代材料充填拔牙窝，使用胶原塞封闭拔牙创口，缝线固定，2周后拆除缝线。6个月后复查，软硬组织均获得良好愈合，牙龈无红肿，骨弓轮廓稍塌陷。CBCT示：12骨宽度5.2mm，骨高度18mm，可见骨替代材料的高密度影像。术前行数字化种植导板和即刻修复体设计。

（2）手术过程：术前试戴12种植全程导板，确认无误后，行12位点必兰下局部浸润麻醉，行偏腭侧暴露近远中龈乳头切口，嵴顶黏膜去上皮后翻折进入唇侧黏膜下，以增厚唇侧软组织厚度，导板下行12种植体全程植入，植入1颗Straumann BLT 3.3mm×12mm种植体，初始稳定性>35N·cm，即刻戴入临时修复体，调空咬合，使临时修复体与对颌牙无接触。

（3）3个月后复查发现12种植体骨结合良好，未发现明显边缘骨吸收，牙龈健康无红肿，龈乳头充填丰满，但骨弓轮廓稍塌陷。与患者商量要行CTG，患者2周后要移居别的城市，因此行最终修复同期CTG。2周后戴入最终修复体，从腭侧取厚度2mm游离龈移植物，去上皮，12行隧道瓣制备，将去上皮后的游离龈移植物塞入12黏膜下，缝线固定。腭侧使用博纳贴覆盖，缝线固定。2周后患者在外院拆线。

（4）6个月后复查，检查发现12软组织愈合良好，骨弓轮廓丰满。复查CBCT示：唇侧骨板厚度未见明显吸收，维持稳定。

二、结果

在骨宽度只有5~6mm的美学区行种植导板下非翻瓣植入，即刻修复，可有效降低手术创伤、缩短治疗时间。软组织移植可恢复骨弓轮廓，维持种植体周硬组织长期健康稳定。

作者单位：广州医科大学附属口腔医院

Email：429171261@qq.com

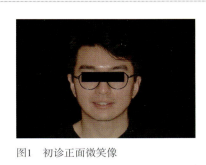

图1　初诊正面微笑像

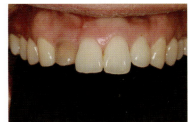

图2　初诊口内唇面像

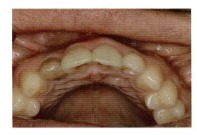

图3　初诊口内殆面像

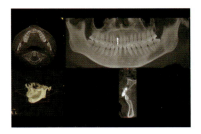

图4　初诊CBCT

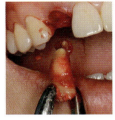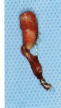

图5　微创拔除12患牙

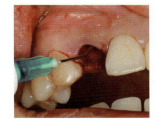

图6　拔牙创殆面像

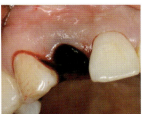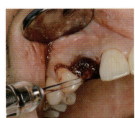

图7　光动力处理拔牙窝

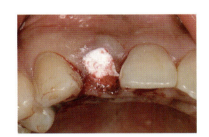

图8　位点保存：植入骨替代材料，上覆盖胶原塞

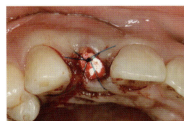

图9　缝合拔牙创

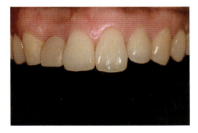

图10　位点保存6个月后，戴临时冠唇面像

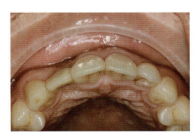

图11　位点保存6个月后，戴临时冠殆面像

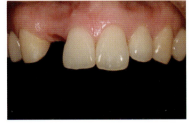

图12　位点保存6个月后唇面像

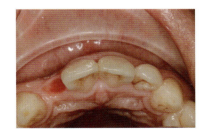

图13　位点保存6个月后殆面像

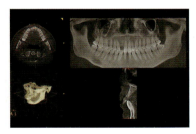

图14　位点保存6个月后CBCT 1

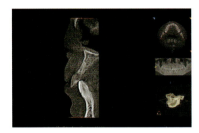

图15　位点保存6个月后CBCT 2

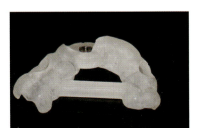

图16　种植导板1

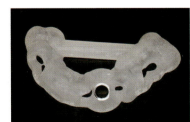

图17　种植导板2

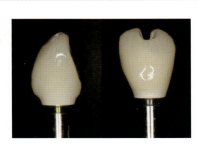

图18　即刻修复体

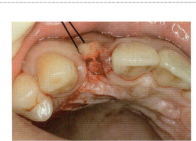

图19　手术切口

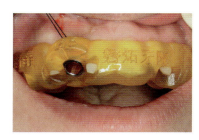
图20 术中戴入种植导板

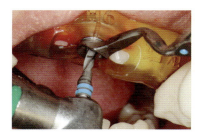
图21 导板下预备种植窝洞

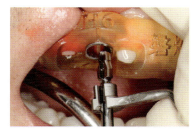
图22 导板下肩台成形

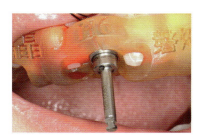
图23 导板下植入种植体

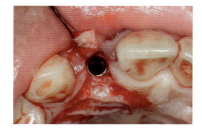
图24 种植体植入后殆面像

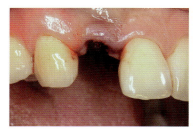
图25 种植体植入后唇面像

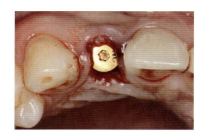
图26 上紧愈合帽后殆面像

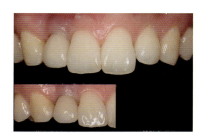
图27 戴入即刻修复体唇面像

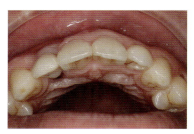
图28 戴入即刻修复体殆面像

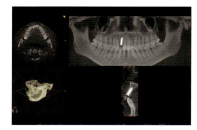
图29 术后CBCT 1

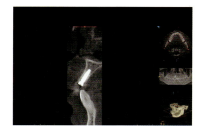
图30 术后CBCT 2

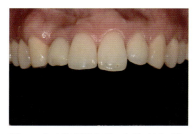
图31 戴入即刻修复体3个月后唇面像

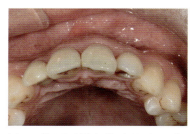
图32 戴入即刻修复体3个月后殆面像

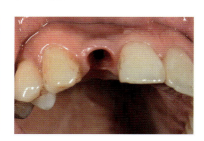
图33 术后3个月穿龈袖口

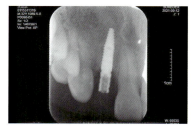
图34 术后3个月X线片

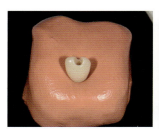
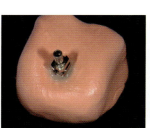
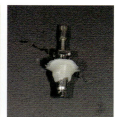
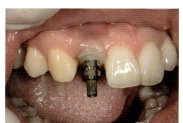
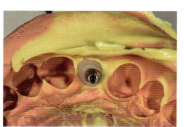
图35 个性化印模

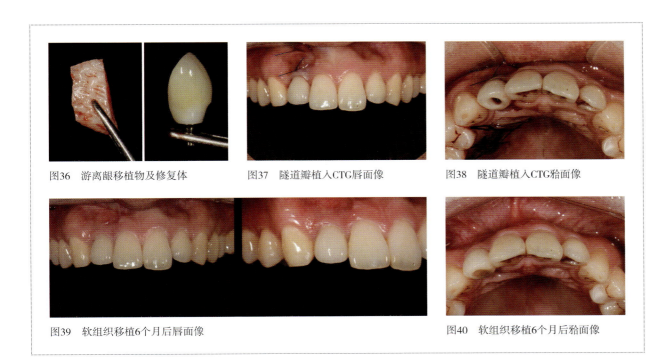

图36　游离龈移植物及修复体　　　图37　隧道瓣植入CTG唇面像　　　图38　隧道瓣植入CTG殆面像

图39　软组织移植6个月后唇面像　　　　　　　　　　图40　软组织移植6个月后殆面像

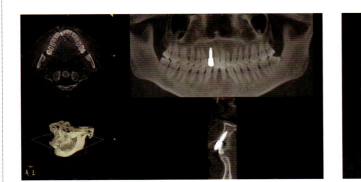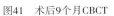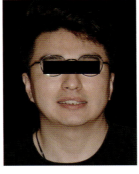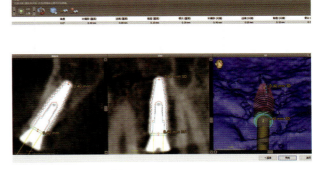

图41　术后9个月CBCT　　　　　图42　修复后微笑像　　　　图43　种植导板误差分析

三、结论

种植导板可有效提高种植位点的精确性，其精准度与多因素相关。即刻修复可对龈乳头进行塑形，缩短牙龈塑形的时间。但即刻修复需要较好的初始稳定性，且不能行使咀嚼功能。软组织移植不仅可以改善骨弓轮廓，且能维持种植体周硬组织长期健康稳定，但仍需长期的临床观察。

参考文献

[1] Tim De Rouck, Kristiaan Collys, Iris Wyn, et al. Instant provisionalization of immediate single-tooth implants is essential to optimize esthetic treatment outcome[J]. Clin Oral Implants Res, 2009, 20(6):566-570.

[2] Belser UC, Grütter L, Vailati F, et al. Outcome Evaluation of Early Placed Maxillary Anterior Single-Tooth Implants Using Objective Esthetic Criteria: A Cross-Sectional, Retrospective Study in 45 Patients With a 2- to 4-Year Follow-Up Using Pink and White Esthetic Scores[J]. J Periodontol, 2009, 80(1):140-51.

[3] Marjolein Vercruyssen, Isabelle Laleman, Reinhilde Jacobs, et al. Computer-supported implant planning and guided surgery: a narrative review[J]. Clin Oral Implants Res, 2015, 26(Suppl 11):69-76.

[4] Van Assche N, Vercruyssen M, Coucke W, et al. Accuracy of computer-aided implant placement[J]. Clin Oral Implants Res, 2012, 23(Suppl 6):112-123.

[5] Tomas Linkevicius, Peteris Apse, Simonas Grybauskas, et al. The influence of soft tissue thickness on crestal bone changes around implants: a 1-year prospective controlled clinical trial[J]. Int J Oral Maxillofac Implants, 2009, 24(4):712-719.

美学区全程数字化即刻种植即刻修复1例

丁子凌　邹波

摘 要

目的：通过1例上颌前牙美学区全程数字化即刻种植即刻修复病例，探讨美学区即刻种植成功的风险要素，总结全程数字化即刻种植修复的流程。**材料与方法**：患者上颌右侧前牙外伤多年，近来松动度加重伴有咬合痛，拟拔除后行即刻种植即刻修复方案。术前收集口内信息，结合CBCT和i-Tero口内扫描数据，使用coDiagnostiX软件进行数字化全程导板设计，使用3Shape进行临时冠设计。术中，微创拔除患牙，采用Straumann 360盒子（Smile in a box）数字化全程导板引导种植，种植体获得良好的初始稳定性；采用螺丝固位临时基台加临时冠即刻修复，维持原有的软组织空间，同时对穿龈轮廓塑形；最终采用个性化印模技术精确复制穿龈轮廓，获得良好的修复效果。**结果**：现阶段为术后6个月随访期，种植体位于理想三维位置，骨结合良好，唇侧骨壁完整且 > 2mm，龈缘及龈乳头恢复良好，美学效果得到良好维持，患者满意度较高。**结论**：数字化全程导板引导种植，以修复为导向，可提供更精确的三维位点，高效微创完成手术。术后偏差微小，缩短治疗周期，美学效果好，患者满意度高。即刻修复对维持龈乳头、龈缘形态有良好的美学效果。

关键词：美学区；数字化；即刻种植；即刻修复

一、材料与方法

1. 病例简介　49岁女性患者。主诉：上颌右侧前牙松动10余年，近来加重。现病史：患者上颌右侧前牙因外伤松动10余年，近来咬硬物后松动度加重，伴有咬合痛，要求治疗。既往体健，否认全身系统性病史，否认药物过敏史。口内检查：口腔卫生尚可，软垢（+），全口重度四环素牙；11 Ⅱ度松动，叩（+），近中切缘部分牙体缺损，未及牙本质层，周围龈未见明显红肿异常；12 PFM，松动（-），叩（-）；21近中邻面切1/3为树脂充填物，边缘不整齐，松动（-）；11、21轻度近中向扭转，前牙对刃𬌗。口外检查：中位笑线，中厚龈生物型；双侧关节区无压痛及弹响，开口度、开口型正常（图1~图5）。CBCT示：11根周膜增宽，根尖周低密度暗影，牙体冠根比例 < 1∶1，唇腭侧皮质骨板完整，颈部可利用骨宽度约8mm，可利用骨高度 > 16mm（图6）。

2. 诊断　11牙根外吸收、松动牙；21牙体缺损。

3. 治疗计划

（1）11微创拔除，数字化全程导板引导下即刻种植Straumann Roxolid SLActive BLT 3.3mm×14mm种植体，Straumann NC临时基台+临时冠即刻修复，植入0.25g Bio-Oss骨粉，拟3个月后永久修复。

（2）21贴面修复。

4. 治疗过程

（1）告知患者治疗计划，签署知情同意书后开始治疗。术前收集口内信息，结合CBCT和i-Tero口内扫描数据（图7），使用coDiagnostiX软件进行数字化全程导板设计，制作手术方案（图8），使用3Shape进行临时义齿设计（图9），打印导板和临时义齿（图10）。

（2）术前1小时服用抗生素，用0.12%氯己定含漱。常规消毒，铺巾，局部麻醉下微创拔除患牙11，搔刮拔牙窝，导板就位，定点，扩孔，攻丝，植入1颗Straumann Roxolid SLActive BLT 3.3mm×14mm种植体，种植体初始稳定性良好（图11~图17）。

（3）试戴临时基台及临时义齿，就位良好，口内预粘接，口外塑形、调磨、抛光（图18~图21）。

（4）愈合基台暂时封闭种植体，在种植体唇侧跳跃间隙内双区植骨，植入Bio-Oss小颗粒骨粉0.25g，压实后取下愈合基台，临时义齿就位，封闭螺丝通道（图22，图23）。

（5）术后3个月复诊，11制作个性化转移杆，21贴面制备，个性化转移印模，比色，戴牙，完成修复（图24~图27）。

（6）术前、戴牙即刻、戴牙1个月后、戴牙6个月后唇面像对比（图27~图30）。

（7）术前、术后即刻、戴牙即刻、戴牙6个月后影像学对比（图31~图38）。

（8）使用材料：Straumann Roxolid SLActive BLT 3.3mm×14mm种植体；Straumann NC临时基台+临时义齿；Bio-Oss骨粉0.25g；Straumann NC Variobase（022.0106）基台；11全瓷冠；21 E.max贴面。

作者单位：马泷齿科广州皓康口腔门诊部

通讯作者：邹波；Email: tsoubocn@hotmail.com

二、结果

术后即刻CBCT数据分析，种植体相较术前设计的方案偏腭侧约3.1°，颈部存在0.86mm的偏差，种植体根尖存在1.27mm的偏差（图39），整体三维位置良好。红白美学评分如表1、表2所示。现阶段为术后6个月随访期，唇侧骨壁完整且＞2mm，龈缘及龈乳头恢复尚可，美学效果得到良好维持，患者满意度较高。

表1　红色美学评分

项目	得分
近中龈乳头	2
远中龈乳头	1
边缘龈水平	1
牙槽突形态	2
软组织轮廓	2
软组织颜色	2
软组织质地	2
总分（14分为最佳）	12

表2　白色美学评分

项目	得分
牙齿外形	2
牙齿轮廓和体积	2
颜色（色调和纯色）	2
修复体表面质地	1
透明度和特征	1
总分（10分为最佳）	8

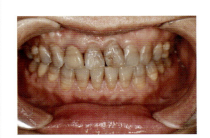

图1　术前口内正面咬合像

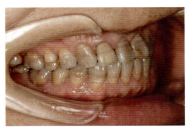

图2　术前口内右侧咬合像

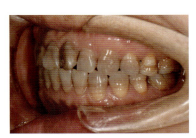

图3　术前口内左侧咬合像

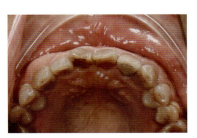

图4　术前口内𬌗面像

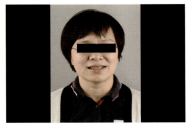

图5　术前正面像

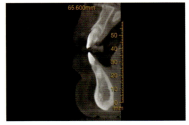

图6　术前CBCT截图

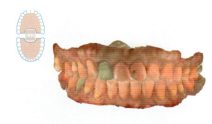

图7　术前i-Tero口内扫描数据

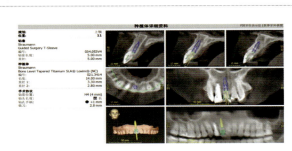

图8　coDiagnostiX软件设计的手术方案

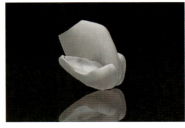

图9　3Shape软件设计的临时义齿

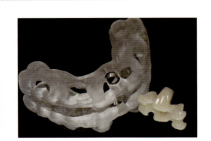

图10　打印导板和临时义齿

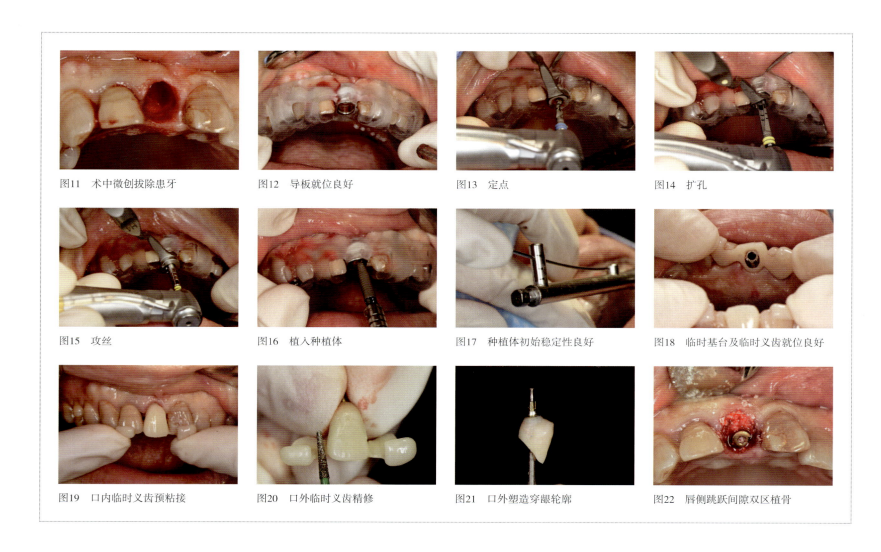

图11　术中微创拔除患牙　　图12　导板就位良好　　图13　定点　　图14　扩孔

图15　攻丝　　图16　植入种植体　　图17　种植体初始稳定性良好　　图18　临时基台及临时义齿就位良好

图19　口内临时义齿预粘接　　图20　口外临时义齿精修　　图21　口外塑造穿龈轮廓　　图22　唇侧跳跃间隙双区植骨

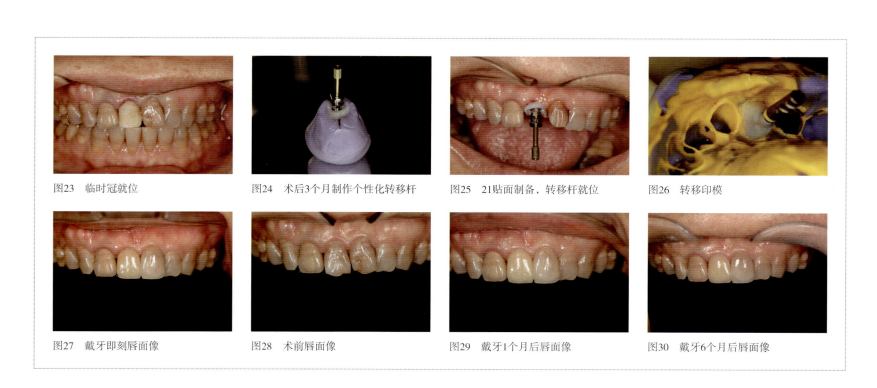

图23　临时冠就位　　图24　术后3个月制作个性化转移杆　　图25　21贴面制备，转移杆就位　　图26　转移印模

图27　戴牙即刻唇面像　　图28　术前唇面像　　图29　戴牙1个月后唇面像　　图30　戴牙6个月后唇面像

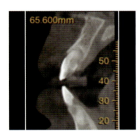

图31　术前CBCT截图

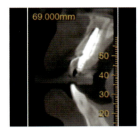

图32　术后即刻CBCT

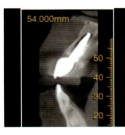

图33　戴牙即刻CBCT

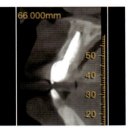

图34　戴牙6个月后CBCT

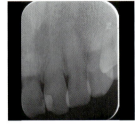

图35　术前X线片

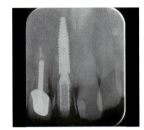

图36　术后即刻X线片

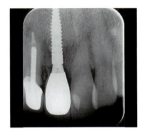

图37　戴牙即刻X线片

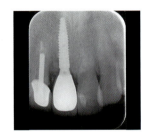

图38　戴牙6个月后X线片

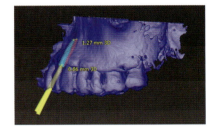

图39　术前设计与术后即刻CBCT数据拟合分析

三、讨论

即刻种植具有治疗周期短、患者复诊次数少等优点，国内外学者对其进行了大量的研究和临床应用。特别是在上颌前牙区，即刻种植已大量用于缺失牙的修复。有学者表明，即刻种植能够保持甚至增加上颌前牙区的牙槽嵴的高度和宽度，保存率大概维持94%～100%。

Tarnow教授在2007年对天然牙唇侧骨壁软硬组织的完整性进行了整理分类，本病例患者11牙位即属于Type I 型分类——天然牙唇侧的软组织和硬组织均相对完整，拔牙后满足即刻种植的条件。为了保证即刻种植成功，在种植体植入后首先要进行双区植骨，即在种植体唇侧的骨组织区和软组织区均需植骨。其次要采用个性化愈合基台或个性化临时义齿来模拟天然牙的穿龈形态，以便良好的维持龈缘轮廓。同时需要注意用清洁光滑的义齿面来封闭创口，在愈合过程中要避免多次摘戴。最终修复时尽量选用螺丝固位的修复方式，避免粘接剂残留影响种植体周愈合。

天然牙的穿龈形态区位于龈缘处1～2mm范围内，属于结合上皮和胶原纤维结构，其胶原纤维走行垂直于天然牙根。而种植牙的穿龈形态区多位于理想龈缘下3～4mm的位置，种植修复体的穿龈轮廓范围更大，起点更偏根方。在解剖上种植体周黏膜与钛金属之间也可形成类似结构，但胶原纤维走行大部分平行于基台表面，因此抗感染能力弱于天然牙。穿龈轮廓主要分为关键轮廓区、次关键轮廓区以及可再生空间。关键轮廓区可以为软组织提供支撑，维持原有的龈缘形态，可通过复制拔除的患牙或对侧同名牙的龈缘区轮廓实现。次关键轮廓区及可再生空间的意义主要是为了容纳血凝块，放置骨替代材料实现双区植骨，同时可以容纳移植的结缔组织，为远期软组织生长提供空间。

总结美学区数字化即刻种植的流程，术前诊断充分，包括了美学风险评估和通过CBCT进行详细的影像学诊断。在治疗过程中，采用了微创拔牙，通过数字化全程导板实现了正确的三维位置植入种植体，同时选用窄直径的种植体，在唇侧跳跃间隙内植入低代谢率骨粉，由于患者牙龈属于中厚龈生物型，遂没有做软组织移植。采用螺丝固位的临时修复体即刻修复，对穿龈轮廓塑形。最终个性化印模，实现了螺丝固位修复且螺丝通道穿出位置位于舌隆突上。

四、结论

数字化全程导板引导种植，以修复为导向，可提供更精确的三维位点，高效微创完成手术。术后偏差微小缩短治疗周期，美学效果好，患者满意度高。即刻修复对维持龈乳头、龈缘形态有良好的美学效果。

参考文献

[1] 毛钊, 严晓东, 唐成忠, 等. 即刻种植后种植体周围软硬组织变化的临床观察[J]. 中华口腔医学杂志, 2012, 47(z1):94-96.

[2] Roe P, Kan JY, Rungcharassaeng K, et al. Horizontal and vertical dimensional changes of peri-implant facial bone following immediate placement and provisionalization of maxillary anterior single implants: a 1-year cone beam computed tomography study[J]. Int J Oral Maxillofac Implants, 2012, 27(2):393-400.

[3] Elian N, Cho SC, Froum S, et al. A simplified socket classification and repair technique[J]. Pract Proced Aesthet Dent, 2007, 19(2):99-104.

[4] Oscar González-Martín, Ernesto Lee, Arnold Weisgold,et al.Contour Management of Implant Restorations for Optimal Emergence Profiles: Guidelines for Immediate and Delayed Provisional Restorations.[J]. The International journal of periodontics & restorative dentistry, 2020, 40(1):61-70.

[5] Levine RA, Ganeles J, Gonzaga L, et al.10 Keys for Successful Esthetic-Zone Single Immediate Implants[J].Compend Contin Educ Dent, 2017, 38(4):248-260.

数字化助力、精准化把控下颌无牙颌种植修复1例

李灵艳　任光辉　柳忠豪

摘　要

目的：利用各项数字化技术助力下颌无牙颌种植修复，观察种植修复后的长期稳定性。**材料与方法**：患者下颌牙列缺损伴余留牙牙周炎，余留牙Ⅲ度松动，10余年前于外院行上颌6颗种植体支持式套筒冠覆盖义齿修复，现要求种植固定修复下颌牙。检查见上颌种植体无松动、牙龈无异常，尚可姑息使用，但上颌义齿𬌗面磨耗较重、套筒冠不密合、种植体方向不理想、部分种植体牙颈部骨吸收等诸多风险的存在，遂完成下颌无牙颌固定修复并合理控制好咬合，对于维持上下颌种植修复的长期稳定性尤为重要。对于本病例，在术前，通过使用下颌运动分析仪采集数据，作为修复前的指导；在术中，通过数字化导板为即刻修复提供了更多的可能，通过双导板进一步实现精准种植；在即刻修复及最终修复前，通过下颌运动分析仪采集数据，将其转移至实体𬌗架及虚拟𬌗架，指导修复体的设计与制作，达到了精准修复，在修复完成后，借助数字化咬合分析仪，进一步实现精细调𬌗。**结果**：上颌利用原义齿重新注塑的套筒冠覆盖义齿、下颌纯钛支架+烤塑的一体式修复体，临床随访4年，种植体周牙槽骨稳定，临床修复效果满意。**结论**：各项数字化助力、精准化把控，可以实现种植修复的长久性稳定。

关键词：数字化；种植固定修复；无牙颌

一、材料与方法

1. 病例简介　53岁男性患者。主诉：要求种植修复。现病史：上颌牙列缺失，10年前于外院行种植覆盖义齿修复，下颌大部分牙齿4年前陆续拔除，曾于外院行可摘义齿修复，因下颌义齿固位不良来诊要求种植修复。口内检查：上颌种植体无松动、牙龈无异常，上颌义齿𬌗面磨耗较重、种植体三维位置不理想；下颌仅余留了43、41~33，大部分Ⅲ度松动（图1~图6）。影像学检查示：上颌部分种植体颈部骨吸收，套筒冠不密合。下颌缺牙区骨量尚可，下颌大部分余留牙骨吸收至根尖1/3（图7）。

2. 诊断　上颌种植覆盖义齿修复后；43、41~33牙周炎；下颌牙列缺损。

3. 治疗计划　拔除下颌余留牙行下颌种植固定一体式修复。对于上颌种植体尽管颈部有骨吸收，套筒冠不密合，但牙龈比较健康，尚可正常使用，同时结合患者自身意愿，最终通过改善上颌修复体，将上下颌咬合控制好，尽量延长上颌种植体的寿命。

4. 治疗过程

（1）利用下颌运动分析仪描记下颌运动轨迹，收集数据、采集信息，为后期修复做好充分准备（图8，图9）。

（2）使用Dental Wings软件进行数字化外科导板设计，考虑到黏膜支持式导板的精度，引入双导板［第一副牙+黏膜混合支持式导板（图10）、第二副黏膜支持式导板（图11）］的理念，以期提高导板的精度。

（3）数字化导板引导种植体植入。先利用余留牙，使第一副导板准确就位（图12），引导远中4颗种植体窝洞预备（图13，图14）。拔除余留牙后，利用两副导板共同的骨固位钉，使第2副导板准确就位（图15），引导近中2颗种植体窝洞预备。最终于33、43植入Straumann BL TiZr 4.1mm×10mm种植体；44、46、34、36植入Straumann BL TiZr 4.8mm×8mm种植体（图16~图19）。测量种植体ISQ值、植入扭矩，显示种植体初始稳定性良好。术后利用Geomagic wrap、MIMICS、3-Matic软件进行种植体精度分析，可见种植体植入三维位置理想（图20，图21）。

（4）实体𬌗架指导下的即刻修复。通过第一次做的下颌运动轨迹描记，找到铰链轴的精确位置，将数据转移至实体𬌗架（图22），指导技师制作临时修复体。术后当天戴入临时修复体（图23，图24）。

（5）虚拟𬌗架指导下的最终修复。经过1年的临时修复体反复调𬌗完善后，进行第二次下颌运动轨迹描记（图25），完全复制患者适应后的下颌运动状态，将其数据转移至虚拟𬌗架（图26），为数字治疗提供开放性动态数据，辅助进行最终修复体的设计、制作，提高修复体设计精度、降低临床调𬌗时间。将上颌利用原义齿重新注塑的套筒冠覆盖义齿（图27）、下颌纯钛支架+烤塑的一体式修复体（图28）戴入口内（图29）。

作者单位：滨州医学院附属烟台口腔医院

通讯作者：柳忠豪；Email: dentlzh@163.com

（6）利用电子咬合分析系统进行调𬌗（图30）。修复体戴入后，利用T-scan辅助调𬌗，最终实现正中、前伸、侧方均为平衡𬌗状态（图31~图34）。

（7）定期随访。经过4年的临床观察，种植体周牙槽骨保持稳定的状态（图35）。

二、结果

上颌利用原义齿重新注塑的套筒冠覆盖义齿、下颌纯钛支架+烤塑的一体式修复体。临床随访观察4年，种植体周牙槽骨稳定，临床修复效果满意。

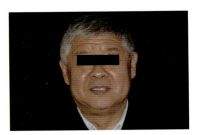
图1 术前正面像

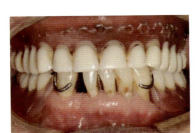
图2 术前口内正面像

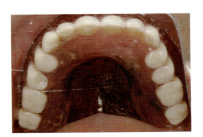
图3 上颌原义齿𬌗面像

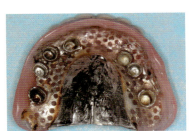
图4 上颌原义齿组织面像

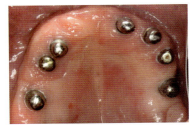
图5 上颌种植体周牙龈健康

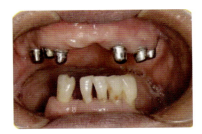
图6 未戴义齿口内像

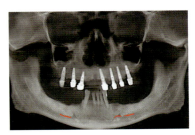
图7 术前影像

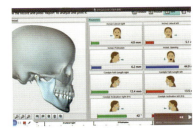
图8 术前第一次行下颌运动轨迹描记

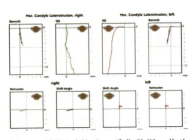
图9 下颌运动轨迹，采集数据，作为修复前指导

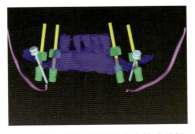
图10 第一副牙+黏膜混合支持式导板

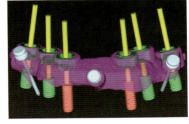
图11 第二副黏膜支持式导板

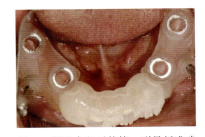
图12 利于余留牙使第一副导板准确就位，插入远中2颗骨固位钉

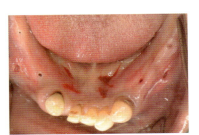
图13 导板就位后，预备远中4颗种植体窝洞

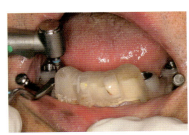
图14 取下导板检验无误后，逐级窝洞预备

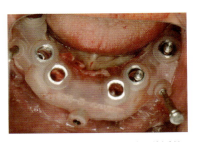
图15 拔除下颌余留牙，利用共同的2颗远中骨固位钉，使第二副导板准确就位

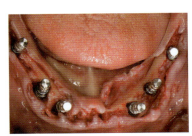
图16 下颌种植体植入后

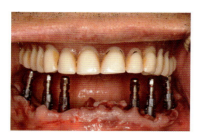

图17　载入上颌义齿，进一步验证下颌种植体方向

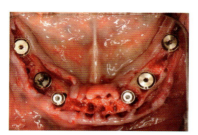

图18　骨修整后，安装复合基台

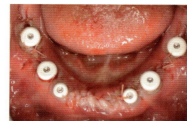

图19　严密缝合

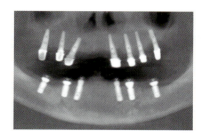

图20　术后影像

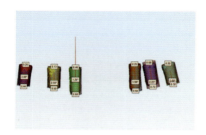

图21　种植体精度分析显示种植体三维位置理想

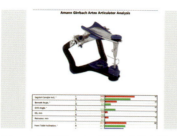

图22　利用第一次下颌运动轨迹描记获得的数据，转移至实体殆架

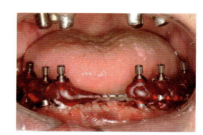

图23　当天印模制取

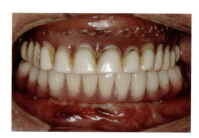

图24　临时修复体戴入

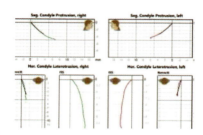

图25　第二次下颌运动轨迹描记

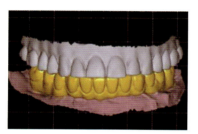

图26　虚拟殆架下修复体设计制作

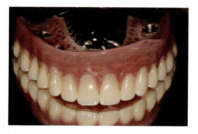

图27　重新注塑的上颌种植覆盖义齿

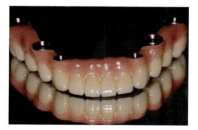

图28　下颌最终修复体

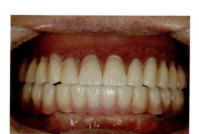

图29　修复后口内像

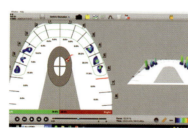

图30　T-scan调殆

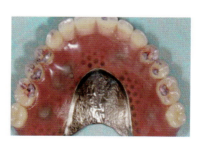

图31　上颌修复体调殆完成后

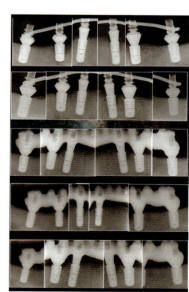

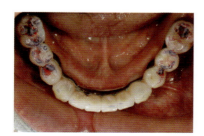

图32　下颌修复体调殆完成后

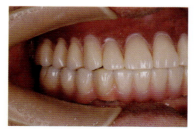

图33　右侧咬合口内像

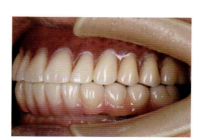

图34　左侧咬合口内像

图35　定期随访（术后3个月、1年、2年、3年、4年）

三、讨论

1. 下颌运动分析仪

在术前，利用下颌运动分析仪，术前采集个性化运动轨迹，进行关节、颌位分析，为种植修复提供更多的指导。

2. 数字化导板

在术中，借助数字化导板真正实现以修复为导向，便于术前合理规划，缩短治疗周期，达到医患双方满意的可预期的治疗效果，实现微创、精准种植。当然导板不是绝对的精准，对于无牙颌而言，我们不可避免的需要使用到精度相对较差的黏膜支持式导板，本病例引入了双导板的概念，真正实现了虚拟手术和真实手术的对应，确保了精准种植的可能。

3. 虚拟殆架与实体殆架相结合

在即刻修复及最终修复前，进行两次下颌运动轨迹描记，分别将其数据转移至实体殆架及虚拟殆架，通过虚拟殆架与实体殆架相结合，进而辅助进行修复体的设计与制作，提高修复体设计精度，降低临床调殆时间。

4. 数字化咬合分析仪

咬合力对于义齿的长期稳定性有显著影响。研究表明，种植体对咬合力敏感度是天然牙的1/8。本病例使用数字化咬合分析仪，利用感应片精确记录咬合点的分布及动态咬合过程，进而量化咬合，为建立稳定而协调的咬合提供重要参考。

四、结论

对于本病例，首先，在术前，我们通过下颌运动分析仪采集数据做修复前指导；其次，在术中，通过数字化导板为即刻修复提供了可能，通过双导板进一步实现精准种植；再次，在即刻修复及最终修复前，通过实体殆架与虚拟殆架相结合达到精准修复；最后，修复完成之后，又借助数字化咬合分析仪，进一步实现精细调殆。总之，我们希望通过多方面数字化助力、精准化把控，实现种植修复的长久性稳定。

参考文献

[1] Turbush SK, Turkyilmaz I. Accuracy of three different types of stereolithographic surgical guide in implant placement: an in vitro study[J]. J Prosthet Dent, 2012, 108(3):181–188.

[2] De Santis D , Malchiodi L , Cucchi A , et al. Computer–Assisted Surgery: Double Surgical Guides for Immediate Loading of Implants in Maxillary Postextraretive Sites[J]. Journal of Craniofacial Surgery, 2010, 21(6):1781–1785.

[3] Santis DD, Canton LC, Cucchi A, et al. Computer–Assisted Surgery in the Lower Jaw: Double Surgical Guide for Immediately Loaded Implants in Postextractive Sites: Technical Notes and a Case Report[J]. Journal of Oral Implantology, 2010, 36(1):61–68.

[4] Solaberrieta E, Etxaniz O, Otegi JR, et al. Customized procedure to display T–Scan occlusal contacts[J]. The Journal of Prosthetic Dentistry, 2017, 117(1):18–21.

前牙全程导板即刻种植即刻修复1例

林进进

摘 要

目的：探讨前牙即刻种植即刻修复临床应用体会，为临床治疗提供一些有意义的参考，在功能和美学适宜的位置植入种植体才能保证美学区修复效果的长期稳定。**材料与方法**：患者上颌前牙根折松动并伴有根尖周炎，利用Dental Wings口腔种植辅助规化软件设计种植体的位点及全程导板，术中完成上颌前牙微创拔除，种体植体植入，骨增量，同期进行即刻修复，患者无缺牙期并恢复咬合关系，6个月后完成永久修复。**结果**：种植体骨结合良好，种植体位于理想三维位置，软组织稳定，取得了良好的美学修复效果，患者满意度较高。

关键词：种植修复；即刻种植

一、材料与方法

1. **病例简介**　58岁男性患者。主诉：上颌右侧前牙松动数日。现病史：上颌右侧前牙数日前进食硬物后松动至今。既往史：数年前外院上颌左侧前牙修复史（图1～图3）。口内检查：11Ⅲ度松动，叩痛轻度，冷热诊无反应。21烤瓷冠修复，伸长，Ⅱ度松动，叩痛轻度。CBCT示：11根1/2处见一横向线形低密度影像；21牙周膜增宽且根管内高密度影像至根尖，根充物三维影像不密，根尖小面积低密度影，唇侧骨板吸收至根1/2处。

2. **诊断**　11根折；21根尖周炎（治疗齿）。

3. **治疗计划**　方案一：11、21种植修复：①即刻种植即刻修复；②即刻种植延期修复；③早期种植延期修复。方案二：11、21拔除固定修复。方案三：11、21拔除可摘义齿修复。患者最终选择11、21即刻种植即刻修复。

4. **治疗过程**

（1）11、21术前导板设计2颗BLT 3.3mm×12mm种植体，提前制作好临时冠（图4～图6）。

（2）术前拍摄口内像（图7，图8）。

（3）拔牙前半导体激光袋内消毒（2W 20Hz 1/4）（图9，图10）。

（4）微创拔除（图11～图13）。

（5）放置导板检查就位情况，按引导顺序备洞（图14，图15）。

（6）引导型种植体，按标记点植入（图16～图18）。

（7）11、21跳跃间隙植入Bio-Oss小颗粒骨粉（图19）。

（8）术后即刻CBCT（图20，图21）。

（9）即刻戴入临时冠封闭创口（图22，图23）。

（10）术后3天复诊（图24～图26）。

（11）术后1个月复诊（图27～图29）。

（12）术后6个月复诊（图30，图31）。

（13）复制临时冠穿龈形态，制作个性化印模帽（图32，图33）。

（14）个性化印模帽取模（图34）。

（15）制作螺丝固位氧化锆基台一体冠（图35～图39）。

二、结果

术前术后对比（图40，图41）。术后10个月CBCT（图42，图43）示：种植体骨结合良好，种植体位于理想三维位置，软组织稳定，取得了良好的美学修复效果，患者满意度较高。修复后1年复诊（图44～图50）。

作者单位：瑞泰葆嘉口腔

Email: 541221643@qq.com

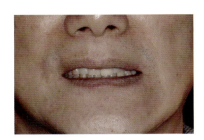

图1　术前正面像

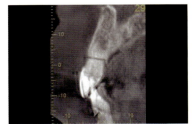

图2　11术前X线片

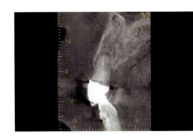

图3　21术前X线片

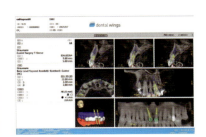

图4　11术前导板设计图

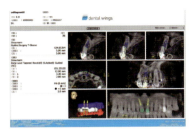

图5　21术前导板设计图

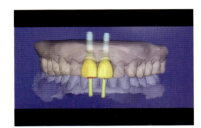

图6　11、21术前3D模拟图

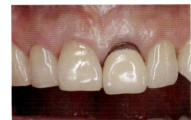

图7　11、21术前口内上颌正面像

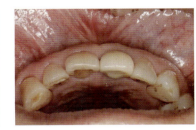

图8　11、21术前口内上颌𬌗面像

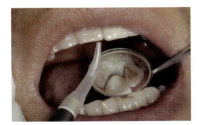

图9　11口内半导体激光消毒

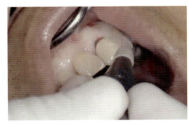

图10　21口内半导体激光消毒

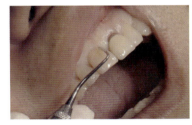

图11　11微创拔除牙龈刀分离牙龈

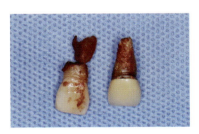

图12　11、21完整拔除

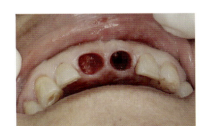

图13　11、21拔牙窝

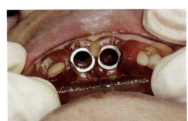

图14　11、21口内放置导板

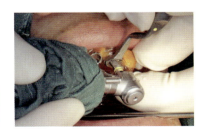

图15　21按引导顺序备洞

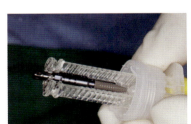

图16　引导型种植体

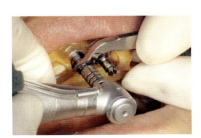

图17　11按标记点植入

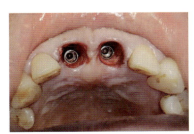

图18　11、21植入种植体

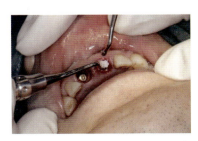

图19　11、21跳跃间隙植入Bio-Oss小颗粒骨粉

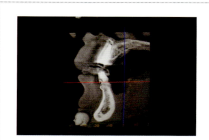

图20　11术后CT截图

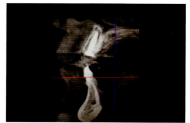

图21　21术后CT截图

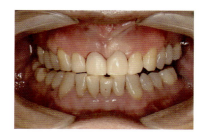

图22　术后口内正面像

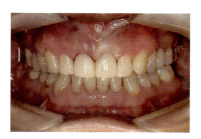

图23　术后口内正面前伸

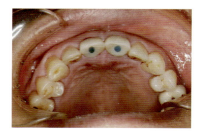

图24　术后3天殆面像

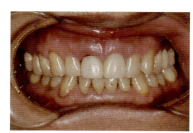

图25　术后3天正面像

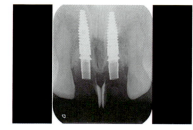

图26　术后3天X线片

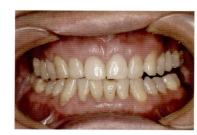

图27　术后1个月正面像

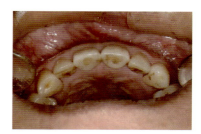

图28　术后1个月殆面像

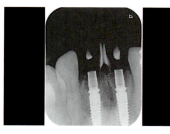

图29　术后1个月X线片

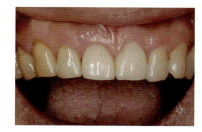

图30　术后6个月口内上颌正面像

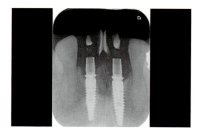

图31　术后6个月X线片

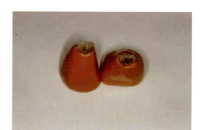

图32　复制临时冠穿龈形态

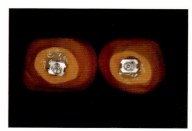

图33　制作个性化转移杆

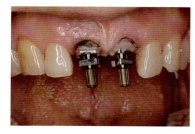

图34　11、21个性化印模帽取模

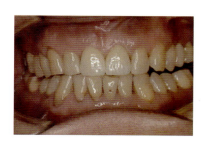

图35　11、21正式修复后正面像

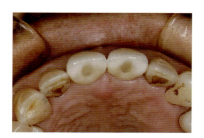

图36　11、21正式修复后殆面像

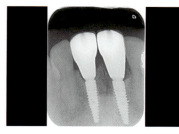

图37　11、21正式修复后X线片

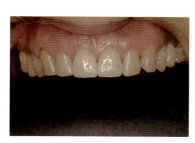

图38　11、21正式修复后口内上颌正面像

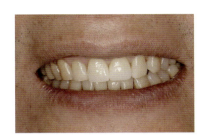

图39 11、21正式修复后微笑像

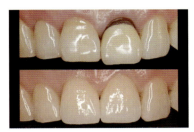

图40 11、21术前术后对比1

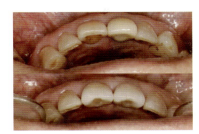

图41 11、21术前术后对比2

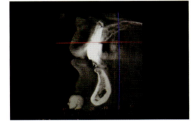

图42 11术后10个月CBCT截图

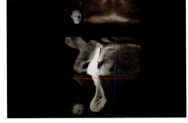

图43 21术后10个月CBCT截图

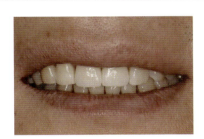

图44 11、21术后10个月微笑像

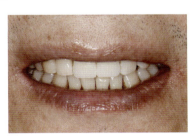

图45 11、21修复后1年复诊微笑像

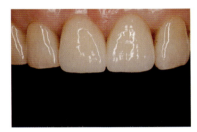

图46 11、21修复后1年复诊口内局部像

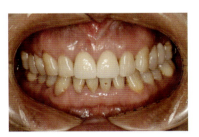

图47 11、21修复后1年复诊口内咬合像

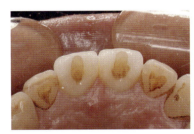

图48 11、21修复后1年复诊腭侧像

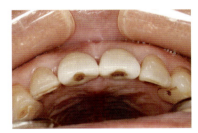

图49 11、21修复后1年复诊𬌗面像

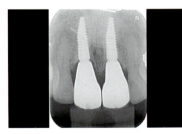

图50 11、21修复后1年复诊X线片

三、结论

本病例采用即刻种植即刻修复方法，最大限度维持了牙龈原有轮廓形态，减少骨吸收，患者无缺牙期，满足日常的社交需求。

参考文献

[1] Ueli Grunder, Stefano Gracis, Matteo Capelli. Influence of the 3-D bone-to-implant relationship on esthetics[J].International Journal of Periodontics & Restorative Dentistry, 2005, 25(2):113–119.

[2] Buser D, Dula K, Belser U, et al. Localized ridge augmentation using guided bone regeneration.1.Surgical procedure in the maxilla[J].Internationgal Journal of Periodontics & Restorative Dentistry, 1993, 13(1):29–45.

[3] Jemt T. Restoring the gingival contour by means of provisional resin crowns after single-implant treatment[J]. Internationgal Journal of Periodontics & Restorative Dentistry, 1999, 19(1):20–29.

[4] 马毅慧. 即刻种植与延期种植的回顾性临床研究[J]. 临床口腔医学杂志, 2012, 28(10):628–629.

[5] 宿玉成. 现代口腔种植学[M]. 北京: 人民卫生出版社, 2004.

[6] 张甫卿. 38例根尖周感染拔牙后即刻种植术的临床疗效观察[J]. 亚太传统医药, 2012, 8(5):56–57.

后牙区数字化导板引导下的延期种植1例

王孝慈　孟培松

摘要

目的：本文报告了1例数字化导板辅助下种植修复下颌后牙区牙齿缺失的正畸—种植联合病例，并对治疗效果进行评价，探讨数字化技术在正畸—种植联合病例中的优势。**材料与方法**：选取哈尔滨医科大学附属第四医院口腔科就诊的1例后牙区牙齿缺失的正畸患者为研究对象，该患者为38岁女性，下颌右侧后牙缺失20余年，因牙周萎缩、牙列不齐已在我院牙周科、正畸科接受系统性治疗，在正畸治疗即将结束时转入种植科，要求种植修复缺失牙。根据术前全面的口腔检查、影像学CBCT检查及患者需求，综合评估后设计治疗方案：①常规行OHI，全口洁治。②制作以修复为导向的种植外科导板。③在数字化360牙支持式导板引导下于45位点微创翻瓣潜入式精准植入1颗Straumann骨水平瑞锆亲水BLT 4.1mm×10mm种植体。④待种植体实现骨结合后，利用数字化口内扫描取模，制作二氧化锆全瓷修复体进行最终冠修复。⑤定期随访。**结果**：种植体植入后初始稳定性为35N·cm，影像学X线片检查显示种植体位于理想位置，全冠修复后恢复了良好的咀嚼效能。术后1年随访患者牙龈形态正常，种植体周骨及软组织保持稳定，骨结合良好，无种植体松动和脱落。术后2年随访患者口腔卫生状况良好，牙周状态稳定。CBCT示：种植体周骨量未见吸收且种植体与骨之间结合紧密。**结论**：应用数字化技术辅助种植修复治疗可以高质量达到预期设计的治疗效果，减小手术创伤，精准手术流程，缓解患者术后不适，在正畸—种植联合病例中可以获得较为理想的临床效果。

关键词：数字化导板；口内扫描印模技术；正畸—种植联合治疗；PRF

一、材料与方法

1. 病例简介　38岁女性患者。主诉：下颌右侧后牙缺失20余年，要求种植修复。现病史：因牙列不齐、牙周萎缩已在我院牙周科、正畸科接受系统性治疗，在正畸治疗即将结束时转入种植科，要求种植修复缺失20余年的下颌右侧后牙。该患者既往健康状况尚可，但身体较为瘦弱，容易感冒，白细胞一直处于正常范围的下限附近，有手术拔牙史，其余系统回顾无异常。口内检查：口腔卫生状况良好，口内戴全口矫治器，对颌牙未见伸长，咬合关系正常，45缺失，牙龈颜色正常，牙槽嵴顶处黏膜较薄，角化龈较窄，近远中距离约9mm，颊舌向宽度约6mm，殆龈高度约6.5mm，邻牙健康（图1～图3）。影像学检查示：45位点可用骨宽度为5～6mm，可用骨高度为13～15mm（图4，图5）。

2. 诊断　下颌牙列缺损（45缺失）。

3. 治疗计划　①OHI，全口洁治。②制作导板。③种植外科。④最终修复。⑤定期随访。

4. 治疗过程

（1）OHI，全口洁治。

（2）制作数字化导板：利用数字化口内扫描代替传统取模，将患者的CBCT影像与口腔数字化全信息模型上传到上海杰达齿科公司，通过软件模拟种植体植入的路径和位置，经医生和技师共同探讨后确定最终的导板设计，3D打印制作以修复为导向的360牙支持式导板（图6，图7）。

（3）种植一期手术：术前用负压真空采血管抽取4支5mL自体静脉血，离心制取富血小板纤维蛋白（PRF），静置备用。嘱患者用氯己定漱口液含漱3次，每次3分钟。调整患者体位至仰卧位，常规消毒，铺巾，于下颌右侧后牙区行复方盐酸阿替卡因注射液局部浸润麻醉。待麻醉显效后，于45缺失牙位点的牙槽嵴顶软组织处做近远中向切口，切口直达骨面，剥离术区黏骨膜，显露术野。在数字化360牙支持式导板引导下，定点，扩孔钻逐级预备种植窝，最终于45缺牙位点植入种植体1颗。种植体型号：Straumann骨水平瑞锆亲水BLT 4.1mm×10mm种植体。植入扭矩为35N·cm，检查种植体轴向和间隙良好，旋入覆盖螺丝。将制备好的PRF填入创口及牙槽嵴顶处，将黏膜归位后松散缝合，覆盖牙周敷料。术后X线片示：种植体植入位置良好，交代术后注意事项后安全送出（图8～图16）。

（4）术后复查：术后2周拆线，牙龈愈合良好，黏膜颜色正常，口腔卫生良好，X线片无异常（图17）。

（5）种植二期手术：受疫情影响，于术后10周行二期手术。嘱患者用氯己定漱口液含漱3次，每次3分钟。调整患者体位至仰卧位，常规消毒，铺巾，下颌右侧后牙区行复方盐酸阿替卡因注射液局部浸润麻醉。待麻醉显效后，于45牙槽嵴顶软组织处做近远中向小切口，翻瓣后更换愈合基台，

作者单位：哈尔滨医科大学附属第四医院

通讯作者：孟培松；Email: mengpeisong641205@163.com

缝合创口（图18）。

（6）最终修复：待种植体实现骨结合后，利用数字化口内扫描取模，制作二氧化锆全瓷修复体，2周后戴牙，螺丝固位（图19）。

（7）复查：术后1年随访患者牙龈形态正常，种植体周骨及软组织保持稳定，骨结合良好，无种植体松动和脱落（图20~图23）。术后2年随访患者口腔卫生状况良好，牙周状态稳定。CBCT示：种植体周骨量充足且种植体与骨之间结合紧密（图24~图30）。

（8）使用材料：Straumann种植系统，BLT SLActive 4.1mm×10mm种植体（Straumann，瑞士）；Straumann工具盒及相关设备和耗材。

二、结果

本病例针对正畸-种植联合治疗的患者，利用数字化口内扫描保留托槽取模，减少了传统印模的误差及脱模不适，保证了以修复为导向的种植外科导板的精确制作。在数字化导板半程辅助引导下于下颌缺牙区植入种植体1颗，减小手术创伤，精准化手术流程。修复阶段使用口内扫描取模，二氧化锆全瓷冠修复。采用相对微创的方案恢复了良好的咀嚼功能，取得了较为理想的修复效果，术后随访种植体骨结合良好，边缘骨稳定，种植体周软组织健康，无出血、疼痛等不适反应，无种植体松动和脱落，无修复体崩瓷和断裂，未出现任何不良并发症，咀嚼效率高。患者对治疗方案及最终修复效果满意度较高。

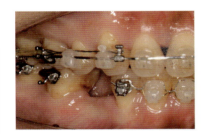

图1　术前口内像1

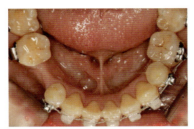

图2　术前口内像2

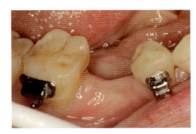

图3　术前口内像3

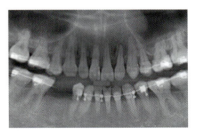

图4　影像学检查1

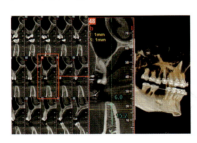

图5　影像学检查2

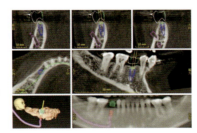

图6　制作导板1

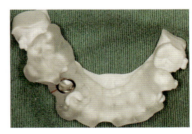

图7　制作导板2

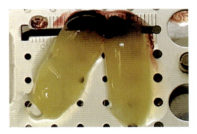

图8　制备PRF

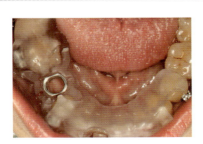

图9　佩戴导板

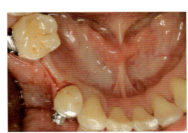

图10　于牙槽嵴顶软组织处做近远中向切口

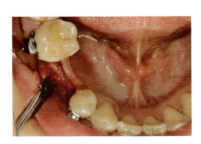

图11　剥离术区黏骨膜，显露术野

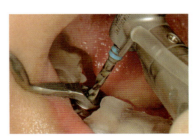

图12　定点，扩孔钻逐级预备种植窝

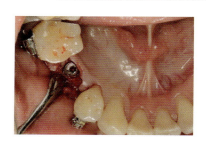

图13 植入种植体，旋入覆盖螺丝

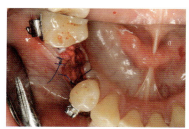

图14 覆盖PRF，松散缝合

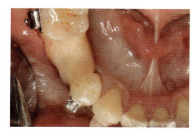

图15 覆盖牙周敷料

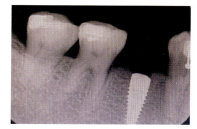

图16 手术当天X线片

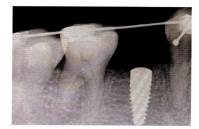

图17 术后2周X线片

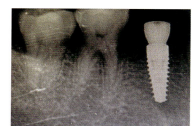

图18 术后10周X线片

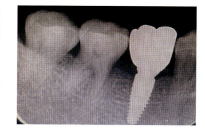

图19 术后3个月X线片

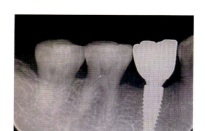

图20 术后1年X线片

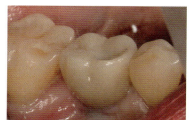

图21 术后1年45颊面像

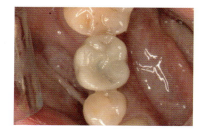

图22 术后1年45𬌗面像

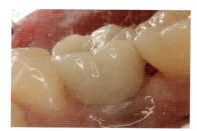

图23 术后1年45舌面像

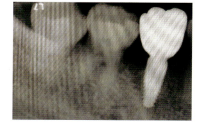

图24 术后2年X线片

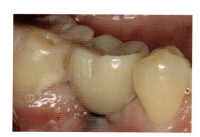

图25 术后2年45颊面像

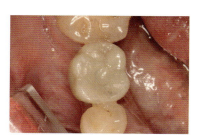

图26 术后2年45𬌗面像

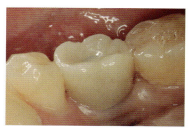

图27 术后2年45舌面像

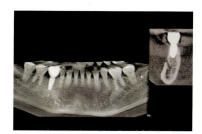

图28 术后2年CBCT

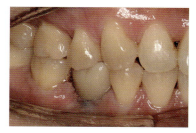

图29 术后2年口内右侧像

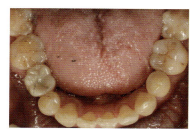

图30 术后2年口内像

三、讨论

1. 数字化技术的应用

（1）数字化种植外科导板。与传统的种植外科导板相比，数字化种植外科导板的设计更加充分地考虑到了颌骨内部较为精确的解剖情况，能够避免术中误伤下颌神经管、上颌窦底等重要解剖结构，同时辅助医生决定种植体的理想植入位置、深度和角度，从而降低手术风险、提高种植修复的成功率。

（2）口内扫描印模技术。数字化口内扫描印模技术相比传统的印模技术效率更高，大大地减少了患者口腔取模的时间，另外还可以通过网络对数字化印模进行保存、传输和查找，提高了医生的工作效率；舒适度更好，减轻了印模制取过程中印模材料给敏感患者带来的不适；精准度更高，最大限度地避免了在传统取模中材料和翻制印模的影响而导致的误差。

2. PRF的使用

将PRF应用于软组织缺损处，能够修复缺损，诱导生长，加速创口的愈合，覆盖创口，有利于渗出物排出，减轻水肿并降低感染的概率。

四、结论

应用数字化技术辅助种植修复治疗可以高质量达到预期设计的治疗效果，减小手术创伤，精准手术流程，缓解患者术后不适。在正畸-种植联合病例中可以获得较为理想的临床效果。

参考文献

[1] 宿玉成. 现代口腔种植学[M]. 北京:人民卫生出版社, 2004.
[2] 林野. 口腔种植学[M]. 北京:北京大学出版社, 2014.
[3] Mir TA, Nakamura M.3D-Bioprinting:Towards the era of manufacturing human organs as spare parts for healthcare and medicine[J]. Tissue Eng Part B Rev, 2017, 23(3):245-256.
[4] 满毅. 数字化技术在口腔种植修复中的应用[J]. 口腔医学, 2017, 37(7):577-582.
[5] 李贝贝, 陈明. 自体血小板浓缩物在口腔种植领域中的应用[J]. 北京口腔医学, 2020, 28(4):234-237.

美学区数字化导板引导下种植即刻修复1例

计缘缘　孟培松

摘　要

目的： 本病例报道了1例上颌前牙美学区先天无恒牙胚患者的诊治经过，总结数字化种植修复应用于前牙美学区缺失的病例，以美学修复为导向并结合骨组织情况应用数字化导板进行种植修复。**材料与方法：** 本病例选取某例先天无恒牙胚的患者为研究对象，该患者为40岁男性，上颌右侧乳前牙3个月前自行脱落。根据术前全面的口腔检查、CBCT检查及患者需求设计治疗方案。使用口内光学扫描获取口内数据，经数字化导板设计引导下种植并进行即刻修复。**结果：** 种植体植入后初始稳定性为35N·cm，种植位置理想，影像学检查示：种植体形成良好骨结合。术后1.5年随访患者牙龈形态正常，种植体周骨及软组织保持稳定，骨结合良好，实现了较为理想的美学修复效果。**结论：** 正确的术前诊断、充分的术前准备与三维数字化模拟植入，有助于提高手术的精准性，即刻修复技术缩短了患者的缺牙期，同时利用临时修复体诱导软组织成形，以期获得良好的穿龈轮廓使最终修复兼顾生物力学与美学的效果。

关键词： 数字化种植；前牙美学区；即刻修复；外科导板

一、材料与方法

1. 病例简介　40岁男性患者。上颌右侧前牙缺失3个月余，并于外院进行可摘局部义齿修复，佩戴不适后来我院就诊，通过患者描述，上颌双侧尖牙无恒牙牙胚，对侧同名牙多年前行烤瓷冠桥修复患者要求不破坏邻牙的固定修复方式。该患者既往体健，否认系统性疾病史，无吸烟史。口内检查：口腔卫生状况良好，13缺失（图1），缺失区牙槽嵴丰满，表面黏膜平整，缺牙间隙外形高点宽度约6mm，缺牙间隙宽度约7mm，邻牙无倾斜移位（图2，图3）；43向冠方伸长，其余牙覆𬌗、覆盖关系正常（图4）；11颈部可见缺损；22-24烤瓷冠桥修复；余留牙无明显异常。口外检查：患者比例协调，中位笑线，开口度正常，双侧颞下颌关节无弹响及压痛（图5~图9）。影像学检查示：13缺牙区牙槽嵴顶宽度6~7mm，可用骨高度约19mm。骨质分类Ⅱ~Ⅲ类无疏松影像，邻牙根尖组织未见异常（图10）。美学风险评估见表1。

2. 诊断　上颌牙列缺损（13缺失）。

3. 治疗计划　①OHI，全口洁治；术前常规化验检查。②制作数字化种植导板。③数字化导板引导下于13植入种植体1颗。④13术后即刻制作临时修复体，诱导牙龈形态。⑤13制作最终修复体。⑥定期随访。

4. 治疗过程

（1）OHI，全口洁治。

作者单位：哈尔滨医科大学附属第四医院

通讯作者：孟培松；Email: mengpeisong641205@163.com

（2）使用口内光学扫描获取口内数据与CBCT数据整合进行以修复为导向的数字化设计，制作360牙支持式外科导板（图11）。

（3）术前含氯己定漱口液含漱3次，每次3分钟。调整患者体位至仰卧位，常规消毒，铺巾，于术区行复方盐酸阿替卡因注射液局部浸润麻醉，试戴种植导板（图12），待麻醉显效后环切（图13），生理盐水冷却条件下逐级备洞，冲洗（图14，图15）。在13缺牙位点植入种植体1颗。种植体

表1　美学风险评估

美学风险因素	风险水平		
	低	中	高
健康状况	健康，免疫功能正常		免疫功能低下
吸烟习惯	不吸烟	少量吸烟，<10支/天	大量吸烟，>10支/天
患者美学期望值	低	中	高
唇线	低位	中位	高位
牙龈生物型	低弧线形 厚龈生物型	中弧线形 中龈生物型	高弧线形 薄龈生物型
牙冠形态	方圆形	卵圆形	尖圆形
位点感染情况	无	慢性	急性
邻面牙槽嵴高度	到接触点≤5mm	到接触点5.5~6.5mm	到接触点≥7mm
邻牙修复状态	无修复体		有修复体
缺牙间隙宽度	单颗牙（≥7mm）	单颗牙（≤7mm）	2颗牙或2颗牙以上
软组织解剖	软组织完整		软组织缺损
牙槽嵴解剖	无骨缺损	水平向骨缺损	垂直向骨缺损

型号：Straumann骨水平瑞锆亲水BLT 3.3mm×12mm种植体，植入扭矩为35N·cm，术后拍摄X线片（图16，图17）。同期安放临时基台，利用流体树脂进行穿龈轮廓的制作临时冠利用流体树脂进行穿龈轮廓的塑形转移，成品树脂牙粒进行开口，调整。口外粘接后，高度抛光，戴入口内调整其前伸，侧方咬合时无咬合接触（图18～图20）。术后当天X线片示：种植体植入位置良好（图21）。

（4）术后复查：术后6个月复诊，缺牙区唇侧牙槽骨丰满，穿龈轮廓基本稳定穿龈袖口良好（图22，图23）。

（5）去除临时基台，安装扫描杆仪进行口内扫描，转移种植体位置及穿龈轮廓选择Straumann原厂基台制作二氧化锆全瓷修复体，完成永久修复，患者对最终修复效果满意（图24～图26）。

（6）复查：术后1.5年随访患者种植体稳定，修复体位置理想，龈乳头健康形态与邻牙基本一致。CBCT示：种植体周骨量充足且与种植体之间结合紧密，唇侧颈部骨板厚度可达约3mm，中部可达约2mm。患者使用舒适，满意度较高（图27～图31）。

（7）使用材料：Straumann 360种植导板；Straumann SLActive种植体及配件；Straumann种植器械及相关设备和耗材。

二、结果

本病例采用数字化导板，达到了良好的种植位点。即刻修复技术既缩短了患者的缺牙期，同时也利用了临时修复体诱导软组织成形，以期获得良好的穿龈轮廓。复制临时修复体的穿龈轮廓后，设计二氧化锆粘接固位冠，获得良好的美学效果。

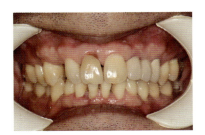
图1 术前口内像1

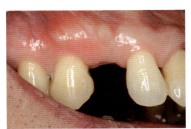
图2 术前口内像2

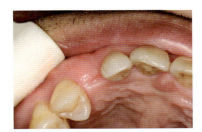
图3 术前口内像3

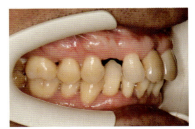
图4 术前口内像4

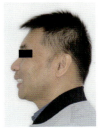
图5 左侧面像

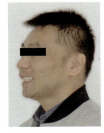
图6 左45°侧面像

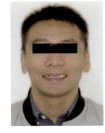
图7 正面微笑像

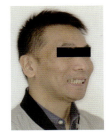
图8 右45°侧面像

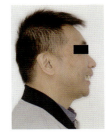
图9 右侧面像

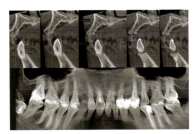
图10 影像学分析

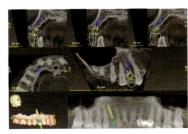
图11 术前导板设计

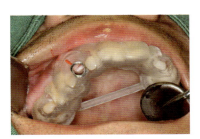
图12 试戴种植导板

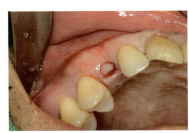
图13 环形切口

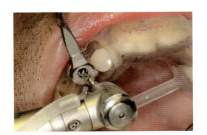
图14 逐级备洞1

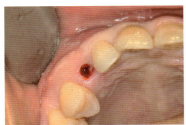
图15 逐级备洞2

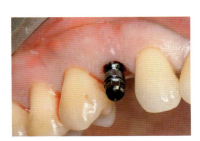
图16 植入种植体

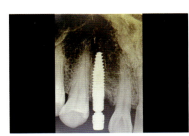
图17 术后即刻X线片

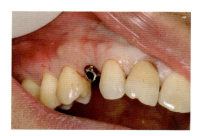
图18　放置临时基台

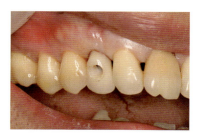
图19　临时修复体唇面像

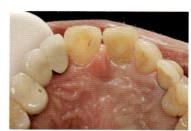
图20　临时修复体𬌗面像

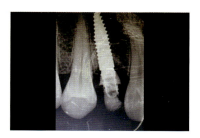
图21　临时修复后X线片

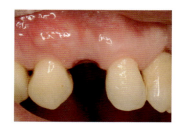
图22　术后6个月穿龈袖口唇面像

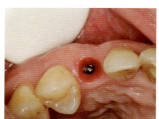
图23　术后6个月穿龈袖口𬌗面像

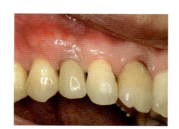
图24　术后6个月13唇面像

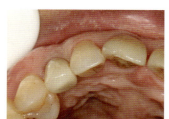
图25　术后6个月13𬌗面像

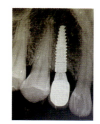
图26　术后6个月13 X线片

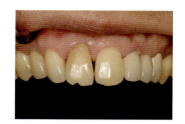
图27　术后1.5年遮光板下唇面像

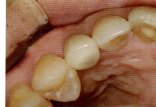
图28　术后1.5年13𬌗面像

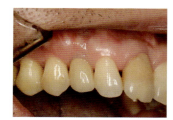
图29　术后1.5年13唇面像

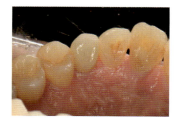
图30　术后1.5年13腭面像

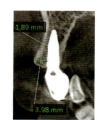
图31　术后1.5年13 X线片

三、讨论

在本病例中使用数字化导板种植，通过设计软件可以在术前对牙槽骨的宽度、高度、密度及相关距离、角度等信息进行测量，对重要解剖结构进行定位，并选择合适的种植体三维位置。通过对上部修复结构的调整，实现以修复为导向的种植手术的理念，从而获得最佳的修复功能与美学效果。在三维重建影像上还可以向患者展示种植过程和修复效果，便于医患沟通，建立良好的依从关系。

不翻瓣微创种植技术，保留了唇侧黏骨膜的血供完整性未受到破坏，减少了术区唇侧骨板吸收，有利于种植体植入后唇侧骨板的保存和新骨的形成，该技术减小了手术创伤，有利于保护术区软组织，减少术后瘢痕的形成，为种植体的长期稳定性和修复体的美学效果打下了基础。

本病例运用数字化种植即刻修复，充分模拟天然牙的穿龈轮廓，在更

换最终全瓷牙冠时，穿龈袖口自然、仿生、无炎症反应。但在考虑即刻修复和病例时需要注意：第一，需要种植位点是否存在感染，感染对于即刻修复是非常不利的，本病例选择了乳牙滞留患者，排除感染因素。第二，建立一个良好的初始稳定性，病例中采用自攻型种植体，最终种植体植入扭矩35 N·cm。第三，即刻修复不应该在有颊侧牙槽嵴骨壁缺损的病例中使用。第四，应尽量避免临时修复体功能性负重。

四、结论

从接诊到戴牙后复查，期间美学风险的评估、影像学分析与治疗方案设计、种植体植入的三维位置、种植体的选择、牙龈诱导成形、精确的转移袖口形态以及最终修复体的制作及戴入，每个步骤都是影响美学效果获得的重要因素。

360盒子指导下美学区种植即刻修复病例1例

李江明　金智文　张巧玉

摘 要

目的：360盒子指导下美学区种植即刻修复。**材料与方法**：59岁男性患者，因前牙缺失来我院就诊，自述2年前上颌左侧前牙拔除，行可摘局部义齿修复。5个月前上颌右侧前牙拔除，现来我院就诊，要求种植修复。既往体健，否认全身系统性疾病史及药物过敏史，家族史无特殊。颜面部双侧基本对称，开口度、开口型未见明显异常。11、22缺失，11唇侧龈裂，裂隙唇侧牙龈缺如。22唇侧牙槽骨骨弓轮廓缺失，角化龈高度不佳。CBCT示：11、22水平及垂直向骨量不足。诊断：上颌牙列缺损。治疗计划：11、22种植修复。治疗过程：美学风险评估，制订治疗计划。取口内数据制作360种植导板及临时修复体，种植手术于11、22分别植入Straumann BLT 4.1mm×12mm及3.3mm×12mm瑞锆种植体，初始稳定性良好（ISQ值：70）。同期骨增量手术，植入Bio-Oss骨粉，盖海奥生物膜，严密缝合，即刻戴临时修复体。6个月后复查，11唇侧骨弓轮廓及丰满度欠佳，行二次骨增量手术，必兰局部麻醉下切开翻瓣，植入Bio-Oss骨粉，盖海奥生物膜，严密缝合。6个月后复查，11种植体周骨弓形态理想，唇侧牙龈形态及丰满度欠佳，行软组织增量手术。必兰局部麻醉下，于16-14腭侧取结缔组织瓣，经隧道移植至11唇侧，无张力缝合供区及受区创口。3个月后复查，11牙龈形态轮廓较理想，行永久修复。制作个性化转移杆，取印模，比色，制作永久修复体完成永久修复。**结果**：种植体稳定情况良好，咬合关系良好，11、21牙龈及牙冠形态稳定、对称，患者对修复效果满意。

关键词：360导板；美学区种植；骨增量；软组织增量

一、材料与方法

1. **病例简介**　59岁男性患者，因前牙缺失来我院就诊，自述2年前上颌左侧前牙拔除，行可摘局部义齿修复。5个月前上颌右侧前牙拔除，现来我院就诊，要求种植修复。既往体健，否认全身系统性疾病史及药物过敏史，家族史无特殊。颜面部双侧基本对称，开口度、开口型未见明显异常。11、22缺失，11唇侧龈裂，裂隙唇侧牙龈缺如。22唇侧牙槽骨骨弓轮廓缺失，角化龈高度不佳（图1）。CBCT示：11、22水平及垂直向骨量不足（图2～图5）。美学风险评估见表1。

2. **诊断**　上颌牙列缺损。

3. **治疗计划**　11、22种植修复。①取口内资料，设计制作360种植导板及临时修复体。②缺牙区骨量不足，种植同期行骨增量手术，拟行即刻修复。③种植手术6个月后，牙龈诱导成形，二次骨增量及软组织增量手术。④待牙龈形态稳定后，拟行氧化锆全瓷冠永久修复。

4. **治疗过程**

（1）种植手术。术前常规检查，0.12%的复方氯己定漱口液含漱。术前试戴导板，检查就位及固位情况。必兰局部麻醉下，切开翻瓣，戴入360

表1　美学风险评估

美学风险因素	风险水平		
	低	中	高
健康状况	健康，免疫功能正常		免疫功能低下
吸烟习惯	不吸烟	少量吸烟，<10支/天	大量吸烟，>10支/天
患者美学期望值	低	中	高
唇线	低位	中位	高位
牙龈生物型	低弧线形 厚龈生物型	中弧线形 中龈生物型	高弧线形 薄龈生物型
牙冠形态	方圆形	卵圆形	尖圆形
位点感染情况	无	慢性	急性
邻面牙槽嵴高度	到接触点≤5mm	到接触点5.5～6.5mm	到接触点≥7mm
邻牙修复状态	无修复体		有修复体
缺牙间隙宽度	单颗牙（≥7mm）	单颗牙（≤7mm）	2颗牙或2颗牙以上
软组织解剖	软组织完整		软组织缺损
牙槽嵴解剖	无骨缺损	水平向骨缺损	垂直向骨缺损

种植导板，11、22逐级备洞后分别植入Straumann BLT 4.1mm×12mm及3.3mm×12mm瑞锆种植体，初始稳定性良好（ISQ值：70）。戴入螺丝固位式临时修复体，以便后期牙龈诱导成形，植入Bio-Oss骨粉，盖海奥生物

作者单位：欢乐口腔医疗集团

通讯作者：李江明；Email: dr_jiangmingli@126.com

膜，严密缝合创口。术后CBCT示：种植体三维位置良好（图6～图15）。

（2）二次骨增量手术。6个月后复查，11种植体唇侧骨弓轮廓高度及丰满度欠佳，行骨增量手术。术前常规检查，0.12%复方氯己定漱口液含漱。11取下临时修复体，必兰局部麻醉下，切开翻瓣，旋入愈合基台，于11唇侧植入Bio-Oss骨粉，盖海奥生物膜，严密缝合创口，取下愈合基台，戴入临时修复体（图16～图20）。

（3）软组织增量手术。二次骨增量术后6个月复查，11种植体周骨弓形态理想，唇侧牙龈形态及丰满度欠佳，行软组织增量手术。术前常规检查，0.12%复方氯己定漱口液含漱。必兰局部麻醉下，于16~14腭侧取结缔组织瓣，经隧道移植至11唇侧，无张力缝合供区及受区创口（图21～图24）。

（4）永久修复：①软组织增量3个月后复查，11牙龈形态轮廓较理想，行永久修复。②复制穿龈轮廓。制取个性化转移杆：将替代体就位于石膏模型上，连接临时修复体及替代体，用硅橡胶围模，硅橡胶硬固后取下临时修复体，换成转移杆，将流体树脂注入转移杆与硅橡胶之间的空隙可复制较精确的穿龈袖口形态。③制取硅橡胶印模，比色，制作永久修复体。④试戴永久修复体，就位良好，患者对修复体外形及颜色满意。扭矩扳手加力35N·cm，螺丝通道内置特氟隆，流体树脂封口（图25～图30）。

二、结果

复查与随访：永久修复后定期复查，种植体稳定情况良好，咬合关系良好，11、21牙龈及牙冠形态稳定、对称，患者对修复效果满意。但永久修复后3个月复查时，口腔卫生状况欠佳，11龈缘略红肿。抛光，口腔卫生宣教，长期定时复查（图31～图39）。

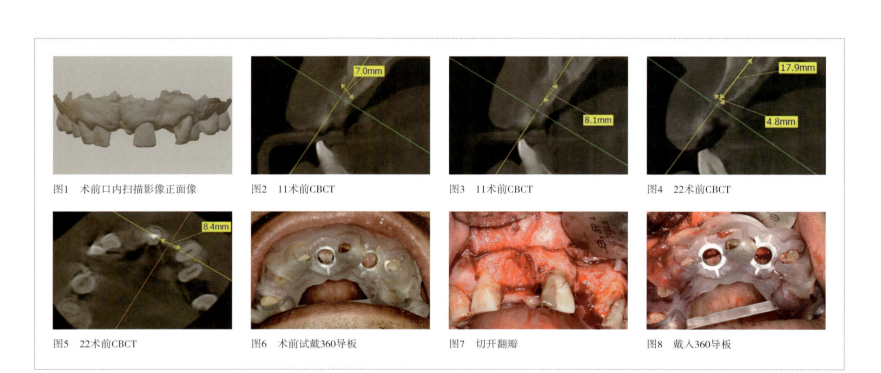

图1 术前口内扫描影像正面像　　图2 11术前CBCT　　图3 11术前CBCT　　图4 22术前CBCT

图5 22术前CBCT　　图6 术前试戴360导板　　图7 切开翻瓣　　图8 戴入360导板

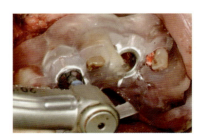
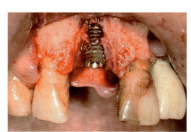
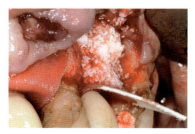
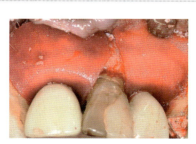

图9 逐级备洞　　图10 植入种植体　　图11 戴入临时修复体，植入Bio-Oss骨粉　　图12 盖海奥生物膜

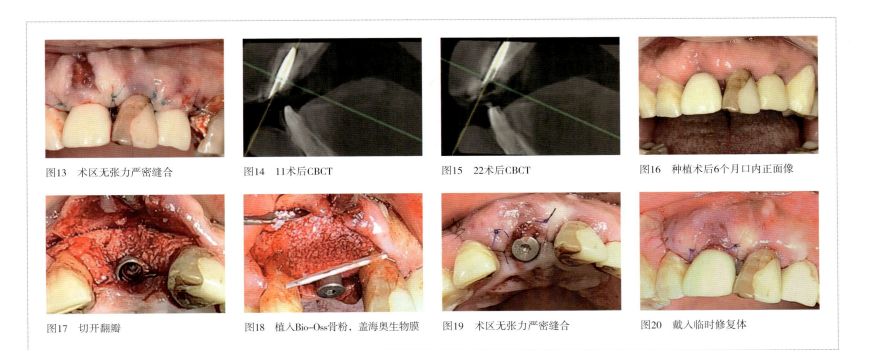

图13　术区无张力严密缝合　　图14　11术后CBCT　　图15　22术后CBCT　　图16　种植术后6个月口内正面像

图17　切开翻瓣　　图18　植入Bio-Oss骨粉，盖海奥生物膜　　图19　术区无张力严密缝合　　图20　戴入临时修复体

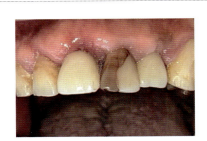
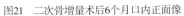
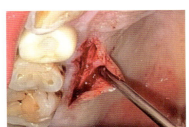
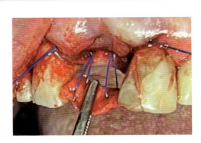
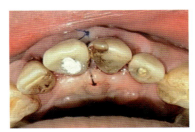

图21　二次骨增量术后6个月口内正面像　　图22　16-14腭侧取结缔组织瓣　　图23　经隧道移植至11唇侧　　图24　术区无张力严密缝合

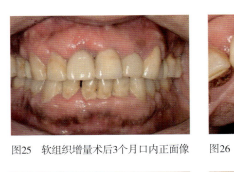
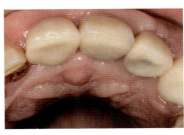
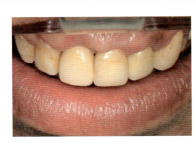

图25　软组织增量术后3个月口内正面像　　图26　永久修复后口内殆面像　　图27　微笑曲线

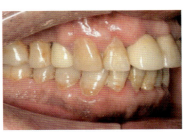
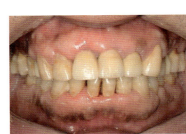
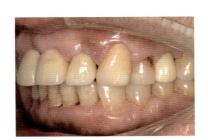

图28　永久修复后口内右侧像　　图29　永久修复后口内正面像　　图30　永久修复后口内左侧像

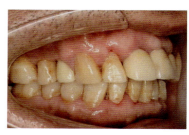
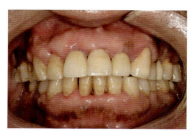
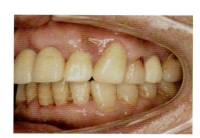

图31　永久修复后1个月口内右侧像　　　图32　永久修复后1个月口内正面像　　　图33　永久修复后1个月口内左侧像

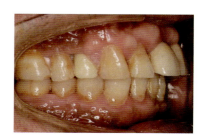
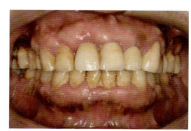
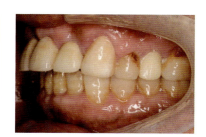

图34　永久修复后3个月口内右侧像　　　图35　永久修复后3个月口内正面像　　　图36　永久修复后3个月口内左侧像

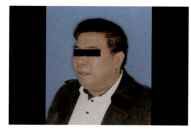
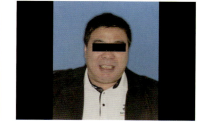
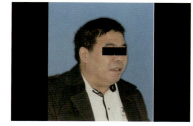

图37　永久修复后左侧面像　　　图38　永久修复后正面像　　　图39　永久修复后右侧面像

三、讨论

360导板对于种植位点的把控非常准确，能够更好地帮助术者实现以修复为导向的种植修复，省去了凭借医生经验在术中寻找种植位点的时间，节约了由于位点寻找不恰当需要反复调整而损失的骨量。同时，可以使临时修复体可以实现螺丝固位。而理想的植入位点及螺丝固位的修复方式也为二期植骨和牙龈美学成形创造了良好的条件。修复体的就位与形态对于术前数据采集的精确度以及设计的精准度要求更高。本病例的临时修复体设计为基台一体冠式螺丝固位的修复体，在术中均得到了完美的呈现，因为种植体植入的三维位置比较理想，为后面的二次骨增量和软组织增量手术创造了必要条件。

参考文献

[1] 宿玉成译. 国际口腔种植学会（ITI）口腔种植临床指南第一卷：美学区种植治疗[M]. 北京: 人民军医出版社, 2008.

[2] Belser UC, Schmid B, Higginbottom F, et al. Outcome Analysis of Implant Restorations Located in the Anterior Maxilla: A Review of the Recent Literature[J]. The International journal of oral & maxillofacial implants, 2004, 19 Suppl(Suppl):30–42.

[3] Buser D, Martin W, Belser UC, et al. Optimizing esthetics for implant restorations in the anterior maxilla: Anatomic and surgical considerations[J]. Int J Oral Maxillofac Implants, 2003, 19:(suppl):43–61.

[4] Wang HL, Tsao YP . Mineralized bone allograft–plug socket augmentation: rationale and technique.[J]. Implant Dentistry, 2007, 16(1):33–41.

[5] Fotek PD, Neiva RF, Wang HL. Comparison of Dermal Matrix and Polytetrafluoroethylene Membrane for Socket Bone Augmentation: A Clinical and Histologic Study[J]. Journal of Periodontology, 2009, 80(5):776–785.

[6] Sarnachiaro GO, Chu SJ, Sarnachiaro E, et al. Immediate Implant Placement into Extraction Sockets with Labial Plate Dehiscence Defects: A Clinical Case Series[J]. Clinical Implant Dentistry and Related Research, 2016, 18(4):821–829.

[7] Takata T, Miyauchi M, Wang H. Migration of osteoblastic cells on various guided bone regeneration membranes[J]. Clinical Oral Implants Research, 2001,12(4):332–338.

360全程导板引导上颌前牙即刻修复1例

李萌

摘要

目的：探讨Straumann 360个性化导板及预成临时冠在上颌前牙即刻修复中的应用体会和价值。**材料与方法**：术前采集CBCT数据及口内扫描数据，根据资料结果制作牙支持式个性化全程引导种植外科导板，利用Straumann种植导板外科工具，在导板引导下完成种植体窝洞的预备和种植体的植入，戴入并紧固预装Straumann AS多能基台的临时冠。**结果**：种植体的三维位置与术前设计基本一致，临时冠就位、邻接及美学效果良好，达到了理想的术前预期效果。

关键词：导板；上颌前牙；即刻修复

一、材料与方法

1. **病例简介**　36岁女性患者。主诉：上颌前牙缺失，要求修复。现病史：就诊时正在进行全口正畸治疗，13先天缺失，53因变色、牙体缺损行拔除术后3个月，要求修复。体健，否认药物过敏史、吸烟史及系统性疾病史（图1～图3）。

2. **诊断**　牙列缺损；牙列不齐。

3. **治疗计划**　方案一：等待正畸治疗结束，行双端固定桥修复13。方案二：种植修复13。患者选择方案二。

4. **治疗过程**

（1）拍摄中视野CBCT，采集数字化印模、咬合记录、口内像。

（2）和技师沟通，确认治疗方案后制作牙支持式全程导板及临时冠（图4～图11）。

（3）根据手术协议，严格按照手术步骤选择相应的外科工具在导板引导下进行种植体窝洞预备（图12～图15），并在导板引导下植入种植体（ITI BLT 4.1mm×12mm）（图16）。

（4）紧固临时冠，光固化树脂封闭螺丝通道，调殆至各向刚好无殆接触，抛光（图17～图19）。

（5）12周后制取个性化印模，转移临时修复体的穿龈轮廓，制作终义齿（图20～图23）。

（6）拆卸临时冠，使用AS多能基台专用螺丝刀紧固终义齿，调殆（图24～图29）。

（7）待正畸治疗结束后再行天然牙漂白治疗。

二、结果

在360全程导板的引导下完成了精准的窝洞预备和种植体植入，种植体三维位置与术前设计方案基本一致。临时冠顺利完全就位。终义齿修复时，红色美学进一步改善，患者对修复效果表示满意。

作者单位：雅德嘉口腔

Email: michael_1982_8@163.com

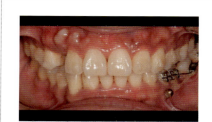

图1 术前口内正面像

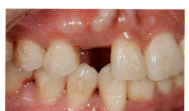

图2 术前局部正面像

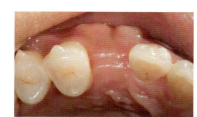

图3 术前局部殆面像

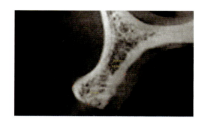

图4 术前CBCT

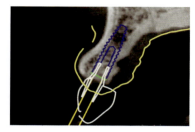

图5 术前计算机虚拟植入

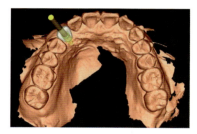

图6 术前计算机虚拟植入三维重建

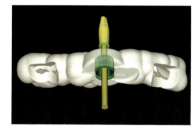

图7 术前计算机虚拟导板三维重建

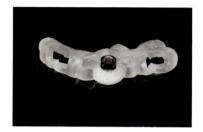

图8 根据设计制作的全程导板

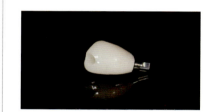

图9 根据设计制作的临时冠

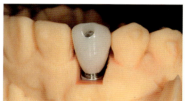

图10 临时冠在3D打印模型上就位

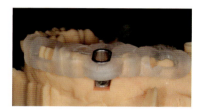

图11 导板在3D打印模型上就位

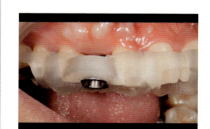

图12 导板在口内就位情况

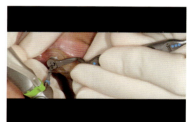

图13 2mm扩孔钻在导板引导下备洞

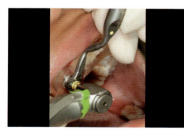

图14 2.8mm扩孔钻在导板引导下备洞

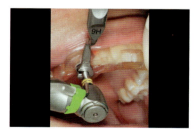

图15 2.8mm皮质骨成形钻在导板引导下备洞

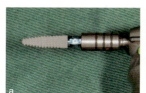
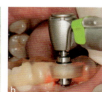
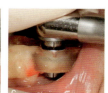
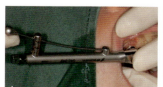
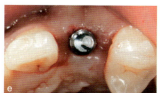
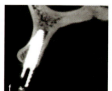

图16 （a）Straumann BLT 3.3mm×12mm种植体在携带器中就位。（b）在导板引导下植入种植体。（c）利用扭矩扳手调整种植体方向与导板标记线对齐。（d）检查种植体初始稳定性 > 35N·cm。（e）检查种植体植入位点及方向。（f）术后CBCT

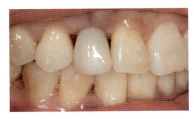

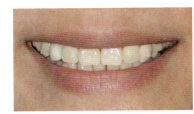

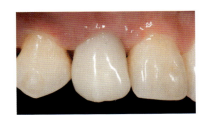

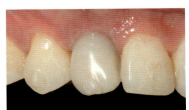

图17　术后戴入临时冠即刻局部正面像　　图18　术后戴入临时冠即刻微笑像　　图19　术后2周局部正面像　　图20　术后12周局部正面像

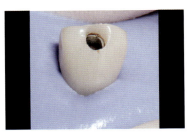

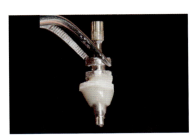

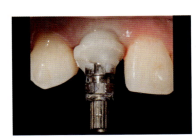

图21　术后12周制取个性化穿龈轮廓1　　图22　术后12周制取个性化穿龈轮廓2　　图23　术后12周制取个性化穿龈轮廓3

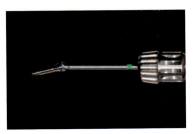

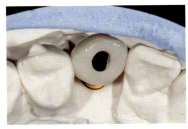

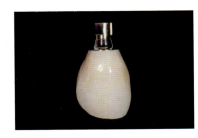

图24　AS基台专用螺丝刀及螺丝　　图25　终义齿螺丝通道穿出方向已从颊侧转移到舌侧中央窝　　图26　终义齿

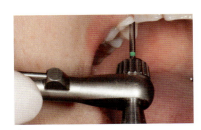

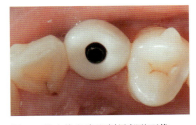

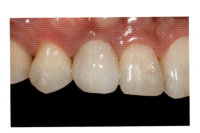

图27　利用AS基台专用螺丝刀紧固终义齿　　图28　戴入终义齿即刻局部𬌗面像　　图29　戴入终义齿即刻局部正面像

三、结论

1. 对于骨量条件有限的患者，360全程导板的应用，不仅可以尽可能实现手术过程的微创，还能够提供相较于自由手更精准的术后效果。

2. 美学效果是前牙缺失的患者功能恢复中重要的考量因素。临时冠是实现前牙美学修复过程中重要的环节之一。而在手术术中进行临时冠制作，对于维持术中无菌环境要求较高，且较难获得最终美学效果，操作过程烦琐、耗时长。而根据设计方案进行术前临时冠的制作，则可以极大减少医生的椅旁时间，并充分保证术后的美学效果。

3. 数字化技术的应用，为骨量条件有限、美学要求较高的患者提供了一种更为微创，预期可控的解决方案。

数字化导板引导下后牙区延期种植修复1例

周小红　孟培松

摘　要

目的：探讨数字化导板在多颗后牙缺失种植修复中的临床应用。**材料与方法**：52岁男性患者，2年前因下颌左侧后牙龋坏致大面积牙体组织缺损，经外院检查诊断为35、36、37残根，于外院拔除后2年内未行修复治疗，今因下颌左侧后牙缺失而无法正常行使咀嚼功能，来我院要求行种植固定修复。经临床检查发现患者缺牙区35位点颊侧骨量稍显不足，根据患者剩余牙槽嵴及与对颌的咬合情况。计划在原35、37位点各植入2颗种植体，术后择期行35-37固定桥修复。考虑到患者下颌左侧多数后牙缺失，为能使最终修复体达到理想的修复效果，在采集相关数据并完善数字化种植方案设计后，制作360数字化导板，并在数字化导板的引导下于35、37位点精准植入2颗种植体。**结果**：种植体植入方向、位置以及种植体的骨结合均良好。术后随访种植体未出现松动、脱落、折断；修复体无瓷崩裂和断裂等机械并发症，种植体骨结合良好，种植体周黏膜色泽、质地正常。患者对修复体的形态色泽以及咀嚼功能表示非常满意。**结论**：相比于传统种植手术，360数字化种植导板可以协助医生确定种植体方向、位置、深度，并且能够有效避开种植区域附近的重要解剖结构，使种植手术实现以修复为导向的口腔种植目标。

关键词：数字化导板；延期种植；CAD/CAM

一、材料与方法

1. **病例简介**　52岁男性患者。主诉：下颌左侧后牙缺失2年余，要求种植固定修复。现病史：自述2年前因下颌左侧后牙龋坏未行治疗，导致大面积牙体组织缺损，经外院检查诊断为35、36、37残根，遂于外院拔除，2年内未行任何修复治疗，现因为下颌左侧后牙缺失而无法正常行使咀嚼功能，来我院要求行种植修复。既往身体健康状况良好，否认系统性疾病史、传染病史、药物过敏史；无吸烟史，无夜磨牙史。口内检查：口腔卫生状况一般，35、36、37缺失；16、17、24、25、26、46为金属修复体，11、21牙冠近远中切角缺损；34已经牙体预备，冷热刺激敏感感；下颌缺牙区缺牙间隙尚可，对颌牙未见明显伸长（图1～图5）。术前CBCT示：35牙槽嵴宽度约5.3mm，牙槽嵴顶距离下牙槽神经管约15.99mm。37牙槽嵴宽度约6.53mm，牙槽嵴顶距离下牙槽神经管约13.86mm（图6）。

2. **诊断**　35、36、37缺失。

3. **治疗计划**　①OHI，全口洁治。②数字化信息获取与360种植导板的设计与制作。③35、37位点在数字化导板引导下微创翻瓣潜入式植入Straumann瑞锆非亲水BLT种植体。④3个月后进行35-37的固定桥修复。⑤定期随访。

4. **治疗过程**

（1）术前检查：完善术前血液及生化检查，排除手术禁忌证。拍摄CBCT获取口内三维数据，评估下颌左侧后牙区骨密度、宽度、高度。数字化模拟植入种植体，根据术前收集的骨组织数据及以修复为导向的修复体数据设计并制作360种植导板（图7～图10）。

（2）种植一期手术：常规消毒，铺巾，下颌左侧后牙种植区行局部浸润麻醉，在360数字化导板引导下，完成种植窝的预备，分别于35、37位点潜入式植入Straumann瑞锆非亲水BLT 4.1mm×10mm种植体，植入种植体的扭矩35N·cm，旋入封闭螺丝，并于35颊侧植入自体骨，覆盖可即邦胶原膜，缝合创口（图11）。拍摄X线片示：种植体植入理想的位置和角度，嘱术后注意事项（图12）。

（3）术后复查：术后2周拆线，牙龈愈合良好，术区周围黏膜色泽、质地正常，患者无明显疼痛，X线片无异常（图13）。

（4）种植二期手术：术后10周，常规消毒，铺巾，于下颌左侧后牙区行局部浸润麻醉，于35-37位点牙槽嵴顶软组织做近远中向纵行切口，暴露封闭螺丝，更换愈合基台，缝合创口。

（5）修复阶段：术后3个月复诊，X线片示：两种植体骨结合均良好，种植区黏膜色泽、质地正常。口内扫描取模，采取CAD/CAM技术制作修复体。2周后戴入修复体，粘接固位后可见修复体就位良好，与对颌牙有稳定的咬合关系，患者满意度较高（图14）。

（6）医嘱：常规医嘱，告知患者定期复诊的必要性，并对患者进行口腔卫生知识宣教。

（7）复查：术后1年随访患者，牙龈形态正常，种植体周骨及软组织

作者单位：哈尔滨医科大学附属第四医院

通讯作者：孟培松；Email: mengpeisong641205@163.com

保持稳定，骨结合良好，无种植体松动和脱落。术后2年随访患者口腔卫生状况良好，牙周状态稳定，影像学示种植体周骨量充足且与种植体之间结合紧密（图15）。

体，3个月后复诊，种植区域黏膜色泽质地正常，X线片示种植体植入方向、位置以及种植体的骨结合均良好。术后随访种植体无松动和脱落，无修复体崩瓷和断裂，未出现任何不良并发症，患者对修复体的形态、色泽以及咀嚼功能表示满意。

二、结果

本病例在360数字化导板引导下于下颌左侧35、37位点分别植入种植

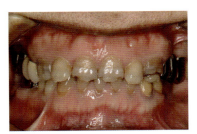
图1 术前口内正面像

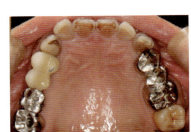
图2 术前口内上颌𬌗面像

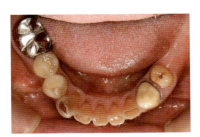
图3 术前口内下颌𬌗面像

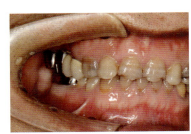
图4 术前口内右侧咬合像

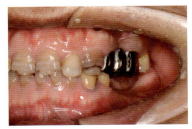
图5 术前口内左侧咬合像

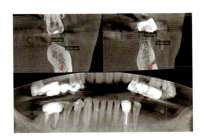
图6 术前CBCT

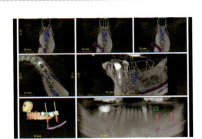
图7 数字化导板设计1

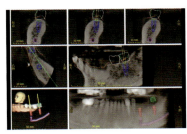
图8 数字化导板设计2

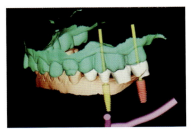
图9 数字化导板设计3

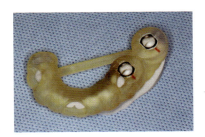
图10 数字化导板设计4

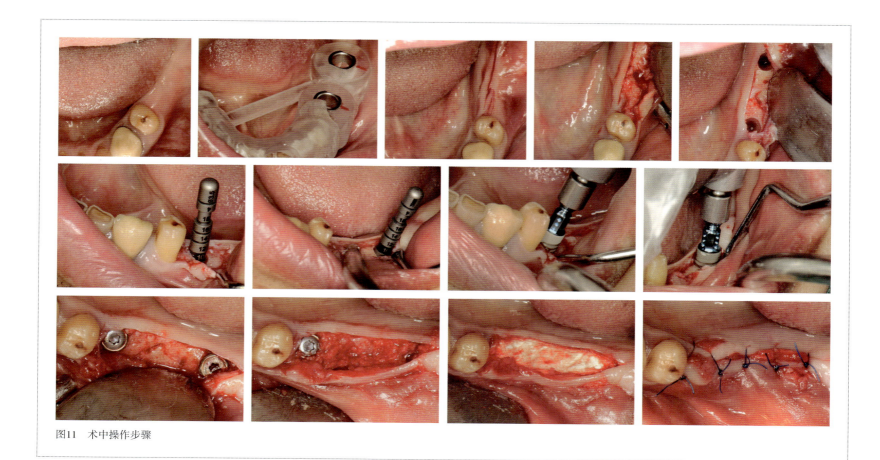

图11 术中操作步骤

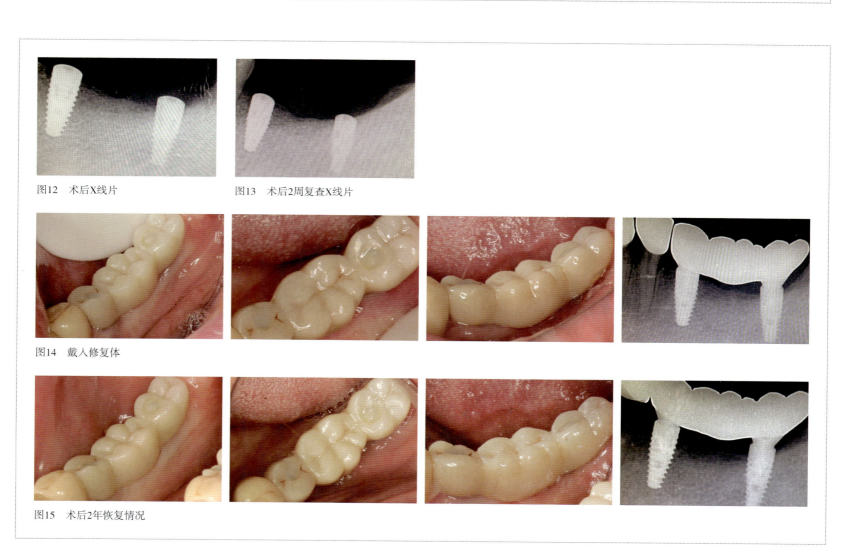

图12 术后X线片　　图13 术后2周复查X线片

图14 戴入修复体

图15 术后2年恢复情况

三、讨论

1. 后牙游离缺失种植修复

随着种植技术广泛普及以及人们对生活质量的要求不断提高，种植牙逐渐成为缺牙患者的首选治疗方案，其具有修复成功率高、咀嚼功能良好、不损伤邻牙、适应快、可保证义齿固定性和稳定性、美观舒适等优势。然而对于后牙缺失多年的病例，常常会面临对颌牙伸长、牙槽骨吸收严重、缺牙间隙不足等情况，给种植手术带来挑战，种植体植入的三维位置、修复体的大小形态，在今后的使用过程中直接或间接影响种植修复体的寿命。为此，临床医生应尽可能精准植入种植体，有效提高下颌后牙种植的成功率。

2. 数字化种植导板的应用

数字化技术在口腔种植学中的应用主要是数字化导板辅助种植体植入。种植手术的目标是将种植体植入到理想位置，在确保不伤及相邻重要解剖结构的前提下，充分利用利用剩余骨量。传统的牙种植技术依赖于术者的经验，自由手操作难以精准控制种植体植入的方向、深度、位置，同时也增加手术过程中损伤邻近重要解剖结构的风险，若是种植体的植入偏离理想植入位点将会增大后期修复难度。现代口腔种植的理念是以修复为导向，要求种植体的植入位置能够确保修复体获得最佳的功能和美观效果，并有利于种植体的长期稳定。相比于传统手术，数字化导板引导可将术前规划的虚拟种植体位置精确地转移到实际种植手术部位，使种植手术实现了简化、微创、精准的口腔种植目标。

参考文献

[1] 安义. 种植牙技术在游离端缺失牙修复患者中的应用[J]. 全科口腔医学杂志(电子版), 2019, 6(22):67,76.

[2] 周琴, 赵正宜, 邹多宏, 等. 下颌后牙区即刻种植综合序列治疗新方案[J]. 中国口腔种植学杂志, 2022, 27(2):93-98.

[3] 张晓红. 数字化导板在多牙缺失种植修复中的临床应用研究[J]. 中外医疗, 2021, 40(2):56-58.

[4] Gargallo-Albiol J, Barootchi S, Jordi Marqués-Guasch, et al. Fully guided versus half-guided and freehand implant placement: systematic review and meta-analysis[J]. Int J Oral Maxillofac Implants, 2020, 35(6):1159-1169.

针对美学区缺牙间隙过小的牙周炎患者应用数字化技术辅助种植修复的病例分享

黄嘉筑

摘要

目的：探讨针对美学区缺牙间隙过小伴唇侧骨缺损的牙周炎患者采用数字化微创种植的修复效果及注意事项，为此类患者的修复方案的选择提供参考。**材料与方法**：美学区缺牙间隙过小伴唇侧骨缺损牙周炎患者，用coDiagnostiX种植软件设计种植体的位点、制作种植导板及临时义齿，在导板引导下完成种植体植入，同期进行骨增量和即刻修复，减少患者缺牙时间及恢复美学功能。**结果**：种植体骨结合良好并位于理想三维位置，术中同期完成骨增量和即刻修复使患者满意度较高。**结论**：认为对于美学区缺牙间隙过小伴唇侧骨缺损的牙周炎患者，选择数字化技术辅助进行即刻种植修复是一种可行的修复方式。在种植术后进行即刻修复可以在保证美学修复效果的同时促进患者功能恢复。

关键词：数字化种植导板；美学区；缺牙间隙过小；牙周炎；骨增量；即刻修复

对美学区缺牙间隙过小伴牙周炎、唇侧骨缺损患者进行种植修复时，如何在保证种植体精准植入的同时获得充足的骨增量，以达到牙周状态稳定的修复效果一直被认为是一个临床难点。本病例笔者在数字化种植导板的辅助下完成对具备上述特征患者的早期种植和即刻修复，充分发挥数字化种植导板精准植入、损伤小、手术风险低等优势取得良好效果。术中即刻修复能够为患者提供即刻的美观与功能恢复，同时节约椅旁操作时间、减少复诊次数，对提高患者的就诊意愿有着积极作用。

一、材料与方法

1. 病例简介　58岁女性患者。主诉：下颌前牙松动疼痛1周。现病史：1周前因咀嚼导致下颌前牙松动、疼痛，平日刷牙出血。既往史：1年前牙因咀嚼硬物导致下颌前牙牙体缺损、松动，曾至外院充填治疗后牙冠变色。口内检查：深覆𬌗，咬合稳定；32Ⅲ度松动，牙龈红肿，探及出血，唇侧牙龈退缩，探及>8mm牙周袋；31、41Ⅰ度松动，牙冠变色伴大面积缺损，41髓腔内见白色充填物，31远中探及>5mm牙周袋；全口牙龈红肿，牙龈退缩1～2mm，其他牙位可探及4～5mm牙周袋、龈下牙石、不同程度附着丧失。CBCT示：32根周见大面积低密度角形牙槽骨吸收达根尖1/3；41根管内见高密度充填影像，根中1/3处疑似为器械分类影像，31、41根尖均见低密度影；全口牙槽骨水平吸收至根颈1/3（图1）。

2. 诊断　32重度牙周炎；全口慢性牙周炎；31、41慢性根尖周炎。

3. 治疗计划　32松动牙拔除及种植修复；龈下刮治；31、41根管治疗及全冠修复。

4. 治疗过程

（1）前期治疗。包括拔除32，龈下刮治，31、41根管治疗及全瓷冠修复（图2～图5）。32种植方案设计及临床风险分析：美学区缺牙间隙过小、牙周炎伴唇侧骨缺损、致密骨质增加了手术风险及临时修复体就位难度。患者惧怕看牙且因自身原因未能配合长期频繁复诊，要求减少治疗时间、微创种植和即刻修复。

①口内检查：32拔牙后6周，31、41全瓷冠修复完成，牙周炎症缓解，牙龈厚度约3mm，分型为厚龈型（图5）。②CBCT示：32缺失伴唇侧骨缺损，缺牙间隙为4.2mm，牙槽骨宽度约6mm、高度约14mm，分类为Ⅰ类骨（图6）。③口内扫描仪取模：综合评估后认为无法使用全程导板，采用直径2.8mm导环的半程导板作为外科导板，并制作临时冠（图7～图9）。

（2）手术过程。①局部麻醉下通过半程导板定位（图10）。②电刀切除牙龈，2.8mm铣刀、2.8mm先锋钻预备窝洞（图11）。③35N·cm植入Straumann BL 3.3mm×12mm种植体（图12）。种植体唇侧骨缺损处植入0.25g Bio-Oss骨粉（图13）。④旋入临时基台和试戴临时冠，树脂粘接临时冠与临时基台（图14）。⑤调𬌗，留出1mm的咬合空间，确保在正中、前伸及侧方𬌗时均无接触后35N·cm加力固位于种植体上（图15）。⑥术后CBCT示：种植体位于理想三维位置并与coDiagnostiX种植软件设计的种植位点基本一致，植入的骨粉致密包覆于种植体唇侧（图16）。

（3）术后随访。术后5个月患者诉因咀嚼硬物导致临时冠唇侧部分缺损。①口内检查：临时冠及种植体稳固，周围牙龈红肿，软垢Ⅰ度（图17）。②CBCT示：种植体骨结合良好，牙槽骨未见明显吸收（图18）。③

作者单位：瑞尔齿科

Email: chiatzuhuang@outlook.com

取下临时修复体并进行牙周冲洗上药，树脂修补缺损处，35N·cm旋入临时修复体。

（4）种植体上部结构修复过程。①口内检查：牙周状态稳定，种植体稳固，袖口成形。②口内扫描仪取模制作种植冠（图19）。③种植体植入后6个月，试戴种植体上部结构，基台和冠就位良好，调𬌗，加35N·cm扭矩固位于种植体上，树脂封口（图20，图21）。

（5）术后误差分析。术前设计种植体的植入位点及术后CBCT数据进行匹配后示：颈部线性偏差量1.13mm；根方线性偏差量1.51mm；轴面角度偏差量3.9°。

二、结果

种植体骨结合良好并位于理想三维位置，术中同期完成骨增量和即刻修复使患者满意度较高。

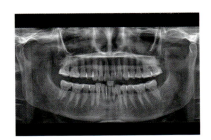
图1　术前影像学检查

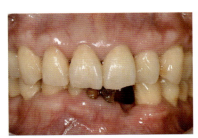
图2　32拔牙后1周，行全口龈下刮治和31、41根管治疗

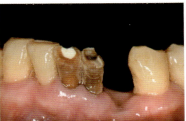
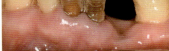
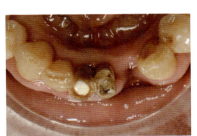

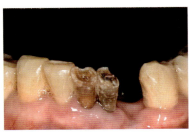
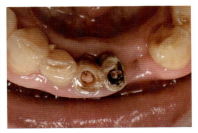
图3　32拔牙后3周，31、41根管治疗完成

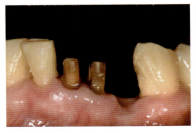
图4　32拔牙后4周，31、41备牙取模行全瓷冠修复

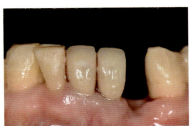
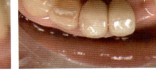
图5　32拔牙后6周，31、41全瓷冠修复完成，牙周炎症缓解

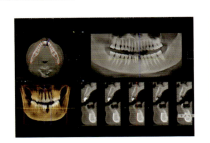
图6　术前CBCT示：32缺失伴唇侧骨缺损，缺牙间隙为4.2mm；牙槽骨骨质致密，宽度约6mm，高度约14mm

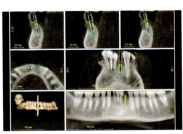
图7　使用coDiagnostiX种植软件设计32种植体植入位点和种植导板

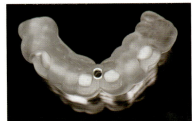
图8　32种植导板

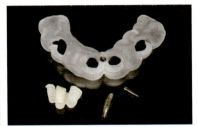
图9　32种植导板、临时基台及预成临时冠

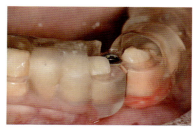
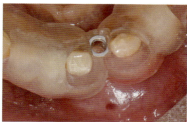
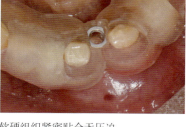

图10　32种植导板口内就位良好，与周围软硬组织紧密贴合无压迫

图11　32种植窝洞预备

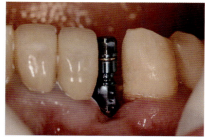
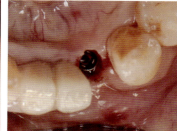
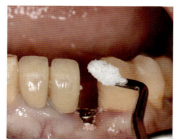

图12　35N·cm植入Straumann BL 3.3mm×12mm种植体

图13　种植体唇侧骨缺损处植入0.25g Bio-Oss骨粉

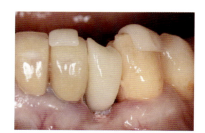
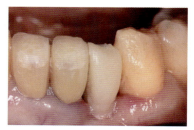
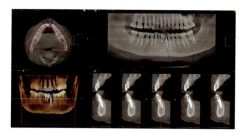

图14　旋入临时基台，试戴临时冠，并用树脂粘接、重衬边缘后调改

图15　35N·cm旋入临时修复冠，确保在正中、前伸及侧方𬌗时均无接触

图16　种植体位于理想三维位置，骨粉致密包覆于种植体唇侧

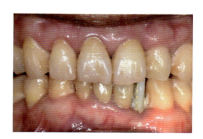
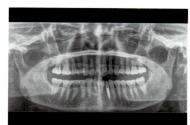
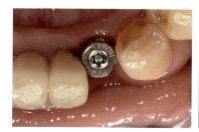

图17　术后5个月临时冠唇侧部分缺损，临时冠及种植体稳固，周围牙龈红肿，软垢Ⅰ度

图18　术后5个月影像学检查：种植体骨结合良好，牙槽骨未见明显吸收

图19　牙周炎症缓解，种植体稳固，袖口成形，口内扫描取模制作种植冠

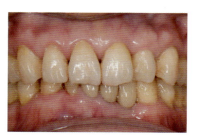
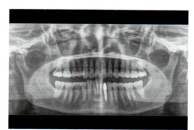

图20　种植体植入后6个月，种植冠以螺丝固位于种植体上，基台和冠就位良好

图21　术后6个月影像学检查

三、讨论

本病例在导板引导下种植体颈部线性偏差量为1.13mm；根方线性偏差量为1.51mm；轴面角度偏差量为3.9°，在当前文献报道指示的种植方案设计的安全范围内。偏舌侧植入最大限度减少了唇侧软组织的压迫，从而减少骨吸收和牙龈退缩。种植体骨结合良好的主要原因是骨高度充足有足够多的骨床进行骨结合，但唇侧缺乏骨膜屏障，导致骨粉无法进行有效隔离和固定，无法保证良好的骨弓轮廓，从外观上看软组织还是有明显塌陷。考虑受患者口腔解剖条件及经济因素制约，选择半程导板进行修复虽然不失为一种选择，但应明确目前半程导板引导下的种植体植入精度尚且无法满足预成即刻修复的条件。此外，有研究提示种植区骨密度与种植体植入位置的偏差量呈正相关，种植区骨密度越大，种植窝预备时初始的角度偏差越难以扭转。因此，在种植窝逐级预备时应确保导板完全就位、手柄与导环贴合，尽可能限制钻针在窝洞预备提拉过程中发生偏移，以保证导板种植的精确性。即刻

种植、早期种植、延期种植在牙周炎患者中均能取得良好的初始稳定性。重度牙周炎经过完善的治疗，其种植体的存留率与健康牙周无异。本次早期种植，随诊8个月后种植体稳定、骨结合良好。有研究显示，牙周炎拔牙后，牙周状态稳定的早期种植可能为种植的最佳时机，不仅可缩短种植治疗的周期，对于骨量不足者，术中的骨增量可在一定程度上保留原有牙槽骨高度和宽度。并且，种植术后1周内进行负重不仅可以为患者提供即刻的美观与功能恢复，还有利于牙槽骨改建及软组织塑形，延缓软组织和骨吸收，甚至还可使种植体的骨高度有所增加。

四、结论

认为对于美学区缺牙间隙过小伴唇侧骨缺损牙周炎患者，选择数字化技术辅助进行即刻种植修复是一种可行的修复方式。在种植术后进行即刻修复可以在保证美学修复效果的同时促进患者功能恢复。

参考文献

[1] Bover-Ramos F, Vina-Almunia J, Cenvere Rallester, et al. Accuracy of implant placement with computer-guided surgery: a systematic review and meta-analysis comparing cadaver, clinical, and in vitro studies[J]. International Journal of Oral & Maxillofacial Implants, 2018, 33(1):101-115.

[2] Daniel Wismeiier, Tun Joda, Jahea Hugae, et al. Group 5 ITI Consensus report: digital technologies[J]. Clinical Oral Implants Research, 2018, 29(16): 436-442.

[3] 赖海燕.半程导航数字化种植手术导板引导下无牙颌种植精确度研究[D].浙江:浙江大学, 2021.

[4] Cassette M, Di Mambro A, Giansanti M, et al. The intrinsic error of a stereolithographic surgical template in implant guided surgery[J]. International Journal of Oral & Maxillofacial Surgery, 2013, 42(2):264-275.

[5] Gallucci GO, Benic GI, Eckert SE, et al. Consensus statements and clinical recommendations for implant loading protocols[J]. International Journal of Oral & Maxillofacial Implants, 2014, 29(Suppl):287-290.

[6] Chrcanovic BR, Martins MD, Wennerberg A. Immediate placement of implants into infected sites: a systematic review[J]. Clinical Oral Implants Research, 2015, 17(S1): e1-e16.

[7] de Waal YC, Winkel EG, Raangs GC, et al. Changes in oral microflora after full-mouth tooth extraction: a prospective cohort study[J]. Journal of Clinical Periodontology, 2015, 41(10):981-989.

[8] Lanza A, Scoanamiglio F, Femiano F, et al. Immediate, early, and conventional implant placement in a patient with history of periodontitis[J]. Case Report in Dentistry, 2015, 2015:217895.

[9] Arora H, Khzam N, Roberts D, et al. Immediate implant placement and restoration in the anterior maxilla: Tissue dimensional changes after 2-5 year follow up[J]. Clinical Implant Dentistry and related research, 2017, 19(4):694-702.